国家卫生健康委员会"十三五"
全 国 高 等 学 校 教 材
供临床医学儿科专业（方向）用

新生儿学

主　编　陈　超　杜立中　封志纯

副 主 编　薛辛东　母得志　林振浪

编　　者（按姓氏汉语拼音排序）

陈　超（复旦大学）　　　　　罗小平（华中科技大学）

程　锐（南京医科大学）　　　马晓路（浙江大学）

杜立中（浙江大学）　　　　　母得志（四川大学）

封志纯（南方医科大学）　　　史　源（重庆医科大学）

冯　星（苏州大学）　　　　　徐发林（郑州大学）

黑明燕（首都医科大学）　　　薛辛东（中国医科大学）

霍开明（海南医学院）　　　　杨　杰（广州医科大学）

梁　琨（昆明医科大学）　　　张拥军（上海交通大学）

林振浪（温州医科大学）　　　周文浩（复旦大学）

学术秘书　袁　琳（复旦大学）

人民卫生出版社

图书在版编目（CIP）数据

新生儿学 / 陈超，杜立中，封志纯主编 . —北京：
人民卫生出版社，2020

ISBN 978-7-117-29745-5

Ⅰ.①新… Ⅱ.①陈…②杜…③封… Ⅲ.①新生儿
疾病 — 诊疗 — 医学院校 — 教材 Ⅳ.①R722.1

中国版本图书馆 CIP 数据核字（2020）第 082164 号

| 人卫智网 | www.ipmph.com | 医学教育、学术、考试、健康，
购书智慧智能综合服务平台 |
| 人卫官网 | www.pmph.com | 人卫官方资讯发布平台 |

新 生 儿 学

主　　编：陈　超　杜立中　封志纯
出版发行：人民卫生出版社（中继线 010-59780011）
地　　址：北京市朝阳区潘家园南里 19 号
邮　　编：100021
E - mail：pmph @ pmph.com
购书热线：010-59787592　010-59787584　010-65264830
印　　刷：北京铭成印刷有限公司
经　　销：新华书店
开　　本：787 × 1092　1/16　印张：25　插页：1
字　　数：608 千字
版　　次：2020 年 6 月第 1 版　2024 年 6 月第 1 版第 8 次印刷
标准书号：ISBN 978-7-117-29745-5
定　　价：58.00 元

打击盗版举报电话：010-59787491　E-mail：WQ @ pmph.com
质量问题联系电话：010-59787234　E-mail：zhiliang @ pmph.com

新形态教材使用说明

　　新形态教材是充分利用多种形式的数字资源及现代信息技术,通过二维码将纸书内容与数字资源进行深度融合的教材。本套教材全部以新形态教材形式出版,每本教材均配有特色的数字资源。读者阅读纸书时可以扫描二维码,免费获取数字资源和线上平台服务。

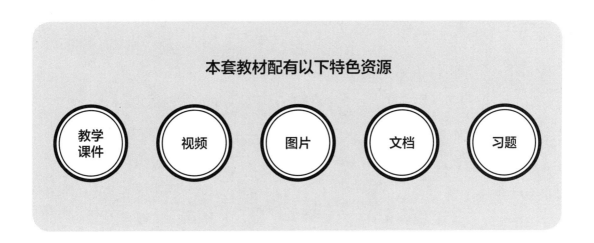

本套教材配有以下特色资源

教学课件　视频　图片　文档　习题

获取数字资源的步骤

❶ 扫描封底红标二维码,获取图书"使用说明"。

❷ 揭开红标,扫描绿标激活码,注册/登录人卫账号获取数字资源。

❸ 扫描书内二维码或封底绿标激活码随时查看数字资源。

❹ 下载应用或登录zengzhi.ipmph.com体验更多功能和服务。

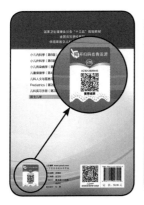
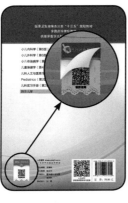
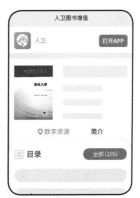

客户服务热线
400-111-8166

全国高等学校五年制本科

儿科专业（方向）第六轮规划教材

修 订 说 明

全国高等学校五年制本科儿科专业（方向）国家级规划教材自 20 世纪 80 年代由卫生部教材办公室组织编写出版第一轮至今已有 40 年的历史。第一轮儿科专业教材只有《小儿内科学》和《小儿外科学》两本，第二轮修订时增加《小儿传染病学》，第三轮修订时将《小儿内科学》中有关儿童保健的内容独立为《儿童保健学》。20 世纪 90 年代后期，由于教育体制改革取消了儿科学专业，本套教材再版工作一度停滞。21 世纪以来，各高等院校又纷纷开办临床医学儿科专业（方向）的本科教育，人民卫生出版社为满足这一教学实际需要和人民群众对儿科医生数量及质量的需求，于 2008 年、2013 年分别进行了本套教材的第四轮、第五轮修订。第五轮修订时增加了《儿科人文与医患沟通》《Pediatrics》《儿科实习手册》三本。

教育部于 2016 年 2 月发布《科技教育司 2016 年工作要点》，明确指出"恢复儿科学专业本科招生，督促共建院校率先举办儿科学本科专业，支持其他有条件的高校加强儿科学人才培养，扩大本科招生规模。"国家卫生健康委员会发布《卫生部贯彻 2011—2020 年中国妇女儿童发展纲要实施方案》《2017 年卫生计生工作要点》《"十三五"全国卫生计生人才发展规划》等文件鼓励儿科发展，加强儿科医生人才培养及队伍建设。根据政策指示，全国多所院校已重设或正在恢复儿科专业（方向）的招生。

为解决临床儿科人才匮乏和儿童医疗健康保障需要间不平衡、不充分的矛盾，培养更多具有岗位胜任力、有温度、有情怀的卓越儿科医疗卫生人才，推动我国儿科学教育事业和临床医疗事业的发展，进一步落实《国家中长期教育改革和发展规划纲要（2010—2020 年）》《国务院办公厅关于深化医教协同进一步推进医学教育改革与发展的意见》和《"健康中国 2030"规划纲要》等文件精神，实施健康中国战略，全面促进儿童、青少年健康，并不断汲取各院校教学在教学实践中的成功经验、体现教学改革成果，在教育部、国家卫生健康委员会的领导和指导下，在全国各高等院校的积极呼吁和广大儿科专家的鼎力支持下，人民卫生出版社经过全国范围内广泛调研和充分论证,启动了全国高等学校五年制本科儿科专业(方向)第六轮规划教材的编写工作。

第六轮教材的修订原则是积极贯彻落实国务院办公厅《关于深化医教协同、进一步推进医学教育改革与发展的意见》,努力优化人才培养结构,坚持以需求为导向,改革课程体系、教学内容、教学方法和评价考核办法;将医德教育贯穿于医学教育的全过程,强化临床实践教学,采取多种措施,切实落实好"早临床、多临床、反复临床"的要求,提高医学生的临床实践能力。

在全国医学教育综合改革精神的鼓舞下和老一辈医学家奉献精神的感召下,全国一大批优秀的中青年专家以严谨治学的科学态度和无私奉献的敬业精神,积极参与了第六轮教材的修订和建设工作,紧密结合儿科专业本科培养目标、高等医学教育教学改革的需要和医药卫生行业人才的需求,借鉴国内外医学教育教学的经验和成果,不断创新编写思路和编写模式,不断完善表达形式和内容,不断提升编写水平和质量,使第六轮教材更加成熟、完善和科学。

其修订和编写特点如下:

1. 紧扣培养目标,满足行业要求　根据教育部的培养目标、国家卫生健康委员会行业要求、社会用人需求,在全国进行科学调研的基础上,借鉴国内外医学人才培养模式和教材建设经验,充分研究论证本专业人才素质要求、学科体系构成、课程体系设计和教材体系规划后,科学进行本轮教材的编写。

2. 重视立德树人,凸显温度情怀　在本套教材的编写过程中,进一步贯彻党的十九大精神,将"落实立德树人根本任务,发展素质教育"的战略部署要求,贯穿教材编写全过程。全套教材通过文字渗透医学人文的温度与情怀,通过总结和汲取前五轮教材的编写经验与成果,尤其是对一些不足之处进行了大量的修改和完善,并在充分体现科学性、权威性的基础上,考虑其全国范围的代表性和适用性。

3. 遵循教学规律,适应教学改革　本套教材在编写中着力对教材体系和教材内容进行创新,坚持学科整合课程、淡化学科意识、实现整体优化、注重系统科学、保证点面结合。坚持"三基、五性、三特定"的教材编写原则,以确保教材质量。

4. 凝聚专家共识,注重临床实际　本套教材充分体现了主编权威性、副主编代表性、编委覆盖性,凝聚了全国儿科专家的经验和共识,一切以临床问题为导向,一切以儿童健康为目标,体现"早临床、多临床、反复临床"的指导思想,注重临床实际需求。

5. 纸数深度融合,打造立体化教材　为满足教学资源的多样化,本套教材采用纸质图书与数字内容相结合的形式,实现教材系列化、立体化建设,进一步丰富了理论教材中的数字资源内容与类型,方便老师与学生自主学习。

6. **培养临床能力,促进学科发展** 本套教材以培养具有儿科临床胜任力的人才为目标,注重临床实习的规范和实践能力的培养。同时,由于新生儿学科的专科特点,其在我国也已经形成了专门的学科领域,因此本轮教材新增《新生儿学》,以适应儿科专业发展和儿科人才培养的需要。

全国高等学校五年制本科儿科专业(方向)第六轮教材共有 8 种,将于 2020 年 6 月由人民卫生出版社全部出版。本套教材出版后,希望全国各广大院校在使用过程中能够多提供宝贵意见,反馈使用信息,以逐步完善教材内容,提高教材质量,为下一轮教材的修订工作建言献策。

人民卫生出版社
2020 年 3 月

全国高等学校五年制本科

儿科专业（方向）第六轮规划教材

第六轮规划教材目录

第二届全国高等学校五年制本科

儿科专业（方向）第六轮规划教材

前　言

新生儿学是儿科学重要而特殊的组成部分,新生儿的生长发育和疾病防治是儿童生长发育和健康的基础。最近20多年来,国内外新生儿专业快速发展,临床规模迅速扩大,学科队伍显著增强,对新生儿和新生儿疾病的研究更加广泛和深入,新生儿学的内容和知识体系日益丰富。

多年来,在儿科专业本科教学体系中,主干课程包括《小儿内科学》《小儿外科学》《小儿传染病学》《儿童保健学》等,新生儿内容包含在《小儿内科学》中。随着新生儿学知识体系的形成,本轮儿科专业主干课程增加《新生儿学》,有利于学生更好地学习新生儿学知识。

本书重点聚焦新生儿学的基本理论与基本知识、新生儿疾病诊断和治疗的基本技能以及儿科专业本科生应该掌握的新生儿学知识。主要内容包括:①新生儿生长发育及影响因素,新生儿学和围产医学基本概念;②正常新生儿特点及管理,高危新生儿和早产儿特点及管理;③新生儿营养和营养支持;④新生儿常见疾病的病因、发病机制、临床表现和诊断检查;⑤新生儿疾病的预防和治疗原则;⑥新生儿常用诊疗操作技术;⑦新生儿随访和出院后管理。

本书主要供儿科专业本科教学使用,同时也适合在新生儿科轮转的儿科住院医师和接受新生儿科培训的相关专业人员学习使用。

虽然编者尽了最大的努力,但编写过程中难免存在某些不足和缺陷,为了进一步提高本书的质量,本书出版之际,恳切希望广大读者在阅读过程中不吝赐教,欢迎发送邮件至邮箱 renweifuer@pmph.com,或扫描下方二维码,关注"人卫儿科学",对我们的工作予以批评指正,以期再版修订时进一步完善,更好地为大家服务。

主编

2020 年 4 月

目　　录

第一章　新生儿学概论

 学习目标

1. **掌握** 新生儿分类及定义,足月儿和早产儿的特点及管理。
2. **熟悉** 小于胎龄儿、大于胎龄儿的特点及管理。
3. **了解** 我国新生儿医学的发展历程。

第一节　我国新生儿医学的发展

新生儿学(neonatology)是研究新生儿保健、医疗、科研和教学的一门学科,是儿科学最重要的一个组成部分。近几十年来我国新生儿医学发展非常迅速,已逐步形成独立的学科。新生儿学与围产医学、产科学、胎儿医学交叉融合,相互促进发展,是与人类生命起源密切相关的学科。

一、我国新生儿医学的起步(1949-1979)

从 1949 年开始,仅在少数大城市的医院开设了新生儿病室,1963 年我国报道了新生儿换血治疗重症溶血病。到了 70 年代,逐步开设新生儿病房,尚未建成独立的新生儿科,住院新生儿大多由儿科医师兼管,在儿科专家中最早从事新生儿专业的学者有金汉珍、冯树模、秦振庭、黄德珉、宋杰、黄中、李助萱、许植之、何馥贞、官希吉、周秦玉、张家骧、洪文澜、籍孝诚、唐泽媛等教授。受限于当时的社会经济状况和知识、技术的可及性限制,在这 30 多年里虽发展相对缓慢,但为我国新生儿医学事业的进一步发展奠定了很好的基础。

1. **新生儿疾病谱** 新生儿感染性疾病是新生儿住院和死亡的首要因素,新生儿肺炎、肠炎、败血症、脐炎是常见病和多发病,新生儿破伤风也不少见。其次是缺氧和窒息,院外生产占比较高和复苏技术的落后,是疾病发生率居高不下的主要原因。新生儿寒冷损伤和硬肿症是这个时期特别是寒冷季节各地的常见病,常合并肺出血导致死亡。治疗手段有限,抗生素仅有青霉素类、红霉素、氨基糖苷类和氯霉素等,氧疗手段局限于鼻导管、头罩,在 70 年代后期开展简易水封瓶持续气道正压通气(CPAP),少数医院开展国产简易呼吸机辅助通气。新生儿死亡率高,1949 年以前,新生儿死亡率高达 200‰。1982 年,新生儿死亡率为

34.68‰。新生儿死因中：产科因素（包括窒息）、感染、出血性疾病（包括肺出血）在这个时期是前三位的因素。

2. 诊疗技术应用　①氧疗技术：头罩吸氧是氧疗的主要技术，没有空氧混合仪和湿化装置；早期的呼吸机功能少，用空气压缩泵和氧气瓶作为气源，临床疗效有限。②新生儿寒冷损伤的防治：硬肿症的治疗主要研究简易暖箱的复温技术，慢复温技术被广泛应用，辅助肝素应用、莨菪类药物和止血剂等；③破伤风治疗以止惊或者冬眠、亚冬眠疗法为主。值得庆幸的是，随着我国社会发展和经济条件的改善，围产保健水平得到提高和产房条件得到改善，寒冷损伤和破伤风这两种疾病的发生率显著下降。

3. 学科建设　1978 年，中华医学会第 7 届全国儿科学术会议上，北京医科大学秦振庭教授初步组建了围产新生儿协作网；1979 年，复旦大学附属儿科医院金汉珍教授主办了首届全国新生儿医师进修班；世界卫生组织与我国卫生部门签署合作项目，选派了首批 4 名儿科医师赴欧美学习新生儿监护技术。

二、我国新生儿医学的快速发展（1979-1999）

这个时期是我国新生儿学科发展最为迅速的时期，得益于国家改革开放的政策，新生儿学科全面发展。

1. 新生儿疾病谱　新生儿疾病谱的变化极为明显，感染性疾病的发病率仍然是第一位的病因，但是死亡率明显降低，脐炎、破伤风明显减少。窒息缺氧开始减少，得益于围产保健措施的完善和新法复苏技术的普及与推广。早产及早产相关疾病的比例明显升高，呼吸窘迫综合征（RDS）的诊治进入肺表面活性物质（PS）替代治疗的新时代。世界卫生组织记载我国新生儿死亡率从 1989 年的 29.5‰ 下降到 2000 年的 21.4‰。死亡原因也出现了相应变化：感染、窒息缺氧和早产成为主要死亡原因。

2. 诊疗技术应用　①早产儿 RDS：采用以 CPAP 和机械通气为主治疗后，存活率显著提高。金汉珍和董声焕教授等开始了肺表面活性物质治疗 RDS 的研究。②一氧化氮（NO）吸入治疗低氧性呼吸衰竭和肺动脉高压用于临床。③新生儿换血疗法的应用和同步换血技术的改进，减少了高胆红素血症发生核黄疸的风险，把新生儿溶血症的治疗提升到一个新水平。④缺氧缺血性脑病（HIE）防治：对 HIE 的临床诊断、分度和治疗有了明确的方案，影像学、脑电图、血液学指标、药物应用等相关研究成为热点。

3. 学科建设　1980 年，世界卫生组织与我国卫生部门签署合作项目，开始了对外交流，选派专家赴欧美学习新生儿监护技术。中华医学会儿科学分会在临潼召开了全国首届新生儿疾病座谈会。在此期间，上海、北京、南京、沈阳分别主办了新生儿学习班或新生儿急救学习班。并先后在上海、沈阳、杭州等地分别建立了具有呼吸支持和心肺监护条件的新生儿重症监护治疗病房（neonatal intensive care unit, NICU）。1985 年，在中华医学会儿科学分会第 9 届全国儿科大会期间，组建了包括新生儿学组在内的 10 个全国儿科专业学组。第 1 届学组(1985-1989 年)组长金汉珍教授、第 2 届(1989-1993 年)张家骧教授、第 3 届(1993-1997 年)洪文澜教授，第 4~5 届(1997-2007 年)魏克伦教授。1986 年创办了《新生儿科杂志》，1987 年举办第一届全国新生儿学术会议，1998 年创办了《中华围产医学杂志》。1990 年，金汉珍等教授主编的《实用新生儿学》（第 1 版）出版。

三、我国新生儿医学的普及和成熟(2000-　　)

进入 21 世纪后,新生儿医学受到了政府、社会和行业的高度重视,国际、国内对健康指标的关注度日益提高,新生儿死亡率、围产儿死亡率、人均寿命等与新生儿医学高度相关的指标成为热点。知识不断更新和技术持续进步推动了新生儿医学在临床、教学、科研和预防等方面的能力持续提高。

1. 新生儿疾病谱　感染性疾病明显减少,而非感染性疾病比例逐渐增加。在感染性疾病中,肺炎、败血症的发病率下降明显,而呼吸机相关性肺炎和导管相关性感染已经成为关注的重点。早产儿相关性疾病的住院病例升高明显,得益于医疗保障和新生儿转运体系的建设。先天畸形和遗传代谢疾病的比例上升到前几位,很大程度是因为围产保健能力的提高和国家普及遗传代谢疾病的筛查。现在新生儿死亡率在原有基础上下降更明显,2017 年已降低至 4.7‰。

2. 诊疗技术应用　① 2001 年正式从国外引进猪肺磷脂表面活性物质,随后国产牛肺磷脂表面活性物质也进入临床,从此,我国新生儿 RDS 治疗进入"肺表面活性物质时代",结合保护性肺通气策略、无创通气技术等,使我国极低和超低体重儿呼吸治疗并发症进一步减少。② 2005 年开始国内有条件的 NICU 逐渐开展体外膜氧合(ECMO)和血液净化(CRRT)技术,作为重要的生命支持技术,并取得了经验。③ HIE 脑损伤的防治能力全面提升,《中国循证儿科杂志》组织专家制订了 HIE 循证指南,选择性头部亚低温治疗新生儿缺氧缺血性脑病(HIE)成为疗效肯定的治疗手段,进一步改善了预后。④新生儿营养支持:极低体重儿存活率的提高与肠内、外营养支持技术的发展有密切关系。经外周静脉穿刺中心静脉置管(PICC)技术在 NICU 开展,并逐渐普及;正规的肠道内营养、喂养方式的改进,经十二指肠喂养、肠外营养策略的改进和"中国新生儿营养支持临床应用指南"的形成等,促进了极低出生体重儿存活率的提高。⑤早产儿综合治疗:国内流行病学调查发现,产科出生早产率高达 7.8%,2006 年制订"早产儿救治指南",对诸多早产儿问题的诊治,如 RDS、动脉导管未闭(PDA)、早产儿视网膜病(ROP)、坏死性小肠结肠炎(NEC)等进行了规范。各地对极低体重或超低出生体重儿的治疗水平有了很大的提高,在三级甲等医院超低体重儿存活率已达到 60%~70%。⑥对高胆红素血症和胆红素脑病进行流行病学调查,研制小时胆红素曲线,建立制订干预方案,前后两次修订专家共识并组织多中心干预研究。

3. 学科建设　学科队伍不断壮大,2011 年,中国医师协会新生儿科医师分会成立。2018 年,在儿科医师规范化培训的基础上,新生儿围产期医学专科医师培训开始启动。全国新生儿学术大会、专题研讨会和海峡两岸新生儿学术研讨会,成为学术交流的平台。学组负责制订新生儿诊疗常规、方案和指南 13 个,包括窒息复苏、寒冷损伤、败血症、呼吸衰竭、肺出血、常频机械通气、肺动脉高压、黄疸、缺血缺氧性脑病、早产儿管理、营养支持、危重症评分等,为临床诊疗提供了规范。《实用新生儿学》(第 5 版)现已经面世,《新生儿科杂志》已经升格为《中华新生儿科杂志》,新生儿医学的相关专著不断涌现。

(冯 星)

第二节 新生儿分类

新生儿(neonate,newborn)是指从出生后脐带结扎开始到整 28 天前时间内婴儿。根据胎龄、出生体重、出生体重与胎龄的关系及出生后周龄不同将新生儿进行分类,不同类型新生儿各有自身特点,需要相应的医疗护理。

【根据出生时胎龄分类】

1. 足月儿(term infant) 指胎龄(gestational age,GA)大于或等于 37 周但小于 42 周(胎龄在 260~293 天之间)的新生儿。

2. 早产儿(preterm infant) 指胎龄小于 37 周(胎龄 ≤ 259 天)的新生儿。其中胎龄 34^{+0}~36^{+6} 周者为晚期早产儿(late preterm infant),胎龄小于 28 周者为超早产儿(extremely preterm infant)。

3. 过期产儿(post-term infant) 指胎龄大于或等于 42 周(胎龄 ≥ 294 天)的新生儿。

【根据出生体重分类】

1. 正常出生体重儿(normal birth weight infant,NBW) 指出生体重 2 500~3 999g 的新生儿。

2. 低出生体重儿(low birth weight infant,LBW) 指出生体重 <2 500g 的新生儿。

3. 极低出生体重儿(very low birth weight infant,VLBW) 指出生体重 < 1 500g 的新生儿。

4. 超低出生体重儿(extremely low birth weight infant,ELBW) 指出生体重小于 1 000g 的新生儿。

5. 巨大儿(macrosomia) 指出生体重 ≥ 4 000g 的新生儿。

【根据出生体重与胎龄关系分类】

1. 小于胎龄儿(small for gestational age infant,SGA) 出生体重在同胎龄儿体重的第 10 百分位数以下的新生儿。

2. 适于胎龄儿(appropriate for gestational age infant,AGA) 出生体重在同胎龄儿体重的第 10 至第 90 百分位数之间的新生儿。

3. 大于胎龄儿(large for gestational age infant,LGA) 出生体重在同胎龄儿体重的第 90 百分位数以上的新生儿。我国不同胎龄新生儿出生体重及百分位数见表 1-1 和图 1-1。

表 1-1 中国不同胎龄新生儿出生体重百分位数参考值(g)

出生胎龄(周)	例数	P_3	P_{10}	P_{25}	P_{50}	P_{75}	P_{90}	P_{97}
24	12	339	409	488	588	701	814	938
25	26	427	513	611	732	868	1 003	1 148
26	76	518	620	735	876	1 033	1 187	1 352
27	146	610	728	860	1 020	1 196	1 368	1 550
28	502	706	840	987	1 165	1 359	1 546	1 743

续表

出生胎龄(周)	例数	P3	P10	P25	P50	P75	P90	P97
29	607	806	955	1 118	1 312	1 522	1 723	1 933
30	822	914	1 078	1 256	1 467	1 692	1 906	2 128
31	953	1 037	1 217	1 410	1 637	1 877	2 103	2 336
32	1 342	1 179	1 375	1 584	1 827	2 082	2 320	2 565
33	1 160	1 346	1 557	1 781	2 039	2 308	2 559	2 813
34	1 718	1 540	1 765	2 001	2 272	2 554	2 814	3 079
35	2 703	1 762	1 996	2 241	2 522	2 812	3 080	3 352
36	4 545	2 007	2 245	2 495	2 780	3 075	3 347	3 622
37	11 641	2 256	2 493	2 741	3 025	3 318	3 589	3 863
38	29 604	2 461	2 695	2 939	3 219	3 506	3 773	4 041
39	48 324	2 589	2 821	3 063	3 340	3 624	3 887	4 152
40	40 554	2 666	2 898	3 139	3 415	3 698	3 959	4 222
41	12 652	2 722	2 954	3 195	3 470	3 752	4 012	4 274
42	1 947	2 772	3 004	3 244	3 518	3 799	4 058	4 319

[引自:朱丽,张蓉,张淑莲,等.中国不同胎龄新生儿出生体重曲线研制.中华儿科杂志,2015,53(2):97-103]

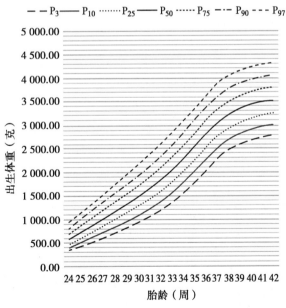

图1-1 我国不同胎龄新生儿出生体重百分位数图
[引自:朱丽,张蓉,张淑莲,等.中国不同胎龄新生儿出生体重曲线研制.
中华儿科杂志,2015,53(2):97-103]

【根据出生后周龄分类】

1. 早期新生儿(early newborn) 指出生后 1 周内的新生儿。

2. 晚期新生儿(late newborn) 指出生后第 2 周至第 4 周末的新生儿。

【高危新生儿】

高危新生儿(high risk infant)是指已经发生或潜在可能发生某些严重疾病而需要监护的新生儿。常见于以下情况:

1. 孕母存在高危因素 孕母年龄 >40 岁或小于 16 岁;孕母有慢性疾病如糖尿病、感染、慢性心肺疾病、吸烟、吸毒或酗酒史,孕母为 Rh 阴性血型,曾有死胎、死产或性传播疾病史等;母孕期有阴道流血、妊娠高血压、先兆子痫、子痫、羊膜早破、羊水胎粪污染、胎盘早剥、前置胎盘等。

2. 出生过程存在高危因素 如早产或过期产,难产、手术产、急产、产程延长、分娩过程中使用镇静或止痛药物史等。

3. 胎儿和新生儿存在高危因素 窒息儿、多胎儿、早产儿、小于胎龄儿、巨大儿、宫内感染和先天性畸形等。

(冯 星)

第三节 正常新生儿特点及管理

正常新生儿是指胎龄足月,即胎龄大于或等于 37 周(259 天)但小于 42 周(280 天),出生体重 2 500g~3 999g,无任何疾病的新生儿。正常新生儿经历从胎儿到新生儿的转变,发生许多生理变化,需根据解剖生理特点给予相应的管理,保证新生儿的正常生长与发育。

【解剖生理特点】

新生儿期是胎儿的延续,胎儿出生后生理功能需进行适应宫外相对独立个体生存的重大调整,必须很好掌握新生儿的解剖生理特点。

1. 呼吸系统 胎儿即有微弱的呼吸运动,但整个胎儿时期的呼吸处于逐渐成熟的过程中,出生时由于本体感受器及皮肤温度感受器受寒冷刺激,反射性兴奋了呼吸中枢;脐带结扎引起交感神经兴奋性增高,加速了流经颈动脉体的循环,提高了该感受器的敏感性,也对呼吸起作用;产程的应激过程,引起血液气体浓度及 pH 的变化起着强有力的化学刺激作用,将呼吸中枢的兴奋性调节到一个新的水平。这些因素共同维持生后新生儿的正常呼吸。

胎儿肺泡中充满液体,肺泡 II 型细胞产生的表面活性物质使吸气进入气道的气体迅速充满肺泡,且在呼气相保留所需的功能潮气量,维持肺泡的扩张状态。肺 - 体循环的压力差,促进肺泡内残留液体的吸收。经阴道分娩时,产道挤压可以减少 1/3 左右残留的肺液量,有利于肺液的吸收;剖宫产,特别是无宫缩剖宫产的新生儿,出生后残留的肺液较多,易发生湿肺。

新生儿肋间肌薄弱,呼吸主要依靠膈肌运动,若胸廓软弱,随吸气而凹陷,则通气效率降低。新生儿呼吸运动较浅表,但呼吸频率快,每分钟约 35~45 次,故每分钟相对通气量并不比成人低。生后前两周呼吸频率波动较大,快速眼动睡眠相时,呼吸常不规则,可伴有 3~5 秒的暂停;在非快速眼动睡眠相时,呼吸一般规则而浅表。

2. **循环系统** 胎儿出生后循环发生如下血流动力学变化,与解剖学变化互为因果:①脐血管结扎,使脐循环中断;②肺膨胀与通气使肺循环阻力降低,体循环压力大于肺循环压力,回心血量增加;③卵圆孔功能性关闭,是由于肺血管阻力降低,右心压力降低而左心压力增高产生。刚出生时血液仍经过动脉导管自左向右分流,起着提高周围血氧分压的作用,部分新生儿最初几天可听到心脏杂音,可能与动脉导管暂时开放有关。

正常新生儿血流分布多集中于躯干和内脏部位,四肢血流量较少,因而肝脾易于触及,四肢易发冷,末梢易出现发绀。脑血流分布亦不均匀,足月儿大脑旁矢状区和早产儿脑室周白质部位是脑血流分布最少的部位,如全身低血压时,容易造成这些部位的缺血性损伤。

正常足月新生儿心率比较快,为 120~160 次/min,有时可以出现一过性心率波动。血压在 6.66/4kPa(50/30mmHg)至 10.66/6.66kPa(80/50mmHg)范围。

3. **泌尿系统** 出生时肾单位数量与成人相似,但组织学上还不成熟,滤过面积不足,肾小管容积少,因此肾功能仅能适应一般正常的代谢负担,储备能力有限。按体表面积计算肾小球滤过率仅为成人的 1/4~1/2,其后随血压上升和肾血管阻力下降,滤过面积增大和基底膜通透性改善,滤过率逐渐提高,到 1 岁可接近成人水平。肾排出过剩钠的能力低,含钠溶液输给过多可致水肿。

肾脏浓缩功能相对不足,最大浓缩能力 500~700mOsm/(kg·H_2O)。故以较浓乳方喂养新生儿,可导致血尿素氮浓度增高。肾脏稀释功能尚可,尿溶质最低浓度可达 50mOsm/(kg·H_2O),在负荷增加的情况下酸化尿功能有限。

多数新生儿出生后不久便排尿,如果生后 24 小时不排尿,应及时查找原因,如 48 小时不排尿者应考虑泌尿系统畸形可能。新生儿一般排尿量为 40~60ml/(kg·d)。

4. **血液系统** 新生儿血容量与脐带结扎的迟或早有关,若延迟结扎 5 分钟,血容量可从 78ml/kg 增至 126ml/kg。血常规也随断脐早晚而有差别,延迟断脐者红细胞计数及血红蛋白含量均较高。新生儿血红蛋白与成人比较明显不同,出生时胎儿血红蛋白(血红蛋白 F)占 70%~80%,出生 5 周后降为 55%。以后逐渐为成人型血红蛋白(血红蛋白 A)所取代。白细胞计数第 1 天平均为 18×10^9/L,第 3 天开始明显下降,第 5 天接近婴儿值。分类计数,第 1 天中性粒细胞 67%±9%,淋巴细胞 18%±8%,单核细胞 7%±3%,嗜酸性粒细胞 1%~2%,嗜碱性粒细胞 0.4%。其后中性粒细胞数下降,淋巴细胞及单核细胞上升,到第 1 周末两者几乎相等。

5. **消化系统** 消化道面积相对较大,肌层薄,能适应较大量流质食物的消化吸收。吞咽功能完善,生后不久胃囊中就出现空气。咽 - 食管括约肌吞咽时不关闭,食管不蠕动。食管下端括约肌也不关闭,易发生溢乳。整个消化道尤其下消化道,运动较快,出生时咽下的空气 3~4 小时内到达直肠。

新生儿消化蛋白质的能力较好,胃凝乳酶起了较大作用。肠壁通透性较高,有利于初乳中免疫球蛋白的吸收,故母乳喂养者血中的 IgG、IgA 及 IgM 浓度较牛乳喂养者高。但其他蛋白分子通过肠壁可产生过敏,如牛乳过敏、大豆蛋白过敏等。

新生儿胃解脂酶对脂肪的消化起较大作用。人乳脂肪的 85%~90% 能被吸收,牛乳脂肪吸收率较低。

出生后不久即可排出墨绿色胎粪,3~4 天内转为过渡性大便。若生后 24 小时未见胎粪,需进行检查以排除先天性畸形如肛门闭锁或巨结肠等症。

6. **代谢** 按体重计算,新生儿代谢较成人高。新生儿生后不久即能维持蛋白代谢的正氮平衡。由于胎儿糖原储备不多,早期未补给者在生后 12 小时内糖原就可消耗殆尽,机体只得动用脂肪和蛋白质来提供能量。故新生儿血糖较低,尤其 SGA 易出现低血糖症状。新生儿体内水分占体重的 65%~75% 或更高,以后逐渐减少。出生数天内由于丢失较多的细胞外液水分,可导致出生体重下降 4%~7%,即称为"生理性体重下降",体重丢失不应超过出生体重的 10%。

新生儿每日不显性失水约 21~30ml/kg,尿 25~65ml/kg,粪便中 2~5ml/kg,故生后头几天内需水约 50~100ml/(kg·d)。

7. **酶系统** 新生儿肝内葡萄糖醛酰转移酶不足,多数新生儿生后第 2 天开始表现不同程度的生理性黄疸。此酶不足还使新生儿不能对多种药物进行代谢处理,产生过量现象,如氯霉素可引起"灰婴综合征"。在肝内需进行葡萄糖醛酰化的药物还有水杨酸盐、新生霉素等,此类药物新生儿应慎用。

8. **体温调节** 因室温较宫内温度低,出生后体温明显下降,以后逐渐回升,并在 12~24 小时内达到 36℃。出生时体温不稳定乃由于体温调节中枢功能未完善及皮下脂肪较薄,体表面积相对较大,容易散热之故。新生儿寒冷时无颤抖反应,而由棕色脂肪产热。棕色脂肪组织学上与白色脂肪不同,一般分布在中心动脉附近、两肩胛之间、眼眶后及肾周等处。寒冷时受去甲肾上腺素的调节而发挥化学产热作用。肩胛间区有特殊的静脉网引流.故寒冷时脊髓上部重要中枢能得到较温暖的血液保护。另一个产热途径是动用白色脂肪分解为脂酸。

9. **神经系统** 新生儿脑相对较大,约占体重的 10%~12%(成人为 2%),但脑沟、脑回仍未完全形成。脊髓相对较长,下端约在第 3~4 腰椎水平。新生儿脑含水量较多,髓质化不完全,髓鞘未完全形成,因而在 CT 检查时,足月儿在双侧额部、早产儿在双侧额部和枕部可呈现与发育有关的正常低密度现象。通常在纠正胎龄 48 周,即生后 2 个月,这些低密度现象才消失。出生时大脑皮质和纹状体发育尚未完善,神经髓鞘没有完全形成,故常常出现兴奋泛化反应。

新生儿可出现下列多种无条件反射(原始反射),即觅食、吸吮、吞咽、拥抱及握持反射等。佛斯特征、巴宾斯基征、凯尔尼格征呈阳性。腹壁反射及提睾反射生后头几个月不稳定,紧张性颈反射可能要待数周后出现。不同胎龄的神经反射见表 1-2。

表 1-2 不同胎龄新生儿的神经反射

反射项目	30~32 周	33~34 周	35~36 周	37~38 周	39~40 周
觅食反射	无或弱	需扶头强化	有	有	有
拥抱反射	无或弱	伸臂外展	稳定伸臂外展	屈臂内收	屈臂内收
交叉伸腿反射	无	无或屈腿	屈腿	屈伸	屈伸内收

味觉发育良好,甜味引起吸吮运动。嗅觉较弱,但强烈刺激性气味能引起反应。新生儿对光有反应,但因缺乏双眼共轭运动而视觉不清。出生 3~7 天后听觉增强,响声常引起眨眼及拥抱反射,触觉及温度觉灵敏,痛觉较迟钝。

10. **内分泌系统**　出生后腺垂体已具有功能,神经垂体分泌稍不足。甲状腺功能良好,生后第 1 天血蛋白结合碘量平均为 370.36nmol/L(4.7μg/dl);碘吸收率约 20%,到第 2~3 天增到较高水平。甲状旁腺常有暂时性功能不足。肾上腺在胚胎第 6 周开始形成,其后皮质分化为胎儿带(近髓质)和成人带(被膜下);后者在胎儿出生时占皮质的 20%。出生后胎儿带开始退行性变,到 4~35 天间成人带则增宽至皮质的 50%,到 1 周岁前胎儿带完全消失。出生时皮质醇较高,可能是通过胎盘从母体得来,也可能是自身对分娩的应激反应。

11. **免疫系统**　人类免疫系统的发生发育起始于胚胎早期,12 周左右淋巴细胞表面出现分化抗原,形成 T 辅助细胞和 T 抑制细胞。出生时对植物血凝素的刺激反应较成人高,T 抑制细胞的功能已较强,因而生后早期接种卡介苗可以免疫致敏。但由于 T 辅助细胞的功能较弱,其产生的 IL-2 活力也较低,因而尚不能发挥细胞免疫的防御反应,易被一些病毒和真菌侵袭而引起严重感染。

B 淋巴细胞的发育在胚胎 12 周血清中出现 IgG,30 周血清中才出现 IgA。因而出生时血清中的 IgA 含量极低,IgM 一般均在 200ng/L 以下,只有 IgG 由于有来自母体的大量 IgG,故出生时已达正常成人水平,但新生儿自己合成的 IgG 含量很低。来自母体的 IgG 起到了保护新生儿减少感染的危险,但母体来的抗体并不全面,如肠道沙门菌、志贺菌、大肠埃希菌的菌体"O"抗体、皮肤过敏抗体、嗜异体抗体、梅毒反应抗体等均不能通过胎盘;流感杆菌、百日咳杆菌等抗体的通过能力也差,因而新生儿期感染这些病原体的机会仍较多。

在新生儿非特异性免疫反应中,虽然在胎龄 20 周已有各种补体形成,但出生时各种补体成分如 Clq、C3、C4、C5、B 因子和 C3 激活前体(C3PA)等的含量仅为成人的一半左右,调理素也较缺乏,中性粒细胞的储备较少,趋化能力低,因而容易导致感染扩散而成为败血症。

12. **常见特殊生理现象**

(1)生理性黄疸:参见第十章第一节新生儿胆红素代谢。

(2)"马牙"和"螳螂嘴":在上腭中线和牙龈部位,由上皮细胞堆积或者黏液腺分泌物积留而形成的黄白色小颗粒,俗称"马牙",数周内可以自然消退。新生儿两侧颊部各有一隆起的脂肪垫,俗称"螳螂嘴",有利于乳汁吸吮。"马牙"和"螳螂嘴"都属于正常生理表现,不能挑割,以免发生感染。

(3)乳腺肿大:由于来自母体的激素中,雌激素和孕激素半衰期短,而催乳素半衰期较长,导致乳腺肿大。男女新生儿可于生后 4~7 天出现乳腺肿大,如蚕豆或核桃大小,乳头处可伴有白色乳汁样小点,2~3 周后自然消退。切勿挤压,以免发生感染。

(4)假月经:部分女婴于生后 5~7 天阴道流出少许血性分泌物,俗称"假月经",也是雌激素中断所致。可持续 1 周左右,无需特殊处理。

(5)新生儿红斑及粟粒疹:生后 1~2 天,在头部、躯干及四肢的皮肤出现大小不等的多形红斑,俗称"新生儿红斑";也可因皮脂腺堆积形成小米粒样黄白色皮疹,称为"新生儿粟粒疹",几天后自然消失。

【正常新生儿管理】

1. **保暖**　新生儿出生后应置于适中温度(neutral temperature)环境中,适中温度是指对新生儿耗氧量最低的最适当环境温度。室温过高时,足月儿能通过增加皮肤水分的蒸发来散热。炎热时有的新生儿发热,乃因水分不足,血液溶质过多之故,故称脱水热。室温一般应维持在 20~22℃。如室温低于 20℃,新生儿应戴帽子并包裹两层毯子。

2. **喂养**　正常新生儿在生后 20~30 分钟即可以开始母乳喂养,早吸吮可以促进乳汁有效分泌,喂哺前可以先将乳头触及新生儿口唇,刺激觅食发射后再给予喂哺,母婴同室的新生儿建议按需喂养。有条件提供人乳库捐赠乳的单位,可以给早期无法进行母乳喂养新生儿的喂养。无母乳者可给予配方乳,每 3 小时一次。奶量以理想的体重增长为标准(约 15~30g/d)。下列情况不宜早吸吮:入高危新生儿病房者;产妇经高危救治;有母乳喂养禁忌证等情况者。

3. **预防接种**　正常新生儿出生后 24 小时内,应尽早常规接种第 1 剂乙肝病毒疫苗;卡介苗也可以同时接种,但是需注意有无接种的禁忌证,如免疫缺陷和 HIV 感染者。

4. **预防感染**　正常新生儿皮肤娇嫩,特别注意护理时轻柔,脐带注意保持干燥,有渗液时及时清理和消毒处理;不挑割"马牙"和"螳螂嘴";应劝阻和谢绝患感冒和其他各种传染病家属接触和探望。

5. **新生儿随访**　正常新生儿经阴道分娩者常在生后 48~72 小时出院,不少新生儿黄疸刚刚出现,特别需要告知家属黄疸加重时需要门诊随访,避免核黄疸的发生;对出生时有窒息、宫内窘迫、心脏杂音等问题的新生儿,应建议到相应专科做随访观察。

(冯　星)

第四节　早产儿特点及管理

早产儿是指胎龄 <37 周(<260 天)出生的新生儿,近年我国早产儿发生率逐年上升,2005 年全国 47 个城市 62 所医院 45 722 例产科新生儿调查资料,早产儿发生率由原来的 5% 上升为 8.1%。我国香港地区早产儿发生率 7.45%。国内报道早产儿死亡率 12.7%~20.8%。胎龄愈小,体重愈低,死亡率愈高。国外报道,体重 <1 000g 早产儿随胎龄增加,死亡率由 56% 降低到 35%;1 000~2 500g 早产儿则由 15% 降低到 3%。早产儿死亡主要原因为围产期窒息、RDS、肺出血、颅内出血、硬肿症、坏死性小肠结肠炎及各种感染等。

【解剖生理特点】

1. **外表特点**　头部:头大,头长为身长的 1/3,囟门宽大,颅缝可分开,头发呈短绒样,耳壳软,缺乏软骨,耳舟不清楚。皮肤:呈鲜红薄嫩,水肿发亮,胎毛多(胎龄愈小愈多),胎脂丰富,皮下脂肪少,趾/指甲软,不超过趾/指端。乳腺结节:不能触到,36 周后触到直径小于 3mm 的乳腺结节。胸腹部:胸廓呈圆筒形,肋骨软,肋间肌无力,吸气时胸壁易凹陷,腹壁薄弱,易有脐疝。足纹:仅在足前部见 1~2 条足纹,足跟光滑。生殖系统:男性睾丸未降或未全降。女性大阴唇不能盖住小阴唇。

2. **出生后体重变化**　早产儿出生后第一周的"生理性体重减轻"可下降 10%~15%,ELBW 体重下降可增加到 20%。1 周后,早产儿体重开始恢复,至 2~3 周末恢复至出生体重。若早产儿患有感染、RDS 或营养供给不足,则生后早期的体重增加缓慢甚至下降。

3. **体温调节功能**　早产儿不能稳定地维持正常的体温,体温中枢发育不成熟为主要原因。由于基础代谢率低,肌肉活动少,使分解代谢低。糖原和皮下脂肪少,体表面积相对较大,使散热量增加。早产儿缺乏寒冷颤抖反应,汗腺发育不完全,上述因素使早产儿易随环境温度的高低而发生相应的体温变化,可因寒冷导致硬肿症或保暖过度引起捂热综合征。

4. **呼吸系统** 哭声低微或不哭,呼吸浅促不规则,有 30%~40% 的早产儿呈现间歇性呼吸暂停及喂奶后暂时性发绀。早产儿易发生原发性呼吸暂停,胎龄愈小,发生率愈高。呼吸功能不稳定主要与早产儿呼吸中枢及呼吸器官发育未成熟有关。早产儿由于肺表面活性物质(PS)少,肺泡表面张力增高,容易导致 RDS,是早产儿死亡最常见的原因。胎龄愈小,RDS 发生率愈高。胎龄 26~28 周早产儿 RDS 发生率约 50%,胎龄 30~31 周低于 20%~30%,胎龄大于 33 周则相对较为少见。产前应用糖皮质激素可使 RDS 发生率明显降低。

5. **心血管系统** 早产儿动脉导管关闭常常延迟,常导致心肺负荷增加,引起充血性心衰、肾脏损害及 NEC。由于血容量不足或心肌功能障碍,容易导致低血压。需要定期监测血压,维持平均动脉压至少在 4kPa(30mmHg)。不同出生体重新生儿在生后 12 小时内正常血压值见表 1-3。

表 1-3 出生 12 小时内新生儿正常血压

出生体重 (g)	平均血压		收缩压		舒张压	
	mmHg	kPa	mmHg	kPa	mmHg	kPa
500	22.38	4.32	44	5.87	24.6	3.28
750	33.67	4.49	45.8	6.11	25.8	3.44
1 000	34.96	4.66	47.6	6.35	26.9	3.59
1 250	36.25	4.83	49.4	6.59	28.2	3.76
1 500	37.54	5.00	51.1	6.81	29.4	3.92
1 750	38.83	5.18	52.9	7.05	30.6	4.08
2 000	40.12	5.35	54.7	7.29	31.8	4.24
2 250	41.41	5.52	56.5	7.53	33.0	4.4
2 500	42.70	5.69	58.3	7.77	34.2	4.56
2 750	43.99	5.86	60.0	8.0	35.4	4.72
3 000	45.28	6.04	61.8	8.24	36.6	4.88
3 250	46.57	6.21	63.6	8.48	37.8	5.04
3 500	47.86	6.38	65.4	8.72	39.0	5.2
3 750	49.15	6.55	67.2	8.96	40.2	5.36
4 000	50.44	6.72	69.0	9.19	41.4	5.52

注:根据 Vorsmold 提供的下列三个回归方程式计算,x:体重(kg)

平均血压(mmHg)=5.16x+29.80,收缩血压(mmHg)=7.13x+40.45,舒张血压(mmHg)=4.81x+22.18

(引自:Versmold HT, Kitterman JA, phibbs RH, et al.Aortic blood pressure during the first 12 hours of life in infants with birth weight 610 to 4 220grams.Pediatrics,1981,67:607-613)

6. **消化系统** 早产儿胎龄愈小,吸吮力愈差,甚至无吞咽反射。贲门括约肌松弛,胃容量小,易产生溢乳、呛咳。消化能力弱而易发生呕吐、腹胀、腹泻。除淀粉酶尚未发育成熟外,早产儿消化酶的发育接近于足月儿。对蛋白质的需求量较高。但脂肪消化能力逊于足月儿，尤其对脂溶性维生素吸收不良。

7. 神经系统　胎龄愈小，各种反射愈差。如吞咽、吸吮、觅食、对光、眨眼反射等均不敏感，觉醒程度低，嗜睡，拥抱反射不完全，肌张力低。早产儿尤易发生脑室周围白质软化症（periventricular leukomalacia，PVL）和脑室周围 - 脑室内出血（periventricular-intraventricular hemorrhage，PVH-IVH）。超早产儿 IVH 发生率可高达 65% 以上，与早产儿存在着与脑发育密切相关的室管膜下胚胎生发层基质有关。因而早产儿在生后早期常规床边头颅 B 超筛查十分必要，可早期诊断、及时诊治。

8. 肝脏功能　早产儿肝脏功能不成熟，葡萄糖醛酰基转移酶不足，因而对胆红素代谢能力较弱，生理性黄疸持续时间长且较重，常引起高胆红素血症，有时甚至发生核黄症。因肝功能不全，肝贮存维生素 K 较少，Ⅱ、Ⅶ、Ⅸ、Ⅹ 凝血因子缺乏，易引起出血。且维生素 A、D 储存量较少，易患贫血及佝偻病。因肝糖原转变为血糖的功能弱，血糖常较足月儿不稳定，极易造成低血糖或者高血糖。

9. 造血系统　与足月儿相比，早产儿在出生前几天，外周血红细胞及血红蛋白下降更迅速。体重愈低，红细胞及血红蛋白的降低发生愈早。在生后 6 周左右，血红蛋白可降低至 70~100g/L 的最低点。引起贫血的原因有：血容量快速增加导致血红蛋白稀释；红细胞生成素对贫血的反应低；以及患病早产儿的多次取血化验使血红蛋白下降更快更多等。有核红细胞在早产儿的外周血象中可持续较长时间。血小板数略低于足月儿，血管脆弱易出血。常因维生素 E 缺乏而易引起溶血。

10. 肾脏和肾上腺皮质功能　早产儿肾小球和肾小管功能不成熟，在处理水、电解质和酸性物质功能低下。肾单位较足月儿少，肾小球滤过率相对低下，对尿素、氯、钾、磷的清除率也低。因抗利尿激素缺乏，在肾小管远端使水的重吸收减少，故尿浓缩能力较差，其最大尿渗透压仅为 550mOsm/（kg·H_2O）［足月儿为 700mOsm/（kg·H_2O）］。早产儿肾脏保留碳酸氢盐和排泄酸和氨的能力弱，容易导致代谢性酸中毒。此外，胎龄愈小，其肾小管重吸收葡萄糖阈值愈低，加上胰腺 β 细胞不成熟，反应差，因而容易引起高血糖、糖耐量差以及尿糖阳性率高。早产儿肾上腺发育不够成熟，对外源性糖皮质激素敏感，易出现暂时性肾上腺皮质功能不全。

11. 水电解质和酸碱平衡功能　早产儿整体含液量相对比足月儿多，由于体表面积相对较大，且皮肤薄、皮下脂肪少，所以皮肤蒸发的失水量较多。从呼吸道的不显性失水和大小便水分的丢失，以及新陈代谢活动增加、环境温度高、应用光疗或辐射加热床等均可增加早产儿的不显性失水量，使体重明显降低。因而宜增加环境的相对湿度、应用隔热罩及保温毯等以减少早产儿的不显性失水。因不显性失水量大及入量不足，常可引起高渗性脱水而导致高钠血症，但输入液量过多，又可能会增加 PDA、NEC 及 BPD 发生率，因而补液量宜根据不同情况给予调整（详见第四章第四节新生儿液体疗法）。

早产儿对体内酸碱的调节功能差。在生后几天内，约2/3的早产儿可出现代谢性酸中毒，1/3 出现呼吸性酸中毒或呼吸性碱中毒。

12. 免疫功能　早产儿由于体液免疫和细胞免疫功能均不成熟，除来自母体的 IgG 抗体外，自身产生抗体的能力差，IgA、IgM 缺乏；皮肤的屏障功能差，故对感染的抵抗力弱，容易引起败血症。此外，频繁的医护侵入性操作如血管穿刺、气管插管等，更增加了感染的机会。

13. 早产儿视网膜病（ROP） 由于早产儿生理和解剖结构发育不成熟,氧疗时间过长或浓度过高,常可严重影响早产儿视网膜血管发育异常,从而引起早产儿 ROP(详见第十八章第二节早产儿视网膜病)。

【早产儿管理】

早产儿因胎龄、体重不一,故生活能力亦不同。VLBW 和 ELBW 尤需特别护理。

1. 出生时护理 早产儿娩出时,应提高产房室温,准备好开放式远红外床和暖包及预温早产儿暖箱。娩出后应马上擦干水分,并用干燥、预热的毛毯包裹,及时清除口鼻黏液,无菌条件下结扎脐带。一般不必擦去皮肤上可保留体温的胎脂。根据 Apgar 评分,采取相应的抢救及护理措施。

2. 一般护理 护理人员应具有高度责任心,且有丰富学识及经验,对早产儿喂奶、穿衣、测体温及换尿布等工作需在暖箱中轻柔完成,避免不必要的检查及移动,以减少医护刺激。每 4~6 小时测体温一次,体温应保持恒定(皮肤温度 36~37℃,肛温 36.5~37.5℃)。每日在固定时间称一次体重,宜在哺乳前进行。早产儿生理性体重减轻的幅度和恢复至出生体重的时间可随出生体重不同而有不同,一般都在生后第 5~6 天开始逐渐回升,体重 <1 500g 早产儿也可延迟至 2~3 周才恢复至出生时体重。早产儿恢复出生体重后每日应增加体重 10~30g 为宜。

3. 保暖 早产儿在暖箱中,箱温应保持适中温度,早产儿适中温度一般在 32~35℃,或将箱温调节至早产儿腹部皮肤温度 36.5℃。一般箱内相对湿度在 60%~80% 之间。在无暖箱的条件下,保暖方法可因地制宜、谨慎选择。

4. 防止发生低血糖 据统计有半数早产儿在生后 24 小时内可出现低血糖。近年来主张不论早产儿的胎龄和日龄,血糖值低于 2.2mmol/L (40mg/dl) 为"新生儿低血糖"的诊断标准,但是当血糖水平低于 2.6mmol/L (47mg/dl) 时即应开始治疗,防止低血糖脑损伤的发生(详见第十四章第二节新生儿低血糖与高血糖症)。

5. 液体需要量 根据胎龄、环境条件和疾病状况,早产儿的液体需要量有所变化。未经口喂养的早产儿,忽略其大便失水量不计,其所需液量相当于不显性失水、肾脏排泄、生长所需以及其他少见失水量的总和。在暖箱内的较大早产儿,体重在 2 000~2 500g 之间者,其不显性失水约为 0.6~0.7ml/(kg·d)。超早产儿、使用取暖器、光疗期间以及发热时,其不显性失水量增加。糖尿、腹泻以及急性肾小管酸中毒多尿期时,均可增加水分丢失,导致严重脱水,应及时增加液体摄入量。同时,也要防止液体摄入量过多,后者可导致水肿、心衰、PDA 和 BPD 等病变。通常胎龄较小早产儿的水分摄入量第一天从 70~80ml/kg 开始,以后逐步增加到 150ml/(kg·d)。

6. 喂养

(1)喂养奶源的选择:以母乳为最优,凡具吸吮力的早产儿均应母乳喂养。与足月母乳相比,早产母乳含有更多的蛋白质、必需脂肪酸、能量、矿物质、微量元素及 IgA,可使早产儿在较短时间内恢复出生体重。但一个月后的早产母乳对于正在生长发育的早产儿来说,蛋白质等物质的含量则相对不足,此时需加用商品化的母乳强化剂(human milk fortifiers, HMF)。若无母乳或人乳库的捐赠母乳,则应予专用于早产儿的配方奶为好。一般早产儿配方奶中,蛋白质含量至少为 2g/100ml,以乳清蛋白为主。当喂养量达到 150ml/(kg·d) 时,可以提供早产儿至少 3g/(kg·d)的蛋白质。

(2)喂养技术:经口喂养除了需要强有力的吸吮力外,还需依靠协调的吞咽功能、用会厌和软腭关闭喉部及鼻通道以及具备正常的食管运动功能。胎龄 34 周前的早产儿往往缺乏这些协调功能,大多需要管饲法喂养。

(3)喂养方案:早产儿对能量及水分的需求量有较大的个体差异,不可硬性规定。多数早产儿能量可按 502.32kJ/(kg·d)[120kcal/(kg·d)]计算供给,最大量需 669.76kJ/(kg·d)[160kcal/(kg·d)]。其中推荐蛋白质摄入量为 3~4g/(kg·d),脂肪摄入量为 5~7g/(kg·d),碳水化合物摄入量为 10~14g/(kg·d)。水分一般以 120~150ml/(kg·d)计算。生后第一天喂养一般给予总量 60~90ml/(kg·d)[若按 80kcal/100ml 的配方奶计算,约为 50~72kcal/(kg·d),可每 2~4 小时喂养一次。以后总量逐渐增加至 140~160ml/(kg·d)[112~128kcal/(kg·d)]。

(4)肠道外营养:在肠道内喂养途径尚未建立前或因病较长期未能经肠道喂养时,肠道外(全静脉)营养,以维持早产儿生长的需要。

(5)维生素及铁剂的供给:由于早产儿体内各种维生素及铁的贮量少,生长又快,容易导致缺乏,完全用母乳或人乳喂养的早产儿需另外补充维生素、矿物质及铁剂。因维生素 D 贮存量少,生后第 10 天起需给早产儿服用浓缩鱼肝油滴剂,由每日一滴(约 100IU/d)逐步增加到每日 3~4 滴(约 300~400IU/d)。早产儿体内铁的贮存量一般只能维持生后 8 周左右,为防止出现缺铁性贫血,生后 6 周左右应予补充铁剂,可予 10% 枸橼酸铁胺 1~2ml/(kg·d)或予葡萄糖酸亚铁糖浆(10ml/0.3g),1ml/(kg·d),持续 12~15 个月。

7. 预防感染　做好早产儿室的日常清洁消毒工作。地板、工作台、床架等均要温拖湿擦,每日定时通风,定期大扫除和乳酸蒸发消毒。用具要无菌,要经常更换氧气瓶、吸引器、水瓶、暖箱水槽中的水。要严格执行隔离制度,护理要按无菌技术操作,护理前后需用肥皂洗手或消毒液擦手。护理人员按期做鼻咽拭子培养,感染及带菌者应调离早产儿室工作。早产儿中有感染者宜及时治疗。有传染病者还需及时隔离。

8. 出院标准　早产儿出院前,除特殊疾病需要带管行家庭鼻饲喂养外(需要培训家长),应能自己吸吮进奶,在一般室温中体温稳定,体重以每天 10~30g 的速度稳定增长,并已达 2 000g 或以上,近期内无呼吸暂停及心动过缓发作,并已停止用药及吸氧一段时期,除非有 BPD 等需要院外继续吸氧的患儿。常规进行血红蛋白或血细胞比容检查,以评价有无贫血。在上述情况均稳定的条件下,可考虑早产儿出院。出院后应定期随访,评估早产儿的发育状况,并指导进行相关干预。

【预后】

由于 NICU 的广泛建立以及医护质量的普遍提高,早产儿死亡率已稳步下降,但存活者中有一定比例出现后遗症。许多高危儿在出院后两年内持续患病和再住院的概率明显增加。引起早产儿神经发育损伤主要多见于 VLBW 和 ELBW,伤残类型包括脑瘫、癫痫、视听障碍以及发育迟缓等,ROP 以及 BPD 发生率也在增加。因而对 LBW 不仅要能使其存活,更要提高生存质量,其最终目的是要保证低出生体重儿在生理、心理及社会生活中全面正常,并能很好地参加各种社会活动和生产活动。极低和超低体重儿的存活率和生存质量也将成为我国新生儿医学在 21 世纪重点攻克的目标之一。

(冯　星)

第五节 小于胎龄儿特点及管理

小于胎龄儿(small for gestational age infant,SGA)是指出生体重在同胎龄儿平均体重第 10 百分位以下,或低于平均体重 2 个标准差以上的新生儿,多数 SGA 属于胎儿生长受限(fetal growth restriction,FGR)。小于胎龄儿有早产、足月及过期产之分,一般以足月小于胎龄儿为主,其出生体重多低于 2 500g,又称足月小样儿。SGA 可能是胎儿宫内生长受限的结果,其中一部分 SGA 属于生长发育偏小但健康的新生儿。我国新生儿调查结果则显示,SGA 发生率平均为 9.1%,其中早产儿占 41.8%,足月儿占 58.2%。早产儿 SGA 发生率为 25.3%,明显高于足月儿(6.3%)。SGA 病死率明显高于 AGA,必须加强产科与儿科的合作,降低 SGA 发生率和加强对 SGA 的管理。

【病因】

胎儿生长发育是组织器官生长、分化、成熟的连续动态过程,受母体、胎盘功能及遗传等因素的影响。母亲、胎盘和胎儿等因素均可造成 SGA。

1. 母亲因素

(1)母亲身材矮小:身材矮小的母亲常分娩小于胎龄儿,属遗传因素,母儿均为正常。

(2)多胎妊娠:多胎妊娠常发生早产和胎儿生长受限。SGA 的发生时间与多胎数有关,如三胎发生 FGR 多于双胎。在多胎妊娠中,如胎儿总重量超过 3kg 时,子宫对胎儿的生长将造成限制。

(3)母亲营养状况:营养与胎儿生长、新生儿出生体重的关系甚为密切。孕前及孕期体重增加是影响胎儿生长的两个重要因素。研究显示,受孕时母亲营养状况不良和妊娠期母亲营养不足,均能导致胎儿发生 SGA。改善妊娠期母亲和胎儿营养,应当保证母亲摄入适宜能量和充足的营养物质,以满足母亲和胎儿生长发育的需要。

(4)孕母慢性疾病:母亲患有任何影响胎盘和胎儿氧及血供的慢性疾病均可影响胎儿的生长发育:①慢性高血压:原发性高血压以及继发性高血压均可影响胎儿的生长发育。影响程度取决于高血压持续的时间和舒张压升高的程度。②妊娠期高血压疾病:可在水肿、蛋白尿期等临床症状出现之前,就已影响子宫胎盘的血流灌注和胎儿生长。③其他:孕母糖尿病出现微血管病变者也可造成 SGA。其他包括先天性心脏病及镰状细胞贫血等。

(5)药物:自 20 世纪 50 年代发生沙利度胺事件以来,母亲服用药物对胎儿的可能影响越来越引起关注。人们最初担心的是药物的致畸作用,许多先天畸形常伴有胎儿生长发育受限,而且有些药物仅仅是干扰胎儿的生长。造成 FGR 的药物有:苯丙胺、抗代谢药(氨基蝶呤、氨甲蝶呤)、溴化物、烟草(一氧化碳、尼古丁、硫氰酸盐)、可卡因、酒精、海洛因、美沙酮、苯环利定、类固醇以及华法林等。药物影响母亲的食欲、直接细胞毒性作用以及造成胎儿缺氧等因素,可能是造成 SGA 的原因。

2. 胎盘因素 胎盘是胎儿获得营养及气体交换的器官,胎盘功能是胎儿能否正常生长发育的重要因素。出生体重与胎盘及绒毛膜面积相关。常见的异常包括:胎盘种植位置异常、异常血管交通(TITS)、绒毛膜炎、无血管绒毛膜、绒毛膜缺血坏死、胎盘多灶梗死或钙化、胎盘早剥、单脐动脉等。

3. 胎儿因素　胎儿正常生长发育依赖于充足的营养供给、有效的胎盘转运以及自身基因决定的生长潜能。除必需的营养物质和氧外,胎儿自身适宜的激素环境也是必需的。常见因素包括:①染色体异常:如 13、18、21 三体、染色体缺失、Turner 综合征等。②先天性代谢异常及综合征:如胰腺发育不全、先天性胰岛缺乏、苯丙酮尿症、多诺霍综合征(Donohue's syndrome)、软骨发育不全、成骨不全以及腹壁缺失等。③先天性感染:宫内感染是导致胎儿生长受限的另一重要因素。

【病理生理】

胎儿生长调控不同于较大儿童和成年人,主要受胎儿体内的营养底物(主要为葡萄糖)-胰岛素样生长因子 -1 这一生长轴调控。其中胰岛素样生长因子 -1(insulin-like growth factor-1,IGF-1)主要调节孕后期胎儿及新生儿生后早期的生长,IGF-2 主要调节胚胎的生长。胰岛素可能是胎儿的"生长激素"。因胰岛素不能通过胎盘,所以是胎儿源性的促生长激素。胰岛素可促进脂肪及糖原的储备,同时可刺激肌肉组织摄取氨基酸及合成蛋白质。

胎儿从母体中获得营养物质和氧以及经由母体排出代谢废物和二氧化碳,均要依赖于正常的子宫胎盘循环和胎儿胎盘循环。胎儿可通过以下改变以适应氧、葡萄糖供给降低:①生长速度下降甚至停止;②血液重新分布以保证重要器官的血供;③循环红细胞数增加以及出现髓外造血;④出现葡萄糖无氧代谢,乳酸和丙酮酸增加。

在正常妊娠情况下,氨基酸是以主动转运的形式,逆浓度梯度经胎盘转运以供给胎儿生长所需的氮源。SGA 时,胎儿血中非必需氨基酸与必需氨基酸比值升高,提示由于胎盘转运不足而使胎儿处于"饥饿状态"。

【诊断】

1. 产前诊断及管理　产前诊断 SGA 一般比较困难。许多 SGA 新生儿直到足月甚至过期出生后才能明确诊断。尽管产前进行了仔细的产前检查、准确计算孕周以及对 SGA 高危因素进行分析,也只有 50% 的 SGA 新生儿在产前得到诊断。超声影像学检查是明确是否存在 SGA 的主要检查方法,包括:超声进行生物生理评分(呼吸运动、大的躯体运动、胎儿张力等)分析;体格指标(头围、双顶径、腹围、股骨长)分析;及畸形检查和羊水量(羊水过少)分析。

2. 生后诊断　临床通常采用孕龄作为妊娠时间,即从末次月经的第一天算起。据此推算的预产期(expected date of confinement,EDC)为月份减 3 或加 9,日数加 7。平均妊娠时间长度为(279±17)天。对于孕龄明确者,根据新生儿出生体重不难作出诊断。由于约 15% 的妊娠妇女没有规则的月经史,加上某些激素类药物的影响,有时胎龄估计相当困难。

【临床表现】

SGA 是胎儿对胎内营养和氧供不足的一种反应,因而 SGA 患儿的问题重点不在 IUGR 本身,而在于营养不良和缺氧可能对胎儿所带来的危险。

1. SGA 类型　根据重量指数(ponderal index)[出生体重(g)×100/出生身长^3(cm^3)和身长头围之比],可分为匀称型、非匀称型。

(1)匀称型 SGA:胎儿头围、体重及身长受到同等程度的影响,其重量指数 >2.00(胎儿≤37 周,或 >2.20(胎龄 >37 周);身长与头围之比 >1.36。多发生于孕早期,与一些严重影响胎儿细胞数目的疾病有关,生长潜能往往降低。除遗传因素外,其他因素如感染或孕母高血压也可造成胎儿生长潜能的降低。孕早期感染病毒后果最为严重,可明显影响细胞复制和出生体重。基因缺陷和染色体异常也可造成孕早期的生长受限。

(2)非匀称型 SGA:重量指数 <2.00(胎儿 >37 周)或 <2.20(胎龄 >37 周),身长与头围之比 <1.36。身长和头围受影响不大,但皮下脂肪消失,呈营养不良外貌。多发生于孕晚期,与母亲营养不良或高血压、先兆子痫等因素有关,通常伴有胎盘功能下降或营养缺乏,使胎儿的生长潜能受限。孕后期胎儿生长速度显著增快,此时如胎盘功能不足,则可能发生 SGA。胎儿心输出量因应激反应而进行重新分布,以保证脑部血流优先灌注,因此胎儿脑发育相对不受影响,而体重和脏器则明显受限,其中肝、脾、肾上腺及脂肪组织受影响程度最大。生后若能得到充分的营养则可出现加速生长。两类 SGA 特点见表1-4。

表1-4　不同类型 SGA 特点

匀称型	非匀称型
孕早期发生	孕晚期发生
围产期窒息危险性小	围产期窒息危险性大
脑发育同等程度受限	脑发育相对不受影响
无血流重新分布	血流重新分布
低血糖少	易发生低血糖
可能原因:遗传因素,TORCH 感染,染色体异常	可能原因:胎儿慢性缺氧,母子痫前期,慢性高血压,能量摄入不足

2. SGA 生理特征　　除伴有明显畸形、先天性综合征以及母亲严重疾病等所导致的匀称型 SGA 儿外,大多数 SGA 新生儿具有以下特征性生理表现:与躯干四肢相比较,头相对较大,面容似"小老头",舟状腹,四肢皮下脂肪明显缺乏,皮肤松弛多皱纹,易脱屑。颅骨骨缝可增宽或重叠。由于膜性成骨不足,致使前囟较大。由于缺乏胎脂保护的皮肤一直暴露于羊水中,生后皮肤呈现脱屑。乳房组织的形成也依赖于外周组织的血流灌注和雌三醇水平,因此发育也明显不足。当排除中枢神经系统和代谢异常后,SGA 新生儿的神经电生理发育如视觉或听觉诱发电位反应基本与胎龄相适应,甚至显得更为成熟些。尽管体格生长迟缓,但其大脑皮质沟回、肾小球及肺泡等的成熟度与胎龄基本相符,因此并不因为 SGA 而落后。

【处理】

SGA 围产期死亡率显著高于正常新生儿,主要的死因包括胎儿慢性缺氧、出生时窒息、窒息致多系统功能异常及致死性先天畸形等。神经系统及其他系统的发病率亦为正常新生儿的 5~10 倍。

1. 复苏　　围产期窒息是 SGA 最为重要且必须立即预处理的急症之一。对原本因胎盘功能下降而处于慢性缺氧状态的胎儿,子宫收缩往往造成严重的缺氧应激,致使进一步导致胎儿低氧血症、酸中毒及脑损伤。SGA 母亲分娩时,应预先做好复苏人员和器械的准备,以便进行积极有效的复苏。

2. 新生儿代谢异常以及喂养　　SGA 较其他新生儿更容易发生低血糖,常见于生后前 3

天。肝糖原储备下降是低血糖发生的主要原因。糖原分解是出生数小时新生儿葡萄糖的主要来源。内分泌改变也是SGA新生儿发生低血糖的原因。高胰岛素血症或对胰岛素过分敏感可能是因素之一。这类患儿发生低血糖时儿茶酚胺释放也不足。尽管胰高血糖素水平升高,但外源性的胰高血糖素并不能升高血糖水平。

密切观察、及早喂养或静脉补充葡萄糖,是防治SGA新生儿发生低血糖的关键。监测血糖水平可发现无症状低血糖。血糖浓度低于2.2mmol/L(40mg/dl),应给予早期喂养或给予葡萄糖4~8mg/(kg·min)作为起始剂量,可逐步增加直至血糖正常。对于症状性低血糖,尤其是出现惊厥者,即立刻静脉注射10%葡萄糖200mg/kg,纠正血糖后按上述剂量维持。

3. **体温调节**　由于SGA并不一定造成棕色脂肪完全消失,SGA新生儿处于寒冷环境时首先表现为氧耗增加及产热增加。由于这些新生儿体表面积相对较大且皮下脂肪层薄,热量丢失明显,如果寒冷应激持续存在,新生儿的核心温度将下降。此外,低血糖和/或低氧均可影响产热,进而造成体温不稳定。SGA新生儿适中温度的范围通常较足月新生儿窄,但比早产儿宽。理想的适中温度应能防止热量的过多丢失和促进体重的增长。

4. **红细胞增多症防治**　胎儿缺氧导致促红细胞生成素增加进而生成过量红细胞,是红细胞增多症的主要原因。此外,分娩过程及胎儿缺氧时的胎盘向胎儿输血,也可引起红细胞增多。增高的血细胞比容将明显增加血液黏滞度,从而影响重要组织器官的灌流。增高的血液黏滞度还可引起血流动力学变化,影响心肺及代谢功能,造成低氧及低血糖,并可发生坏死性小肠结肠炎。如存在红细胞增多症并伴有上述症状,应给予治疗纠正低氧及低血糖,并给予部分交换输血以降低血液黏滞度,改善组织器官的灌流。

5. **其他**　SGA新生儿免疫功能受抑制。先天性风疹综合征新生儿的B淋巴细胞和T淋巴细胞功能均低下,这可能是由于细胞内病毒感染所致。其他SGA新生儿也表现不同程度的免疫功能低下并可持续至儿童期,表现为淋巴细胞的计数降低和功能低下,如对植物血凝素反应降低。此外,这些新生儿的免疫球蛋白水平也较低,对脊髓灰质炎疫苗的抗体反应减弱。血小板减少症、中性粒细胞减少症、凝血酶时间及部分凝血酶原时间延长亦可见于这类新生儿。

【预后】

除先天性感染及严重畸形的新生儿外,其他SGA新生儿的神经系统功能及智商主要取决于SGA的病因及是否存在围产期严重并发症。出生时和出生后窒息以及低血糖均可造成和加重脑损伤。部分SGA新生儿、尤其是宫内脑生长发育受限者,虽然尽可能避免围产期并发症但仍有脑神经的发育障碍。SGA出生后的体格生长取决于SGA的病因、生后营养的摄入以及社会环境因素。先天性病毒感染、染色体综合征等因素可造成SGA新生儿的体格生长始终受到限制。

已有强烈的证据表明SGA是某些成年期疾病如糖尿病、高血压、心血管疾病的危险因素之一。对于SGA,营养的目标是通过均衡膳食的合理喂养使其达到"适度"的追赶生长而不是"过快"的追赶生长。过高的能量密度和蛋白质摄入可能会增加胰岛素和IGF-1的分泌,从而增加其脂肪堆积,诱发肥胖和成年期代谢综合征的发生。

(冯　星)

第六节　大于胎龄儿和巨大儿特点及管理

大于胎龄儿（large for gestational age infant，LGA）意为出生体重大于同胎龄平均体重的第90百分位，约相当于平均体重的2个标准差以上。出生体重>4 000g的新生儿又称巨大儿。国内曾报道 LGA 发生率3.5%。国外报道正常妊娠中大于胎龄儿发生率8%~14%，但在妊娠糖尿病母亲中大于胎龄儿发生率可高达25%~40%。

【病因】

可有下列因素：①与遗传有关，通常其父母体格较高大；②孕期营养过多，摄入蛋白质较高；③病理因素，如孕母为糖尿病患者、胎儿患 Rh 溶血病、大血管错位及 Beckwith 综合征等。

【病理生理】

1. 糖尿病母亲婴儿　巨大儿多见，巨大儿通常不够成熟，可见内脏巨大，重量增加，但肾脏多正常，胸腺较小，胰腺的胰岛清楚。β 细胞高度发育，胰岛素分泌增加，并易见肾血栓形成。常可因肺不张、肺透明膜病、畸形及感染等因素而在生后早期死亡。

2. 胎盘　正常胎盘重量和胎儿重量之比应为 1∶7，但巨大儿的胎盘增大，并失去正常比例。如 Rh 溶血病时胎盘水肿，与胎儿重量之比可能呈 1∶2，胎盘组织学也不正常。糖尿病母亲的胎盘组织学相对不成熟，绒毛膜上的滋养层往往充血和增厚。影响胎盘重量和体积的因素尚未完全明了，可能和子宫供血及内分泌影响有关。

3. 其他　胎儿患 Rh 血型不合溶血病或 Beckwith 综合征时胰岛素增高，个别大动脉转位患儿胰岛素亦增高，胰岛素的增加可促进胎儿生长，促使葡萄糖转变为糖原，阻止脂肪分解及促进蛋白质的合成。

【临床表现】

1. 糖尿病母亲巨大儿　可出现下列临床表现及并发症：①窒息和颅内出血：因胎儿过大，易发生难产和产伤，是导致窒息和颅内出血的主要原因。②低血糖：发生率为58%~75%，因胰岛素量增加所致。多为暂时性。③呼吸困难：主要为 RDS，欧美国家报道发病率约为30%，死亡率较高。④低血钙：发生率约为60%，可能与甲状旁腺功能减退有关。⑤红细胞增多症：血黏稠度高，易发生血管内凝血，形成静脉血栓。常见肾静脉血栓，临床可出现血尿及蛋白尿。⑥高胆红素血症：生后48~72小时内可出现，尤以胎龄<36周更为常见。⑦约有 10% 伴有先天性畸形。

2. Rh 溶血病巨大儿　除溶血表现外，易发生低血糖。

3. Beckwith 综合征巨大儿　其外表呈突眼、舌大、体型大伴脐疝，有时伴先天性畸形。在新生儿早期约 50% 可发生暂时性低血糖。本症病死率高。

4. 大动脉转位巨大儿　主要表现为发绀、气促、心脏大，生后早期易发生心力衰竭。

【治疗】

1. 发生窒息及产伤者，积极抢救。

2. 出生后先称体重，然后全身检查有无畸形及其他疾病。母亲有糖尿病者需查母亲的血糖和尿糖；发绀者应疑及大动脉转位；Beckwith 综合征从外表即可发现；Rh 溶血病需查血型和抗人球蛋白试验。

3. 检查婴儿血糖,如血糖低,即予 10% 葡萄糖液输注,按 60~80ml/kg 计算,以 6~8mg/(kg·min)的速度缓慢静脉滴入,一次量不宜过大,因会刺激胰岛素的分泌。能进食者尽早喂乳,以免发生早期低血糖症。

4. 其他有关生化检查,如血钙、血清胆红素等,并予相应处理。红细胞增多和血黏稠度高者,可用等量血浆或生理盐水进行部分交换输血。

5. 巨大儿不一定成熟,尤其母亲有糖尿病的患儿,需加强护理,注意并发症的发生。

【预后及预防】

大于胎龄的足月儿和早产儿通常比适于胎龄儿更常见智力和发育迟缓,并可引起死亡率增加。母有糖尿病巨大儿病死率约为 10%,其死亡原因分别为 RDS 45%,呼吸疾病 11%,先天畸形 28%,感染 9%。存活儿于青年期患糖尿病的机会比其他人约高 20 倍。Beckwith 综合征病死率高,但生存者智力正常。Rh 溶血病及大动脉转位患儿的预后则决定于其本身疾病的严重度。因而对妊娠糖尿病母亲的血糖水平严格观察和控制,是降低大于胎龄儿和巨大儿发生率的根本措施之一。与 SGA 一样,出生时伴有脂肪沉积增加的 LGA,同样也存在发生成人代谢综合征的风险,特别是母亲肥胖和糖尿病母亲的婴儿。

(冯　星)

第二章 新生儿病史和体格检查

 学习目标

1. **掌握** 新生儿病史采集,体格检查方法,病历书写。
2. **熟悉** 新生儿胎龄评估方法。
3. **了解** 新生儿危重评分方法。

详细的病史采集和全面的体格检查是疾病诊断和治疗的基础,必须及时、详细、实事求是地记录。新生儿病史有其鲜明的自身特点,必须根据新生儿特点进行病史采集和体格检查。一份病史不仅是一个患者的医疗记录和临床研究的基本资料,更是一份法律文书和医学信息资源。如今的病历已逐步向电子化、程式化、表格式方向发展,达到项目全面、书写简便、容易检索的目标。

第一节 新生儿病史

1. **一般记录** ①姓名:不少新生儿尚未取名,要加注父亲或母亲姓名,如张××之子,李××之女,不要写×宝宝或×小孩,以免发生重名错误;②性别;③日龄:要准确记录实际日龄,生后1周内还要精确到小时;④种族;⑤籍贯:要写父亲祖籍的××省××市(县、区),特殊情况时要问母亲祖籍;⑥入院时间:要准确记录年、月、日、时;⑦父母姓名:为便于联系,要写父母姓名;⑧家庭住址:要写现在的家庭详细住址,包括门牌号或××村,邮政编码;⑨联系方法:必须写清楚正确的电话号码,最好有两个人的电话号码以备紧急时能随时联系到家长;⑩供史者。

2. **主诉** 家长送患儿就诊或产科医师提出转诊的主要原因,包括主要症状及伴随症状的发生部位和时间经过。如"气促4小时,口周发绀1小时"。

3. **现病史** 为现患疾病的详细经过,应包括:①起病时间、方式、地点;②症状性质:应详细描述症状的诱因、部位、严重程度、频度、间隔时间、持续时间、伴随症状等;③疾病经过:疾病的发展和变化,疾病加重或减轻的因素;④治疗经过:治疗方法、药物名称、剂量、治疗地点、治疗效果等;⑤出生情况:与出生过程有关的疾病,应将出生情况写在现病史,如出生前胎儿情况变化、分娩方式、有无胎膜早破、羊水、胎盘、脐带、Apgar评分、复苏抢救过程等情况;⑥一般状况:患病前的健康状况,患病后的精神状况、食欲、奶量等。

询问病史既要全面,又要突出重点,既要详细询问阳性症状,也要注意具有鉴别诊断意义的阴性症状。

4. **个人史** ①出生史:包括胎次、产次、出生时间、出生时体重、胎龄、有无窒息(Apgar评分)、惊厥、出血,治疗情况,母亲妊娠史、分娩情况;②喂养史:开奶时间、喂养方式、方法、数量、乳品种类;③生长发育史:患儿体重、身高、头围、胸围,神经智能发育情况;④预防接种史:卡介苗和乙肝疫苗接种情况。

5. **既往史** ①胎儿期情况;②出生后患病情况。

6. **家族史** ①父母年龄、职业、文化程度、种族、有无亲属关系、健康状况、患病情况、有害物质接触史;②患儿同胞兄姐及近亲的健康状况、患病情况,要详细记录母亲各胎次情况及原因,如流产、死胎、死产、生后死亡等;③家族成员的遗传病史、先天性疾病史、过敏性疾病史、地方病史等。

(林振浪)

第二节 新生儿体格检查

新生儿体格检查应在温暖明亮的环境中进行,维持室温在26℃。新生儿应全身裸露,便于观察皮肤颜色、肢体活动和反应等。检查前医务人员须严格按照"洗手六步法"先洗手,并使手和听诊器温暖,必要时戴口罩,检查时动作轻柔,速度要快。

1. **测量记录** 体温、脉搏、呼吸、血压、头围、胸围、体重、身长。

2. **一般情况** 观察外貌、面容、面色、神志、反应、精神状态、姿势、体位及呼吸节律、有无呻吟、吸气性凹陷。

3. **皮肤黏膜** 颜色、温度、弹性,有无皮疹、花纹、色素沉着,黄疸范围、程度、色泽,皮下脂肪,有无硬肿,毛发情况。

4. **头颅** 检查头颅大小、形状,囟门大小及紧张度,有无血肿、水肿。

5. **面部** 有无畸形,是否对称,鼻唇沟深度、是否对称。

6. **眼耳鼻** 眼:有无眼睑浮肿、下垂,眼球活动情况,瞳孔大小、对光反射,巩膜有无黄染,结膜充血、分泌物。耳:外耳道有无分泌物,耳郭发育。鼻:外形,有无鼻翼扇动。

7. **口腔** 口唇颜色,口腔黏膜有无出血点、鹅口疮。

8. **颈部** 颈部活动度,有无斜颈、胸锁乳突肌血肿,有无颈蹼等畸形。

9. **胸廓** 外形及对称性,呼吸幅度,有无锁骨骨折。

10. **肺** 呼吸形式、频率、节律,有无呼吸困难,叩诊有无浊音、实音,听诊呼吸音强度、是否对称,有无干湿啰音、痰鸣音。

11. **心脏** 心尖冲动位置、强度,心前区有无震颤,心界大小,心率,心律,心音强度,有无杂音,杂音的性质、响度、传导方向、与体位、运动、呼吸的关系。

12. **腹部** 外形,有无肠型、肿块,触诊有无腹胀、肝脾大小、形状、质地,叩诊有无移动性浊音,听诊肠鸣音情况。脐部有无渗血、红肿、分泌物、脐疝。

13. **肛门外生殖器** 有无肛门闭锁、肛裂。外生殖器发育情况,有无畸形,男孩有无隐睾、尿道下裂、斜疝。

14. **脊柱四肢**　脊柱有无畸形。四肢有无畸形,浮肿,活动情况,四肢温度。

15. **神经系统**　检查新生儿特殊反射,如拥抱反射、吸吮反射、握持反射、交叉伸腿反射等。检查围巾征、肌张力、肌力,有无臂丛神经麻痹。

【辅助检查】

记录外院、门诊辅助检查时间和具体结果,然后根据病史和体检结果做进一步的辅助检查。

(林振浪)

第三节　新生儿胎龄评估

胎龄是指胎儿在宫内生长发育的周龄或日龄,胎龄评估(assessment of gestational age)是指根据新生儿出生后48小时内的外表特征和神经系统检查估计新生儿的胎龄。早产儿、足月儿和过期产儿是根据出生时的胎龄而定,小于胎龄、适于胎龄和大于胎龄是根据胎龄与体重的关系而定,是否存在宫内生长迟缓首先要知道胎龄,因此胎龄评估非常重要。

胎龄评估有多种方法,最准确的方法是胎儿超声检查,但在许多情况无法实现。如果孕妇月经周期规则,胎龄可以根据孕妇末次月经的第一天至出生时的一段时间来计算。但如果母亲月经周期不规则或因其他原因不易计算,新生儿出生后则需通过胎龄评估进行确定。

(一) 胎龄评估准备

1. **评估时间**　新生儿胎龄评估应在出生后12~48小时进行,刚出生时易受母亲用药、足底水肿、产程等因素影响胎龄评分的准确性。如超过48小时,新生儿生长发育较快,评分结果也容易发生误差。

2. **新生儿状态**　应在新生儿清醒安静时检查,最好在喂奶后2小时进行,要注意保暖。

3. **体位**　将新生儿放在检查台上,取仰卧位,安静时观察体位。

(二) 胎龄评估检查方法

1. **方窗**　检查者用拇指将新生儿的手向前臂屈曲,测定小鱼际与前臂侧所成的角度,操作时勿旋转新生儿手腕。

2. **踝背屈**　将新生儿足向小腿背侧屈曲,检查者拇指放在足后跟,其余手指放在小腿背后,测量足背与小腿之间的角度。

3. **上肢退缩**　将上臂贴胸,检查者用双手将新生儿两前臂压向上臂,使肘部弯曲,5秒钟后拉回前臂,使之伸直,随即放手,按新生儿前臂弹回的位置评分。

4. **下肢退缩**　将髋与膝充分屈曲5秒钟后,牵引两足使其伸直,随即放手,根据髋与膝弹回的位置评分。

5. **腘窝成角**　检查者在新生儿右侧以左手拇指和示指抵住膝部,使之与身体呈60度角,然后检查者以右手拇指和示指抬起踝后方,使小腿充分伸展,测量在腘窝处所形成的角度。

6. **足跟至耳**　将新生儿足拉至头部,测量足与头之间距离,肌张力极低者足可拉至耳部。

7. 围巾征 将新生儿一侧手牵引至对侧肩部,尽可能放在对肩后方,观察肘部的位置,是否超过躯干中心线(胸骨中线)。

8. 头部后退 检查者抓住新生儿双手或上臂,慢慢拉至坐位,注意头与躯干位置的关系。

9. 腹部悬吊 置新生儿于胸腹卧位即俯卧位,检查者用一只手伸入新生儿下腹部将新生儿抬起离开检查台,观察新生儿:①背部弯曲程度:肌张力强者背部较平,弱者背部弯曲。②下肢屈曲度:肌张力强者下肢稍向背部伸直,弱者荡向下方。③头与躯干的关系:肌张力强者头向上抬起,稍高于躯干,弱者头向下弯曲。

(三) 胎龄评估常用量表

胎龄评估主要根据新生儿外表特征及神经系统检查,外表特征包括皮肤、胎毛、足底纹、乳头乳房、耳郭和外生殖器等,神经系统主要检查新生儿的肌肉张力,与胎龄相关性比较密切。

胎龄评估量表比较多,有 Dubowitz 量表、Finnstrom 量表和简易评估量表。评估时按新生儿的发育程度逐项评分,合计总分后查相应表格得出胎龄。

1. Dubowitz 胎龄评估量表 采用 11 个体表特征和 10 个神经肌肉成熟度指标相结合判断胎龄,是比较全面的胎龄评估量表,但是需要检查 21 项体征,比较复杂,不易执行,评分操作时对新生儿干扰比较大。因该量表比较可靠准确,仍被有些医院采用,北美各医院大多采用该量表(表 2-1~ 表 2-3)。

外表体征评分和神经评分合计,根据表 2-3 和图 2-1 查出胎龄。

表 2-1 Dubowitz 胎龄评估量表外表特征评分表

外观表现	评分				
	0	1	2	3	4
水肿	手足明显水肿(胫骨压痕)	手足无明显水肿(胫骨压痕)	无水肿		
皮肤结构	很薄,滑黏感	薄而光滑	光滑,中等厚度皮肤或表皮脱屑	轻度增厚,表皮皱裂及脱屑,以手足部位为著	厚,羊皮纸样,伴皱裂,深浅不一
皮肤色泽(婴儿安静不哭时观察)	暗红	粉红色全身一样	浅粉红色全身深浅不一	灰色,仅在耳唇手掌及足跟部位呈粉红色	
皮肤透亮度(躯干)	静脉及毛细血管清晰可见,尤其在腹部	可见静脉及其分支	在腹部可见少数大静脉	少数大静脉隐约可见(腹部)	看不到静脉
胎毛(背部)		整个背部长满长而密的胎毛	胎毛分布稀疏,尤其在下背部	有少量胎毛间以光亮区	大部分无胎毛
足底纹	无皮肤皱褶	足掌前半部可见浅红色皱褶	足掌前 <3/4 区域可见较明显的红色折痕	>3/4 足掌前区可见折痕	>3/4 足掌区见明显深折痕

续表

外观表现	评分				
	0	1	2	3	4
乳头发育	乳头隐约可见,无乳晕	乳头清晰,乳晕淡而平,直径<0.75cm	乳晕清晰,边缘部高起,直径<0.75cm	乳晕清晰,边缘部高起,直径>0.75cm	
乳房大小	扪不到乳腺组织	在一侧或两侧扪到乳腺组织,直径<0.5cm	两侧乳腺组织皆可扪到,直径0.5~1cm	两侧乳腺组织皆可扪到,直径>1cm	
耳郭	平如翼,无固定形状,边缘轻度或无卷折	部分边缘卷曲	耳郭发育较好,上半边缘卷曲		
耳的稳定性	耳翼柔软,易于弯折,不易复位	耳翼柔软,易于弯折,缓慢回位	耳翼边缘软骨已发育,但柔软,易回位	耳郭发育良好,边缘软骨形成,回位快速	
生殖器 男性	阴囊内无睾丸	至少有一睾丸位于阴囊高位	至少有一个睾丸位于阴囊内		
女性	大阴唇明显分开,小阴唇突出	大阴唇大部分覆盖小阴唇	大阴唇完全覆盖小阴唇		

表 2-2 Dubowitz 胎龄评估量表神经系统评分表

神经系体征	得分					
	0	1	2	3	4	5
体位	软,伸直	软,稍屈	稍有张力,屈	有张力,屈	更有张力,屈	
方格	90°	60°	45°	30°	0°	
踝背曲	90°	75°	45°	20°	0°	
上肢退缩反射	180°	90~180°	<90°			
下肢退缩反射	180°	90~180°	<90°			
腘窝成角	180°	160°	130°	110	90°	<90°
足跟至耳	至耳	接近耳	稍近耳	不至耳	远离耳	
围巾征	肘至前腋线外	肘至前腋线和中线之间	肘在中线上	肘不至中线		
头部后退	头软后退	头呈水平位	头稍向前	头向前		
腹部悬吊	头软下垂	头稍高但在水平位下	头呈水平位	头稍抬起	头抬起	

表 2-3　Dubowitz 量表总分与胎龄的关系查对表

总分	胎龄（日）	胎龄（周 $^{+日}$）
10	191	27^{+2}
15	202	28^{+6}
20	210	30
25	221	31^{+4}
30	230	32^{+6}
35	240	34^{+2}
40	248	35^{+3}
45	259	37
50	267	38^{+1}
55	277	39^{+4}
60	287	41
65	296	42^{+2}
70	306	43^{+5}

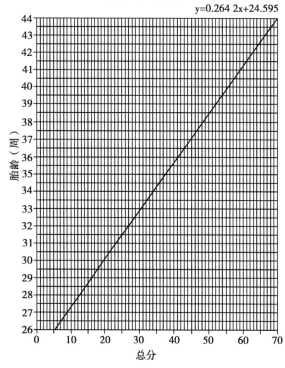

总分和胎龄的关系

$$y=0.264\ 2x+24.595$$

图 2-1　Dubowitz 胎龄评分法

（总分和胎龄的关系）

（引自：邵肖梅，叶鸿瑁，丘小汕 . 实用新生儿学 .5 版 . 北京：人民卫生出版社，2019：61）

2. Finnstrom 评估量表　采用 7 个体表体征评估胎龄,比 Dubowitz 量表简化,评估时对新生儿干扰较少,欧洲国家多采用该量表。但该量表准确性不如 Dubowitz 量表,对小胎龄早产儿的评估结果可能比实际胎龄要高,而对过期产新生儿的评估可能比实际胎龄小(表 2-4,表 2-5)。

表 2-4　Finnstrom 胎龄评估量表

表现	1	2	3	4
皮肤	静脉多,腹部小静脉清楚可见	静脉及其支流可见	腹部大血管清楚可见	腹部少数大血管可见或看不见血管
耳郭	耳屏无软骨	耳屏有软骨感	耳轮有软骨	软骨发育已完成
足底纹	无	仅见前横沟	足底前 2/3 有纹	足底至足跟部有纹
乳房大小	<5mm	5~10mm	>10mm	
乳头	无乳头,无乳晕	有乳头和乳晕,但乳晕不高起	有乳头,乳晕高起	
指甲	未达到指尖	已达指尖	指甲顶较硬	
头发	细软,不易分清	粗,易分清		

表 2-5　Finnstrom 胎龄评估量表总分与胎龄的关系查对表

分数	胎龄(日)	胎龄(周$^{+日}$)	分数	胎龄(日)	胎龄(周$^{+日}$)
7	191	27^{+2}	16	250	35^{+5}
8	198	28^{+2}	17	256	36^{+4}
9	204	29^{+1}	18	263	37^{+4}
10	211	30^{+1}	19	269	38^{+3}
11	217	31	20	276	39^{+3}
12	224	32	21	282	40^{+2}
13	230	32^{+6}	22	289	41^{+2}
14	237	33^{+6}	23	295	42^{+1}
15	243	34^{+5}			

注:将各项评分分数加在一起,根据总分查出胎龄

3. 简易评估量表　检查项目少,操作简便,该量表参考国外几种量表,经过 4 000 多例新生儿实践后,经电子计算机采用逐步回归分析,筛选出足底纹理、乳头形成、指甲、皮肤组织 4 项为最重要和代表性体征,形成极为方便的简易评估量表,即总分加上常数 27 就是该新生儿的胎龄周数,不必查表。评估的胎龄与 Dubowitz 法相仿,而较国外几种简易评估量表为优。其误差多数在 1 周以内,仅少数会达到 2 周以上。该评估量表只要 2~3 分钟即可完成,不受检查者用力大小和新生儿重度窒息、颅内外伤等疾病的影响,也不受保暖等条件限制,便于推广(表 2-6)。

表 2-6　简易胎龄评估量表（胎龄周数 = 总分 +27）

体征	0分	1分	2分	3分	4分
足底纹理	无	前半部红痕不明显	红痕 > 前半部褶痕 < 前 1/3	褶痕 > 前 2/3	明显深的褶痕 > 前 2/3
乳头	难认,无乳晕	明显可见,乳晕淡、平,直径 <0.75cm	乳晕呈点状,边缘突起,直径 <0.75cm	乳晕呈点状,边缘突起,直径 >0.75cm	
指甲		未达指尖	已达指尖	超过指尖	
皮肤组织	很薄,胶冻状	薄而光滑	光滑,中等厚度,皮疹或表皮翘起	稍厚,表皮皲裂翘起,以手足为最明显	厚,羊皮纸样,皲裂深浅不一

* 各体征的评分如介于两者之间,可用其均数

（林振浪）

第四节　危重新生儿评分

随着新生儿急救医学的发展和各地新生儿重症监护治疗病房（neonatal intensive care unit,NICU）的建立,危重儿在新生儿病房所占比例呈逐渐上升趋势。利用准确有效的新生儿危重评分系统对入院危重儿进行正确评分,评估其疾病危重程度,预测死亡风险及发病率,指导临床治疗,是 NICU 工作的重要组成部分。

新生儿危重评分始于 20 世纪 90 年代初,通过简化、重新筛选变量而形成了改良评分系统。我国新生儿危重病例评分法（草案）于 2001 年制定发布。

（一）常用评分系统

1. 婴儿临床危险指数　婴儿临床危险指数（clinical risk index for babies,CRIB）评分系统用以预测胎龄 ≤ 32 周早产儿的死亡率。其项目包括出生体重、胎龄、生后最初 12 小时的最大碱缺失、生后最初 12 小时的最低合适吸入氧浓度、生后最初 12 小时的最高合适吸入氧浓度五项。评分范围 0~23 分,分值越高,死亡风险越大。CRIB 主要优点为资料容易收集,每个患者只需 5 分钟就可计算出分值,而其他一些更复杂的评分如 SNAP、SNAP-PE、NTISS 需要 20~30 分钟。另一优点为 CRIB 在生后 12 小时内评估,受治疗效果的影响较小。

CRIB-Ⅱ 为 CRIB 改进型,包括体重、胎龄、性别、生后最初 12 小时的最大碱缺失、入院时体温五项,排除了治疗的影响,对较小的早产儿死亡率预测价值提高。但是,入院时体温易受治疗因素影响,此项指标是否合适尚有待证实。评分范围 0~27 分,分值越高,病情越重,死亡风险越大。

2. 新生儿急性生理学评分　新生儿急性生理学评分（score for neonatal acute physiology, SNAP）主要在美国和加拿大应用。SNAP 评分基于出生 24 小时内收集的血压、心率、呼吸频率、体温、氧分压（PaO_2）、PaO_2/FiO_2 比值、$PaCO_2$、氧合指数（OI）、血细胞比容、白细胞计数、未成熟中性粒细胞 / 中性粒细胞比率、中性粒细胞绝对计数、血小板计数、血尿素氮、血肌酐、尿量、未结合胆红素、结合胆红素、钠、钾、离子钙和总钙、葡萄糖、血浆碳酸氢根、血浆 pH、惊厥、呼吸暂停、大便隐血等 28 个项目,包括每一个系统和部分血液检查结果。根据每一个参数,分别

评为 0、1、3 或 5 分,该评分可用于所有住院新生儿,但对非常小的早产儿的评估敏感性较低。SNAP-PE 是在 SNAP 评分的基础上增加出生体重、小于胎龄儿和 5 分钟 Apgar 评分 <7 分三项。SNAP 评分能够很好地预测死亡,但其资料收集要比 CRIB 评分复杂得多。

3. 简化版的 SNAP 评分 因为 SNAP 和 SNAP-PE 资料收集困难,故在此基础上创立了简化版 SNAP-Ⅱ和 SNAPPE-Ⅱ(表 2-7)。将资料收集缩短为生后 12 小时,将参数减少至平均动脉压、最低体温、PaO₂/FiO₂ 比值、血浆 pH、多发惊厥、尿量等与死亡率相关性最强的 6 个项目,与 SNAP 评分一样,通过增加围产期扩展因素,SNAP-PE 也扩展为 SNAPPE-Ⅱ。SNAP-Ⅱ和 SNAPPE-Ⅱ与 CRIB 一样,资料容易收集,能很好地预测死亡率。

表 2-7 危重新生儿 SNAPPE-Ⅱ评分表

SNAPPE-Ⅱ评分	测定值	<12h	病情 1	病情 2	出院分值
平均动脉压(mmHg)	>30	0	0	0	0
	20~29	9	9	9	9
	<20	19	19	19	19
最低体温	>35.6℃	0	0	0	0
	35~35.6℃	8	8	8	8
	<35℃	15	15	15	15
PO₂/FiO₂ 比值	>2.5	0	0	0	0
	1.0~2.49	5	5	5	5
	0.3~0.99	16	16	16	16
	<0.3	28	28	28	28
最低血气 pH	>7.2	0	0	0	0
	7.1~7.2	7	7	7	7
	<7.1	16	16	16	16
反复惊厥	无	0	0	0	0
	有	19	19	19	19
尿量(ml/(kg·h))	>1.0	0	0	0	0
	0.1~0.9	5	5	5	5
	<0.1	18	18	18	18
Apgar 评分	>7	0	0	0	0
	<7	18	18	18	18
出生体重(g)	>1 000	0	0	0	0
	750~999	10	10	10	10
	<750	17	17	17	17
小于胎龄儿	<第 3 百分位	12	12	12	12

[引自:Richardson DK.Simplified newborn illness severity and mortality risk scores.J Pediatr,2001,138(1):92-100]

4. 中国新生儿危重病例评分法 中华医学会急诊医学分会儿科学组和中华医学会儿科学分会急诊学组、新生儿学组于 2001 年制订了我国新生儿危重病例评分法(neonatal critical illness score,NCIS)(草案),内容包括两部分:①新生儿危重病例单项指标;②新生儿危重病例评分法(讨论稿)(表 2-8)。

表 2-8　新生儿危重病例评分法(讨论稿)

NCIS	测定值	入院分值	病情 1	病情 2	出院分值
心率(次 /min)	<80 或 >180	4	4	4	4
	80~100 或 160~180	6	6	6	6
	其余	10	10	10	10
收缩压(mmHg)	<40 或 >100	4	4	4	4
	40~50 或 90~100	6	6	6	6
	其余	10	10	10	10
呼吸(次 /min)	<20 或 >100	4	4	4	4
	20~25 或 60~100	6	6	6	6
	其余	10	10	10	10
PaO_2(mmHg)	<50	4	4	4	4
	50~60	6	6	6	6
	其余	10	10	10	10
pH	<7.25 或 >7.55	4	4	4	4
	7.25~7.30 或 7.50~7.55	6	6	6	6
	其余	10	10	10	10
Na^+(mmol/L)	<120 或 >160	4	4	4	4
	120~130 或 150~160	6	6	6	6
	其余	10	10	10	10
K^+(mmol/L)	>9 或 <2	4	4	4	4
	7.5~9 或 2~2.9	6	6	6	6
	其余	10	10	10	10
Cl(μmol/L)	>132.6	4	4	4	4
	114~132.6 或 <87	6	6	6	6
	其余	10	10	10	10
BUN(mmol/L)	>14.3	4	4	4	4
	7. 1~14.3	6	6	6	6
	其余	10	10	10	10
血细胞比容比	<0.2	4	4	4	4
	0.2~0.4	6	6	6	6
	其余	10	10	10	10
胃肠表现	腹胀并消化道出血	4	4	4	4
	腹胀或消化道出血	6	6	6	6
	其余	10	10	10	10

注:①分值 >90 分为非危重,70~90 分为危重,<70 分为极危重;②用镇静剂、麻醉剂及肌松剂后不宜进行 Glasgow 评分;③选 24 小时内最异常检测值进行评分;④首次评分,若缺项(≤ 2 分),可按上述标准折算评分。如缺 2 项,总分则为 80,分值 >72 为非危重,56~72 为危重,<56 为极危重(但需加注说明病情,何时填写);⑤当某项测定值正常,临床考虑短期内变化可能不大,且取标本不便时,可按测定正常对待,进行评分(但需加注说明病情、时间);⑥不吸氧条件下测 PaO_2;⑦ 7.1mmHg=0.133kPa

[引自:中华医学会急诊医学分会儿科学组,中华医学会儿科学分会急诊学组、新生儿学组、新生儿危重病例评分法(草案). 中华儿科杂志,2001,39 :42-43]

新生儿危重病例单项指标：凡符合下列指标一项或以上者可确诊为新生儿危重病例：需行气管插管机械通气者或反复呼吸暂停对刺激无反应者；严重心律失常，如阵发性室上性心动过速合并心力衰竭、心房扑动和心房纤颤、阵发性室性心动过速、心室扑动和纤颤、房室传导阻滞（二度Ⅱ型以上），心室内传导阻滞（双束支以上）；弥散性血管内凝血者；反复抽搐，经处理抽搐仍持续 24 小时以上不能缓解者；昏迷患儿，弹足底 5 次无反应；体温 ≤ 30℃或 >41℃；硬肿面积 ≥ 70%；血糖 <1.1mmol/L（20mg/dl）；有换血指征的高胆红素血症；出生体重 ≤ 1 000g。

（二）转运相关评分系统在预测转运患儿预后中的应用价值

危重新生儿转运对于缺乏高级生命支持的医院是至关重要的。临床医生如何准确评估患儿的危重程度、及时联系转诊患儿至上级医院；接诊医院转运团队如何准确、快速且有效地判断患儿病情，关乎患儿的存活率。目前国外转运团队较为广泛运用的转运相关评分系统，除了 SNAP-Ⅱ 和 SNAPPE-Ⅱ 以外，还包括生理稳定转运危重指数（transport risk index of physiologic stability score，TRIPS）、生理稳定转运危重指数评分 -Ⅱ（transport risk index of physiologic stability score version Ⅱ，TRIPS-Ⅱ）等。

1. 生理稳定转运危重指数（TRIPS） TRIPS 预测价值同 SNAP-Ⅱ 和 SNAPPE-Ⅱ 相近。TRIPS 评分可在 1 分钟内完成，因此 TRIPS 可作为出诊单位短时间内迅速有效地评估待转运患儿的疾病危重度、有效地调整转运先后顺序、优先转运更危重的患儿（表 2-9）。

表 2-9　生理稳定转运危重指数（TRIPS）

TRIPS 评分	测定值	转运前	转运后
体温	<36.1℃或 >37.6℃	8	8
	36.1~36.5℃或 37.2~37.6℃	1	1
	36.6~37.1℃	0	0
呼吸状态	重度（呼吸暂停、叹气样呼吸、已气管插管）	14	14
	中度（呼吸 >60 次 /min 和 / 或血氧饱和度 <85%）	5	5
	正常（呼吸 <60 次 /min 且血氧饱和度 >85%）	0	0
收缩压（mmHg）	<20	26	26
	20~40	16	16
	>40	0	0
对有害刺激的反应	无反应，惊厥，肌松药	17	17
	反应差，不哭	6	6
	四肢有力回缩，大哭	0	0

［引自：Lee SK.Transport risk index of physiologic stability：a practical system for assessing infant transport care.J Pediatr，2001，139（2）：220-226］

2. 生理稳定转运危重指数 -Ⅱ（TRIPS-Ⅱ） 在 TRIPS 的基础上，加拿大 Lee SK 等，创建了 TRIPS-Ⅱ评分。TRIPS-Ⅱ评分可以动态评估疾病变化、预测死亡风险（表 2-10）。

表2-10　生理稳定转运危重指数-Ⅱ(TRIPS-Ⅱ)

TRIPS-Ⅱ评分	测定值	入院15分钟内	入院后12小时	入院后24小时
体温	<36.1℃或>37.6℃	5	5	5
	36.1~37.6℃	0	0	0
呼吸状态	重度	23	23	23
	中度或正常	0	0	0
收缩压(mmHg)	<30	13	13	13
	30~40	8	8	8
	>40	0	0	0
对有害刺激的反应	无反应,惊厥,肌松药	13	13	13
	反应差,不哭	5	5	5
	四肢有力回缩,大哭	0	0	0

〔引自:Lee SK.Transport Risk Index of Physiologic Stability,version Ⅱ(TRIPS-Ⅱ):a simple and practical neonatal illness severity score.Am J Perinatol,2013,30(5):395-400〕

（林振浪）

第三章　新生儿复苏和围产期处理

学习目标

1. **掌握**　新生儿复苏流程；新生儿体温调节的特点。
2. **熟悉**　新生儿窒息的病因和病理生理；新生儿监护的内容。
3. **了解**　新生儿保暖设备的应用；新生儿转运的目的和转运网络。

第一节　新生儿窒息与复苏

新生儿窒息（asphyxia of newborn）是指新生儿出生时不能建立正常的自主呼吸，引起低氧血症和高碳酸血症而导致全身多器官功能损伤。是引起新生儿死亡、儿童脑瘫和智力障碍的主要原因之一。正确的复苏是降低新生儿窒息发生率、病死率和致残率的主要手段。

【病因】

窒息的本质是缺氧，凡是影响胎儿、新生儿气体交换的因素均可引起窒息。窒息可以发生在宫内，为胎儿宫内窘迫，但大多数发生在产程开始后，新生儿出生时窒息多为胎儿宫内窘迫的延续。新生儿出生时是否能顺利建立呼吸、完成宫内到宫外的转变，可以通过危险因素进行预测，新生儿窒息危险因素包括母亲因素、胎儿因素和分娩时情况（表3-1）。

表3-1　影响新生儿出生时正常过渡的危险因素

母亲因素	胎儿因素	分娩时因素
孕妇患糖尿病	早产儿，FGR	急诊剖宫产
妊娠高血压，慢性高血压	巨大儿，过期产儿	产钳或胎吸助产
妊娠中后期出血	胎儿贫血或同种免疫疾病	臀先露或其他异常先露
孕妇感染	胎儿水肿，胎儿畸形	急产，滞产（>24h）
孕妇心、肺、肾等疾病	羊水过多或过少	第二产程延长（>2h）
孕产妇用药	多胎	胎膜早破（>18h）
孕妇吸毒	胎动减弱	羊水胎粪污染，脐带脱垂
无产前检查	持续胎心心动过缓	胎盘早剥，前置胎盘
产妇年龄 <16 或 >35 岁	胎心图型可疑	明显的产时出血

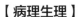

【病理生理】

1. **呼吸循环功能由胎儿向新生儿转变受阻** 正常胎儿从宫内向宫外转变的特征为：出生时新生儿开始呼吸，空气进入肺泡，使肺液从肺中清除；β-交感神经兴奋引起肺泡Ⅱ型上皮细胞分泌大量肺表面活性物质，肺泡功能残气量建立，以维持呼气末肺泡开放；肺循环阻力下降，体循环阻力增加，使动脉导管和卵圆孔功能性关闭。窒息时新生儿未能建立正常的呼吸，肺泡不能扩张，肺液不能清除，不能进行气体交换，造成缺氧。缺氧和酸中毒引起肺表面物质产生减少、活性降低，以及肺血管阻力增加，持续胎儿循环导致持续性肺动脉高压，从而进一步加重组织缺氧、缺血和酸中毒，最后导致不可逆的多器官缺氧缺血损伤。

2. **窒息时各器官缺血性改变** 窒息开始时，缺氧和酸中毒引起机体产生"潜水反射"，即体内血液重新分布，肺、肠、肾肌肉和皮肤等非重要生命器官血管收缩，血流量减少，以保证心、脑和肾上腺等重要器官的血流量。但随着低氧血症持续存在，无氧代谢进一步加重了代谢性酸中毒，体内储存的糖原耗尽，最终导致心、脑和肾上腺的血流量减少，心肌功能受损，心率和动脉血压下降，器官供血减少，导致各脏器受损，甚至衰竭，导致死亡。

3. **窒息时呼吸改变** ①原发性呼吸暂停（primary apnea）：胎儿或新生儿缺氧初期，呼吸代偿性加深加快，继而出现呼吸停止，为原发性呼吸暂停。此时心率开始减慢，血压稍升高或正常，肌张力正常。在此阶段，给予刺激（如擦干全身或触觉刺激）能使新生儿重新呼吸。②继发性呼吸暂停（secondary apnea）：若缺氧持续存在，胎儿或新生儿会多次尝试喘息，继而出现呼吸停止，即继发性呼吸暂停。此时患儿心率减慢，血压下降，肌张力消失，对刺激丧失反应，需要正压通气方可恢复自主呼吸，否则会危及生命。

4. **血液生化和代谢改变** ①低氧血症和酸中毒：为缺氧后无氧代谢、气道阻塞所致。②糖代谢紊乱：窒息早期儿茶酚胺及高血糖素释放增加，血糖正常或增高，继之糖原耗尽而出现低血糖。③血电解质紊乱：由于心房利钠肽和抗利尿激素分泌增加，可发生稀释性低钠血症；钙通道开放，钙内流引起低钙血症。

【临床表现】

1. **胎儿宫内窘迫** 早期胎动增加，胎心率≥160次/min；晚期则胎动减少，甚至消失，胎心率<100次/min；羊水Ⅲ度污染；脐动脉血pH<7.15；胎心监护出现胎心晚期减速、变异减速或（和）基线缺乏变异。

2. **Apgar评分** Apgar评分（Apgar score）是美国Virginia Apgar医生在1953年研究发明的，一直是国际上公认的评价新生儿窒息最简捷实用的方法。Apgar评分由5项指标组成，包括：皮肤颜色（appearance）、心率（pulse）、对刺激的反应（grimace）、肌张力（activity）和呼吸（respiration）；每项0~2分，总共10分（表3-2）。在新生儿生后1分钟、5分钟和10分钟进行评分。如5分钟Apgar评分<7分，应每隔5分钟评分一次，直到20分钟。Apgar评分8~10分为正常，4~7分为轻度窒息，0~3分为重度窒息。

3. **多脏器功能受损表现** 缺氧缺血可造成多脏器功能受损，不同组织细胞对缺氧的易感性各不相同，故各器官损伤发生的频率和程度则有差异：①中枢神经系统：缺氧缺血性脑病和颅内出血；②呼吸系统：羊水或胎粪吸入综合征、肺出血及急性呼吸窘迫综合征等；③心血管系统：缺氧缺血性心肌损伤，可表现为心力衰竭、心源性休克和各种心律失常等，持续肺动脉高压;④泌尿系统:急性肾损伤及肾静脉血栓形成等;⑤代谢:低血糖或高血糖、低钙血症和低钠血症、酸中毒等;⑥消化系统:应激性溃疡、坏死性小肠结肠炎;⑦血液系统:弥散性血管内凝血、血小板减少等。

表 3-2　新生儿 Apgar 评分

项目	0	1	2
肤色	青紫或苍白	躯干红,四肢青紫	全身红
心率	无	<100 次 /min	>100 次 /min
呼吸	无	微弱,不规则	良好,哭
肌张力	松软	有些弯曲	动作灵活
对刺激反应	无	反应及哭声弱	哭声响,反应灵敏

【诊断】

目前我国新生儿窒息的诊断多根据 Apgar 评分系统,但国内外学者认为,仅用 Apgar 评分作为诊断唯一指标,不能很好地反映窒息及程度,尤其是早产儿、某些先天畸形、产伤、宫内感染或母亲使用镇静剂时。2016 年,中华医学会围产医学分会新生儿复苏学组制定了《新生儿窒息诊断的专家共识》,建议 Apgar 评分要结合脐动脉血 pH 结果作出窒息的诊断。轻度窒息:Apgar 评分 1min ≤ 7 分,或 5min ≤ 7 分,伴脐动脉血 pH<7.2;重度窒息:Apgar 评分 1min ≤ 3 分,或 5min ≤ 5 分,伴脐动脉血 pH<7.0。

【辅助检查】

出生时做脐动脉血气分析,以评估宫内缺氧程度。出生后应检测动脉血气分析、血糖、血电解质、肝、肾功能和心肌酶学等生化指标。

【复苏】

新生儿出生时立即进行评估和复苏(resuscitation),并由产科医师、儿科医师、助产士(师)及麻醉师共同协作进行复苏。

(一)复苏准备

1. 人员　每次分娩时至少有 1 名熟练掌握新生儿复苏技术的医护人员在场,其职责是照顾新生儿。高危孕妇分娩时需要组成有新生儿科医师参加的复苏小组,每个成员需有明确的分工。多胎妊娠孕妇分娩时,每名新生儿都应有专人负责。

2. 物品　新生儿复苏设备和药品齐全,单独存放,功能良好。

(二)复苏方案

新生儿复苏采用 ABCDE 复苏方案:A(airway):建立通畅的气道;B(breathing):建立呼吸,进行正压人工通气;C(circulation):进行胸外心脏按压,维持循环;D(drugs):药物治疗;E(evaluation):评估。前三项最重要,其中 A 是根本;B 是关键,评估贯穿于整个复苏过程中,并遵循:评估 - 决策 - 实施,如此循环往复,直到完成复苏。

(三)复苏流程

新生儿复苏流程(图 3-1)分为 4 个步骤:①快速评估(或有无活力评估)和初步复苏。

②正压通气和脉搏血氧饱和度监测。③气管插管正压通气和胸外心脏按压。④药物和／或扩容。

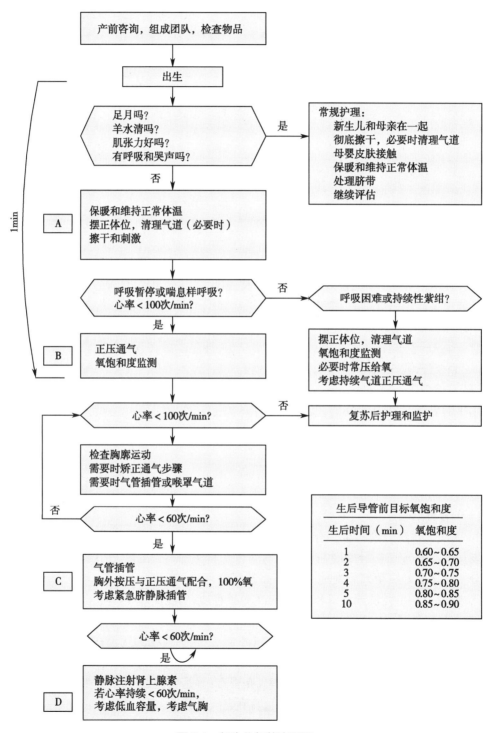

图 3-1 新生儿复苏流程图

1. **快速评估**　生后立即快速评估 4 项指标:①足月吗? ②羊水清吗? ③肌张力好吗? ④有哭声或呼吸吗? 如 4 项均为"是",应快速彻底擦干,和母亲皮肤接触,清理呼吸道等常规护理。如 4 项中有 1 项为"否",则需进行初步复苏。如羊水有胎粪污染,进行有无活力的评估及决定是否气管插管吸引胎粪。

2. **初步复苏**

(1)保暖:产房温度设置为 25~28℃。提前预热辐射保暖台,足月儿辐射保暖台温度设置为 32~34℃,或腹部体表温度 36.5℃;早产儿根据适中温度设置。用预热毛巾包裹新生儿放在辐射保暖台上,注意头部擦干和保暖。胎龄 <32 周或出生体重 <1 500g 早产儿复苏时,可将头部以下躯体和四肢放在清洁塑料袋内或盖以塑料薄膜置于辐射保暖台上,摆好体位后继续初步复苏的其他步骤。避免高温,防止引发呼吸抑制。

(2)体位:置新生儿头轻度仰伸位(鼻吸气位)。

(3)吸引:在肩娩出前助产者用手将新生儿的口咽、鼻中的分泌物挤出。娩出后,用吸球或吸管(8F 或 10F)先口咽后鼻清理分泌物。应限制吸管的深度和吸引时间(<10 秒),吸引器负压不超过 100mmHg。

(4)羊水胎粪污染时的处理:当羊水胎粪污染时,仍首先评估新生儿有无活力(呼吸、心率和肌张力)。新生儿有活力时,继续初步复苏;新生儿无活力时,应在 20 秒内完成气管插管及用胎粪吸引管吸引胎粪。

(5)擦干和刺激:快速彻底擦干头部、躯干和四肢,拿掉湿毛巾。彻底擦干即是对新生儿的刺激以诱发自主呼吸。如仍无呼吸,用手轻拍或手指弹患儿足底或摩擦背部 2 次以诱发自主呼吸。如这些努力无效表明新生儿处于继发性呼吸暂停,需要正压通气。

快速评估、初步复苏步骤和评估应在 30 秒内完成。

3. **正压通气**　新生儿复苏成功的关键是建立充分的通气。正压通气指征是呼吸暂停或喘息样呼吸,或心率 <100 次 /min。无论足月儿或早产儿,正压通气均要在脉搏血氧饱和度仪的监测指导下进行。足月儿开始用空气进行复苏,早产儿开始给 21%~30% 浓度的氧,用空氧混合仪根据血氧饱和度调整给氧浓度,使氧饱和度达到目标值。通气压力需要 20~25cmH₂O,少数病情严重的新生儿可用 2~3 次 30~40cmH₂O 压力通气。通气频率为 40~60 次 /min。有效正压通气表现为胸廓起伏良好,心率迅速增快。经 30 秒有效正压通气后,如有自主呼吸且心率≥ 100 次 /min,可逐步减少并停止正压通气,根据脉搏血氧饱和度值决定是否常压给氧;如自主呼吸不充分,或心率 <100 次 /min,应进行矫正通气或气管插管正压通气;如心率 <60 次 /min,应气管插管正压通气并开始胸外按压。正压通气常用自动充气式气囊面罩正压通气,也可以使用 T- 组合复苏器,它是一种有气流控制、有压力限制的机械装置,能提供恒定的吸气峰压(PIP)及呼气末正压(PEEP)。预先设定 PIP 20~25cmH₂O、PEEP 5cmH₂O、最大气道压(安全压)40cmH₂O。如果新生儿有呼吸,心率 >100 次 /min,但有呼吸困难或持续发绀,应给予清理气道、脉搏血氧饱和度监测,可常压给氧或持续气道正压通气(CPAP),特别是早产儿。

4. **胸外按压**　如有效正压通气 30 秒后心率 <60 次 /min。在正压通气同时须进行胸外按压。此时应气管插管正压通气配合胸外按压,以使通气更有效。胸外按压时给氧浓度增加至 100%。用拇指法按压胸骨下 1/3(两乳头连线中点下方),按压深度约为胸廓前后径的 1/3。胸外心脏按压和正压通气的比例应为 3∶1,即 90 次 /min 按压和 30 次 /min 呼吸,达到

每分钟约 120 个动作。45~60 秒重新评估心率,如心率仍 <60 次 /min,除继续胸外按压外,考虑使用肾上腺素。

5. 药物治疗 新生儿复苏时很少需要用药。复苏药物:①肾上腺素:经 45~60 秒的正压通气和胸外按压后,心率持续 <60 次 /min,应立即给予 1∶10 000 肾上腺素 0.1~0.3ml/kg,静脉注入,首选脐静脉给药;或气管导管内注入,剂量 1∶10 000 肾上腺素 0.5~1ml/kg。必要时 3~5 分钟重复 1 次。②扩容剂:如有低血容量、怀疑失血或休克的新生儿对其他复苏措施无反应时,可给予生理盐水每次 10ml/kg,经脐静脉或外周静脉 5~10 分钟缓慢推入。必要时可重复扩充血容量 1 次。

(四) 复苏后监护

复苏后的新生儿可能有多器官损害的危险,应严密监护,包括:①体温管理;②生命体征监测;③早期发现并发症。

做好保暖,体温维持在 36.5~37.5℃ 的适中温度;保持呼吸道通畅;监测生命体征,如心率、呼吸、血压和血氧饱和度;维持内环境稳定,检测血气分析、血糖、血电解质及血细胞比容等;及时对脑、心、肺、肾及胃肠等器官功能进行监测,早期发现异常并适当干预,以减少死亡和伤残。如并发症严重,或合并中、重度缺氧缺血性脑病,应转运到 NICU 给予生命支持和亚低温治疗等。

(五) 预后

需要复苏的新生儿断脐后立即进行脐动脉血气分析,如脐动脉血 pH<7.0,Apgar 评分 0~3 分,持续 >5 分钟,伴有神经系统损害症状(如惊厥、昏迷和肌张力低)和 / 或多器官功能损伤为不良预后的高危因素。

(梁 琨)

第二节 新生儿转运

新生儿转运(neonatal transport,NT)是指通过专业团队和专用设备将高危新生儿安全地转运到新生儿救治水平较高的新生儿重症监护治疗病房(neonatal intensive care unit,NICU)进行救治。1950 年,美国成立新生儿转运系统(neonatal transport system,NTS),促进了高危新生儿转运工作的全面发展,此后新生儿急救转运系统(newborn emergency transport service,NETS)在发达国家不断完善。1990 年代我国开展新生儿转运工作,近年随着省、市(地州)和县三级 NCC 体系的构建,区域性新生儿转运网络将会得到迅速发展。

【转运网络】

建立区域性新生儿转运网络(regional neonatal transport network,RNTN),由区域内不同等级的新生儿救治中心(newborn care center,NCC)和相关医疗保健机构组成(图 3-2),以 NCC 为中心,集转运、救治、研究和培训为一体的特殊医疗服务系统。

每个 RNTN 中等级最高的 NCC 为该区域的 NT 中心,其余则作为该 RNTN 的分中心,既参与整个系统的运作,又组织各自局部系统的运作。NCC 应遵照其层级所定义的医护服务条件和能力接收新生儿,一般病情患儿按 NCC 等级逐级转运,特殊病情患儿可根据需要越级转运。确定 RNTN 的范围应以"适宜、就近"为原则,在行政区划的基础上兼顾地方就医习惯和地理距离。陆路转运,RNTN 服务半径一般以 200~400km 为宜,更远距离需要航空转运。转运服务范围应包括产房待产、新生儿转运和宫内转运,转运途径应逐步拓展为陆路、航空和水路结合的立体型交通网。

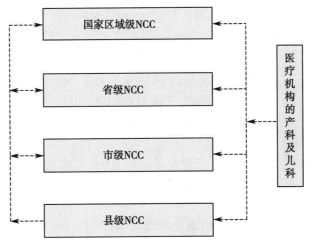

图 3-2　区域性新生儿转运网络示意图

【转运指征】

新生儿转运指征应该以《新生儿病房分级建设和管理指南》定义的各等级 NICU 的业务范围为依据,通常以下情况应转运到Ⅲ级 NICU 进行治疗:①出生体重 <1 500g 或胎龄 <32 周;②严重的出生窒息,复苏后仍处于危重状况;③严重呼吸窘迫、频发呼吸暂停需要呼吸支持(无创通气或机械通气);④低氧性呼吸衰竭或持续肺动脉高压;⑤休克,先天性心脏病或需要治疗的心律失常;⑥重度缺氧缺血性脑病,频繁惊厥或神经行为异常;⑦严重感染;⑧先天畸形需要立刻外科手术治疗;⑨严重高胆红素血症需要换血;⑩急性贫血;⑪频繁呕吐、腹泻、脱水;⑫先天性遗传代谢性疾病等。

鼓励实施宫内转运,将具有妊娠高危因素的孕妇转运至同一或附近医疗机构设有 NCC 的高危孕产妇抢救中心进行分娩。妊娠高危因素主要包括:①孕妇年龄 <16 岁或 >35 岁;②孕龄 <34 周可能发生早产者;③既往有异常妊娠史者;④各种妊娠并发症;⑤产前诊断胎儿先天畸形出生后需外科手术者;⑥可能发生分娩异常者;⑦胎盘功能不全;⑧妊娠期接触过大量放射线、化学毒物或服用过对胎儿有影响的药物者;⑨盆腔肿瘤或曾有过手术史者。

【转运队伍】

1. **转运机构**　NCC 设转运服务台,有条件的应设立转运服务处。其职能主要是转运组织管理和质量控制。负责接受转运信息、转运设备管理、调度车辆和下发转运通知等。实行全程督导,登记转运工作各环节信息数据,并录入数据库,定期分析总结评估。及时反馈被转运患儿信息,征集 RNTN 内各协作单位对转运工作的意见,以利持续改进。

2. **转运人员**　CNN 应设立专门的新生儿转运队伍,由新生儿科医师、护士和司机组成转运小组,具有独立工作及和团队协助与沟通能力。转运人员应 24 小时值班待命。转运医师和护士应接受专业化的培训,不但要有丰富的专业知识和技能,还应具备良好的团队组织、协调和沟通能力,必须掌握以下技术:①熟练掌握新生儿复苏技术;②能识别潜在的呼吸衰竭,掌握气管插管和 T- 组合复苏器的使用技术;③熟练掌握转运呼吸机的使用与管理;④能熟练建立周围静脉通道;⑤能识别早期休克征象,掌握纠正酸中毒、扩充血容量等技术;⑥能正确处理气漏、窒息、发绀、惊厥、低血糖、发热、冻伤、呕吐、腹泻、脱水、心律失常等常见问题;⑦能熟练掌握儿科急救用药的剂量和方法;⑧掌握转运所需监护、治疗仪器的应用和数据评估。

【转运设备】

1. **交通工具**　在目前条件下以转运救护车为主,每个 NCC 应配备 1 台以上装备完善的新生儿转运专用救护车,即"移动 NICU",或者与"120"相结合,由"120"派车,NCC 派新生儿专科医生和护士,配备转运工具。有条件的可选择直升机或固定翼飞机作为转运工具实现更快速、长距离航空转运。

2. **转运仪器**　转运基本设备应配置在转运车上(表 3-3),包括转运暖箱、呼吸机、一氧化氮(NO)治疗仪、便携式血气分析仪、亚低温仪等,甚至体外膜氧合(ECMO)设备,以备需要时使用。

3. **急救药物**　包括新生儿常用的急救药物表 3-3。

4. **通信设备**　转运服务台最少应设 2 条专线电话、1 部移动电话、24 小时值班接收转运信息。转运医护人员分别配置移动电话 1 部,保证信息联络通畅。利用互联网和物联网的转诊平台。

表 3-3　危重新生儿转运推荐的转运设备和药物配置

转运设备		药物配置
基本设备	便携设备	
转运暖箱	喉镜及各型号镜片	50g/L、100g/L 葡萄糖注射液
转运呼吸机	气管导管,吸氧管	9g/L 盐水注射液
监护仪	吸痰管和胃管	盐酸肾上腺素,多巴胺
氧气筒,便携氧气瓶	复苏囊及各型号面罩	50g/L 碳酸氢钠
负压吸引器	输液器,静脉注射针	硫酸阿托品,利多卡因
T 组合复苏器	胸腔闭式引流材料	呋塞米,甘露醇
微量血糖仪	听诊器,体温计	苯巴比妥钠注射液
空氧混合仪	吸氧头罩或面罩	肝素
输液泵	备用电池	无菌注射用水
急救箱	固定胶带,无菌手套	皮肤消毒制剂

【转运前准备】

1. **转出医院准备工作**　符合转运指征者,由转出医院主管医师向拟转入 NCC 电话提出转运请求,负责完成以下工作:①填写新生儿转运单,主要内容应包括转出医院名称、详细地址、联系人姓名和电话、病情介绍、转运路程和距离等;②告知家长转运的必要性,在转运途中患儿可能发生的危险和经济负担,征得患儿家长理解和同意,签署转运同意书;③通知拟转入 NCC,正式启动转运程序;④在转运队伍到达之前,对患儿进行初步复苏和急救,稳定病情。

2. 转运团队准备工作 ①转运医护人员应尽快熟悉患儿产前、产时情况及诊治过程,评估目前的整体状况,进行危重评分,填写评分表格。②应积极进行转运前急救,处理方法参考 STABLE 程序:S(sugar,血糖):静脉滴 10% 葡萄糖溶液并根据血糖调节补糖速度,确保患儿血糖维持在 2.6~7.0mmol/L。T(temperature,体温):体温维持在 36.5~37.2℃,持续肤温监测,抢救时都应注意保暖,但也要防止过热。A(artificial breathing,人工呼吸):清除呼吸道分泌物,确保呼吸道通畅,必要时进行气管插管呼吸机支持,维持有效通气。B(blood pressure,血压):监测血压、心率及血氧饱和度,血压偏低时可使用 10ml/kg 盐水扩容,也可应用多巴胺和多巴酚丁胺静脉维持。L(lab work,实验室指标):监测患儿血气指标,根据结果进行纠正酸中毒和补液,确保水、电解质及酸碱平衡。尽可能在使用抗生素前进行全血细胞计数和血培养。E(emotional support,情感支持):向患儿法定监护人解释目前患儿病情及转运途中可能会发生的各种意外情况,稳定家属情绪。

【转运途中处理】

1. 途中病情观察和护理 应确保患儿生命安全,注意预防各种"过低症",如低体温、低血糖、低氧血症和低血压等,重点应注意以下问题:①将患儿置于转运暖箱中保暖,注意锁定暖箱的箱轮,也可以由转运护士将患儿抱在怀中,这种方法不仅可以减少震动的影响,还能起到保暖作用。②注意体位,保持呼吸道通畅,防止呕吐和误吸。③连接监护仪,加强对体温、呼吸、脉搏、经皮血氧饱和度、血压、肤色、输液情况的观察。④如需机械通气,注意防止脱管和气胸等并发症。⑤维持途中患儿内环境稳定。⑥途中如果出现病情变化,应积极组织抢救,如有必要应及时按交通规则妥善停驶车辆。同时与 NCC 取得联络,通知 NICU 值班人员做好各方面的抢救与会诊准备。

2. 填写转运途中记录单 转运人员必须填写完整的转运记录单,内容包括途中患儿一般情况、生命体征、监测指标、突发事件及处理措施。

3. 途中安全保障 在转运途中,必须避免救护车发生交通事故。强化医护人员的安全意识,每次转运都应系好安全带;保证车内急救设备(如暖箱、监护仪、氧气管等)的固定和安全保护。注意救护车的定期维护和保修。

【到达 NICU 后工作】

1. 患儿到达后,应由绿色通道直接入住 NICU,NICU 值班人员需按照先稳定患儿病情,再办理住院手续的程序进行。转运人员与 NICU 值班人员应全面交接患儿情况。

2. NICU 值班人员对患儿进行必要的处置,包括危重评分,进一步详细询问病史,完成各种知情同意书的告知并签字。

3. 转运人员详细检查已使用过的转运设备,补充必要的急救用品,完毕后将转运设备放回转运处,以备下一次使用。

【转运质量控制】

应制订转运质控标准和质控计划,以保证转运质量。①转运督导:每月 1 次,主要审查:

转运时间、转运前处理、转运日志记录是否完整准确及家属满意度等。评估和考核转运队员，重点考察转运队员独立实施重症患儿转运的能力和意识。②建立转运患儿数据库，定期总结分析。③培训：转运队员必须接受专门的培训，包括新生儿专科培训、急救培训和转运培训。④反馈：向转出医院反馈患儿的诊疗情况和治疗效果。

（梁　琨）

第三节　新生儿体温调节与保暖

保持体温在正常范围对人体生理代谢活动正常进行十分重要，产热与散热保持动态平衡才能维持恒定的体温。新生儿尤其是早产儿体温调节中枢发育不完善，产热、散热机制与成年人和其他儿童有许多不同之处，因此，掌握新生儿体温调节的特点及其相关知识对新生儿体温的管理很有必要。

【新生儿体温调节特点】

1. 胎儿时期的体温平衡机制及出生后的转变　胎儿在宫内的生长发育和运动均产生热量，产热效率为138~155kJ/(kg·min)。胎儿产生的热量能通过母亲与胎儿间的温差及时地被母亲带走，从而维持在相对恒定的温度环境中，只有10%~20%的热量通过羊水和子宫壁传导散发出去。母亲是胎儿散热的"缓冲器"，在维持胎儿体温恒定中起着非常关键的作用。出生后，新生儿进入比宫内温度较低和干燥的环境，新生儿体表面积大、皮肤薄、皮下脂肪少、血管丰富等自身特点散热更快，出生后1小时内体温可降低2.5℃，在适中环境温度下约6~8小时才能恢复到正常水平，出生1~2天内体温仍不稳定。

2. 产热　与成人及儿童不同，在温度较低的环境中新生儿不能通过寒战产热，而依赖于脂肪代谢产热。棕色脂肪组织(brown adipose tissue)是新生儿产热的重要物质，该组织约占体重2%~6%，位于肩胛间区、颈部、腋窝及胸、腹部大血管及肾上腺周围神经末梢及血流供应丰富处，并与邻近重要器官的血管相连接，能将热输送到各脏器及组织。当新生儿受寒冷刺激时，去甲肾上腺素、甲状腺素释放，可促使棕色脂肪分解产热。此过程的进行有赖于神经系统功能的完善、充分的氧供应和适当的糖原储备。早产儿由于缺乏孕晚期脂肪组织的存储，产热能力不足，耐寒力低，机体能源与足月儿相比较更依赖于糖，但体内含糖量也低；足月低体重儿产热潜能虽然较早产儿强，但棕色脂肪组织比足月儿易丧失。

3. 散热　新生儿主要散热途径有对流、蒸发、辐射和传导。由于解剖特点，新生儿较易散热，因为：①体表面积与体重的比例相对较大；②皮下脂肪组织薄；③新生儿尤其早产儿表皮角化差，蒸发散热量大，导致经皮肤丢失水分多。这些因素使新生儿易体温过低。

4. 适中温度(neutral temperature)　指机体维持体温正常所需的代谢率和耗氧量最低时的环境温度。出生体重、出生日龄不同，适中温度也不同；出生体重越低、日龄越小，所需适中温度越高(表3-4)。

表 3-4　不同出生体重新生儿适中温度

出生体重(kg)	中性温度			
	35℃	34℃	33℃	32℃
1	出生 10 天内	10 天以后	3 周以后	5 周之后
1.5	–	出生 10 天内	10 天以后	4 周之后
2	–	出生 2 天内	2 天以后	3 周之后
>2.5	–	–	出生 2 天内	2 周之后

【环境温度的影响】

1. 低环境温度　寒冷刺激时,去甲肾上腺素释放增加,通过血管收缩以减少散热,并增加代谢率使产热增加来保持体温。由于血管收缩使组织得到氧的量减少,无氧酵解过程增加,代谢产生的酸性物质积聚,而致代谢性酸中毒。去甲肾上腺素的作用及缺氧、酸中毒又使肺部血管收缩,进一步导致缺氧,形成恶性循环。严重低体温可导致 DIC 和肺出血,还可出现休克、脑室内出血、严重心动过缓及死亡。环境温度低且持久可引起寒冷损伤,机体出现体温降低、代谢性酸中毒、低血糖、微循环障碍、血液黏稠度增高、凝血机制紊乱、尿素氮增高、皮下组织硬肿等病理生理改变,严重者发生肺出血。

2. 高环境温度　如体温过高导致水分丧失量明显增加,若不注意补充可致脱水和高钠血症,临床上为脱水热;血液浓缩时红细胞破坏增多,进而可引起高胆红素血症;环境温度骤然升高可诱发呼吸暂停发作。环境温度过高还可引起小儿发热,严重者甚至可以致死。

【保暖措施】

1. 出生时保暖　出生时,新生儿从一个温暖的羊水环境进入一个相对寒冷干燥的外界环境,经辐射、蒸发方式使散热量增加,发生窒息者会增加热量的丧失。产房温度应维持在 25~28℃;应将新生儿放置于预热的辐射保暖台上,迅速擦干全身,移去湿毛巾,用预热的毛毯包裹新生儿,带帽子以减少热量从头部丢失。体温维持在 36.5~37.5℃。胎龄 <32 周早产儿,可将头部以下躯干和四肢放在清洁的聚乙烯塑料袋内,或用塑料薄膜包裹。不需要复苏的新生儿可置于母体胸前,用母体的温度供新生儿取暖,即所谓袋鼠式护理(kangaroo care)亦有较好的保暖效果。

2. 在 NICU 和新生儿病房的保暖　新生儿需要处于一个适中的环境温度(适中温度)使能量消耗最小;体重 <2 000g 低出生体重儿应放置于暖箱中,暖箱应保持于最适宜温度的空气模式(表 3-5,表 3-6)。新生儿面部皮肤对寒冷刺激很敏感,给氧气吸入时应将气体加热至 37℃,若吸入的氧气冷而干燥不但会使新生儿通过蒸发、对流丧失热量,且面部因受冷刺激,氧耗增加,不利于纠正缺氧。

表 3-5　出生第 1 天不同出生体重暖箱温度(小儿裸体,相对湿度 50%)

出生体重(g)	暖箱温度(℃)	出生体重(g)	暖箱温度(℃)
1 000	34.9 ± 0.5	2 000	33.5 ± 0.5
1 500	34.0 ± 0.5	2 500	33.2 ± 0.8

表 3-6　出生 1 天后不同出生体重暖箱温度(小儿裸体,相对湿度 50%)

出生体重(g)	年龄	箱温(℃)
<1 500	2 天~2 周	33.5 ± 0.5
	2~4 周	32.9 ± 0.8
	4~5 周	32.1 ± 0.7
1 500~2 500	2~6 天	32.3 ± 0.9
	6 天~2 周	32.1 ± 0.6
	2~4 周	1.7 ± 1.0
	4~5 周	31.1 ± 1.1

3. 新生儿体温影响因素　当新生儿体温低时,可因环境温度低,保暖不当所致,亦可能是严重感染、脑损害、缺氧或低血糖等一种临床表现,应结合病史、体格检查、环境温度、实验室检查加以鉴别。新生儿发热可以是感染致产热增加,也可因环境温度过高,保暖过度致使体热散失过少引起。同时测定新生儿肛温及腹壁皮肤及足部温度有助于鉴别,详见表 3-7。正常情况下肛门温度高于腹壁皮肤温度 1~2℃,而足部温度低于腹壁温度 2~3℃以内。

表 3-7　新生儿体温过高的鉴别

保暖过度	感染发热
肛温升高	肛温升高
手、足热	手、足较凉
腹壁皮肤温度低于足部	腹壁皮肤温度超过足部
皮肤温度(<2℃)	皮肤温度(>3℃)
皮肤红色	皮肤较苍白
姿势伸展	精神萎靡
外观健康	一般状态欠佳

【保暖设备】

1. 暖箱　暖箱为新生儿尤其为早产儿提供了一个适宜的小环境。热量主要通过对流原理产生,热量通过风扇、电阻加热输送的滤清空气提供。暖箱内的空气沿着两层暖箱壁形成热空气帘,或者在暖箱内从头到足循环。温度控制器可以测量暖箱内温度和新生儿皮肤温度(伺服控制)。暖箱温度可调范围为 28~39℃,伺服控制模式可以保证暖箱稳定的温度,热空气帘可以限制打开暖箱门时温度的丧失。相反,为了避免热空气伤及新生儿(有灼伤的风险),同样禁止堵塞热空气循环口。暖箱外部的一些辐射源可以增加箱内的温度(如光疗、暖箱直接放置在阳光下)。伺服控制时预调上腹部温度(表 3-8)。

表 3-8　暖箱伺服控制时预调上腹部温度

出生体重(g)	温度(℃)
<1 000	36.9
<1 500	36.7
<2 000	36.5
<2 500	36.3
>2 500	36.0

鉴于暖箱高湿度有利于"水生菌"繁殖而致感染,尤以铜绿假单胞菌感染最严重,一般主张暖箱内的湿度约为 60%。但胎龄 <30 周早产儿则要求暖箱相对湿度达到 80%~90%,以减少其蒸发散热,并有利于体温的维持。为避免因湿化引起感染的发生,暖箱中水槽的水应用蒸馏水,且每天更换。暖箱的预热时间较久,故 NICU 应备有预热暖箱,以能及时安放新入院者。

2. 辐射式保暖台(radiant warmer)　辐射保暖台加热的能力高于和快于暖箱,但是,通过蒸发散热也比较大(皮肤较热,缺乏湿化)。腹部皮肤体温的监测是最适合的,一般在 36.5℃ 左右。目前常用辐射加热和加热凝胶床垫联合的方式,可以减少加热的强度和蒸发引起的散热。辐射式保暖台便于护理和操作,如用于新生儿复苏、腰椎穿刺、胸腔穿刺、脐静脉/动脉置管、深静脉穿刺及对危重新生儿进行抢救时。因为在辐射式保暖台操作和护理引的体温变化小。现有一种新型的混合式暖箱,辐射保暖台与暖箱可以进行转换。辐射保暖台的温度调节方式分为人工手控调节和伺服控制两种,如新生儿需在辐射保暖床时间较久时应采用伺服控制式调节温度,其调节温度同表 3-8。

使用辐射保暖床时要注意几个问题:伺服控制式时要保证传感探头紧贴腹部皮肤上,否则会导致过热;新生儿置辐射保暖床时对流失热量较多,更应避免将保暖床放在通风处;用辐射保暖台保暖时,不显性失水量要较置暖箱者增加 50% 以上,应注意液体补充;辐射式保暖床对流、蒸发散失热量增加,氧耗较高;且体表得到的热分布不均匀。当情况允许置入暖箱保暖时即应转入暖箱。

(梁　琨)

第四节　新生儿监护

监护是对患儿进行连续的观察和处理,包括监测生理功能、生命支持设备、加强治疗和管理评价体系等。监护目的是评价生命器官的功能和急性疾病过程变化,新生儿各个系统发育尚不成熟,代偿能力差,病情变化快,临床表现不典型、易导致死亡。随着电子技术的发展,NICU 监护设施种类及功能发展非常快,使新生儿监护更加精确可靠,治疗更为有效和精准。新生儿监护技术包括基本生命体征监护和各系统功能监护。

【基本生命体征监护】

1. 体温　新生儿对环境温度变化较为敏感,保暖不够易出现低体温,反之,包裹过多会出现发热,合并严重感染时体温也可不升高,甚至降低。新生儿体温测量一般采用电子体温计方法,常用测量部位为腋下或颈部皮肤温度。在保暖箱或远红外辐射台的体温监测通常采用热敏电阻温度传感器,同时监测皮肤温度和体核温度。新生儿腋温保持在36.5~37.5℃。体温低时应同时监测皮-肛温差,温度相差1.5℃以上,说明环境温度过低,机体增加代谢产热,或处于休克早期。

2. 心率 听诊和心电监护可以发现患儿心率和心律的变化,新生儿基础代谢率高,心率比其他年龄儿童快。新生儿心率一般为120~140次/min,足月儿如心率≤90次/min,或入睡时心率为75次/min为心动过缓,早产儿略低于足月儿;安静状态下心率>160次/min为心动过速。

3. 呼吸 主要监测呼吸频率、节律和深度的变化,可以通过视诊、听诊或使用呼吸运动监护仪来进行监测。新生儿呼吸频率在40~45次/min。如安静状态下呼吸>60次/min为呼吸急促。由于新生儿呼吸中枢发育不完善,调节能力差,易出现呼吸节律不规则、周期性呼吸等现象,尤其以早产儿为明显。呼吸减慢或节律异常(潮式呼吸、抽泣样呼吸、下颌呼吸)是患儿病情危重的信号。

4. 血压 监测方法分为无创血压测量和有创血压测量。振荡和脉搏测压法是目前新生儿常用的无创血压测量方法,测量血压时要注意血压计袖带大小,新生儿袖带宽度应为肩至肘关节长的2/3。有创血压监测一般应用桡动脉和脐动脉,采用穿刺置管,通过导管连接血管内腔与外部的压力传感器来测定血管内压力。由于有创血压监测存在一定的并发症,如栓塞、感染等,故仅用于循环衰竭、明显水肿、严重低体温、外科手术后以及无创监测不理想等情况。血压监测包括收缩压、舒张压和平均动脉压。收缩压是心室收缩时动脉血压升高所达到的最高值,主要由心肌收缩力和心输出量决定,以保证各脏器血液供给;舒张压是在心室舒张末期动脉下降所达到的最低值,受心率、外周血管阻力的影响,其重要性是维持冠状动脉的血流;平均动脉压(mean arterial pressure,MAP)即心动周期的平均血压,维持一定的平均动脉压是保障心脑等重要脏器血流灌注的关键。由于新生儿血管弹力低,脉压小,对危重新生儿,平均动脉压较收缩压和舒张压更敏感可靠。足月儿血压平均70/50mmHg,MAP 40~45mmHg,早产儿MAP等于胎龄周数。不同出生体重不同日龄的MAP见表3-9。足月儿血压>90/60mmHg,早产儿血压>80/45mmHg为新生儿高血压。

表3-9 不同出生体重不同日龄的平均动脉血压(mmHg)

出生体重	日龄					
	3h	12h	24h	48h	72h	96h
500g	23	24	25	28	30	33
700g	24	25	26	29	31	34
900g	25	26	27	30	32	35
1 100g	27	27	29	31	34	36
1 300g	28	29	30	32	35	37
1 500g	29	30	31	33	36	38

【呼吸系统监护】

呼吸功能障碍是 NICU 最常见的病理生理状态,故呼吸功能监测已成为 NICU 监护的主要内容。呼吸系统功能监测内容包括呼吸系统表现、肺气体交换变化、肺影像学等。在监测和病情评价的基础上对呼吸治疗 / 支持进行调整。

1. **临床观察**　呼吸困难、气促、呻吟、呼吸暂停及发绀是新生儿呼吸系统疾病常见表现。通过评价呼吸频率及节律、皮肤颜色、鼻翼扇动、吸气性凹陷,辅助呼吸肌群用力、双侧呼吸音对称、胸廓外形、异常呼吸音(啰音、哮鸣音,喘鸣音)对病情进行判断。Silverman 评分(score of Silverman)(表 3-10),把新生儿呼吸困难程度进行量化,如评分 1~2 分,可以动态进行评估,≥ 3 分,立即给予 nCPAP 等无创呼吸支持,>6 分需要机械通气。

表 3-10　新生儿呼吸困难评分

体征	0分	1分	2分
吸气时肋间肌动作	不下陷	稍微下陷	明显下陷
吸气时剑突部动作	同上	同上	同上
吸气时上胸部与腹部动作	胸腹部同时升起	不同步	呈反方向升降
鼻翼扇动	无	轻度	明显
呼气时呻吟	无	用听诊器能听到	不用听诊器即听到

2. **氧合和通气状态监护**　氧合状态的监测方法有经皮脉氧饱和度(SpO_2)、经皮氧分压($TcPO_2$)、经皮二氧化碳分压($TcPCO_2$)和呼气末二氧化碳分压($EtPCO_2$)四种。

(1)SpO_2 监测:是临床最常使用的监测氧合状态的无创性方法,通过测量双波长光源和光传感器间氧合和还原血红蛋白的差异得到氧饱和度值。研究显示 SpO_2 变化常发生在其他重要生命体征变化之前,它能早期识别呼吸循环状态的变化,以便早期治疗。高危新生儿应 24 小时实时监测 SpO_2,凡吸氧的早产儿必须连续监测 SpO_2。新生儿 SpO_2 目标值为90%~95%,以减少早产儿视网膜病、支气管肺发育不良的发生。但 SpO_2 测定受多种因素的影响,如心输出量低 / 低灌注、血红蛋白变异、环境光线干扰等使所测值结果会偏低。从氧离曲线特点可知,在曲线平坦段 PaO_2 虽然有明显变化,但 SaO_2 却变化不明显,故不适合用于高氧血症的监测。

(2)$TcPO_2$ 和 $TcPCO_2$ 监测:可直接、实时反映血氧和二氧化碳分压水平,指导氧疗,可减少血气分析采血次数。研究显示 $TcPO_2$ 和 $TcPCO_2$ 与动脉血氧分压和二氧化碳分压有较好的相关性。缺点是监测探头需要每 3~4 小时更换位置一次,以免皮肤烫伤。

(3)$EtPCO_2$ 监测:在气管插管处连接一个结合管,可实时监测呼出气 CO_2 变化的信息,以利于呼吸机参数的及时调整,避免过度通气或高碳酸血症。

3. **血气分析**　可用动脉血或动脉化的毛细血管血进行分析。常用指标包括氧分压(PaO_2)、二氧化碳分压($PaCO_2$)、酸碱情况(pH、BE、HCO_3^-)等,是判断通气、氧合和酸碱状态变化最标准和最可靠的方法,但是属于有创性监测。血样必须为动脉血。在胎儿期,动脉血氧分压为 20~30mmHg,早期新生儿 BE 为 -10~$-2mmol/L$,足月儿和早产儿动脉血气正常值见表 3-11。

表 3-11　足月儿和早产儿动脉血气正常值

胎龄	PaO₂ (mmHg)	PaCO₂ (mmHg)	pH	HCO₃⁻(mEq/L)	BE/BD
足月儿	50~80	35~45	7.32~7.38	24~26	± 3.0
早产儿(胎龄 30~36 周)	50~70	35~45	7.30~7.35	22~25	± 3.0
早产儿(胎龄 <30 周)	45~60	38~50	7.27~7.32	19~22	± 3.0

4. **氧合状态评价指标**　血气分析中的多项指标组合可以计算出下列指标,能更准确、客观地反映氧合和肺功能状态。

(1)氧合指数:动脉氧分压与吸入氧浓度的比值(P/F)。为呼吸治疗中的一个目标,是使器官组织可以得到足够的氧气,以便进行氧合作用获得能源的一个重要指数。新生儿氧合指数正常值为 250~300。

(2)氧指数(oxygenation index,OI):为呼吸衰竭机械通气患儿评价肺换气障碍严重程度的指标。OI= $FiO_2 \times 100 \times MAP(cmH_2O)/PaO_2(mmHg)$。OI 也是判断呼吸机治疗参数设置强度和患儿反应性变化的指标。<4 为正常,4~7.9 为轻度氧合障碍,8~15.9 为中度氧合障碍,≥ 16 为重度氧合障碍。如 OI>20 提示存在严重氧合障碍,>40 一般均需接受 ECMO 治疗维持生命。

(3)肺泡 - 动脉氧分压差(alveolar-arterial PO_2 difference,A-aDO₂):为肺泡腔和动脉血之间的氧分压差值,即呼吸膜两侧的氧分压差值,结果间接反映肺内氧合功能。新生儿A-aDO₂<50。差值增高提示存在弥散功能障碍、通气 / 血流(A/V)失调或肺内分流。

5. **胸片**　是判断肺部疾病类型及病变变化、有无心脏形态异常、确定气管插管位置、调整呼吸机参数和撤离呼吸机等最常用的检查方法。有呼吸困难、青紫等临床表现者,需摄胸片了解心肺情况。摄片通常采用床旁方式,最常用摄片位置为正位片,需排除少量气胸时可加拍侧卧位片,立位片可以显示膈下游离气体。

6. **肺部超声检查**　超声检查目前已用于新生儿肺部疾病的诊断和鉴别诊断,它具有相对简单、安全、检查实时快速、无辐射、无创伤、易于反复进行等优势。新生儿胸壁薄,肺容量小,肋骨骨化程度低,透声性良好,利用超声波的物理特性,能够快速发现肺部的病灶,很好地辨别肺部实变、肺泡萎陷还是肺液增多等肺部疾病的类型,从而能及时调整呼吸治疗策略。探头建议使用频率为 9.0MHz 以上的高频线阵探头。常用检查方法为分区扫查法,即安静状态下患儿取仰卧或侧卧位,以腋前线、腋后线为界,将每侧肺脏分为前、侧、后 3 个区,即双侧肺脏被分为 6 个区域。探头与肋骨垂直(纵向扫查法)和平行(横向扫查法)。B 型超声通过测量低回声、胸膜线、A 线、B 线、肺滑和肺脉等声像鉴别肺部疾病。

7. **肺功能监测**　机械通气过程中应用床旁无创肺功能监护以反映患儿和机器相互作用下通气和力学情况,为临床医师提供调节呼吸机参数较为客观的依据。主要监测项目有:①通气量:包括每分通气量(MV)和潮气量(VT),是机械通气时最基本的指标;②顺应性:动态顺应性(Cdyn)是指机械通气时相对气道压力变化时潮气量的变化;③气道阻力:包括气道阻力、肺组织阻力、胸廓阻力等。

【心血管系统监护】

对高危新生儿或危重新生儿应常规进行心血管功能监护。危重新生儿随时可发生心血管功能紊乱,除仔细的心脏体征检查外,还应密切注意患儿意识状态、有无发绀、面色发灰、四肢末梢发凉及毛细血管再充盈时间等提示循环障碍的情况,可量化为新生儿休克评分(表3-12)。心血管功能监测可采用心电监护仪观察心率和节律,测定血压,监测动脉血氧饱和度(SaO_2)。如发现节律异常,进行心电图监测。怀疑先天性心脏畸形可进行超声心动图检查明确,凡怀疑心血管疾病患者均应摄胸片明确心脏大小、外观和肺血情况。

表3-12 新生儿休克评分

评分	收缩压(mmHg)	动脉搏动	皮温	皮肤颜色	CRT
0	>60	有力	腕踝以下凉	正常	<3s
1	46~60	弱	肘膝以下凉	苍白	3~5s
2	<46	摸不到	肘膝以上凉	发花发绀	>5s

注:评分5分为轻度休克,6~7为中度休克,8~10为重度休克

1. **心电监护** 对所有高危新生儿都要24小时实时心电监护,监测心率、心律,还可为及时发现心律失常,有利于及时和准确诊断各种严重心律失常,如阵发性室上性心动过速、室性心动过速、重度房室传导阻滞等。

2. **心电图** 可以反映心率和心律的变化、T波和ST段改变,诊断各种心律失常,心肌损伤。新生儿心电图受从胎儿向新生儿的转折期血流动力学的影响,呈动态状态。胎儿时期,由于肺血管阻力高,胎儿右心室的压力接近左心室,因此,右心室优势是胎儿和新生儿的特征。

【神经系统监护】

新生儿脑损伤发生率较高,但临床症状不典型,不容易被及时发现,预后判断也较困难,尤其是早产儿。通过临床观察、头颅影像学监测和脑功能监测,对高危新生儿进行神经系统监护非常必要。

1. **临床观察** 意识状态,反应,哭声,有无抽搐等。体格检查应注意患儿的意识、反应、头围、囟门、瞳孔、肌张力、各种反射。瞳孔对光反射主要反映脑干功能,对光反射消失(瞳孔固定)多见于严重脑干病变,脑疝及脑死亡,但需注意除外药物作用因素(如阿托品、阿片等)。

2. **床旁头颅超声** 头颅超声是早产儿脑室内出血首选的筛查手段,对脑中线部位病变有特异性的诊断价值,如脑室周围白质软化、脑积水和脑室扩大。而且无创、便捷,可床边操作。可多次动态复查脑室扩张情况,尤其适用于脑积水患儿手术后的疗效观察。

3. **常规导联脑电图** 脑电图在反映脑功能方面比某些临床指标更敏感,并具有无创和可动态随访复查的优点,可用于评价脑发育成熟度、判断脑损伤的严重程度及预后,是诊断新生儿惊厥的重要手段。HIE患儿生后1周内的脑电图异常程度基本与临床分度一致,表现以背景活动异常为主,以低电压、等电位和爆发抑制最为多见,后两者往往是预后不佳的预兆。常规EEG导联太多、图形复杂和易受干扰,在NICU进行床旁连续监测还存在困难。

4. **振幅整合脑电图**(amplitude integrated electroencephalography,aEEG) 是近年来发展起来的用于新生儿的脑电监测技术,已经成为NICU日常监护。aEEG是脑电图连续记录的简化形式,脑电信号来自双顶骨电极,通过放大、频率滤过、振幅压缩和整合,

描记在半对数热敏感纸上,由于走纸速度慢,相邻波形得以叠加、整合,与常规脑电图相比,aEEG 操作方便、图形直观、容易分析。同时由于 aEEG 电极少,便于长时间记录脑电功能,尤其适用于 NICU 高危新生儿床旁脑功能监测。目前已将生后早期(4~6 小时)的 aEEG 监测作为预测 HIE 患儿脑损伤严重程度和远期神经发育预后的指标。

5. 其他　如脑干诱发电位、脑血流超声多普勒监测和近红外波谱分析对脑血流、脑氧合、脑代谢等脑功能状态的监测具有一定价值。

【体液及血生化监护】

血常规、血糖、血清电解质、乳酸、渗透压、血胆红素、血氨及肝功能、肾功能和凝血功能等。

(梁　琨)

第四章　新生儿水电解质平衡与液体疗法

第一节　新生儿水电解质平衡特点

一、新生儿水需要量及特点

(一)新生儿体液分布和生理性体重下降

1. **新生儿体液分布组成**　新生儿体液由细胞外液(包括血管内液和间质液)和细胞内液组成。新生儿期总体液占全身体重的百分比远高于成人,且出生胎龄越小,体液所占比例越高。目前较公认的是:①早产儿总体液占体重的百分比为80%~86%,足月儿为75%左右,主要是细胞外液(表4-1);②新生儿出生后生理性体重下降,主要是细胞外液减少;③各出生胎龄新生儿血浆量均为体重的5%;④不同出生体重新生儿不同日龄的生理需水量不同(表4-2)。

2. **新生儿生理性体重下降**　绝大多数新生儿出生后会出现生理性体重下降,一般生后第一天降低程度不超过出生体重的5%,生后一周内降低程度不超过出生体重的10%,正常喂养的足月儿大约在生后7~10天自动恢复至出生时的体重。生理性体重下降主要是由细胞外液的等渗性减少导致的,发生机制尚不十分清楚,可能原因是:①新生儿从母体分娩后,脱离了浸泡于羊水的密闭环境而生活在仅有一定比例空气湿度的自然环境中,经皮肤的不显性失水增加;②出生后建立了自主呼吸,经呼吸道丢失的不显性失水增加;③生后体内血浆内皮素水平降低导致肾血管扩张和阻力降低,肾小球滤过率开始增加,尿量增多;④生后,随着胎儿循环终止、自主体循环建立,右心房的容量随之扩大,心钠素水平升高(至生后48~72小时达高峰,然后逐渐下降至出生时水平),排钠利尿致细胞外液减少。

表 4-1　不同出生胎龄新生儿体液组成

生后周龄	胎龄(周)	占体重的百分比(%)		
		体液总量	细胞外液	细胞内液
生后第 1 周	24	86	59	27
	28	84	56	28
	32	82	52	30
	36	80	48	32
	40	78	44	34
生后第 2~4 周	足月	74	41	33

表 4-2　不同出生体重不同日龄生理需水量[ml/(kg·d)]

日龄	<1 000g	1 001~1 500g	1 501~2 500g	>2 500g
第 1~3 天	100~120	90~100	80~100	70~80
4~7 天	130~140	120~140	100~120	90~120
8~28 天	140~160	140~160	120~140	120~140

(二) 新生儿不显性失水

1. 新生儿不显性失水量　不显性失水(insensible water loss,IWL)是指呼吸和皮肤蒸发的水分,量大约为 0.7~1.6ml/(kg·h)。出汗是显性失水。新生儿通过皮肤的水分蒸发可导致大量不显性失水。早产儿胎龄越小、体重越轻,体表面积相对越大,不显性失水量就越多。超低出生体重婴儿由于其皮肤非常薄,经皮肤的不显性失水更明显。以 60% 湿度的中性温度暖箱为例,不同出生体重的早产儿在安静舒适、未接受医学干预时的不显性失水量见表 4-3。当新生儿皮肤完整性受损时(例如大疱性表皮松解症、先天性腹壁缺陷),水分也可能过度丢失。

2. 影响新生儿不显性失水的常见因素

(1)呼吸:呼吸频率增快或呼吸深大时,经气道的不显性失水增加。

(2)体温:体核温度每增高 1℃,不显性失水因身体代谢率提高而增加约 10%。

(3)环境湿度:不显性失水随着环境湿度的增加而降低(同理,新生儿接受呼吸支持时应注意管路气流的加温加湿,否则经气道的不显性失水将明显增加)。

(4)剧烈哭闹:啼哭和大量活动时不显性失水可增加 30%。

(5)接受光疗:持续光疗可导致不显性失水增加 50% 以上。

表 4-3　不同出生体重早产儿的不显性失水量[ml/(kg·d)]

出生体重(g)	<7 日龄	>7 日龄
500~750	100	80
750~1 000	65	60
1 000~1 250	55	50
1 250~1 500	40	40
1 500~1 750	20	30
1 750~2 000	15	20

(三) 新生儿经消化道和肾脏的排出水量

新生儿消化道每日分泌的消化液量约为细胞外液量的 60%,消化液通常在肠道内被重吸收,无腹泻时经粪便排出的液体量 5~10ml/(kg·d)。新生儿出生时肾小球结构发育已完成,肾小球和肾小管的功能尚不成熟,足月新生儿出生后第 1 天肾小球滤过率每分钟 10~30ml/1.73m^2,肾小管长度相对较短,肾脏浓缩功能差,早产儿尿只能浓缩到 600mOsm/L,足月儿可达 800mOsm/L,尿比重 1.010~1.020,一日尿量 2.5~4ml/(kg·h)。正常情况下绝大多数足月儿在出生后 24 小时内开始排尿,极少数在 48 小时内排尿。足月新生儿正常尿量约为 45ml/(kg·d)或约 2ml/(kg·h)。早产儿肾功能更加不成熟,部分极低出生体重儿尿量在出生后 2~3 日可达 5~7ml/(kg·h)。随着出生后肾血流量占心输出量比例(足月儿 1 周龄时该比例为 2%,5 周龄时为 8.8%,1 岁时为 9.6%,成人为 16%)的增加和肾功能的成熟,尿液中的水和电解质会发生变化。

二、新生儿电解质需要量及特点

体内电解质的代谢是伴随着水的代谢同时进行的。新生儿体液电解质组成中,钠含量与成人相似,钾、氯、磷偏高,HCO$_3^-$偏低。在正常进食情况下,新生儿可以从母乳或乳制品中摄取到足够身体需要的电解质。肠道是吸收电解质的器官,肾脏是排出电解质的主要器官。足月儿与不同胎龄早产儿的主要电解质血清浓度见表 4-4。由于不同胎龄早产儿机体成熟度差异较大,且各脏器功能缺乏有效的评估指标,因此对于早产儿体内电解质需要量,目前还缺乏精确的数据。

表 4-4　足月儿与不同胎龄早产儿主要电解质血清浓度(mmol/L)

主要电解质 (mmol/L)	胎龄(周)					足月儿 生后 2~4 周
	24	28	32	36	40	
钠	90	91	85	80	77	73
钾	40	41	40	41	41	42
氯	70	67	62	56	51	48
钙			/			2.2

(一) 足月新生儿电解质需要量及特点

1. **钠**　足月新生儿在生后第一周的生理性体重下降阶段,由于肾脏有强迫性排钠现象,因此钠需要量波动较大,出生后第二周开始钠需要量比较稳定。从出生后第二周开始,足月新生儿钠需要量 2~3mmol/(kg·d)。

2. **钾**　新生儿出生后早期,红细胞通常较高且含有较高比例的胎儿红细胞,红细胞破坏可导致体内血钾偏高,而肾脏对钾离子无强迫性排出现象,因此新生儿在出生后早期(特别是第 1 天)可以不补充钾,以后根据血钾测定情况再决定是否需要补钾。静脉补钾速度要慢。出生后第 2 周开始,足月新生儿钾需要量 1~3mmol/(kg·d)。

3. **钙**　胎盘能主动向胎儿运输钙,新生儿生后从母体获取钙中断,血清游离钙和总钙浓度在生后数小时急剧下降,而新生儿生后早期经肠道摄入钙通常较少,生后 24~48 小时血钙降到最低点(1.1~1.36mmol/L),随后缓慢上升,血钙恢复正常的因素包括食物摄入钙增加、肾脏磷酸盐分泌增加和甲状旁腺功能增加。

4. **磷**　磷按照氮磷比 15:1 比率先进入软组织,同时按照钙磷比 2.15:1 比率先进入骨骼,保持骨和软组织磷的平衡。新生儿经肾小球滤过的大部分磷酸盐在近端肾小管被重吸收。欧洲儿科胃肠肝病和营养学会推荐新生儿元素磷摄入量为 65~90mg/(kg·d),钙磷比例 1.5~2.0。

5. **氯**　血清氯正常值 90~106mmol/L。氯在足月新生儿体液中的变化与钠的变化一致。

(二) 早产儿电解质需要量及特点

1. **钠**　早产儿钠需要量为每天 3~4mmol/100kcal。胎龄 31~34 周早产儿生后第 1 周即使是限制每日总入液量在 100~140ml/(kg·d),限制每日总钠摄入量 2~3mmol/(kg·d),生后 1 周内仍能维持体内水和钠的平衡。但有些早产儿利钠和利尿持续时间较长,排钠多于排水,可能出现低钠血症,钠摄入量需要增加到 3~4mmol/(kg·d)。胎龄 26~29 周或体重800~1 000g 超低出生体重儿,肾功能更不成熟,排钠增加且持续时间较长(有些到生后 4 周才恢复到正常血钠水平),在低钠期间钠需要量应增加至 4~5mmol/(kg·d),但需监测血钠,因为超低出生体重儿也可能由于不显性失水多,血液浓缩而出现高钠血症。母乳钠含量因人而异,波动较大。早产儿母亲,初乳钠含量比足月儿母亲初乳高,且持续时间长。

2. **钾**　早产儿生后第 1 周通常不需要补充钾,第 2 周后钾需要量约 1~3mmol/(kg·d),再根据血钾监测情况进行调整。

3. **钙**　新生儿钙含量及需要量,目前缺乏准确数据。在常规补钙和生后第 1 天使用肠外营养之前,许多低体重儿及几乎所有极低出生体重儿生后第 2 天血清总钙均低于正常值,但体内发挥作用的是游离钙,游离钙浓度下降与总钙浓度下降不成比例。早产儿游离钙维持稳定的原因尚不清楚,可能与早产血清蛋白及 pH 值均低有关。由于缺乏极低出生体重儿的循证医学数据,传统的总钙浓度低于 0.9~1.1mmol/L 为低钙血症的标准依然适用于极低出生体重儿。对于早产儿钙需要量,其推荐量要根据胎儿期的增加率来估算。美国生命科学研究院推荐早产儿钙摄入量为每天 123~185mg/100kcal,欧洲儿科胃肠病肝病及营养学会推荐早产儿钙补充量以维持血钙浓度为每天 110~130mg/100kcal。

4. **磷**　早产儿肾脏发育不成熟,对磷酸盐的排泄较多,容易受磷酸盐缺乏的影响,因此早产儿磷需要量高于足月儿。

5. **氯**　超低出生体重儿氯需要量为 1mmol/(kg·d)左右。

三、新生儿水电解质平衡调节特点

(一)新生儿水电解质平衡调节能力

新生儿体内水和电解质平衡会受到自身发育成熟度、环境因素、生后生理适应性以及疾病因素的影响。新生儿水电解质平衡紊乱的临床表现多不典型,且与原发病密切相关。

1. 水和钠 新生儿通常在出生后第1周发生体重减低,早产儿体重减轻的程度更明显。水分可经肾脏、皮肤和肺丢失,且丢失的绝对量和相对量随出生日龄不同而变化。住院期间的危重新生儿还可能存在其他液体的过度丢失,如经粪便排出增加、胃液引流或胸膜腔造口术引流、气管插管机械通气、高胆红素血症接受蓝光照射治疗等,可导致水电解质紊乱,辐射抢救治疗台也可使新生儿经皮肤丢失的水分增加。

新生儿水电解质平衡与肾小管的功能密切相关,而肾小管的功能与其细胞膜上的蛋白质受体和酶的功能密切相关,这些蛋白质受体和酶包括:①管腔膜上的 Na-H 交换蛋白和 Na-葡萄糖协同转运蛋白,可使滤过的钠和葡萄糖被重吸收;②肾小管周细胞膜上的 Na-K-ATP 酶,可将重吸收的钠释放入体循环;③抗利尿激素敏感性水通道蛋白 2 水通道,与尿液的浓缩有关。新生儿刚出生时这些蛋白质受体和酶水平相对较低,限制了不成熟脏器调节水钠出入的能力,可引起低钠血症、高钠血症、容量不足等。

2. 钾 新生儿肌肉组织少,体钾总量比成人少,为 35~40mmol/L,新生儿每日需钾量为 1.5~1.75mmol/L。新生儿生后早期因红细胞破坏增多和肾脏排钾能力不足,血清钾偏高。由于消化液中含钾高,因此新生儿存在消化道疾病、消化液丢失时,钾的丢失会明显增多,易出现低钾血症。血清钾和体内贮存钾的正常维持是通过肾脏和细胞内外钠、钾分布的调节机制完成的。在急性钾负荷时,新生儿肾脏的适应机制较差,易发生高钾血症;而肾脏的保钾功能劣于保钠功能,在钾摄入减少或无钾摄入时,易发生低钾血症。胎龄越小,新生儿的上述适应和调节功能越不成熟,越容易发生体内钾的平衡紊乱。

3. 钙、磷 新生儿出生后早期,甲状旁腺分泌的甲状旁腺素较低,而降钙素水平较高,因此新生儿早期易发生低钙血症。新生儿生后接受日光照射概率低,经皮肤产生维生素 D 的量极小,身体所需的维生素 D 基本上是通过肠道从食物中吸收并经过肝肾活化形成 $1,25\text{-}(OH)_2D_3$。尽管妊娠期胎盘也可以合成 $1,25\text{-}(OH)_2D_3$ 并通过脐带血流进入胎儿体内,但这种局部合成的 $1,25\text{-}(OH)_2D_3$ 仅参与调节胎儿体细胞的生长而不影响新生儿的钙平衡。

(二)早产儿与足月儿水电解质平衡调节差异

与足月儿相比,早产儿的肾小球滤过率低、肾小管对钠和碳酸氢盐的重吸收少、肾小管的浓缩稀释能力不足均可导致水和电解质失衡。早产儿出生前给予足量糖皮质激素不仅可促进肺的成熟,也可促进其皮肤和肾脏的成熟,减少发生水电解质平衡紊乱的概率。出生前未足量应用糖皮质激素的早产儿,生后第一周的不显性失水高于足量应用糖皮质激素的早产儿。另有研究发现,出生前应用足量糖皮质激素,可减少超低出生体重儿发生非少尿型高钾血症的概率,但其机制尚不明确,可能与糖皮质激素提高了软组织细胞膜稳定性以及 Na-K-ATP 酶活性,减少了钾离子从细胞内到细胞外的转移有关。

(黑明燕)

第二节　新生儿水电解质平衡紊乱

一、新生儿脱水

新生儿脱水（dehydration）是指由于新生儿水摄入量不足和 / 或丢失量过多而导致的体液总量（尤其是细胞外液量）减少。根据不同的水和血钠丢失比例导致现存体液渗透压的不同，脱水分为等渗性、低渗性、高渗性脱水。根据患病后累积的体液损失量不同，脱水分为轻度（失水量低于体重的 5%）、中度（失水量为体重的 5%~10%）、重度（失水量超过体重的 10%）。关于新生儿脱水的处理见本章第四节新生儿液体疗法。

二、新生儿低钠血症

新生儿低钠血症（hyponatremia）是指由于各种原因导致新生儿体液总量钠缺少，是以体钠总量减少、血清钠 < 130mmol/L 和 / 或水潴留为主要表现的临床综合征。

【病因】

1. 围产期因素　由于胎儿在宫内处于相对缺氧状态，因此新生儿刚出生时体内的血浆内皮素水平偏高，导致肾血管收缩，尿量较少，但这种状态在出生后 24 小时内自动缓解，尿量随之增加。胎儿 12 周时体内已可查出抗利尿激素，至 28 周时抗利尿激素达最高点并稳定在较高的水平。出生时各种应激，如缺氧窒息、呼吸窘迫综合征、颅内出血或颅内感染等，可导致抗利尿激素分泌异常增加，此时尿量减少，水潴留在体内，稀释了血钠，出现低钠血症。孕妇在孕期低盐饮食和分娩前连续应用利尿剂，也可引起胎儿利尿，新生儿生后体内钠总量减少，出现低钠血症。新生儿在生后发生胎儿血液循环向新生儿血液循环的转换，右心房容量扩大，右心房产生的心钠素随之增加，使肾小管对钠盐的再吸收减少，心钠素具有利钠利尿作用，新生儿表现为尿量增加和细胞外液减少，约 1 周后心钠素水平逐渐下降，尿量也逐渐减少并稳定在 1~3ml/（kg·h），新生儿体重则逐渐上升并恢复至出生体重。这是新生儿生理性体重降低的发生机制。

2. 神经内分泌因素　新生儿体内参与调节水、电解质平衡的内分泌腺有脑垂体、肾上腺、甲状旁腺和甲状腺。脑神经垂体分泌的抗利尿激素和精氨酸血管加压素，增加远端肾小管对水的吸收。肾上腺皮质分泌的醛固酮可增加远端肾小管对钠盐的吸收，但早产儿肾小管对盐皮质激素的反应较迟钝，表现在该激素增加时尿中排钠仍相当高，因此早产儿易发生低钠血症。

3. 疾病因素　低钠血症的病因常为早产（尤其是低出生体重儿），胃肠疾病（腹泻、肠造瘘、外科引流、肠梗阻等），肾脏疾病（急性肾功能衰竭多尿期、肾病综合征等），皮肤病变（烧伤、大疱性表皮松解症、先天性皮肤缺失等），肾上腺皮质功能不全，假性醛固酮缺失症，各种原因引起的稀释性低钠血症等。早产儿到了晚期新生儿阶段发生低钠血症通常是由负钠平衡引起的，病因包括钠摄入量低、利尿治疗以及先天性肾上腺皮质增生症导致的盐皮质激素缺乏等。先天性肾上腺皮质增生症以 21- 羟化酶缺乏症最常见，表现为低钠血症、高钾血症、代谢性酸中毒和休克。

【临床表现】

除原发病临床表现外,新生儿常表现为精神反应欠佳,体重增加或水肿,尿量减少,实验室检查血清钠 < 130mmol/L。

【处理】

1. 失钠性低钠血症的处理　原则是提高静脉液体的张力,增加钠摄入量。先根据公式计算所需补充钠量[所需补充的钠量(mmol)=(140− 血清钠)mmol/L × 0.7 × 体重(kg)],然后按计算值的 1/2 量补充,再根据治疗反应决定进一步补充量;通常在 24~48 小时内补足。对于重度脱水者需先扩容,然后在 8~12 小时内使脱水基本纠正,血清钠恢复到 125~130mmol/L(按每小时提高 1mmol/L 的速度)。对于血钠 <120mmol/L、存在明显低钠症状的新生儿,可按以下公式计算 3%NaCl 剂量后给予静脉补充(1ml=0.5mmol)、速度为 1mmol/(L·h)直至血钠恢复到 125mmol/L,然后放慢速度,在 24~48 小时内纠正低钠血症[所需 3%NaCl(ml)量 =(125− 血清钠)mmol/L × 0.7 × 体重(kg)/0.5]。对于肾上腺皮质功能不全、单纯型醛固酮不足的患儿需给予补充盐皮质激素。

2. 稀释性低钠血症的处理　原则是限制水的摄入量(使之少于生理需要量),清除体内过多的水,使血清钠和体液渗透压恢复正常。对于存在肾功能衰竭的稀释性低钠血症,可进行腹膜透析或连续血液净化。

三、新生儿高钠血症

新生儿高钠血症(hypernatremia)是指由于各种原因导致新生儿体液总量的钠过多(血清钠 > 150mmol/L)和 / 或水缺乏(相对于体钠总量的水缺乏),临床表现为高渗综合征。

【病因】

高钠血症病因多为水摄入不足,不显性失水增多(保湿不足、气管插管机械通气、呼吸增快、发热或光疗等),肾脏丢失过多(早产儿、尿崩症、急性肾功能衰竭多尿期、渗透性利尿等),肾外丢失过多(腹泻、皮肤缺损、引流等),医源性因素导致钠摄入过多,导致肾脏排钠障碍的疾病(例如醛固酮增多症、充血性心力衰竭、肾功能衰竭)等。足月新生儿高钠血症通常是由于产后母乳喂养不足所致,主要表现为体重减轻幅度大且持续时间长。各种医源性因素导致摄入钠过多,是患病新生儿高钠血症常见原因。尿崩症是引起新生儿高钠血症的少见病因,该病有时可与缺氧缺血性脑病或中枢神经系统畸形伴随发生。

【临床表现】

除原发病临床表现外,新生儿常表现为精神反应差,皮肤干燥,体重减轻,体温偏高甚至发热,实验室检查血清钠 > 150mmol/L。

【处理】

积极治疗原发病,去除病因,可按以下公式计算静脉补充水量[所需水量(L)=(血清钠 −140mmol/L)× 0.7 × 体重(kg)/140],先按照计算量的 1/2 给予,根据治疗后反应决定是否继续补充和剂量,在 48 小时以上的时间内纠正。需要强调:高钠血症的纠正速度不能过快,以免发生脑水肿和惊厥,血清钠降低的速度应 <1mmol/(L·h)或 <10mmol/(L·d)。此外尚需补充生理需要的水量。对于钠潴留性高钠血症,除限制钠盐摄入外,可给予髓袢利尿剂,对于合并肾功能障碍者可予以腹膜透析、血液透析或连续血液净化。

四、新生儿低钾血症

新生儿低钾血症(hypokalaemia)是指新生儿体内血清钾 < 3.0mmol/L,以神经肌肉兴奋性降低为主要表现,主要累及神经肌肉、心脏、肾脏和消化道。

【病因】

1. 钾摄入不足　较长时间禁食,或肠内、外营养量不足。

2. 钾丢失过多　呕吐、腹泻、胃肠引流等导致经消化道丢失,应用利尿剂(如呋塞米等排钾利尿剂)、疾病(醛固酮增多症、先天性肾上腺皮质增多症、Bartter 综合征、肾小管性酸中毒、碱中毒等)等导致经肾脏丢失,皮肤软组织大面积缺失(烧伤、大疱性表皮松解症、先天性皮肤缺失等)导致经皮肤丢失,腹膜透析治疗不当导致医源性丢失。

3. 碱中毒、胰岛素增多等导致钾在细胞内外分布异常。

【临床表现】

除原发病临床表现外,新生儿主要表现为精神反应差、嗜睡、肌张力降低、心律失常、腹胀甚至肠麻痹,实验室检查血清钾 < 3.0mmol/L。

【处理】

原则是治疗原发病,尽量去除病因,防止钾继续丢失,尽早给予肠内营养。新生儿每日钾生理需要量 1.5~1.75mmol/L,低钾血症时可按 3mmol/(kg·d) 额外补充,静脉补充含钾液的浓度 <0.3%,连续补充 4~5 天。

五、新生儿高钾血症

高钾血症(hypokalaemia)是指新生儿生 3~7 天后血清钾 > 6mmol/L,主要表现为神经肌肉兴奋性降低和心脏收缩无力和 / 或心律失常。

【病因】

1. 钾摄入过多　由于机体存在对摄入钾的适应机制,摄入钾稍多不会发生高钾血症。若肾功能障碍、或钾从细胞外液移入细胞内液障碍、或短时间内医源性因素导致静脉输注钾过多,则易发生高钾血症。

2. 肾脏排钾障碍　肾功能衰竭,血容量减少,肾上腺皮质功能不全,先天性肾上腺皮质增生症,不当应用保钾利尿药物等。

3. 钾从细胞内释放或移出　大量溶血,围产期严重缺氧,严重酸中毒,休克,高热导致组织分解代谢亢进,严重组织损伤,洋地黄中毒等。

【临床表现】

除原发病临床表现外,新生儿主要表现精神反应差、心音低、心律失常,严重时可发生心搏骤停。

【处理】

原则是在除外标本溶血导致的假性高钾血症后,对于轻度高钾血症(血清钾 6~6.5mmol/L)且心电图正常的新生儿,停用含钾药物、应用排钾利尿药后复查血清钾即可。

严重高钾血症(血清钾 >7.0mmol/L)可另外给予以下处理:①拮抗高钾对心脏毒性作用:10% 葡萄糖酸钙(0.5~1ml/kg)缓慢静推,同时监测心电图,若心电图无改善,则可在 5 分钟后重复静推。应用洋地黄制剂的新生儿须慎用钙剂。②促进钾从细胞外液移入细胞内:静脉内给予葡萄糖和胰岛素(0.05U/kg 胰岛素,加入至 10% 的葡萄糖水溶液中,给予溶液的体积为 2ml/kg,15~30 分钟静脉滴注),随后持续输注胰岛素[0.1U/(kg·h),加入至 10% 的葡萄糖水溶液中,速度为 2~4ml/(kg·h)]。亦可静脉内给予碳酸氢钠溶液(1~2mmol/kg,持续 30~60 分钟)。③ 促进钾的排除:对于肾功能正常的婴儿,可静脉给予速尿(每次 1mg/kg)增加钾从尿的排泄;对于少尿或无尿的新生儿,可考虑进行腹膜透析等肾替代治疗。

六、新生儿低钙血症

新生儿低钙血症(hypocalcemia)是指足月儿或出生体重 >1 500g 早产儿血清总钙浓度 <2mmol/L 或血清游离钙 <1.1mmol/L,出生体重 <1 500g 早产儿血清总钙浓度 <1.75mmol/L 或者血清游离钙 <0.9mmol/L。临床症状轻重不同,主要表现为神经、肌肉兴奋性增高,通常出生体重 <1 500g 早产儿在钙离子浓度 >0.8~0.9mmol/L 时很少出现症状。

【病因】

早产儿、糖尿病母亲婴儿、各种围产期缺氧性疾病(例如窒息、颅内出血、胎粪吸入综合征、呼吸窘迫综合征)等疾病可导致早发型新生儿低钙血症;人工喂养的足月儿存在暂时性甲状旁腺功能减退症、母孕期维生素 D 摄入不足等可导致晚发型新生儿低钙血症;先天性甲状旁腺功能减退症、某些遗传性疾病也可导致低钙血症。

【临床表现】

主要表现为易激惹,惊跳或拥抱反射过强烈,严重者可出现惊厥。

【处理】

强调母乳喂养。新生儿出生后 2 周可开始每日口服补充维生素 D 400IU,早产儿在胃肠可耐受的情况下适当提前补充。对于有低钙惊厥或其他神经肌肉兴奋症状的低钙血症,可以给静脉补充钙剂,10% 葡萄糖酸钙每次 2ml/kg、以等量 5% 葡萄糖液稀释后缓慢静脉注射(速度为 1ml/min),用药时应注意避免药物外渗导致的软组织坏死。血钙如 <1.75~2.0mmol/L(7~8mg/dl) 或钙离子 <0.9mmol/L(3.5mg/dL),可给钙 10~20mg/(kg·d) (10% 葡萄糖酸钙含钙 9mg/ml)。只有存在甲状旁腺功能不全时才需要长期补充钙剂。

七、新生儿高钙血症

新生儿高钙血症(hypercalcemia)是指血清钙 >2.75mmol/L 或血清游离钙 >1.4mmol/L。

【病因】

通常为不恰当的肠外营养输注、新生儿暂时性甲状旁腺功能亢进症、医源性维生素 D 摄入过量、某些家族性遗传性疾病等。

【临床表现】

无特殊临床表现。

【处理】

需注意去除医源性因素导致的高钙血症。轻症无症状者无需特殊处理。重症高钙血症可给予生理盐水 10~20ml/kg 静脉滴注后再应用利尿剂促进排泄。

八、新生儿水电解质平衡的监测

对新生儿进行水电解质平衡的监测对维持新生儿内环境稳定至关重要。监测内容除了

患儿的精神反应和症状以外,还应进行以下监测:

1. **体格检查和体重**　包括心血管稳定性的体征(心率、血压和毛细血管再充盈时间)、水合状态(皮肤弹性、黏膜状态、前囟门的饱满度)及是否存在水肿。体重应至少每日测量 1 次。体重过量增加、出现水肿或水肿加重、血压升高则提示液体容量可能超负荷。体重减轻、心动过速和毛细血管再充盈不良、甚至低血压则提示补液不足。但脓毒症时也可因血管内液体外渗到皮肤组织间隙而发生血管内容量不足),在这种情况下体重可能增加而不降低。

2. **摄入量和排出量**　在出生后最初几日,应严密监测液体摄入量和尿便排出量。尿比重是衡量液体状态的指标之一。

3. **血清电解质浓度**　对于需要静脉输液的新生儿,应监测血清电解质,监测频率取决于胎龄、日龄以及婴儿的临床情况。

(黑明燕)

第三节　新生儿酸碱平衡紊乱

一、新生儿酸碱平衡指标及特点

判断新生儿酸碱平衡紊乱的指标主要为血气指标(标本为动脉血或动脉化毛细血管血)和血清电解质指标(标本为血清)。

(一) 动脉血气指标

1. **pH**　是表示血液 H^+ 浓度的指标,正常值为 7.40(7.35~7.45)。新生儿出生时偏低,约出生后 24 小时达到成人值。一般情况下 pH<7.35 为酸血症,pH>7.45 为碱血症。

2. **CO_2 分压(P_aCO_2)**　是血浆中溶解的 CO_2 产生的张力,与肺通气功能有关,为呼吸性酸碱平衡紊乱的指标。正常值为 40(35~45)mmHg。新生儿出生时稍高,约出生后 1~6 小时达成人值。一般情况下 P_aCO_2 降低为通气过度,P_aCO_2 升高为通气不足。

3. **标准碳酸氢盐(HCO_3^-,SB)**　是全血在 37℃、Hb 完全氧合、用 P_aCO_2=40mmHg 的气体平衡时测得的血浆 HCO_3^- 含量,为代谢性酸碱平衡的指标。正常值为 24(22~26)mmol/L。新生儿出生后早期较低。一般情况下 SB 升高为原发性代谢性碱中毒或呼吸性酸中毒的肾脏代偿,SB 降低为原发性代谢性酸中毒或呼吸性碱中毒的肾脏代偿。

4. **血浆 CO_2 结合力(CO_2CP)**　是隔绝空气采血、室温下分离血浆、与正常人肺泡气 CO_2 分压(P_aCO_2=40mmHg)平衡后测定 CO_2 含量、再减去物理溶解的 CO_2 量计算出来的数值。正常值为 22(18~27)mmol/L。临床意义与 SB 相同。

5. **缓冲碱(BB)**　是全血中缓冲阴离子(碳酸氢、Hb、血浆蛋白、磷酸盐缓冲系统)含量的总和,为代谢性酸碱失衡的指标。正常值为 50(45~55)mmol/L。新生儿较低,为(44.1 ± 1.82)mmol/L,动静脉数值相同,不受呼吸因素的影响,但受 Hb 及血浆蛋白浓度变化的影响。临床意义与碳酸氢盐相同。

6. **碱剩余(BE)**　是在 P_aCO_2 40mmHg、37℃、Hb 完全氧合的条件下用酸或碱将全血滴定到 pH 7.40 所需的酸量(以正值表示),反映血液中 HCO_3^- 浓度的变化,为表示代谢性酸碱平衡的指标。正常值为(0 ± 3)mmol/L,新生儿较低,1 周龄时仍为 −3mmol/L 左右。BE

不受呼吸因素的影响,但受 Hb 及血浆蛋白浓度变化的影响。一般情况下 BE 负值增加为代谢性酸中毒或呼吸性碱中毒的肾脏代偿,BE 正值增加为代谢性碱中毒或呼吸性酸中毒的肾脏代偿。

(二)血清电解质指标

1. 血清氯　血清氯正常值为 90~106mmol/L。当血清氯与血清钠不呈比例变化、血清氯与 HCO_3^- 呈相反方向变化时,提示酸碱平衡紊乱。血清氯降低为代谢性碱中毒和呼吸性酸中毒,血清氯升高为高血氯代谢性酸中毒(AG 正常型)和呼吸性碱中毒。

2. 阴离子间隙(AG)　是血清阳离子(主要为 Na^+ 和 K^+)总数与阴离子(主要为 Cl^- 和 HCO_3^-)总数的差值,为判断代谢性酸中毒性质的指标。正常值为 (16 ± 2) mmol/L。AG>30mmol/L 几乎全是代谢性酸中毒,AG 20~30mmol/L 则多数为代谢性酸中毒。AG 增高 3~5mmol/L 以下时,最常见的原因是碱中毒。

二、新生儿酸碱平衡紊乱的诊断步骤

新生儿酸碱平衡紊乱分为代谢性、呼吸性和混合性。对新生儿酸碱平衡紊乱的诊断主要根据临床表现(包括病史、症状、体征和治疗情况)和血化验指标(包括血清电解质和血气)进行。通常对酸碱平衡紊乱的诊断步骤是先了解病史、临床表现(包括症状和体征)和治疗情况,然后根据动脉血气判断最主要的(占优势的)酸碱失衡类型,再根据公式计算值判断单纯型或混合型酸碱失衡及其类型(表 4-5 和表 4-6);最后可根据血清阴离子间隙和血清白蛋白进行代谢性酸中毒或代谢性碱中毒的分类以及判断是否存在三联以上的酸碱平衡紊乱。

表 4-5　单纯型酸碱失衡的预计代偿范围

主要酸碱失衡类型	预计代偿范围的计算公式	代偿所需时间	代偿程度
代谢性酸中毒	$P_aCO_2 = 40-(1\sim1.4)* \Delta HCO_3^- \downarrow$	12~24h	10mmHg
代谢性碱中毒	$P_aCO_2 = 40 +(0.4\sim0.9)* \Delta HCO_3^- \uparrow$		55mmHg
急性呼吸性酸中毒	$HCO_3^- = 24 +(0.025\sim0.175)* \Delta P_aCO_2 \uparrow$	数分钟 ~6h	32mEq/L
急性呼吸性碱中毒	$HCO_3^- = 24-(0.2\sim0.25)* \Delta P_aCO_2 \downarrow$		18mEq/L

表 4-6　判断单纯型或二联混合型酸碱失衡

主要酸碱失衡	P_aCO_2	诊断
代谢性酸中毒或碱中毒	在预计代偿范围内	单纯型
	>预计代偿范围高值	合并呼吸性酸中毒
	<预计代偿范围低值	合并呼吸性碱中毒
呼吸性酸中毒或碱中毒	在预计代偿范围内	单纯型
	>预计代偿范围高值	合并代谢性碱中毒
	<预计代偿范围低值	合并代谢性酸中毒

三、代谢性酸中毒

代谢性酸中毒（metabolic acidosis）是指各种原因导致体内酸性代谢产物堆积致细胞外液 H^+ 增加或 HCO_3^- 丢失过多，使 HCO_3^- 浓度低于正常。是最常见的酸碱平衡紊乱类型，血气分析主要改变为 BE 负值增加、HCO_3^- 降低和 pH 值降低。

1. 临床表现　新生儿轻度代谢性酸中毒症状无特殊临床表现。较重的代谢性酸中毒常见的临床表现为反应差、拒奶、面色苍白、精神萎靡，可有心率减慢、低血压和心律失常发生。新生儿呼吸变化不典型。

2. 诊断　根据临床表现及血气分析指标等进行诊断。

3. 治疗　根本治疗为病因治疗，同时注重改善循环、肾脏和呼吸功能。在没有确保呼吸道通畅的情况下尽量不给予碱剂治疗。要避免过快完全纠正酸中毒。针对因血容量不足导致的代谢性酸中毒，可给予生理盐水扩容处理。可给予碱性液体纠正酸中毒，但治疗过程中要避免频繁使用浓度超过 1.4% 的碳酸氢钠高张液体，对新生儿尤其是早产儿有可能诱发或加重颅内出血。针对急性肾性肾功能衰竭时的代谢性酸中毒，病情严重时可考虑肾替代治疗。

四、代谢性碱中毒

代谢性碱中毒（metabolic alkalosis）是指体内酸丢失过多或碱从体外进入体内过多所致，血气的主要改变为 HCO_3^- 升高、BE 正值升高、pH 升高。

1. 临床表现　新生儿代谢性碱中毒是由于体内固定酸丢失或 HCO_3^- 蓄积所致，其临床表现多与细胞外液减少和低钾血症有关，新生儿主要表现为嗜睡、精神反应差，部分患儿可出现发绀、肌张力增高、心律失常、腹胀。

2. 诊断　根据临床表现及血气指标等进行诊断。

3. 治疗　根本治疗为病因治疗，可给予补液和纠正低钾血症。

五、呼吸性酸中毒

呼吸性酸中毒（respiratory acidosis）是指各种原因所致的通气障碍导致体内 CO_2 原发性增加、H_2CO_3 浓度增高。血气的主要改变为 CO_2 分压升高和 pH 降低。

1. 临床表现　由于发生呼吸性酸中毒的原因是通气障碍导致的体内 CO_2 潴留，因此临床表现主要是导致呼吸道梗阻、肺部疾病等原发病和缺氧等通气障碍的症状和体征。

2. 诊断　根据临床表现及血气指标等进行诊断。

3. 治疗　在治疗原发病的基础上，保持呼吸道通畅，改善肺的通气换气功能，病情严重时可给予气管插管呼吸机辅助治疗。在呼吸性酸中毒合并代谢性酸中毒时，在没有保证呼吸道通畅的情况下不能应用碳酸氢钠纠正代谢性酸中毒，以免应用碳酸氢钠后体内产生更多的 CO_2、在通气状况不改善时反而加重呼吸性酸中毒。

六、呼吸性碱中毒

呼吸性碱中毒（respiratory alkalosis）是指由于过度通气，使血浆 H_2CO_3 浓度或 P_aCO_2 原发性减少，血气的主要改变为 P_aCO_2 降低、pH 升高。

1. 临床表现　主要表现为精神反应差,呼吸深快。
2. 诊断　根据临床表现及血气指标等进行诊断。
3. 治疗　主要是病因治疗。对于不需要呼吸机辅助通气的新生儿出现呼吸性碱中毒,通常不需要特殊治疗。对于需要呼吸机辅助通气的新生儿出现呼吸性碱中毒,需调节呼吸机参数以减少机械通气的潮气量。

(黑明燕)

第四节　新生儿液体疗法

液体疗法(fluid therapy)目的是纠正水和电解质平衡紊乱,恢复新生儿机体正常的生理功能。新生儿液体疗法包括补充维持液、继续损失液和累积损失液的补充。维持液是补充新生儿正常活动情况下体液的消耗量(包括不显性失水和大小便排出的液体)和生长所需要的量;继续损失液是由于疾病所造成的当天液体排出总量;累积损失液是疾病中已经损失的液体和电解质量,新生儿表现为脱水。

一、新生儿液体疗法的特点

(一)影响新生儿液体疗法的因素较多

新生儿存在胎龄、体重、日龄的个体差异,病情不同时,液体治疗也各不相同,有的需要补充累积损失液,有的只需补充维持液,有的还需要另加继续损失液。新生儿液体的需要量受到胎龄和日龄、环境温度和湿度、肾功能、是否接受呼吸机辅助通气或蓝光照射治疗等的影响。新生儿出生后最初几日存在生理性体重下降,在计算液体需要量时需考虑允许新生儿体重的适度减轻,否则可能补液过量而导致新生儿水肿或心肺超负荷。对在新生儿重症监护病房住院的危重新生儿,必须计算和补充因各种临床疾病或操作而导致的液体额外丢失量,例如经回肠造口术的排出量或胃引流量、经胸膜腔造口术的排出量、渗透性利尿引起的多尿、反复引流的脑脊液量。新生儿血容量不足时可给予输注生理盐水(10~20ml/kg)进行扩充血容量。液体疗法开始实施后密切观察患儿病情变化和治疗反应,及时调整治疗方案。新生儿血流动力学稳定之后的液体补充量则视不同病情而定。

(二)新生儿水盐代谢不稳定

新生儿累积损失量主要表现为脱水,轻度脱水时累计损失的体液约占体重的5%,中度脱水时占体重的10%,重度脱水时占体重的15%。新生儿和早产儿水盐代谢不很稳定,需要监测血pH和电解质。新生儿脱水的体征往往不典型,对新生儿液体的累计损失量可根据患儿体重的前后差值来判断。新生儿大脑对水盐失衡极为敏感,水分过多或钠盐过低可能发生脑水肿、惊厥、动脉导管未闭,坏死性肠炎等;水分过少或血钠过高可能发生颅内出血。高钠血症时如补充水分过快也可发生脑水肿。新生儿肠道对高渗液体耐受差,世界卫生组织针对急性腹泻患者推荐的口服补液盐在新生儿宜慎用。

(三)早产儿需要更加精细的液体疗法

早产儿体重小、脏器发育更加不成熟,体液不够稳定,维持液体平衡的功能较差,对液体治疗的需要更加精细。对于早产儿(特别是极低和超低出生体重儿),暖箱内的加湿和身体包裹保鲜膜可极大地减少经皮肤的不显性失水。对早产儿开始液体疗法前要更加全面地了解疾病状况,从病史、临床表现、体格检查、血生化和其他检查结果等进行综合分析,需要明确原发病,判断水电解质紊乱的性质和程度,才能制订适宜的液体疗法方案。

二、新生儿常用液体

(一)非电解质溶液

通常指 5% 葡萄糖液(等张液)和 10% 葡萄糖液(高张液),为液体疗法的基本液体。10% 葡萄糖液输入体内后葡萄糖被利用氧化成水分,同时供给能量,因此高张只是暂时现象。正常情况下足月新生儿尿排出葡萄糖量每分钟 4~6mg/kg,相等于肝对葡萄糖的形成量。新生儿(尤其是早产)肾糖阈值低,对葡萄糖清除率低,如输入葡萄糖浓度过高或输入速度过快,可引起高血糖和糖尿而发生利尿,反而使脱水不易纠正。新生儿输注葡萄糖需综合考虑出生体重、胎龄和日龄。高血糖时渗透压增加,可使毛细血管扩张,甚至发生颅内出血。正常情况下新生儿糖耐量每分钟约 14mg/kg,极低出生体重儿、硬肿症和病重新生儿糖耐量低。一般足月新生儿葡萄糖用量每小时不宜超过 0.4~0.5g/kg[开始时 8mg/(kg·min),以后必要时可增至 12mg/(kg·min)以上]。

(二)电解质液体

1. 0.9% 氯化钠溶液 即生理盐水(normal saline,NS),为等张液,也是液体治疗的基本液体。NS 含 Na^+ 和 Cl^- 分别为 154mmol/L,其 Na^+ 含量与血浆相似,Cl^- 含量高于血浆,不含 HCO_3^-,大量输注时可导致 HCO_3^- 被稀释和血氯升高,发生高氯性代谢性酸中毒。

2. 3% 氯化钠溶液 为高含钠液(含 Na^+ 0.5mmol/ml),可用 10% 氯化钠加 10% 葡萄糖液配制,用于纠正低钠血症。

3. 碳酸氢钠溶液 为碱性液体,用于纠正代谢性酸中毒。轻度代谢性酸中毒经补充液体后可自然恢复,中度和重度代谢性酸中毒可用碳酸氢钠溶液纠正。碳酸氢钠溶液可直接增加缓冲碱,纠正代谢性酸中毒的作用较迅速,但有呼吸衰竭和 CO_2 潴留时需慎用,通常要在气道保持开放或机械通气辅助通气后使用。1.4% 碳酸氢钠溶液为等张液,可用 5% 碳酸氢钠溶液加 5% 葡萄糖液配制。

4. 氯化钾溶液 常用的氯化钾溶液浓度为 10%,用于补充钾。一般新生儿静滴含钾液的钾浓度为 0.2%(最高浓度为 0.3%)。钾离子系细胞内电解质,滴注后约需 15 小时才能进入细胞内,因此含钾液体宜缓慢静脉滴注。

5. 含钙液体 常用的含钙液体为 10% 葡萄糖酸钙,剂量通常为 1~2ml/kg,可重复,最大量不超过 5ml/(kg·d),因液体渗透压高、渗漏后易导致软组织坏死,因此输注期间需密切观察输注血管局部情况。10% 葡萄糖酸钙不可和 $NaHCO_3$ 加在一起静脉滴注。

三、新生儿液体疗法

1. 补充生理需要量 不同出生体重各日龄的生理需水量见本章第一节新生儿水电解质平衡特点。实施液体疗法时,对新生儿仅补充葡萄糖液难以满足新生儿每日热量的需求,而新生儿每日足量蛋白质/氨基酸的摄入对促进生长发育和改善神经发育十分有益,因此对新生儿(特别是早产儿)要注意蛋白质/氨基酸等其他营养素的补充,必要时给予部分或全静脉营养输注。对于发热、呼吸增快、皮肤暴露面积较大、接受蓝光照射、有气管插管机械通气等情况时要增加不显性失水的补充。静脉营养的补充应注意在 18~24 小时匀速输注。

2. **补充继续损失量**　新生儿每日继续损失的液体主要为呕吐、腹泻、胃肠或胸腔等各种引流、肠造瘘等丢失的液体。

3. **补充累积损失数量**

(1)补液量:根据脱水程度决定补液量。轻度脱水 50ml/kg,中度脱水 50~100ml/kg,重度脱水 100~120ml/kg。

(2)溶液种类:根据脱水性质决定溶液种类。在脱水性质无法明确时可先按等渗性脱水选择溶液种类,即等渗性脱水用等张含钠液,低渗性脱水用高张含钠液,高渗性脱水用低张含钠液。

(3)补液速度:取决于脱水程度,原则上重度脱水需先扩充血容量,新生儿常用的扩容液体为 NS、1.4% 碳酸氢钠液、5% 白蛋白。累积损失量在 8 小时内补足。

4. **电解质需要量**　钠、钾和氯化物的维持需要量为 1~2mmol/(kg·d)。新生儿在生后最初几日通常不补钾。"见尿补钾"的原则同样适用于早期新生儿。新生儿液体治疗时应考虑到各种原因导致的电解质丢失量,例如经胃或回肠造口术引流导致的电解质丢失量大,在静脉输液时需要注意额外补充(表 4-7)。

表 4-7　经胃及小肠排出的电解质量(单位 /mmol/L)

	Na^+	K^+	Cl^-	HCO_3^-
经胃的排出量	130~140	10~30	140	/
经肠的排出量	100~140	10~30	50~60	40~75

四、新生儿液体疗法的监测

每个新生儿液体需要量不同,同一新生儿在不同情况下需要量亦不同,必须根据临床表现、体重、尿比重和一些化验的监测,每天设计治疗方案,在液体治疗过程中需定时记录:
①入量:分别列出葡萄糖液,生理盐水、碳酸氢钠、氯化钾等液量,同时记录口服的乳量。
②排出量:分别列出尿量和其他排出量。③记录各种化验的结果。

液体治疗需要监测项目:①临床表现:新生儿特别是早产儿刚出生时稍肿,几天内应消失,如再出现水肿表示体内水分过多,相反如出现黏膜干燥、皮肤弹性减退或血压下降表示体内水分过少;②体重:是主要监测项目,每次称体重应在相同条件下进行;③尿量和尿比重:尿量可提示体内水进入量的多少。尿少时除考虑进入水不足外还要考虑肾衰竭,肾衰竭时在进液量足够情况下尿量 <1ml/(kg·h),且持续 24 小时以上。尿比重表示尿的浓度,新生儿应在 1.008~1.012 ;④血常规中的血细胞比容;⑤血清电解质:Na^+、K^+、Cl^-,其中血钠对每日液量的评估更重要。

(黑明燕)

第五章 新生儿营养与营养性疾病

05章

 学习目标

1. **掌握** 新生儿营养需求;母乳喂养的优点;新生儿营养支持的基本方法;营养供给不足的危害。
2. **熟悉** 新生儿的喂养方式;宫外生长发育迟缓和早产儿代谢性骨病的临床特点;新生儿期的营养与成年期健康相关。
3. **了解** 新生儿的营养评估。

第一节 新生儿营养需求

脐带结扎后,新生儿不能再从脐带血获取营养,需靠肠内或肠外营养来维持新陈代谢与生长发育。另一方面,早期营养对于远期的健康也有重要影响。因此,了解新生儿营养需求,为其提供适当的营养策略,对提高新生儿生存质量有重要的影响,是新生儿医学的重要内容。

出生早期的营养对远期健康产生影响,称为营养程序化(nutritional programme)。营养过剩与远期代谢综合征相关(包括肥胖、高血压、糖尿病和冠心病等)。因此新生儿营养目的是促进体格生长、神经系统发育与预防营养过剩的平衡,才能有利于远期的健康。对于健康新生儿,母乳是营养需要的"金标准";对于早产儿,由于消化道发育不成熟,需通过肠内、肠外营养,达到宫内生长发育的追赶。

一、新生儿消化吸收生理特点

新生儿消化系统功能包括 3 个方面:

1. **运动功能** 新生儿胃肠道平滑肌收缩产生运动对摄入的食物进行机械消化和转运。正常新生儿食管长度为 8~10cm,呈漏斗状,上半部肌肉为骨骼肌,下半部为平滑肌。管腔黏膜薄嫩,缺乏腺体,弹力纤维和肌层发育尚不发达,易受邻近器官的影响而变位。食管壁内层直接与胃小弯相延续,但其外壁形成了切迹,即 His 角,His 角变钝易发生胃食管反流。在食管的上、下端有两套括约肌系统,食管下段括约肌发育不成熟或神经肌肉协调功能差,是胃食管反流的原因之一。新生儿胃呈水平横位,贲门括约肌发育欠佳,松弛,而幽门括约肌发育较好,肌力较强,即入口松、出口紧,使胃排空比较慢。正常新生儿肠上皮细胞中磷酸酯、中性脂肪及甘油酯等脂质成分较高,使膜结构具有更大的流动性,通透性高,有利于吸收母乳中免疫球蛋白,但也易对其他蛋白分子(牛乳、大豆蛋白)产生过敏反应。对吞入的微生物及毒素等有害物质杀灭、抑制和清除作用较差,易产生胃肠功能障碍。肠腔内毒素和消化不全的产物较易通过肠壁而进入血流,引起中毒症状。

2. 消化和吸收功能　将摄入的大分子营养物质分解为小分子物质,经过胃肠道黏膜上皮细胞吸收进入血液循环。新生儿胃内蛋白酶及胰蛋白酶已能充分消化蛋白质,蛋白质的吸收场所主要在肠内。新生儿对脂肪的消化吸收功能稍差,因胆酸分泌较少,不能将脂肪乳化,故在粪便中常可见到小量的脂肪酸或中性脂肪球。对碳水化合物的消化及吸收功能已较成熟,对单糖及双糖均能迅速利用,对多糖的消化能力较低,加之唾液中淀粉酶含量少,故新生儿期不宜喂淀粉类食品。

3. 免疫保护功能　胃肠道黏膜直接与食物和各种抗原物质接触,可进行有效的免疫应答。

二、各大要素营养需求

1. 能量　新生儿能量需要包括能量消耗、能量储存和能量丢失。健康足月儿母乳喂养时在生后头 4 个月摄入 85~100kcal/(kg·d) 即能达到适当的生长。早产儿比足月儿有更高的能量需求,原因是静息能量消耗、生长速率和大便中能量的丢失均较足月儿高,早产儿摄入能量 130~135kal/(kg·d)。能量主要来源于碳水化合物(40%~50%)、蛋白质(5%~10%)及脂肪(30%~40%)。

足够的能量摄入对于促进最佳的蛋白质利用十分重要,促进最佳生长的能量与蛋白质比例为每提供 1g 蛋白质需要提供 30kcal 能量,因此,当能量供给 120kcal/(kg·d) 时,摄入蛋白质 3.5g/(kg·d) 对临床稳定的早产儿是适当的。

2. 蛋白质　是新生儿大脑发育的重要物质基础,也是机体构成所有细胞和执行功能的重要物质。摄入足够优质的蛋白质,是新生儿生长发育,特别是神经系统发育的重要基础。

足月儿母乳喂养者蛋白质需求 1.5g/(kg·d) 即能满足适当的生长,配方乳喂养的足月儿需要较多的蛋白质摄入[2~3g/(kg·d)]才能满足生长发育需要,早产儿蛋白质需要量为 3.5~4.0g/(kg·d),比足月儿多。母乳蛋白含量很低,但母乳中的氨基酸谱完全适合新生儿独特的氨基酸需要,配方奶的蛋白质需求高,可能由于配方奶中蛋白质比例或氨基酸谱欠合理造成的。

人乳蛋白质含量和组成被认为是婴儿蛋白质需要的金标准。人乳蛋白质含量不高,约为 1.1g/100ml,但主要是乳清蛋白,特别是 c- 乳清蛋白。其必需氨基酸组成最接近婴儿的需要。此外,婴儿早期肝功能不成熟,早产儿体内氨基酸合成及储存不足。母乳蛋白质除 8 种必需氨基酸外,还富含组氨酸、半胱氨酸、色氨酸以及牛磺酸。

3. 脂肪　是供给新生儿的主要能量来源,脂肪产能值为 9kcal/g,构成母乳和配方奶能量的 40%~60%。是 3 种产能营养素中能量密度最高的营养素。脂肪分子量大,极性小甚至无极性,对肠道渗透压几乎没有影响。脂肪代谢产能后终产物是二氧化碳和水,不增加尚未发育成熟肾脏的负担。

婴儿对总脂的需要高于成人,特别是 0~6 月。新生儿出生时,其体脂仅为其体重的

13%~15%。出生后为满足快速生长的能量需要。体脂以惊人的速率增加,至 4 月龄时,体脂达到体重的 23%~25%,几乎翻了一倍,所增加体重的 25% 是脂肪。亚油酸和 α- 亚麻酸是对于脑发育和前列腺素合成所必需的脂肪酸,其衍生物分别为花生四烯酸和二十二碳六烯酸,又称长链不饱和脂肪酸,是脑、视网膜和红细胞膜中的磷脂的组成,与体格生长、视觉和认知功能的发育密切相关。

为适宜这一时期的需求,作为该时期营养唯一来源的人乳有较高的脂肪含量,提供婴儿所需能量的 50% 以上以高脂肪含量来确保能量供应也是母乳的重要特点。人乳中的高脂肪含量是人乳高能量密度的基础。且母乳中含有亚油酸和 α- 亚麻酸,而牛乳和植物油中没有。

4. 碳水化合物　乳糖、葡萄糖或葡萄糖聚合物是碳水化合物为新生儿提供营养的形式。碳水化合物提供大脑氧耗及糖原异生的能量需求,碳水化合物最低需要量是 11.5g/(kg·d)。新生儿葡萄糖的利用速率为 4~8mg/(kg·min)。由于糖原储存和糖原异生能力均较差,早产儿比足月儿更容易发生低血糖。

母乳中的碳水化合物主要是乳糖,还有少量葡萄糖、半乳糖和低聚糖等。我国母乳中碳水化合物含量动态观察显示,整个泌乳期乳糖含量范围 7.5~8.0g/100g。6 个月内的婴儿平均每天摄取 780g 母乳,可以计算得出含有大约 60g(7.8×780÷100)的碳水化合物。推荐 0~6 个月婴儿的碳水化合物的 AI 为 60g/d。近年研究发现,母乳含有超过 200 种、总含量约 12g/L 的低聚糖。这些低聚糖常不被婴儿肠道消化酶所消化,直达结肠后可作为益生元(prebiotics)对 0~6 月龄婴儿肠道益生菌群的建立、肠道免疫的成熟具有重要的作用。

5. 矿物质　包括钠、钾、氯、钙、磷、镁等,需要量取决于测定的血浆水平,而钙、磷、镁的需要量则按宫内的沉积速率来估计。一般早产儿矿物质需求比足月儿要高。

(1) 钠、钾、氯:肾脏钠的丢失与胎龄呈负相关,足月儿钠需要量 1~3mmol/(kg·d),早产儿钠需要量 2~4mmol/(kg·d)。足月儿钾的需要量一般为 1~2mmol/(kg·d),早产儿需要 2~4mmol/(kg·d)。一般来说,母乳和配方奶可提供足够的钾和氯以满足宫内的生长速率。

(2) 钙、磷、镁:钙和磷是骨骼的主要组成,分别占骨量的 98% 和 80%。在妊娠最后 3 个月期间胎儿每天每公斤体重的沉积量大约为 120mg 钙和 70mg 磷。没有宫内生长受限的足月儿若能从饮食中获得 40~60mg/(kg·d)钙和 20~30mg/(kg·d)磷时能够很好地骨骼矿化。母乳是提供这种钙磷输送的最好来源,现代配方乳已经调整了钙 / 磷比值使其尽可能接近母乳。宫内生长受限的足月儿及早产低出生体重儿有明显的低钙、磷储备。母乳和早产儿配方奶喂养能够维持正常的镁水平。

6. 微量元素　足月儿每天铁生理需要量 1mg/(kg·d),尽管母乳铁含量低,但其铁的生物利用度明显高于配方奶,故母乳喂养的足月儿在 6 个月之前铁的缺乏的发生率相对较低。

7. 维生素　维生素包含脂溶性维生素(A、D、E、K)和水溶性维生素(B$_1$、B$_2$、C、B$_{12}$、烟酸、叶酸),脂溶性维生素储存于体内,过量摄入可引起中毒;水溶性维生素过多摄入后可随尿或胆道排泄。

维生素 A 参与视网膜色素和上皮细胞发育所必需,维生素 A 缺乏与组织纤维化之间的关系已在哺乳动物中证实。

维生素 D 足月儿通常推荐剂量是 400U/d,早产儿推荐剂量可多达 800~1 000U/d,3 个月后改为 400U/d。

维生素 E 是一种强有力的抗氧化剂,每天补充维生素 E 5mg 有助于预防早产儿溶血性贫血,特别是那些接受不饱和脂肪酸或强化铁饮食的婴儿,补充高维生素 E 水平可增加败血症和 NEC 的风险。

维生素 K 新生儿在出生时接受维生素 K 0.5~1mg 以预防新生儿出血症,接受广谱抗生素的婴儿肠道菌群明显减少,应当每周至少 2 次额外补充维生素 K,母乳喂养儿在 4 周时也需要重复给药,预防晚期维生素 K 缺乏所致的颅内出血。

维生素 C 能预防 VLBW 的高酪氨酸血症和高苯丙氨酸血症,特别是高蛋白摄入者。维生素 B_6 是氨基酸代谢旁路的辅酶,补充维生素 B_6 可改善蛋白质的利用。新生儿对各营养素的需求见表 5-1。

表 5-1 新生儿营养需求

需要量	早产儿		足月儿	
	肠内	肠外	肠内	肠外
水 $[ml/(kg\cdot d)]$[1]	150~200	120~150	120~150	100~120
能量 $[kcal/(kg\cdot d)]$[2]	110~130	90~100	100~120	80~90
蛋白质 $[g/(kg\cdot d)]$[3]	3~3.8	2.5~3.5	2~2.5	2~2.5
碳水化合物 $[g/(kg\cdot d)]$	8~12	10~15	8~12	12~15
脂肪 $[g/(kg\cdot d)]$	3~4	2~3.5	3~4	2~4
钠 $[mmol/(kg\cdot d)]$	2~4	2~3.5	2~3	2~3
氯 $[mmol/(kg\cdot d)]$	2~4	2~3.5	2~3	2~3
钾 $[mmol/(kg\cdot d)]$	2~3	2~3	2~3	2~3
钙 $[mg/(kg\cdot d)]$[4]	210~250	60~90	130	60~80
磷 $[mg/(kg\cdot d)]$[4]	112~125	40~70	45	40~45
镁 $[mg/(kg\cdot d)]$	8~15	4~7	7	5~7
铁 $[mg/(kg\cdot d)]$[5]	1~2	0.0~0.2	1~2	0.1~0.2
维生素 A(IU/d)[6]	700~1 500	700~1 500	1 250	2 300
维生素 D(IU/d)	400	120~260	300	400
维生素 E(IU/d)[7]	6-12	2~4	5~10	7
维生素 K(mg/d)	0.05	0.06~0.1	0.05	0.2
维生素 C(mg/d)	20~60	35~50	30~50	80
维生素 B_1(mg/d)	0.2~0.7	0.3~0.8	0.3	1.2
维生素 B_2(mg/d)	0.3~0.8	0.4~0.9	0.4	1.4
维生素 B_6(mg/d)	0.3~0.7	0.3~0.7	0.3	1
维生素 B_{12}(μg/d)	0.3~0.7	0.3~0.7	0.3	1
烟酸(mg/d)	5~12	5~12	5	17

续表

需要量	早产儿		足月儿	
	肠内	肠外	肠内	肠外
叶酸（μg/d）[8]	50	40~90	25μg50	140
维生素 H（μg/d）	6~20	6~13	10	20
锌[μg/(kg·d)][9]	800~1 000	400	830	250
铜[μg/(kg·d)][9,10]	100~150	20	75	20
锰[μg/(kg·d)][10]	10~20	1	85	1
硒[μg/(kg·d)][11]	1.3~3	1.5~2	1.6	2
铬	2~4	0.2	2	0.2
钼	2~3	0.25	2	0.25
碘	4	1	7	1

（引自：Spitzer AR.Intensive care of the fetus and neonate.2 nd ed.USA：Elsevier Inc，2005：988）

三、新生儿营养评估

新生儿营养评估由生长评估，摄入评估，生化指标和临床评估等组成。只有正确的对新生儿进行营养评估才能及时发现营养缺乏、生长受限、喂养困难和不恰当的营养状态，从而进行适当的营养治疗以保证新生儿的生长和发育。

1. 生长评估　生长良好是营养充足的最佳指标，因此生长状态的评估是营养评估的关键部分。生长评估主要是体格测量，新生儿常用测量指标是体重、身长和头围。

体重是身体各组成部分的质量总和，包括瘦体重、脂肪、细胞内液和细胞外液。体重的测量需每日固定相同的时间和测量工具。测量时要脱去衣裤鞋袜，尽量除去一些医疗用品（如气管插管、中心静脉置管或胃管等）的重量以保证测量的精准度。新生儿生后有体重下降的时期，恢复至出生体重后理想体重增长应为类似宫内生长速度的 15~20g/（kg·d），足月儿体重增长速度为 20~30g/d。

身长相比于体重更能反映生长的情况，因为它一般不受体液因素影响，所以可以更精确的显示瘦体重状况。身长测量一般每周一次，最好采用专用测量标尺。测量时需将新生儿仰面居中放置在身长量板上，尽量伸展躯体、伸直膝盖并将脚放置于正确的角度。

新生儿期头围增长与脑发育有良好的相关性，过快或过缓的头围增长都提示着异常的临床情况。新生儿理想头围增长为每周 0.5~1cm。对于某些疾病（如脑室内出血或中枢感染）应增加测量频次以动态评估脑部疾病状况。测量头围时需采用正确的测量方法以保证精确性和连续性。

将测量的体重、头围和身长值标注于生长曲线上以评估生长发育状态，监测生长趋势，对发现生长异常起到帮助作用。新生儿生长曲线一般有两种：宫内（胎儿）生长曲线图和宫外（生后）生长曲线图。WHO 多中心生长曲线可作为足月儿参考依据，而 2013 版的 Fenton 生长曲线整合了不同国家的宫内生长数据和 WHO 的宫外生长数据，可应用于胎龄出生胎龄和纠正胎龄在 22~50 周早产儿。合理选择生长曲线和表格对评估新生儿生长发育状况非常重要。

2. 摄入评估　日常生活和医疗工作中需要对营养摄入进行评估,评估内容包括营养类型(胃肠内或胃肠外)、摄入液量和主要营养物质量。营养素评估结果通常以 kg/d 为单位,当涉及蛋白 / 能量比时也可采用每 100kcal 为单位。完成摄入评估后要与推荐量进行比较以及时发现营养不足或缺乏,从而对营养治疗方案进行调整。居家记录主要是婴儿的奶量、喂养制剂、营养补充剂添加情况和大便次数及性状。纯母乳喂养的婴儿难以估计喂养量,可以记录喂养次数和时间。

3. 实验室评估　生化指标作为营养评估重要组成部分可为判断新生儿营养状态提供有价值的信息。实验室评估一般具有特异性,能在与营养相关的临床症状出现前发现营养素的缺乏或过多。新生儿,尤其是接受静脉营养的早产儿和危重患儿需要进行定期的实验室评估。常规生化检测应检测代谢状态、蛋白状态、电解质平衡、维生素、微量元素和骨矿物化等。

4. 临床评估　临床密切观察也是有效的营养评估方法,主要包括喂养耐受性,影响营养治疗的主要疾病和营养缺乏症状的评估。新生儿期一些特殊临床状况(如早产儿)或疾病(如慢性肺病、先天性心脏病或胆汁淤积等)对于营养治疗有着特殊的要求和限制。在日常工作中要熟悉这些疾病与营养之间的相互影响,从而在治疗上有的放矢,最终达到预防营养不良、促进疾病恢复和生长发育的目的。

(杨 杰)

第二节　新生儿母乳喂养

母乳喂养(human milk feeding)可以降低婴儿和儿童死亡率,它对健康带来的益处可以延续到成人期。世界卫生组织(WHO)、美国儿科学会(AAP)、美国妇产科医师学会(ACOG)及美国预防服务工作组均推荐在婴儿出生后头 6 个月坚持母乳喂养。母乳喂养已被证明对婴儿及母亲自身的健康均有益处。

一、母乳喂养优点

母乳喂养对婴儿及母亲自身的健康均有益处。母乳是人类特有的天然食品,能促进母婴感情交流;提供生长因子、免疫物质、激素;减少婴儿感染、成年期肥胖、变应性湿疹;促进婴儿神经系统发育。同时,增加母亲产后代谢率,延缓产后月经来潮,从而降低乳腺癌及骨质疏松的发生。并且,由于减少了购买人工配方乳的支出,节省了家庭经济开支。

二、母乳营养成分及特点

1. 母乳分类　母乳随泌乳期时间的不同,可分为初乳、过渡乳、成熟乳和晚乳。初乳指产后 5~7 天内分泌的乳汁,量较少,每日约为 15~45ml;质稠,色微黄,比重高,含脂肪少,蛋白质多,含丰富的 SIgA,同时含有较丰富的微量元素、条件必需氨基酸,应尽量给新生儿喂哺初乳。初乳中维生素 A、牛磺酸和矿物质含量颇丰富,并含有初乳小球(充满脂肪颗粒的巨噬细胞及其他免疫活性细胞),对新生儿生长发育和抗感染能力十分重要;产后 7~15 天为过渡乳,含蛋白质量逐渐减少,而脂肪和乳糖含量逐渐增加,系初乳向成熟乳的过渡。产后 14 天后分泌的乳汁称为成熟乳。乳汁产量渐增,脂肪含量上升而蛋白质含量下降。

2. **母乳营养成分**　母乳乳清蛋白占总蛋白的 70% 以上,与酪蛋白的比例为 2∶1。牛乳的比例为 1∶4.5。乳清蛋白可促进糖合成,在胃中遇酸后形成的凝块小,利于消化。而牛奶中大部分是酪蛋白,在婴儿胃中容易结成硬块,不易消化,大便干燥。母乳含有较多的乳铁蛋白,初乳含量更丰富(1 741mg/L),是母乳重要的非特异性防御因子。母乳乳铁蛋白对铁有强大的螯合能力,能夺走大肠埃希菌、大多数需氧菌和白念珠菌赖以生存的铁,从而抑制细菌的生长。母乳含牛磺酸较牛乳为多。牛磺酸与胆汁酸结合,在消化过程中起重要作用,它可维持细胞的稳定性。

母乳中低聚糖是母乳所特有的。母乳中含有超过 200 种、总含量约为 12g/L 的低聚糖,其与肠黏膜上皮细胞的细胞黏附抗体的结构相似,可阻止细菌黏附于肠黏膜,促使乳酸杆菌生长。

母乳脂肪球少,且含多种消化酶,加上小儿吸吮乳汁时舌咽分泌的舌脂酶,有助于脂肪的消化。对缺乏胰脂酶的新生儿和早产儿更为有利。母乳含不饱和脂肪酸较多,初乳中更高,有利于神经发育。

母乳钙磷比例为 2∶1,易于吸收。对防治佝偻病有一定作用。而牛奶为 1∶2,不易吸收。母乳中锌吸收率可达 59.2%,而牛乳仅为 42%;铁吸收率 45%~75%,牛奶中铁吸收率 13%。母乳中还有丰富的铜,对保护婴儿血管有很大作用。

母乳维生素 D 含量较低,母乳喂养婴儿应补充维生素 D,鼓励家长让婴儿生后尽早户外活动,多晒太阳,促进皮肤光照以合成维生素 D。母乳维生素 K 含量亦较低,除了鼓励母亲合理膳食,多吃蔬菜水果外,乳母应适当补充维生素 K,以提高乳汁中维生素 K 含量。

3. **母乳分泌量**　母乳分泌量在产后 1~2 天迅速增加,至第 2 周每天可分泌 400ml,一个健康乳母每天乳汁量最多达 800~1 000ml,可以满足 6 个月以内婴儿的营养需要。婴儿反复吸吮、吸空乳房是促进乳汁分泌的最好方法。

4. **母乳分泌机制**　乳汁分泌主要受神经内分泌系统调节,是催乳素和排乳反射共同作用的结果。从刺激乳头到产生催乳素的过程,称为排乳反射。催乳素分泌是脉冲式的,一天之中就有很大变化,夜间催乳素分泌浓度是白天数倍。婴儿吸吮次数越多,乳房产生的乳汁越多。此外,乳汁本身也能分泌一种多肽抑制因子。若通过婴儿吸吮或挤奶方式及时排空乳房,抑制因子被排除,乳房就会分泌更多乳汁。这种自我保护机制,可保护乳房不因过度充盈而受损害。母亲精神情绪、营养状况、疾病、疼痛刺激等因素均可影响泌乳和射乳反射。

三、母乳喂养宣教及支持

母乳喂养是一项全球性改善婴儿健康的儿童保健措施。2017 年,WHO 更新发布了母婴保健机构促进母乳喂养的建议:

1. 出生即在产房帮助和鼓励母亲和新生儿进行皮肤接触。新生儿出生后应立即与母亲进行皮肤接触,除非存在医学指征,否则产后应立即进行母婴皮肤接触,专业人员应帮助指导母亲在分娩后第 1 个小时内开始母乳喂养。

2. 母婴同室,按需母乳喂养。新生儿出生进行称重、测量以及常规护理后,母婴不应分离。专业人员应指导母亲处理母乳喂养中的常见问题,指导母亲如何用手挤奶,以便暂时母婴分离时维持泌乳。

3. 专业人员指导并评估母乳喂养的姿势是否正确、婴儿衔乳和乳汁排出是否充足、新生儿饥饿及饱足信号是否能判断;并评估其婴儿的摄入情况。

4. 对于不能直接吸吮母亲乳房的早产儿,建立母乳喂养前,可进行非营养性吮吸和口腔刺激。

5. 母婴保健机构应有明确书面的母乳喂养支持文件,并定期向员工与婴儿家长宣教,员工应能准确、全面宣教母乳喂养知识,应向家长宣教母乳喂养的好处。

6. 母婴保健机构提供出院后母乳喂养的支持服务,使婴儿获得持续的合理照顾。住院期间发现的问题应及时处理,出院时,应预约好初级保健门诊,并提供出院后母乳喂养所需资源。

四、母乳喂养实施

母乳喂养成功与否,与喂养姿势是否正确,喂养频繁及方式是否妥当有很大关系。

1. **母乳喂养姿势与技巧** 先用温开水浸湿软布洗净乳头,产后最初几天乳母可取半卧位哺喂,以后应采用坐位。哺乳一侧的脚稍放高,抱婴儿于斜坐位,其脸向母亲,头、肩枕于哺乳侧的上臂肘弯处,用另一手的手掌托住乳房,拇指、示指轻夹乳晕两旁,将乳头整个送入婴儿口中,使婴儿含住整个乳头和大部分乳晕,便于吸吮而又不堵住鼻孔呼吸。健康新生儿常在3~5分钟内即将一半乳汁吸入,每次喂哺时间一般不超过20分钟。哺喂完毕后,应将婴儿竖起直抱,头依靠母亲的肩部,用手轻拍婴儿背部,将哺喂吸入的空气排出,可防止溢乳。哺喂后宜将婴儿保持右侧卧位,有助于乳汁进入十二指肠。

2. **母乳喂养频率** 足月新生儿宜按需哺乳。健康婴儿90%以上生后数周即可建立自己的进食规律。开始时1~2小时哺乳一次,以后2~3小时一次,逐渐延长至3~4小时一次;对于健康足月婴儿,如果母亲能够观察到其饥饿和饱足的征象并做出回应,则其可以调节喂养频率及每次的持续时间。在产后第1周内或在母乳喂养建立好之前,如果距离上次哺乳已4小时,母亲应唤醒睡眠中的婴儿为其哺乳。这对没有表现出强烈饥饿信号的婴儿是一种安全保障。

3. **特殊情况的母乳喂养**

(1)舌系带过短:舌系带过短是指连接舌与口腔底部的系带过短,限制了舌的伸展。舌系带过短婴儿的母乳喂养问题(如衔乳不良、母亲乳头疼痛)发生率要高于无舌系带过短的婴儿。在泌乳建立后存在母乳喂养问题的婴儿应接受检查是否存在舌系带过短。

(2)乳头内陷:调整哺乳姿势,更容易吸吮。使用吸奶器或其他装置将乳头向外拉出。使用薄壁的乳头罩可能会促进乳汁的排出,并有助于婴儿持续衔乳。

五、母乳喂养评估

母乳喂养新生儿需定期进行评估,以判断母乳喂养成功与否,及时发现问题,作出调整。以免影响新生儿生长发育。

1. **摄入量的评估** 充足的摄入取决于喂养频率及每次喂养的持续时间、尿量及大便量,以及婴儿体重。

如果婴儿表现情况良好,且在过去 24~48 小时内母乳生成量和 / 或婴儿体重有所增长,则可以继续观察而暂不进行补充喂养。这样做避免了不必要地引入婴儿配方奶粉。但是,如果母亲的乳汁产生情况没有改善或是婴儿体重未增加,则可能需要添加婴儿配方奶粉。

婴儿出生后体重减轻是正常现象,预计下降比例为出生体重的 5%~7%。正常婴儿到出生后 5 日时会停止体重下降,到 1~2 周龄是体重通常会恢复其出生时的水平。在母乳喂养建立好之后,婴儿体重每日可增长 15~40g。AAP 推荐如果婴儿体重减轻超过出生体重的 7%,就应立即评估母婴情况。这类婴儿有发生高钠血症(血钠 >150mEq/L)和 / 或黄疸的风险。因此,对于体重过度减轻的婴儿(>7% 出生体重),推荐由具备专业知识的医务人员立即对其进行评估。评估内容应包括:病史,包括喂养史、尿量和大便量;有无黄疸或低血容量的体征;母亲乳房有否肿胀炎症;喂养衔乳是否充分,母乳量是否充足,或是否存在乳汁排出不足;确定是否有必要进行补充喂养。

2. 出院后评估 应在出院后 24~48 小时对母婴整体情况进行评估。评估内容应包括:婴儿体重测量、检查有无任何黄疸或脱水证据、评估婴儿摄入情况(即大小便排出情况,哺乳频率及每次的持续时间)、母亲乳房是否出现过问题(如乳房疼痛),并根据需要为婴儿父母提供其他哺乳支持和 / 或资源。推荐所有母乳喂养的婴儿从出院时开始补充维生素 D(400U/d)。

(杨 杰)

第三节 新生儿配方乳喂养

配方乳喂养(formula feeding)指因各种原因不能用母乳喂养婴儿,而采用牛、羊等动物乳或以牛乳、大豆为基质制备的其他配方乳喂养新生儿的喂养方式。母乳不足或不能按时喂养,在继续坚持用母乳喂养的同时,用配方乳喂养以补充母乳不足的喂养方式称为部分母乳喂养或混合喂养。配方乳作为母乳替代品,应满足健康新生儿的营养需求,容易消化吸收且无近期或远期的不利影响。现代的婴儿配方乳已经逐步取代了用牛、羊等哺乳动物乳汁。

一、配方乳种类

配方乳可分为:标准(普通)婴儿配方、早产儿院内配方、早产儿出院后配方或早产儿过渡配方、深度 / 部分水解蛋白配方、氨基酸配方、无乳糖 / 低乳糖配方,以及专供先天性遗传代谢性疾病患儿的各种特殊配方。

当母乳不可用时,牛乳基础的婴儿配方乳是足月新生儿的优先选择。配方乳多以牛乳为基础的改造奶制品,使宏量营养素成分尽量接近母乳,使之适合婴儿的消化能力和肾功能,如降低其酪蛋白、无机盐的含量等;添加一些重要的营养素,如乳清蛋白、不饱和脂肪酸、乳糖;强化婴儿生长时所需要的微量营养素,如核苷酸、维生素 A、维生素 D、β 胡萝卜素和微量元素铁、锌等,未改良的牛乳不应当用于新生儿。

1. 足月配方乳 足月配方乳的热卡为 67~68kcal/100ml,蛋白质含量 1.4~1.7g/100ml,蛋白质 / 能量比为 2.2g/100kcal。适用于胃肠道功能正常的足月新生儿或胎龄 ≥ 34 周和 / 或体重≥2kg 早产儿。

2. 早产儿院内配方乳 早产儿配方乳是根据胎龄小于 34 周早产儿生理学特点和营养需要所设计的特殊配方乳。适用于胎龄 <34 周、出生体重 <2 000g 早产儿在住院期间应用。与普通婴儿配方乳相比，早产儿配方乳增加了能量密度及蛋白质等多种营养素，以满足早产儿在出生后早期快速生长代谢的需求。早产儿院内配方乳能量及蛋白质含量为 80~83kcal/100ml、蛋白质 2.2~2.6g/100ml，蛋白质 / 能量比为 2.5~2.8g/100kcal。早产儿配方乳含有较高的蛋白质、能量以及能量 / 蛋白质比值，当喂养容量达到 150ml/（kg·d）时可获得多达 120kcal/kg 能量和 3.6g/（kg·d）蛋白质，相当于宫内的氮质增加速率；早产儿配方乳的乳糖含量比足月儿配方乳低，适应了早产儿肠道中相对较低的乳糖酶浓度；早产儿配方乳中 10%~50% 脂肪含量为中链甘油三酯（MCT），这是由于早产儿对长链甘油三酯的消化吸收能力差；早产儿配方乳中钠和钾的含量比足月儿配方乳的含量高，补偿了早产儿肾小管的不成熟；早产儿配方乳含有较高的钙和磷，补充早产儿不足的钙磷储备并帮助早产儿追赶生长和骨骼矿化。与未强化的母乳相比，早产儿配方乳促进了比较迅速的近期生长、较早的从医院出院和较低的低钠血症及代谢性骨病的发生率。

3. 早产儿出院后配方乳 对于胎龄≥34 周早产儿或出院后早产儿，消化系统发育已相对成熟，且体格发育已接近宫内生长发育水平。如采用早产儿院内配方乳，可导致过多的能量、蛋白质及其他营养素的摄入，增加机体代谢负荷，导致肥胖和远期代谢综合征发生的风险。早产儿出院后配方乳热卡为 72~75Kcal/100ml，蛋白质含量为 1.85~2.0g/100ml，介于足月儿标准配方乳和早产院内配方乳之间，可满足早产儿出院后适当的追赶生长。

4. 水解蛋白配方乳和氨基酸配方乳 水解蛋白配方乳是指对乳清蛋白和酪蛋白进行水解，根据水解程度的不同分为部分和深度水解蛋白奶粉配方。氨基酸配方是将整蛋白和肽链裂解为氨基酸。水解蛋白配方和氨基酸配方可用于有过敏临床表现的新生儿。荟萃分析研究结果显示，水解蛋白配方乳对预防过敏无效。

5. 无乳糖 / 低乳糖配方 不含乳糖或含有较低乳糖之婴儿配方奶，适用于由于乳糖酶缺乏或暂时不足，对乳糖无法耐受的新生儿。

6. 其他特殊配方 如苯丙酮尿症、半乳糖血症、枫糖尿症、甲基丙二酸尿症、戊二酸血症等代谢性疾病都有各自的专用特殊配方；乳糜胸 / 乳糜腹的婴儿特殊的高 MCT 含量配方。各种专用配方应在专科医师指导下使用。

二、配方奶配制与保存

配方乳配制前应高温消毒所有容器，严格遵守无菌操作原则。病房内配制配制应在专用的配制室或经分隔的配制区域内进行，应即配即用。中心配制，应在配制完毕后置 4℃ 冰箱储存，喂养前再次加温。

三、喂养途径和方法

喂养途径分为经口喂养与管饲喂养。

1. 经口喂养 适用于胎龄≥32~34 周，吸吮、吞咽和呼吸功能协调的新生儿。与母乳喂养一样，配方奶哺喂亦需要有正确的喂哺技巧，包括正确的喂哺姿势、患儿完全醒觉状态，还应注意选用适宜的奶嘴和奶瓶、奶液的稳定、哺喂时奶瓶的位置。喂养时婴儿的眼睛尽量能与父母（或喂养者）对视。

2. 管饲喂养　适用于胎龄 <32~34 周早产儿；吸吮和吞咽功能不全，不能经口喂养者；因疾病本身和治疗的因素不能经口喂养者；作为经口喂养不足的补充。经口/鼻胃管喂养是最常用的管饲喂养。其他的根据管饲喂养管所置部位分为胃造瘘术/经皮穿刺胃造瘘术，经幽门（TP）/幽门后喂养。

喂养方式分为推注法，间歇输注法以及持续输注法。推注法适用于较成熟、胃肠道耐受好的新生儿，但不宜用于有胃食管反流和胃排空延迟者。间歇输注法指使用输液泵间隔 1~4 小时输注，输注时间 30 分钟 ~2 小时，适用于胃食管反流、胃排空延迟和肺吸入高危因素的患儿。持续输注法指连续 20~24 小时使用输液泵输注，输液泵的配方奶应每 3 小时内进行更换。此方法仅建议用于上述两种管饲方法不能耐受的新生儿。

鼻胃管较口胃管容易固定，但可增加呼吸暂停的发生率。也可间歇性放置胃管，以克服在胃内长时间放置的一些问题，但每次插管应保持位置正确。管饲喂养时，在喂养前应常规进行抽吸，如吸出量为前一次喂养的 10% 以内，可以注回或者丢弃。让早产儿用安慰奶嘴进行非营养性吸吮，常有助于早产儿胃肠道激素的增加，使早产儿的消化能力逐渐增强。对管饲喂养的早产儿，其管饲喂养量与添加速度见表 5-2。

表 5-2　管饲喂养用量与添加速度[ml/(kg·d)]

出生体重(g)	间隔时间	开始用量	添加速度	最终喂养量
<750	q.2h.	≤ 10（1 周）	15	150
750~1 000	q.2h.	10	15~20	150
1 001~1 250	q.2h.	10	20	150
1 251~1 500	q.3h.	20	20	150
1 501~1 800	q.3h.	30	30	150
1 800~2 500	q.3h.	40	40	165
>2 500	q.3h.	50	50	180

（引自：中华医学会肠外肠内营养学分会儿科学组，中华医学会儿科学分会新生儿学组，中华医学会小儿外科学分会新生儿外科学组 . 中国新生儿营养支持临床应用指南 . 中华小儿外科杂志，2013，34：782-787）

（杨　杰）

第四节　新生儿肠外营养

新生儿肠外营养（neonatal parenteral nutrition）指当新生儿不能或不能完全耐受经肠道喂养时，完全或部分由静脉供给热量、液体、蛋白质、碳水化合物、脂肪、维生素和矿物质等来满足机体代谢及生长发育需要的营养支持方式。新生儿尤其早产儿胃肠道发育不成熟，在疾病情况下容易发生胃肠道功能障碍，许多患病新生儿无法经胃肠道消化吸收食物，获取营养。因此需通过肠道外获取营养，以保证生长发育，特别是早产儿、小于胎龄儿大脑细胞的发育。

一、肠外营养适应证

肠外营养适应证包括食管闭锁、肠闭锁等先天性消化道畸形,坏死性小肠结肠炎等获得性消化道疾病以及早产儿。

二、肠外营养途径

肠外营养支持途径的选择主要取决于患儿的营养需求量以及预期的持续时间,还应考虑患儿的个体状况(血管条件、凝血功能等)。主要包括以下几种途径:

1. 周围静脉　适用于短期(<2 周)应用,并且液体渗透压不超过 900mOsm/L(E 级)。主要并发症为静脉炎。应注意无菌操作。

2. 中心静脉　适用于液体渗透压高或使用时间长的情况。包括经外周静脉导入中心静脉(PICC)置管、中心静脉导管(CVC)、脐静脉导管。并发症包括:血栓、栓塞、感染、异位、渗漏等。脐静脉置管还可能引起门静脉高压、肝脓肿、肝撕裂、肠管缺血坏死等。因此必须由接受过专业培训的医务人员严格按照标准操作进行置管和护理。

三、输注方式

输注方式分为全合一以及多瓶输液。

全合一(all in one)指脂肪乳剂、氨基酸、葡萄糖、维生素、电解质和微量元素等各种营养素在无菌条件下混合于一个容器中经静脉途径输注。对符合适应证的新生儿,全合一营养液可作为安全、有效、低风险的静脉营养液。优点是易管理,减少相关并发症,有利于各种营养素的利用,并节省费用。缺点是混合后不能临时改变配方。

多瓶输液指氨基酸、葡萄糖电解质溶液和脂肪乳剂,采用输液瓶串联或并联的方式输注。适用于不具备无菌配制条件的单位。优点是灵活,对病情变化快的患儿易于调整配方。缺点是工作量相对大,易出现血糖、电解质紊乱,且不利于营养素充分利用。需注意的是脂肪乳剂输注时间应 >20 小时。

四、肠外营养液的组成及每日需要量

肠外营养液基本成分包括氨基酸、脂肪乳剂、碳水化合物、维生素、电解质、微量元素和水。

1. 液体量　因个体而异,需根据不同临床条件(光疗、暖箱、呼吸机、心肺功能、各项监测结果等)调整。总液体在 20~24 小时内均匀输入,建议应用输液泵进行输注。

2. 热卡　足月儿 70~90kcal/(kg·d),早产儿 80~100kcal/(kg·d)。

3. 蛋白质　足月儿 2~3g/(kg·d),早产儿 3.5~4.5g/(kg·d)。足月儿蛋白质:热卡 =1.8~2.7g:100kcal,早产儿蛋白质:热卡 =3.2~4.1g:100kcal。

4. 脂肪乳剂　脂肪乳剂在生后 24 小时内即可应用,推荐剂量从 1.0g/(kg·d)开始,按 0.5~1.0g/(kg·d)的速度增加,总量不超过 3g/(kg·d)。早产儿建议采用 20% 脂肪乳剂。中长链混合型脂肪乳剂优于长链脂肪乳剂,橄榄油脂肪乳剂在短期内具有减轻脂质过氧化的作用。

5. 葡萄糖 开始剂量为 4~8mg/(kg·min)，按 1~2mg/(kg·min) 的速度逐渐增加，最大剂量不超过 11~14mg/(kg·min)。注意监测血糖。新生儿 PN 时建议血糖 <8.33mmol/L。不推荐早期使用胰岛素预防高血糖的发生，如有高血糖(8.33~10mmol/L)，葡萄糖输注速度按 1~2mg/(kg·min) 逐渐递减，如 4mg/(kg·min) 仍不能控制高血糖，可用胰岛素 0.05IU/(kg·d)。

电解质、维生素(4 种脂溶性维生素和 9 种水溶性维生素)、微量元素推荐量见表 5-1。

五、肠外营养相关并发症

肠外营养相关并发症包括中心静脉导管相关血行性感染，代谢紊乱：如高血糖、低血糖、高甘油三酯血症、代谢性骨病，肝脏并发症：如胆汁淤积、肝损害。尽早建立肠内营养可以降低胆汁淤积发病率和严重程度。

六、肠外营养禁忌证

1. 休克、严重水、电解质紊乱及酸碱平衡失调未纠治时，禁用以营养支持为目的的补液。

2. 严重感染，严重出血倾向，出、凝血指标异常者减少脂肪乳剂剂量。

3. 血浆 TG>2.26mmol/L 时脂肪乳剂减量，如 TG>3.4mmol/L 暂停使用脂肪乳剂，直至廓清。

4. 血浆间接胆红素 >170mmol/L 时减少脂肪乳剂剂量。

5. 严重肝功能不全者慎用脂肪乳剂与非肝病专用氨基酸。

6. 严重肾功能不全者慎用脂肪乳剂与非肾病专用氨基酸。

七、肠外营养的监测

新生儿进行肠外营养补充期间，需进行监测。

（杨 杰）

第五节 宫外生长发育迟缓

宫外生长发育迟缓(extrauterine growth retardation，EUGR)是指早产儿在纠正胎龄 36 周时生长发育指标在相应宫内生长速率期望值的第 10 百分位以下，不但影响体重，而且影响头围和身长。有报道宫内和宫外生长发育迟缓与神经发育不良密切相关，表现为行为、学习能力和记忆力落后。胎龄越小，EUGR 的发生率就越高。新生儿发生 EUGR 对远期的健康存在"营养程序化"的影响，了解与 EUGR 发生的相关因素，减少 EUGR 发生率、促进早产儿正常生长发育，具有重要临床意义。

一、病因

由于宫内营养储备少、生后早期生活能力差且多有能量及各种营养素的供给不足、加之各种并发症的影响，常导致其生长发育落后。

二、高危因素

1. **出生体重与胎龄** EUGR 的发生与低出生体重、胎龄密切相关,体重越低,胎龄越小,EUGR 的发生率越高。本应按宫内生长速率生长而提前出生的早产儿,出生后将其宫内贮备及生后获得的能量,由单纯供其生长发育需要转移到应付各种并发症和疾病所增加的需要上。早产儿胃肠功能不成熟,同时受疾病及并发症的影响,出生体质量越低,胎龄越小,并发症越多,越容易发生喂养困难、喂养不耐受,能量及营养素摄入不足,导致营养累积的亏空增加,营养的亏空越多,体重增长越慢,恢复到出生体重的时间越长,导致 EUGR 的可能性越大。

2. **营养摄入** 早产儿生后营养摄入不足是生长发育迟缓的一个重要因素。早产儿生后营养支持的目标是使其生长曲线达到宫内生长速率,但早产儿生后早期要面临各种并发症及疾病的影响,尤其是患严重疾病的早产儿,要在短时间内达到标准摄入量很困难,因为营养标准摄入量是按照正常体重增长所需而定,未包括不断增加的营养不良所需的那部分能量,结果造成营养不良不断加重。

3. **疾病影响** 早产儿生后第一周生理性体重下降,一周后体重渐恢复,2~3 周恢复到出生体重,在这期间给予足够的能量及营养素,才有可能满足生长发育需要,但早产儿生后并发症多,病情多较严重,如新生儿呼吸窘迫综合征、窒息、呼吸衰竭、呼吸暂停、感染、消化道出血等疾病,并予相应治疗方案如呼吸机辅助通气、药物治疗等均可使机体处于高分解状态,能量消耗增加,对能量、蛋白质的需求增加,则影响其体重增长,体重增长缓慢,使之持续低于正常生长曲线。

4. **宫内生长受限(IUGR)** IUGR 是胎儿在宫内生长发育过程中因各种原因影响未达到其生长潜能的一种状态。其体重低于同胎龄正常体重标准(平均值 2 倍标准差以下或第 10 个百分位数以下),原因主要是与宫内营养不良有关。IUGR 是早产儿发生 EUGR 的高危因素,研究证明,发生 IUGR 与未发生 IUGR 相比,前者并发症更多,发生 EUGR 的比例更高。早产儿 IUGR 宫内营养贮备不足,并发症多导致能量消耗增加,常常可引起负氮平衡,加重 EUGR。

5. **母亲疾病影响** 母亲孕期营养状况不良、患妊娠期高血压等并发症或合并症均可导致 IUGR、出生后出现小于胎龄儿(SGA)。

6. **出生后体重下降时间** 早产儿恢复到出生体重所需的时间越长,体重恢复越慢,即体重下降时间越长,EUGR 发生率越大。早产儿因患多种并发症,易发生喂养不耐受,生后短时间内不能获得足够的能量,使其体重下降时间长,恢复到出生体重的时间延长,故增加了 EUGR 的发生。

三、防治措施

1. **预防和处理与 EUGR 相关的危险因素** 母亲患有疾病及营养不良不仅影响母亲健康,而且直接影响胎儿、新生儿健康,如母亲有并发症或合并症,如慢性高血压、妊娠高血压综合征、严重贫血及慢性消耗性疾病等导致胎盘功能不全、胎儿营养物质供给不足,均可造成胎儿生长受限,生后易发生生长迟缓;而胎盘早剥、绒毛膜羊膜炎、胎膜早破等原因可引起早产儿感染、窒息等并发症,导致能量消耗增加、营养供给不能满足正常的生长发育需要,导致 EUGR。故关注母亲的健康,加强孕期保健,早期明确胎儿宫内生长受限,合理治疗并发症、合并症,阻止早产低体重儿、SGA 的发生,是避免 EUGR 的重要措施。

2. 合理应用院内院外营养治疗技术,分为不同阶段(过渡转变期、稳定生长期、出院后时期),根据个体情况制订针对性的营养方案,促进 EUGR 患儿适当较快的生长以恢复到正常生长指标。

3. 做好 EUGR 早产儿住院期间评估和营养指导。

4. 早期肠道外营养　肠道外营养即静脉营养,是早产儿早期重要的营养支持。

5. 肠道内营养　尽管胃肠道外营养对早产儿营养支持十分重要,但尽早达到全胃肠道内喂养才是最终目的。

6. 提倡母乳喂养,保证母乳喂养实施　母乳有丰富的消化酶、激素、生长因子、免疫球蛋白及抗炎因子等物质,母乳喂养可加速胃排空,提高耐受性,有免疫保护及抗菌功能,能降低 NEC、感染的发生,缩短胃肠道外营养的时间,从而降低 EUGR 发生。

7. 治疗喂养相关的临床问题　早产儿常见的喂养问题,如喂养不耐受、胃食管反流、NEC 等均直接影响早产儿的热卡及营养素供给,密切观察早产儿。

8. 喂养情况　及时发现及治疗喂养问题是降低 EUGR 的重要途径。

(杨　杰)

第六节　早产儿代谢性骨病

早产儿代谢性骨病(metabolic bone disease,MBD)是因早产儿骨矿物质减少和代谢紊乱,导致早产儿骨化异常,从而引起影像和生化改变的一种疾病。骨小梁数量减少、骨皮质变薄,伴或者不伴有佝偻病样表现,严重者可出现骨折。早产儿 MBD 发生与出生体质量密切相关,超低和极低出生体重儿 MBD 发生率为 16%~40%。MBD 患儿伴有血生化改变,如血磷酸盐过少或碱性磷酸酶过多,继发甲状旁腺功能亢进,从而有佝偻病样表现甚至骨折。早产儿MBD 多发生在生后 6~16 周,其中约 10% 的 MBD 患儿在纠正胎龄 36~40 周时发生骨折。

【病因和发病机制】

1. 维生素 D 缺乏　人类通过内源性和外源性两种途径获得维生素 D。皮肤中 7- 脱氢胆固醇在日光紫外线照射下转变为内源性维生素 D_3。大气污染、缺乏户外活动,冬季日常时间短都会影响内源性维生素 D_3 生成。新生儿外源性维生素 D 主要来源于乳品,但无论母乳还是牛乳中的维生素 D 含量都不能满足新生儿日常所需。早产儿低矿物质饮食易发代谢病。母乳喂养未加强钙磷等营养素。

2. 钙磷缺乏　胎儿骨骼发育的重要阶段是孕后期。宫内钙磷转运沉积和骨骼矿物化主要从孕 24 周开始,24~37 周间骨矿物化加速并达高峰,使得孕后期完成了 80% 骨矿物化。早产儿,尤其是小于 28 周早产儿,出生时钙磷存储明显减少。

3. 生长过速　新生儿期生长迅速,骨骼腔增长快于骨矿物质增长,骨矿物密度(bone mineral density,BMD)生后逐渐下降,早产儿由于存在追赶生长,因此 BMD 较足月儿下降更为明显。

4. 其他因素　任何影响维生素 D 和钙磷吸收、代谢和利用的疾病(如胆汁淤积、慢性腹泻等)都会增加 MBD 的发病风险。长时间静脉营养,特殊药物的使用(激素、甲基黄嘌呤类、利尿剂和苯巴比妥)和被动活动的减少也会增加 MBD 的发生。

【临床表现】

早产儿 MBD 早期无特异性临床表现,很多病例在影像学检查发现典型改变后才诊断,但此时骨内矿物质缺失可高达 20%~40%。如不及时治疗,早产儿会有佝偻病样表现,严重时甚至出现骨折。肋骨骨折时可引起呼吸困难或因为胸壁顺应性过高导致撤机困难,从而形成恶性循环。

新生儿 MBD 早期可无症状,常见的症状是佝偻病(颅骨软化、前囟增大和肋串珠等)和病理性骨折。肋骨软化或骨折会可能会影响肺脏,导致呼吸问题或依赖机械通气。部分患儿可出现因肋骨软化而胸壁顺应性下降导致的佝偻病性呼吸衰竭。此外,新生儿 MBD 会影响最终身高和成人后骨骼状态。

【辅助检查】

1. 血生化指标　MBD 最常见的生化改变包括低血磷和高碱性磷酸酶(ALP)。低血磷可以作为矿化不足最早的指标,生后 7~14 天即可出现异常。90% 的 ALP 存在于骨骼,故 ALP 可作为骨矿化的一个重要指标。有研究提示,血 ALP>900IU/L 时,诊断 MBD 灵敏度为 88%,特异度为 50%;血钙对 MBD 无诊断意义,因为在体内血钙水平受诸多激素调节,可通过动员骨钙来维持正常血钙。血磷在一定程度上反映体内磷状况,但其敏感性欠佳,不适合用于早期诊断。血 25-(OH)D 是维生素 D_3 在血浆中的主要存在形式,维生素 D 缺乏时可明显下降,血 25-(OH)D <5ng/ml 提示维生素 D 严重缺乏,美国儿科协会建议新生儿正常血 25-(OH)D 水平应 >20ng/ml。

2. 影像学方法　影像学检查属于物理诊断方法,是基于 BMD 的测定,主要包括 X 线检查法、双能 X 线吸收法、定量 CT 和定量超声法。X 线主要表现为骨质变薄、肋骨软化、长骨骨质疏松、骨骺变宽、骨折等。X 线适合诊断有骨折或明显骨质疏松的严重 MBD,但不能检出骨量减少低于 30% 的骨质疏松,所以对早期诊断无帮助。其中定量超声是一种新诊断技术,具有无辐射、无创伤、简便、速度快,可床边操作等优势,在 MBD 的临床诊断中具有良好的应用前景。

【诊断】

目前新生儿代谢性骨病缺乏统一明确的早期诊断指标。

1. ALP>900IU/L 和 / 或血磷 <5.6mg/dl 时,灵敏度可达 100%,特异度提高至 70%。

2. 美国儿科协会建议新生儿正常血 25-(OH)D 水平应 >20ng/ml。

3. 轻度 MBD,ALP>500IU/L,血磷 ≥ 4.5mg/dl;重度 MBD,ALP>500IU/L,血磷 <4.5mg/dl;当 ALP<500IU/L 时,无 MBD 发生。

【治疗】

早产儿 MBD 主要以预防为主,对已出现 MBD 的早产儿,需加强钙、磷、维生素 D 等的补充,把 MBD 的影响降至最低。

1. 维生素 D 治疗　口服维生素 D 2 000~4 000IU/d,根据临床、血生化和 X 线片情况 1 个月后改为 400IU/d。重症病例或无法口服患儿可肌注维生素 D_3 15 万 ~30 万 IU,1 个月后给予 400IU/d 口服。

2. 钙磷治疗　维生素 D 治疗同时要注意钙、磷的补充。尤其是早产儿 MBD,因其主要发病原因是钙磷缺乏。

3. 其他　增加被动运动锻炼,严重骨骼畸形可考虑外科手术矫正。

【预后】

积极预防,早发现、早治疗。一般情况下,早产儿代谢性骨病会在 2 岁时恢复,或者予以强化配方奶喂养,6~12 周可恢复,但 MBD 早产儿 8~12 岁时身高较同龄人低,且对身高有长远的影响,并可能导致成年后的骨质疏松。且早期亦可影响呼吸功能,甚至导致撤机困难、骨折等,因此重视早产儿 MBD。尽快恢复可以避免骨折,并促进生长。

(杨　杰)

第六章　新生儿常见症状和体征

学习目标

1. **掌握**　胎儿新生儿水肿的常见病因；新生儿呼吸困难常见原因；新生儿青紫原因鉴别方法；新生儿惊厥的病因鉴别及快速处理。
2. **熟悉**　内科性和外科性呕吐的特点及其辅助检查方法和意义；中枢性和周围性肌张力低下鉴别要点；新生儿体温异常病因。
3. **了解**　胎儿水肿的实验室检查；新生儿呼吸困难的治疗原则、肌张力低下的辅助检查方法。

第一节　胎儿新生儿水肿

水肿（edema）是新生儿期常见的症状之一，生后多种原因可导致水肿，多见于四肢、腰背、颜面和会阴部，称新生儿水肿。如果出生时即存在全身性水肿称胎儿水肿（hydrops fetalis），常伴浆膜腔积液，通常分为免疫性胎儿水肿（immune hydrops fetalis，IHF）和非免疫胎儿水肿（non-immune hydrops fetalis，NIHF）。

【病因】

（一）胎儿水肿病因

1. **免疫性胎儿水肿**　多由 Rh 溶血病引起，妊娠期给予特异性抗体，可有效进行免疫预防，目前发生率显著降低；尽管国内没有进行 Rh 溶血病的预防，但汉族人 Rh 阴性母亲占比较少，因此发生率也较低，少数民族地区有一定的发病率。ABO 溶血病导致的胎儿水肿较少。

2. **非免疫胎儿水肿**

（1）心血管疾病：各种严重的先天性心脏病、严重心律失常所致的心力衰竭；或由于腔静脉畸形、胸腔内肿瘤压迫腔静脉，导致静脉回流受阻而发生水肿。

（2）严重贫血：见于严重的胎 - 母、胎 - 胎输血者，或严重的血红蛋白病。广东、广西血红蛋白病和 G-6PD 缺陷发病率较高，可能是胎儿水肿重要原因。

（3）血浆蛋白低下：先天性肾病。

(4)染色体异常和临床综合征:多见于染色体综合征,如 Turner 综合征、Noonan 综合征、唐氏综合征、18 三体综合征等。

(5)病毒感染:细小病毒 B19、TORCH 感染等也是胎儿水肿常见原因之一。

胎儿水肿通常在妊娠早中期超声检查发现,妊娠早期 B 超可见颈项透明层增厚,妊娠中期可见腹部、胸腔、心包积液,可伴发胎动减少、羊水过多等征象。

(二)新生儿水肿病因

早产儿在新生儿期出现水肿较为常见,多为一过性,生后数天缓解,多为生理性。足月儿出现水肿多为病理性,应注意鉴别,新生儿水肿常见病因:

(1)严重贫血:各种原因引起的严重贫血也可在新生儿出生后出现水肿,且水肿和贫血程度不一定完全平行。维生素 E 缺乏可导致贫血以及会阴部、下腹部和大腿部位水肿。

(2)心脏疾病:各种严重心律失常、心肌病、先天性心脏病发生心功能不全,出现水肿。

(3)肝肾相关疾病:肝脏疾病可导致白蛋白合成减少,而肾脏疾病可导致大量蛋白丢失,均可发生低蛋白血症。血浆总蛋白低于 40g/L 或白蛋白低于 20g/L 时可引起水肿。新生儿尤其早产儿肾功能发育不成熟,肾小球滤过率低,如钠摄入量或静脉输液量过多易发生水肿。其他如泌尿系统各种畸形及肾静脉血栓形成也可引起水肿。

(4)内分泌遗传代谢疾病:先天性甲状腺功能减退患儿有黏液水肿、皮肤粗厚,呈非凹陷性水肿,伴反应低下、迁延性黄疸和便秘等症状。肾上腺皮质醛固酮代谢障碍、肾素 - 血管紧张素 - 醛固酮系统活性增加等均可发生新生儿水肿。若新生女婴有手足水肿、蹼颈、指 / 趾甲发育不良、高腭及第四掌骨短,则可能为 Turner 综合征。

(5)毛细血管渗漏综合征(capillary leak syndrome,CLS):系各种原因引起毛细血管内皮细胞损伤、血管通透性增加,致大量血浆蛋白渗漏到组织间隙,引起低蛋白血症、低血压、急性肾缺血和全身高度水肿,常发展为严重内环境紊乱、多脏器功能衰竭。

(6)抗利尿激素分泌异常:严重颅脑损伤、肺部疾病、外科手术、应激等可导致抗利尿激素分泌异常,表现为少尿、水肿、稀释性低钠血症,尿比重降低等。

(7)特发性:未发现明确病因,可分为生理性和病理性。生理性多见于早产儿,可能与早产儿含水量较多、肾功能不成熟容易导致水电解质失衡有关。

【临床表现】

1. 胎儿水肿可表现为早产。

2. 呼吸窘迫常见,因胸膜腔积液可能会导致肺发育不良。

3. 全身水肿,表现为肢体、躯干、面部等水肿,也可同时存在胸腹水。

4. 胎儿水肿常伴有腹腔积液,患儿出生时可出现明显症状,表现为腹胀,可干扰呼吸。

5. 相关疾病的症状和体征,如外观畸形、心脏杂音、肾功能障碍等。

【辅助检查】

1. 胎儿水肿　母亲和胎儿血型、孕妇 TORCH 检查、羊水穿刺染色体检查、母亲血红蛋白电泳、胎儿超声、必要时可进行胎儿磁共振检查。

2. 出生后检查　血常规和涂片、血型和 Hb 电泳、染色体检查、超声(心脏、胸、腹)、骨骼影像学、遗传代谢病检查、TORCH、细菌学检查。在新生儿溶血病、低蛋白血症、贫血等红细胞和血红蛋白均可降低,溶血时网织红细胞亦同时升高。血浆总蛋白、白蛋白、球蛋白定量对诊断低蛋白血症、先天性肾病综合征等有帮助。检查血清钾、钠、氯、钙、镁等电解质,对临床诊断电解质紊乱有其重要意义。

3. 胸腹水穿刺检查　常规、生化、细菌学证据、葡萄糖、甘油三酯、胆固醇、乳糜实验。

【鉴别诊断】

根据病史、症状、体征、影像和实验室检查等明确其病因。

1. 新生儿硬肿症　在寒冷季节多见,与冻伤、感染、低氧血症等因素有关,导致毛细血管渗透性增加、间质液增多和皮下组织饱和脂肪酸凝固,多呈非凹陷性水肿。

2. 新生儿局部水肿　局部水肿可见于主要静脉如上、下腔静脉和股、腋静脉置管引起的血栓,造成静脉回流或淋巴排流受阻的患儿;因治疗引起的肢体局部水肿,可因局部限制或受压所致。此外,也可见于原发的淋巴水肿。

【处理】

首先进行全面的病史采集和体格检查评估和识别可能严重和危及生命的水肿病因。如果为全身性水肿,应评估患儿是否有胸腔积液、肺水肿、腹腔积液、阴囊/阴唇水肿等。如果为局限性水肿,应确定肿胀区域,以帮助推断可能存在静脉或淋巴管阻塞的区域。

1. 胎儿水肿　在产前即可作出诊断,早期病因的明确有助于临床治疗决策制订,改善预后。产前可采用 B 超或 MRI 发现心脏、肾脏等结构畸形表现,通过胎儿血型、血红蛋白和胆红素等检测明确免疫性溶血病,通过外周血游离 DNA 检测、羊水细胞染色体和 DNA 检测明确遗传相关综合征。产前胎儿水肿的处理包括寻找病因和处理合并症,出生后需要成功复苏,保证气道通畅和有效呼吸的建立,脐动静脉置管,稳定内环境和有效的血流灌注,如果有大量腹腔积液和胸腔积液,需要立即胸腔(腹腔)穿刺抽液。尽管围产期诊断和治疗技术在不断改善,但是非免疫性胎儿水肿患儿的死亡率仍较高。

2. 新生儿水肿　患儿监测血钠水平、尿量和体重,维持水电解质平衡,尿钠有助于鉴别血液稀释和尿液丢失引起的低钠血症。需要限制液体入量,必要时可给予利尿剂。如果存在休克,应密切监测外周灌注、心率、血压和酸碱平衡,给予扩容。部分患儿存在毛细血管渗漏引起的低血容量、血管张力减低和由于窒息或感染导致的心肌收缩力下降。需要改善毛细血管通透性,维持血管间隙容量,纠正静脉回流受损的原因,维持正常血压和中心静脉压。

(周文浩)

第二节　新生儿发热

发热(fever)是新生儿的常见症状,一般认为新生儿正常核心温度(肛温)为 36.5~37.5℃,通常将新生儿核心温度高于 37.5℃定义为发热。

【病因】

1. 环境因素　当新生儿周围的环境温度过高,如室温过高、包裹过严过多、暖箱温度控制不当、光疗时温度过高均可导致新生儿的核心温度迅速升高。使用伺服式温控新生儿辐射台时,应注意放置好皮肤温度电极,避免因为电极过松或脱落时引起的医源性高体温。

2. 新生儿脱水热　多见于生后 3~4 天母乳喂养的新生儿,体温突然升高至 39~40℃,患儿烦躁不安、啼哭、面色潮红、呼吸增快,严重者口唇干燥、尿量减少或无尿。新生儿出生后经呼吸、皮肤蒸发以及排出大、小便等丢失相当量的水分,而生后 3~4 天内母乳量较少,如未及时补充液体可造成体内水分不足所致。早产儿体温调节能力差,汗腺发育不完善,哺乳少,更易发生本病。上述情况待补充水分及降低环境温度后即可缓解。

3. 新生儿感染　感染是引起新生儿发热的常见原因,包括各种病原体如细菌、病毒、原虫等引起的局部和全身性感染,如败血症、呼吸道感染、泌尿道感染、中枢神经系统感染和消化道感染等。新生儿感染时除发热外,还表现全身状态较差、可找到感染病灶、末梢循环不良、外周皮肤血管收缩、肢端发凉、核心温度与外周温度差增大等。

4. 其他　新生儿体温升高也可由新生儿代谢率升高引起,如骨骼肌强直和惊厥持续发作等。甲状腺功能亢进症由于代谢旺盛,可见体温升高,同时伴有心动过速、体重不增、多汗等。先天性外胚叶发育不良的患儿,因汗腺缺乏,散热障碍,可引起发热。新生儿颅内出血、肿瘤等可导致体温调定点上移,可引起中枢性发热。

【临床表现】

直肠温度最接近新生儿的核心温度,其结果能准确反映体温的实际变化,临床常采用直肠测量法进行体温测量,因为新生儿直肠较短,直肠壁较薄,如不小心可造成直肠穿孔,操作要谨慎轻柔。腋温测量简单易行,对新生儿干扰小,临床最常应用,但比肛温略低(约低 0.5℃)。红外线耳温计测量鼓膜及其周围组织的温度也可较好地反映新生儿的核心温度。

【辅助检查】

1. 血常规及其分类、C 反应蛋白、血培养和药敏、TORCH 病原检查。

2. 必要时进行腰椎穿刺脑脊液检查、生后 3 天以上患儿进行尿培养。

3. 外观畸形患儿需要进行染色体检查。皮肤活检、下颌骨 X 线片除外先天性外胚层发育不良。

4. 必要时做甲状腺功能除外甲亢。

【鉴别诊断】

首先应鉴别新生儿是否存在感染。非感染性发热,多见于如环境温度过高、外胚层发育不良、甲亢等情况,患儿一般在状态好,外周温度大于等于核心温度、皮肤红。感染性发热多有潜在疾病、反应差、末梢温度低于核心温度。皮肤发花、凉、苍白或苍灰。

1. 外胚层发育不良　是一大类遗传病,表现为皮肤及其附属器等外胚层结构发育异常。无汗性外胚层发育不良者小汗腺部分或完全缺如,导致少汗或无汗。患者通常表现为危及生命的高热和畏热。患者的面容表现为前额明显突出、脸颊凹陷、毛发稀疏、少牙或无牙,指甲通常较薄、有嵴状突起。该病诊断通常基于临床特征和基因诊断明确。该病治疗主要是维持体温稳定,避免剧烈哭吵和环境温度过高。

2. 恶性高热　恶性高热是一种暴露于某些药物(最常见琥珀酰胆碱和氟烷)后才有表现的罕见遗传性疾病。其他强效的吸入性麻醉药物(如七氟烷、地氟烷和异氟烷)也可导致恶性高热。恶性高热通常发生于全身麻醉后 1 小时内,但罕见情况下,可延迟至诱导麻醉后 10 小时。可通过基因诊断明确。

【处理】

发热是下丘脑体温调定点升高导致的体温异常增加。首先应当明确发热的原因,如因环境因素引起发热,应去除原因,如降低室温,打开新生儿的包裹,调节暖箱、光疗箱温度,检查辐射保暖台皮肤温度电极是否松动等。如发热因脱水引起,应评估脱水、体重减低情况,尽快补充水分。如发热为感染引起,应做血培养,查明感染源,积极控制感染。

新生儿发热的处理应以物理降温为主,打开包被多可使体温将至正常,必要时可用凉水袋置新生儿枕部和腋窝。如体温过高可洗温水澡或温水擦浴,水温 33~36℃为宜。擦浴部位为前额、枕部、颈部、四肢、腋下、腹股沟等。忌用酒精擦浴。慎用退热药,以防药物在新生儿期的毒副作用及体温骤降。

(周文浩)

第三节 新生儿低体温

新生儿体温的平衡是通过调节产热与散热来维持的。由于新生儿体温调节功能不完善、皮下脂肪组成特点等原因,易受内外环境影响出现低体温(hypothermia)。低体温的标志是直肠温度低于36℃。低体温不仅可引起皮肤硬肿,并可使体内各重要脏器组织损伤,功能受累。甚至导致死亡。

【病因】
(一) 内在因素
1. 新生儿体温调节功能不完善 新生儿体温调节中枢发育不成熟,体表面积大,易于散热。新生儿棕色脂肪较少,产热不足。

2. 皮下脂肪组成特点 皮下脂肪中饱和脂肪酸含量高,由于其熔点高,低体温时易于凝固,出现皮肤硬肿。新生儿在缺氧和神经系统功能障碍时,棕色脂肪不能利用,化学产热过程常不能进行,易出现体温不升。

3. 新生儿红细胞相对较多 血液黏滞易引起微循环障碍。

(二) 外在因素
1. 寒冷 寒冷使末梢血管收缩,去甲肾上腺素分泌增多,促进棕色脂肪分解,随寒冷时间延长贮备耗竭,导致一系列生化和生理功能改变。

2. 疾病因素 新生儿患败血症、肺炎等感染性疾病时,由于进食减少,热量摄入不足;因休克、酸中毒和微循环障碍等影响棕色脂肪分解,使体内产热减少,此时如环境温度偏低,保暖不够,很易引起低体温。

【临床表现】
新生儿低体温时,皮肤温度常因末梢血管的收缩而下降,患儿全身凉,体温低于35℃。低体温可导致新生儿寒冷损伤。

1. 一般表现 反应低下,吸吮困难,呕吐或腹胀,活动性下降,低血压,心动过缓,浅慢不规则呼吸,反射减弱。

2. 皮肤硬肿 硬肿常呈对称性,其发生顺序依次为:下肢→臀部→面颊→上肢→全身。

3. 多脏器功能损害 重症可出现休克、DIC 和急性肾衰竭等。肺出血是较常见并发症。

【辅助检查】
1. 血常规和分类、C 反应蛋白。
2. 病原学检查:血、尿、脑脊液培养、病毒学检查。
3. 监测血糖、甲状腺功能。

【鉴别诊断】

新生儿出现低体温应尽快明确病因,除积极的病史采集和体格检查外,常见的辅助检查应包括血气分析、血常规和血小板、血尿素氮和电解质测定,血糖和血培养以及 DIC 筛选检查等。X 线胸片和心电图也应检查,并在以后必要时复查。某些新生儿须测定甲状腺功能。临床监护应包括心率、呼吸、血压、心电图、深部和体表温度及出入液量。

1. 保暖措施不当 当新生儿暴露于潮湿或有风的环境中,可能出现低体温。除环境暴露外,在转运和复苏过程中不注意保暖,常容易导致低体温发生。脑或脊髓损伤的患者如果体温调节系统受损,则发生低体温的风险较高。

2. 与新生儿低体温有关的医学问题 新生儿败血症容易出现低体温,同时伴随反应低下、低灌注等情况。其他还包括低血糖、低钠血症、中枢神经系统病变(胼胝体缺如、颅内出血等)、内分泌疾病(如甲状腺功能减退症、肾上腺皮质功能减退症)、营养不良和药物过量等。

3. 不当药物使用 与低体温有关的药物和毒素可能导致新生儿反应低下和体温调节异常。苯二氮䓬类药物、阿片类药物使用过量时尤其容易出现低体温,同时伴发昏迷、心动过缓、呼吸抑制和呼吸暂停等。

【处理】

1. 复温 通过提高环境温度,以恢复和保持正常体温。如果患儿体温 <36℃,将温箱的温度设置到较其皮肤温度高 1℃,监控腋温、每小时提高暖箱温度 1℃(注:对于体重 <1 200g、胎龄 <28 周或体温低于 32℃,复温速度不超过 0.6℃ /h)。当皮温达到 36.5℃时,应停止复温。在复温过程中,体表温度与直肠温度的差不应高于 1℃。

快速复温对处于寒冷应激状态下的患儿是有害的,快速复温时周围血管扩张,可导致低血压而发生复温性休克,加重大脑的缺血性损害,新生儿会出现抽搐,严重者可发生呼吸暂停。

2. 改善循环功能 严重时常发生微循环障碍和休克,在维持心功能前提下及时扩充血容量、纠正酸中毒,使用血管活性药物。

3. 热量和液体补充 供给充足的热量有助于复温和维持正常体温。有明显心、肾功能损害者,在复温时因组织间隙液体进入循环,可造成左心功能不全和肺出血,故应严格控制输液速度及液体入量。

4. 控制感染 考虑病因为感染时,应加强抗感染。

5. 纠正器官功能紊乱,包括凝血功能、肾功能、胃肠功能。

(周文浩)

第四节 新生儿呼吸困难

呼吸困难(respiratory distress)是指呼吸时出现呼吸急促、费力、点头、张口呼吸以及由呼吸肌动作引起的三凹征(胸骨上窝、剑突下窝和肋间隙的吸气性凹陷)、鼻翼扇动等称为呼吸困难。可有呼吸频率、节律、强弱、深浅度改变或吸气与呼气比例失调所致。呼吸困难是新生儿危重症的主要表现之一,可由多种原因引起,临床上表现为程度不同的低氧血症、代谢性和 / 或呼吸性酸中毒,如不及时处理,可危及生命。

【病因】

新生儿呼吸困难的常见原因有呼吸、循环和中枢神经系统疾病等,以呼吸系统疾病所致的呼吸困难最常见。

1. **呼吸系统疾病**　新生儿上呼吸道阻塞多表现吸气性呼吸困难、吸气性凹陷,见于后鼻孔闭锁、喉蹼、巨舌畸形、小颌畸形、声门下狭窄、气管狭窄、声带麻痹、咽部囊肿、囊状水瘤、血管瘤、喉软化症等。下呼吸道阻塞多表现呼气性呼吸困难,见于支气管狭窄或软化、纵隔占位、羊水或胎粪吸入等。肺部本身疾病引起呼吸困难是新生儿呼吸困难的最常见原因。包括呼吸窘迫综合征、湿肺、肺炎、肺出血、肺不张、支气管肺发育不良(BPD)、气漏(纵隔气肿、气胸、间质性肺气肿)等。此外,也可见于先天性肺囊肿、先天性肺发育不全、膈疝、膈膨升、乳糜胸、肺气肿等先天性肺部疾病。胸廓疾病如先天性膈疝、膈膨升、胸廓发育异常等也可导致呼吸困难。

2. **循环系统疾病**　新生儿严重复杂的先天和后天性心脏病、持续肺动脉高压(PPHN)等,常伴有心力衰竭,呼吸困难是心力衰竭的重要症状之一。心力衰竭时肺淤血,肺顺应性降低,换气功能障碍是出现呼吸困难的主要原因。

3. **中枢神经系统疾病**　新生儿窒息所致缺氧缺血性脑病、颅内出血、颅内感染时,常伴发颅内高压和脑水肿,抑制呼吸中枢;缺氧、感染也可直接损伤大脑,影响呼吸中枢功能,引起中枢性呼吸困难。此外,代谢性酸中毒、低血糖,以及吗啡、苯巴比妥等药物都可影响呼吸中枢,引起中枢性呼吸困难。

4. **其他**　代谢性酸中毒需要呼吸代偿,可导致呼吸急促、深大。血氨升高也可导致呼吸增快。

【临床表现】

1. **病史**　包括母孕期健康状况、胎龄、分娩方式、胎盘情况,是否有窒息、宫内窘迫、羊水胎粪污染等。注意了解呼吸困难开始的时间、变化及伴随症状。

足月儿生后即出现严重的呼吸困难和青紫,提示有严重心肺畸形;早产儿生后不久出现进行性加重的呼吸困难伴呻吟,要考虑新生儿吸窘迫综合征;有宫内窘迫或出生窒息伴羊水胎粪污染,出生后有呼吸困难,应考虑胎粪吸入综合征可能;剖宫产儿生后出现呼吸困难,应注意新生儿湿肺;母亲产前有发热或胎膜早破 >24 小时,生后有呼吸困难应注意感染性肺炎可能。

治疗过程中呼吸困难突然加重,应注意有无气胸发生。生后严重青紫伴呼吸困难,应注意有无先天性心脏病及心源性呼吸困难。有严重出生窒息、产伤,伴发呼吸节律改变或喘息样呼吸,应考虑中枢性呼吸困难。

2. **体格检查**　观察呼吸的频率、节律和深度,一般将呼吸频率持续 >60 次/min 称为新生儿呼吸增快。新生儿安静时呼吸增快多由呼吸系统疾病引起,也可能与非呼吸系统疾病有关,如先天性心脏病、心力衰竭、休克、神经系统疾病等。

观察是否有点头呼吸、鼻翼扇动及三凹征、呻吟。如果鼻部通气不畅伴吸气时三凹征,注意有无后鼻孔闭锁。点头呼吸、鼻翼扇动及三凹征说明有呼吸窘迫,多由呼吸系统疾病引起。呼吸不规则、浅表,提示有中枢性呼吸衰竭。注意有无青紫、青紫的程度及分布、吸氧是否能够缓解,由呼吸系统疾病引起的青紫,吸氧多能缓解;如吸氧不能缓解,且青紫与呼吸困难不一致,应注意有无先天性心脏病。注意胸廓的形态,一侧胸廓饱满伴呼吸音改变提示有气胸。胸部听诊是诊断新生儿呼吸系统疾病如新生儿肺炎、湿肺、肺透明膜病、胎粪吸入性肺炎、肺出血等的重要依据,要注意两肺呼吸音的强弱及是否对称,啰音的多少、性质及分布等。

除与呼吸系统疾病相关的检查外,还要检查其他方面的原因,如循环系统要检查青紫情况,心脏有无扩大,心尖冲动的位置,心音及心脏杂音等。检查新生儿的皮肤的颜色,注意有无贫血和红细胞增多症,有无皮肤胎粪黄染。进行新生儿神经系统的检查,有无意识改变,有无惊厥,前囟是否紧张饱满,神经反射是否正常,有无呼吸节律的改变及中枢性呼吸衰竭表现。

【辅助检查】

1. 血常规及其分类和炎症指标检查可评估是否存在全身或肺部感染。血气分析是呼吸困难的重要检测项目,对鉴别诊断、指导治疗和估计预后都有重要价值。

2. 胸部 X 线检查　新生儿呼吸困难大部分是由呼吸系统疾病引起,胸部 X 线检查均有特征性表现,胸部 X 线检查对新生儿心脏疾病的诊断也有帮助。

3. 心脏超声检查　如患儿发绀明显,吸氧不能缓解,怀疑有先天性心脏病及心源性呼吸困难,应做心脏超声检查。

4. 新生儿纤维支气管镜检查可直接观察气道、黏膜病变,行组织、细胞和病原学检查学检查等。

5. 头颅 MRI 或超声检查　伴有神经系统症状及体征的患儿,应在病情稳定后或在保证适当通气和氧合的情况下进行头颅 MRI 或超声检查以明确中枢性呼吸困难的病因。

【鉴别诊断】

新生儿呼吸困难病因通常与呼吸系统有关,但也可能是源自其他系统。必须及早发现即将危及生命的情况。

1. 气胸　进入胸膜腔的气体使胸腔容积增大,造成纵隔向对侧移动并压迫对侧的肺和心血管。表现为呼吸窘迫、纵隔结构向萎陷肺的对侧移动、患侧胸腔膨胀过度、萎陷肺同侧的呼吸音减弱或消失等情况,可尽快放置胸管进行减压,穿刺减压是可能挽救生命的临时措施。

2. 气道梗阻　奶汁或羊水、胎粪吸入常引发呼吸窘迫。先天性气道异常包括声带麻痹、肿块、气管狭窄、血管环、动脉吊带、气管食管瘘和喉软骨软化病等均可引起呼吸窘迫和呼吸困难。胸部或纵隔的占位性病变包括膈疝、食管异常、支气管肺隔离症、良性和恶性肿块及血管异常等均可引用呼吸困难等表现。

3. 心力衰竭　新生儿心力衰竭的呼吸系统表现包括呼吸过速、呼吸困难等。其他表现包括喂养困难、苍白、出汗、心动过速、心脏杂音、心脏扩大、肝肿大和 / 或水肿等。严重的先天性心脏缺陷患者,可出现充血性心力衰竭,其他疾病包括心脏瓣膜病、心肌功能障碍、脓毒症、代谢紊乱、液体过剩、重度贫血等都可以导致心力衰竭,从而继发呼吸困难和发绀等表现。

4. 神经肌肉疾病　中枢神经系统功能异常可导致呼吸困难表现,病变可先天性(脑结构畸形、神经肌肉疾病),也可获得性(如中枢感染、癫痫发作)。松软和肌无力可导致呼吸肌功能障碍,松软的病因包括累及大脑皮层、脊髓、前角细胞、周围神经、神经肌接头和肌肉疾病。

5. **其他疾病**　可致呼吸急促的较少见代谢和内分泌疾病包括高氨血症、线粒体疾病以及甲亢等。重度贫血急性发作，或存在大量携氧能力低下的异常血红蛋白会降低组织供氧，从而引发呼吸窘迫。新生儿红细胞增多症可导致呼吸窘迫，原因是血液淤积和 / 或急性失代偿性心力衰竭影响氧输送。

【处理】

首先应查明引起呼吸困难的原因，密切监护患儿心率、呼吸、血压、体温、血气的变化，保持正常通气、换气功能，必要时给机械通气治疗。机械通气者要密切观察气管插管的位置及呼吸机参数的变化，根据临床情况、血气等及时调整呼吸机参数。配合进行全身治疗，纠正各种代谢紊乱，维持内环境稳定和正常的循环灌注。在此基础上，根据不同的病因选择相应的治疗策略。

（周文浩）

第五节　新生儿青紫

青紫（cyanosis）是指毛细血管血液中还原血红蛋白超过一定水平所致，一般认为超过50g/L 时，肉眼能够看到青紫。口腔及舌黏膜出现青紫最早，还原血红蛋白超过 30g/L 即可出现青紫。青紫也与血红蛋白总量有关，总血红蛋白浓度影响可以检测到青紫的氧饱和度水平，在贫血情况下，血氧饱和度降至较低水平时，临床上才可出现青紫，相反，红细胞增多症患儿在血氧饱和度正常时候也可出现青紫。引起青紫的病因可以很轻微，也可严重到威胁生命，应及时做出病因诊断，进行相应处理。

【病因】

1. **周围性青紫**　由于血流通过周围毛细血管时速度缓慢、瘀滞，组织耗氧增加，局部缺氧所致，患儿动脉血的氧分压和氧饱和度正常。表现为皮肤是青紫的，但口唇黏膜是粉红的。可见于全身性疾病如心力衰竭、休克、红细胞增多症、硬肿症等均可造成血液循环异常出现青紫。也可见于局部血流障碍如寒冷引起局部血液循环不良，局部缺氧致青紫。

2. **中心性青紫**（central cyanosis）　是因全身性疾病引起的动脉血氧饱和度降低所致，可见于各种呼吸、心血管疾病所致的体循环氧分压和氧饱和度降低。持续的中心性青紫应及时评估和治疗。

（1）肺泡通气不足：肺泡通气不足可致高碳酸血症和低氧血症，导致氧饱和度降低和青紫。通气不足的原因包括中枢神经系统抑制（围产期窒息）、气道阻塞（后鼻孔闭锁）或神经肌肉性疾病（脊髓性肌萎缩症）等。

（2）通气 - 灌注不匹配：常见于新生儿肺炎、气胸等情况，导致氧饱和度降低和青紫。

（3）右向左分流：静脉血未经氧合回到心脏，导致血氧饱和度降低和青紫。分流部位可以是心内（青紫型先天性心脏病）、动脉导管（新生儿持续性肺动脉高压）或肺内分流（肺非通气区域的灌注）。

（4）氧弥散障碍：氧分子必须从肺泡扩散到肺毛细血管以氧合血红蛋白，肺泡 - 动脉弥散障碍（如肺水肿、肺部炎症、透明膜形成等）可导致氧饱和度降低。

3. **血液原因所致的青紫**　高铁血红蛋白水平超过血红蛋白总量的 10% 时，可出现皮肤青紫,血液呈棕色。如高铁血红蛋白血症,其血红素的铁被氧化成三价铁不能结合氧,可见于先天性高铁血红蛋白血症或应用亚硝酸盐类药物急性中毒者。新生儿红细胞增多症虽然血氧饱和度正常,但其血红蛋白浓度升高,也可引起青紫。

【临床表现】

青紫是新生儿期的常见症状,可由多种疾病引起。生理性青紫为暂时性,随时间推移青紫消失,新生儿无任何器质性病变的表现。若青紫仅限于四肢末端、耳轮、鼻尖等体温较低的部位,经保暖及改善微循环后青紫消失为外周性青紫。如全身皮肤、眼结膜、口腔黏膜和舌广泛青紫,经保暖及改善局部循环后不消退则考虑中心性青紫。

【辅助检查】

1. 实验室检查　包括测量动脉氧合、全血细胞计数、血糖、血培养和胸片等。动脉血气的测量是青紫评估的标准。

2. 胸片检查　对于评估青紫新生儿至关重要,心脏、胃和肝脏异常位置(右位心、内脏反位)强烈提示先天性心脏病可能。应注意观察心脏大小和形状异常,法洛四联症呈"靴状"心脏、大动脉转位呈"鸡蛋串"形心等。青紫心脏病变和新生儿特发性肺动脉高压均可见肺血流减少。呼吸窘迫综合征(RDS)中,肺不张导致经典的影像学表现为弥漫性、网状颗粒状、毛玻璃样变、伴有支气管充气征等。此外,大多数先天性肺和膈肌病变、先天性肺气道畸形、先天性膈疝可以通过胸片进行诊断。

3. 经皮血氧饱和度监测　用于新生儿青紫的筛查检查,尤其用于筛查青紫性先天性心脏病,美国儿科学会建议用生后24小时下肢经皮氧饱和度 <95% 作为进一步检查评估的指征。

【鉴别诊断】

新生儿青紫首先须鉴别周围性青紫与中心性青紫:

1. 周围性青紫　多见于低体温、环境温度过低、休克、心力衰竭等情况。

(1)新生儿肢端发绀:是一种周围性发绀,并不提示病理性改变,是由肢端相对于中心循环的强烈外周血管收缩和灌注减少引起,一般出现于健康的新生儿,精神状态无明显改变,体格检查结果正常,并可于出生后数日内很快恢复正常。新生儿啼哭、反流、呕吐、咳嗽或屏住呼吸时也会出现肢端发绀,需要仔细询问和观察,以便与一些严重潜在病因(如,癫痫发作、呼吸暂停、心律失常)相鉴别。

(2)寒冷暴露:中度寒冷暴露使得新生儿血液在毛细血管床中的运输时间延长,从而使组织摄氧增加,进而导致周围型发绀,尤其唇部和口周明显,随着新生儿体温的恢复正常而迅速缓解。

(3)新生儿红细胞增多症:当足月新生儿外周静脉血细胞比积超过65%时(血红蛋白 > 22g/dl),血黏度的变化可引起很多症状,包括发绀、呼吸窘迫、持续肺动脉高压(PPHN)、急性失代偿性心力衰竭等。

2. 中心性青紫　考虑为中心性青紫,则应通过病史、体格检查、辅助检查等进一步寻找引起中心性青紫的病因。

(1)病史:为新生儿青紫的潜在病因提供线索,应包括对以下内容的完整评估。妊娠和分娩:孕产妇糖尿病可能与青紫型心脏病,新生儿红细胞增多症和低血糖症有关。羊水过多与胎儿气道、食管和神经系统疾病有关。羊水过少与肾脏缺陷和肺发育不良有关。胎膜早破和围产期发热可能与新生儿败血症有关。羊水的胎粪染色与胎粪吸入综合征和PPHN有关。

(2)体格检查:对于确定青紫的原因至关重要。出现呼吸窘迫征象常提示肺部疾病,而心脏异常发现(心率增快、心脏杂音)表明心脏病因存在,心脏病变也可能伴发严重呼吸窘迫(完全性肺静脉异位引流),先天性心脏病和败血症应被视为任何患有呼吸窘迫、青紫、灌注不良的重症婴儿的潜在诊断。呼吸评估包括呼吸频率、胸廓运动、辅助呼吸肌动用以及气道异常评估等。心脏检查包括心率、脉搏和灌注评估,心脏听诊心音异常或心脏杂音的存在,四肢血压测定有助于检测主动脉严重缩窄或主动脉弓离断等。

(3)新生儿中心性青紫常见疾病:

1)呼吸系统疾病:新生儿窒息、呼吸道先天畸形、RDS、肺炎、气胸、PPHN等。注意患儿的呼吸频率、深度和节律,有无呼吸频率加快,鼻翼扇动和三凹征等呼吸困难的症状。肺部疾病引起的青紫,常因肺泡通气不足、弥散障碍等引起,吸氧后青紫有所缓解,此时应考虑呼吸系统疾病。

2)心血管系统疾病:新生儿持续肺动脉高压(PPHN)以及各种青紫型先天性心脏病。应注意PPHN与青紫型先天性心脏病的鉴别。青紫型先心病多数伴有心脏杂音,是重要的诊断依据,但某些严重的青紫型先心病在新生儿期并不出现杂音,例如完全性大动脉转位和肺动脉瓣闭锁如不合并其他心脏畸形,均听不到杂音或无响亮的杂音。若PPHN或青紫型先天性心脏病未合并肺部疾患,多无明显呼吸困难,吸入常压氧青紫不缓解,应进一步检查。

【处理】

1. 生理性青紫不需治疗。

2. 外周性青紫也应积极寻找病因,除加强局部保温护理外,应积极寻找心力衰竭或休克的线索,如果怀疑或证实有心力衰竭应即刻改善心功能,如果怀疑或证实休克,应扩充血容量、改善心功能、给予血管活性药物等纠正休克和微循环障碍。

3. 中心性青紫　①吸入高浓度氧:10分钟后,PaO_2>150mmHg,考虑肺实质病变,继续氧疗,急诊胸片确定。②吸入高浓度氧无改善,给予低浓度氧,前列腺素10~20ng/(kg·min)静脉持续输注。心脏彩超确定先心病及评估肺动脉高压。③前列腺素1小时氧合无改善,停用,按PPHN处理,可给予NO吸入。

4. 高铁血红蛋白症(MetHb)引起的青紫　若MetHb>3%时,可应用维生素C 200~400mg静脉滴注。只有在新生儿高铁血红蛋白水平显著增高(MetHb>10%)而且新生儿有呼吸急促和心动过速时,才考虑应用亚甲蓝治疗。静脉给予1mg/kg的1%亚甲蓝,加入10%葡萄糖10ml静脉推注,青紫可在1~2小时内消失。

(周文浩)

第六节　新生儿呕吐

新生儿由于消化道生理解剖特点容易发生呕吐,正常足月新生儿一天中偶尔呕吐1~2次不是病理现象,但若为早产儿呕吐,以及呕吐为持续性或呕吐物带有胆汁、血液或粪便,则应视为新生儿急诊,进一步寻找呕吐病因。新生儿呕吐病因复杂,其中绝大部分属内科性呕吐,但出生后3天内出现反复呕吐,外科性呕吐占有相当比例。新生儿呕吐物易呛入气道引

起窒息和 / 或吸入性肺炎,也易引起水、电解质紊乱和酸碱失衡。

【病因】

新生儿呕吐原因复杂,一般可分为内科性和外科性呕吐两大类型。

1. 内科性呕吐　占大多数。常见病因:①消化系统疾病:包括咽下羊水、出血、应激性溃疡刺激胃黏膜;喂养不当或大量吞入空气等;胃肠道动力障碍和肠道内感染等也多见。②全身疾病:如肠道外感染、HIE 及颅内压增高、代谢紊乱等;先天性遗传代谢性疾病,如肾上腺皮质增生症、半乳糖血症、苯丙酮尿症、丙酸血症、线粒体病等亦可以引起。

2. 外科性呕吐　主要病因是消化道畸形。包括食管闭锁和食管气管瘘、先天性肥厚性幽门狭窄、胃扭转、胃流出道梗阻、胃肠穿孔、膈疝及食管裂孔疝等。与中肠发育障碍有关的疾病,包括肠狭窄、肠闭锁、肠重复畸形、肠旋转不良及环形胰腺等。表现为完全或不完全性肠梗阻,高位梗阻,生后不久即吐,呕吐物有胆汁,肠型腹胀不明显,可排少量胎便;低位梗阻以便秘和腹胀为主要表现,呕吐出现较晚,常在生后 3~7 天出现,呕吐物有胆汁和粪便。与后肠发育障碍有关的疾病,包括先天性巨结肠、肛门及直肠畸形。

【临床表现】

详细询问病史,可初步判断呕吐是生理性还是病理性。着重询问母亲妊娠史、分娩史、喂养史、有无遗传和畸形病史,尤其是有无孕早期患病史;询问每次呕吐发生的时间、性状、成分、呕吐量和动作以及伴随症状,进行全面查体,尤其是肠鸣音、肠型和胃肠蠕动波等体征对呕吐的鉴别诊断有重要意义。还应注意观察患儿进食情况及其与呕吐的关系。呕吐性质:胆汁性(绿色或亮黄色)呕吐表明肠梗阻(由于肠闭锁或肠扭转),3~6 周龄婴儿的喷射性呕吐奶汁和奶块样物,提示先天性幽门肌肥厚可能。

1. 外科性呕吐特点　①羊水过多史;②反复的顽固性的严重呕吐,常伴有失水和电解质紊乱;③呕吐物含胆汁、粪汁;④呕吐伴胎粪异常或不排胎粪往往是提示外科疾病的重要线索,但完全性肠梗阻的远段肠管或十二指肠膜状闭锁偶尔也可排出少量胎粪;⑤有肠梗阻表现;⑥X 线腹部平片、钡剂或碘油可见各种消化道病变的特征。

2. 内科性呕吐特点　①有围产期窒息史、难产史、产前感染、喂养不当史或服药史;②以呕吐奶汁及咖啡样物为主,呕吐物不含胆汁,更不含粪汁;③大便正常或量稍少;④无肠梗阻表现;⑤常有消化系统以外的症状、体征;⑥X 线腹部平片无异常特征。

【辅助检查】

1. 鼻胃管检查　是一种简单有效的检查上消化道畸形的方法。当遇到母亲羊水过多,或出生后短期内婴儿出现口吐螃蟹样泡沫时,应该在产房内下鼻胃管检查,正常时鼻胃管能够顺利进入胃内,并抽出少量液体,如鼻胃管下降受阻或从口腔或鼻腔内折返回来,提示食管闭锁。

2. 腹部平片　常用腹部正位、左侧卧位片。新生儿出生 24 小时后,胃、小肠、结肠均有气体分布。如生后 24 小时直肠内仍无气体,往往提示肠道梗阻性疾病;腹腔内出现游离气体,提示胃肠道穿孔;肠腔或腹腔内发现钙化影,有助于胎粪性肠梗阻和胎粪性腹膜炎的诊断。

3. 上消化道造影　采用插胃管抽液后再注入对比剂,可显示胃腔、幽门出口、十二指肠至 Treitz 韧带处。可选用 30% 泛影葡胺,剂量一般 30ml 左右。可以观察食管、胃和肠道的形态和功能,对确诊食管闭锁、胃食管反流、幽门肥厚性狭窄、肠闭锁、巨结肠、肠旋转不良有重要价值。疑有胃肠道完全性梗阻或穿孔的新生儿,禁用钡剂造影,疑有食管闭锁或食管气管瘘者可用水溶性碘剂造影,并于造影后及时将造影剂吸出。

4. **钡剂灌肠** 主要观察肛门、直肠、结肠、回盲部的形态,对于先天性巨结肠、结肠闭锁等有诊断意义。

5. **腹部 B 超** 超声检查对腹腔积液的探查、腹部肿物部位和性质的诊断、腹腔内游离气体的存在等,都具有很高的敏感性和特异性,对胆总管囊肿、肾上腺皮质增生症、新生儿坏死性小肠结肠炎等疾病的诊断方面都优于 X 线检查。现在肥大性幽门狭窄的超声检查已经基本取代了钡餐检查。超声检查不仅可以观察到胃肠道的某些改变,而且能直接观察肝胆系统、泌尿系统、循环系统等改变及其对消化道的影响,对呕吐病因的诊断有很大帮助。

6. **胃镜检查** 新生儿常需在全身麻醉下进行,临床应用较少。胃镜检查可以对黏膜充血、出血、水肿、溃疡、瘢痕、肿瘤和先天畸形等情况进行直接的观察,对某些食管、胃部疾病具有确诊意义。

7. **24 小时胃食管 pH 动态监测** 目前认为是诊断胃食管反流的金标准。检查前停用促胃动力药 2~3 天,禁用降低胃酸药物。以食管 pH<4 并持续 15 秒以上定义为一次反流。

【鉴别诊断】

在鉴别诊断思路方面首先要区别呕吐的类型,根据呕吐的发病时间、伴随症状、相应体征以及特点,迅速判断和鉴别是内科性或外科性呕吐,是否存在感染,是全身疾病还是消化道本身疾病,是否伴有机械性或麻痹性肠梗阻等,从而能够尽早明确诊断。患儿阵发性哭闹,吐后哭闹缓解,腹胀肠型明显,肠鸣音亢进等机械性肠梗阻可能性大,患儿呻吟、腹胀但肠型不明显,肠鸣音减弱或消失提示麻痹性肠梗阻。生后 7 天内发病的早期新生儿呕吐应重点考虑食管闭锁、咽下综合征、胃食管反流、胎粪性便秘、胃扭转等;生后 7 天后发病的中晚期新生儿呕吐应考虑肥厚性幽门狭窄、肠梗阻、坏死性小肠结肠炎等。

1. **内科性呕吐** 常见原因包括消化道感染、胃食管反流、全身性疾病消化道表现如败血症、中枢感染、颅内出血等。

(1)胃食管反流:新生儿常见生理性胃食管反流,该症状会在出生后 3~6 个月逐渐改善,并可通过保守性抗反流措施将其尽量减轻。反复发作的呕吐应考虑病理性胃食管反流的可能,患儿尽管摄入充足热量但体重增长欠佳,容易发生心动过缓或发绀等表现。

(2)配方奶喂养不耐受:通常表现为呕吐、腹胀和腹泻等表现,同时可出现结肠炎,会出现血便。在急性情况下可导致脱水和嗜睡,在慢性情况下可导致体重下降和生长迟滞,应除外牛奶蛋白过敏的可能。

(3)遗传性代谢病:呕吐是新生儿遗传性代谢病常见的临床症状。有机酸血症和尿素循环障碍的特点是反复发作的呕吐和脱水;新生儿有机酸血症的典型表现是以嗜睡、喂养困难、呕吐、代谢性酸中毒及休克;尿素循环障碍通常表现为嗜睡、惊厥等精神状态改变,伴胃肠道症状和高氨血症。

(4)先天性肾上腺皮质增生症:临床若表现出与幽门狭窄类似的症状,伴有低钠血症、高血钾性酸中毒及肾上腺危象表现。该病已纳入新生儿筛查,在发生肾上腺危象之前即被诊断。肾上腺危象通常出现在出生后第 1~4 周。受累女婴会出现外生殖器性别不清,男婴通常没有明显的生殖器异常。

2. **外科性呕吐** 常见原因包括先天性幽门肥厚、十二指肠闭锁、环状胰腺、空肠或回肠闭锁、肠旋转不良、先天性巨结肠、肛门、直肠畸形等。

(1)幽门肥厚性幽门狭窄:典型表现为 3~6 周的婴儿餐后立即出现非胆汁性且常为喷射性的呕吐,呕吐后常常需要重新喂养。患者通常有体重不增、脱水,右上腹腹直肌外侧缘可触及"橄榄样"肿块等特征。血气分析显示大量胃酸丢失所致的低血氯性代谢性碱中毒。

(2)肠梗阻:新生儿发生肠梗阻的原因有多种,早期发生肠梗阻的病因包括肠闭锁、肠旋转不良伴或不伴肠扭转、先天性巨结肠等。新生儿非胆汁性呕吐可能是由近端梗阻引起,如幽门狭窄、十二指肠上部狭窄、胃扭转或环状胰腺。胆汁性呕吐应被视为一种危及生命的急症,通常考虑肠闭锁或肠扭转所致。腹部平片通常可以快速评估可能存在的肠梗阻,如果腹部 X 线检查或体格检查提示远端肠梗阻(先天性巨结肠),应行灌肠造影明确诊断。

【处理】

1. 一般治疗　呕吐轻者不需禁食;呕吐严重者在确诊前应禁食,持续胃肠减压,给予肠道外营养,保证能量和入量。内科性呕吐患儿可采取前倾卧位,头抬高 30 度。纠正脱水、酸中毒:可给予生理盐水扩充血容量,如果扩充血容量后酸中毒仍不能纠正者可给予碳酸氢钠纠正酸中毒。需要暂时禁食者可给予液体疗法或静脉营养支持治疗。注意水电解质平衡。

2. 病因治疗　喂养不当者予喂养指导。食物过敏患儿应饮食回避,牛奶蛋白过敏患儿建议深度水解蛋白或游离氨基酸配方奶粉治疗。

3. 外科性疾病　在明确诊断前应禁食,腹胀明显者应胃肠减压。巨结肠患儿则应结肠灌洗,一般不必禁食。同时尽快明确诊断,外科治疗。

(周文浩)

第七节　新生儿惊厥

新生儿惊厥(neonatal seizure)系新生儿常见的临床症状,是中枢神经系统功能失调的重要表现,新生儿期较其他生命时期更常发生惊厥,通常生后第一周最为多见,发病率约为1.5‰~5.5‰,早产儿惊厥的发生率显著高于足月儿,大多数研究通过临床表现诊断惊厥。新生儿期惊厥发作可能预示存在中枢神经系统疾病,临床一旦发现惊厥发作,应立即进行评估,确定病因,并开展针对病因的特异性治疗。部分惊厥发作需要紧急治疗,以避免对新生儿内环境产生不利影响,以及导致继发性脑损伤。

【病因】

新生儿惊厥的病因大致可归类为:新生儿脑病、颅内出血、脑梗死、代谢紊乱(葡萄糖和电解质异常)、中枢神经系统或全身性感染等,随着分子诊断技术在临床应用的不断开展,越来越多的癫痫综合征的遗传病因得以发现,约占所有新生儿惊厥发作的15%。临床主要病因有:

1. 缺氧缺血性脑病　系由围产期严重窒息引起,是足月儿惊厥最常见的原因。临床特点为意识障碍、肌张力异常、惊厥及颅内压增高。惊厥多在生后 1~2 天出现,多为微小型和局限型发作。重症常伴有颅内出血、颅内压增高,可出现强直性或多灶阵挛性惊厥。

2. 颅内出血　足月儿多见缺氧性和产伤性引起蛛网膜下腔出血、脑实质出血或硬膜下出血;早产儿因缺氧、酸中毒等原因易发生脑室周围 - 脑室内出血(PVH-IVH)。PVH-IVH 是早产儿惊厥最常见的原因。新生儿颅内出血根据出血类型和出血程度临床表现有所不同，轻者可无症状，或轻度意识障碍、肌张力低下、原始反射减弱等；严重者临床症状突然恶化，神经系统症状在数分钟至数小时内迅速进展，表现意识障碍、肌张力低下和呼吸节律不整，前囟膨隆或紧张，很快出现强直性或多灶性阵挛性惊厥，出血量多者常在1~2天内死亡。

3. 感染　新生儿期以化脓性脑膜炎最常见。出生1周内发病者为产前或产时感染所致，常有母亲临产前感染、胎膜早破或产程延长等病史；出生1周以后发病者为生后感染，可经皮肤、消化道和呼吸道途径感染。神经系统异常表现为意识障碍、肌张力异常、前囟膨隆及惊厥。惊厥在开始时为微小型，以后变为强直性或多灶性阵挛。

4. 代谢异常　以葡萄糖代谢异常和电解质紊乱较为常见。①低血糖：常见于小于胎龄儿、早产儿、窒息新生儿及糖尿病母亲的婴儿。②高钠和低钠血症：高钠血症常因钠的过度负荷或脱水引起，低钠血症通常由于窒息、颅内出血或脑膜炎引起抗利尿激素分泌多所致。③低钙血症和低镁血症：伴有脑损伤的低血钙惊厥为非局灶型，发作间期脑电图持续异常，钙剂治疗效果不好。

5. 遗传代谢性疾病　急性起病的先天代谢异常主要表现拒食、呕吐、呼吸困难、顽固性惊厥、昏迷等。主要发生在新生儿和小婴儿期，当临床上惊厥原因不明，同时伴有较顽固性低血糖、酸中毒、高氨血症等，需考虑遗传代谢性疾病。

6. 撤药综合征　若母亲长期吸毒或使用镇静、麻醉、巴比妥类或阿片类药物，药物可通过胎盘到胎儿体内，致胎儿对该药产生一定程度的依赖。新生儿出生后药物戒断后出现神经系统症状和体征，可发生惊厥，常伴有激惹、抖动，以及哈欠、喷嚏、流涎、呕吐和腹泻等表现。诊断根据母亲用药史或吸毒史，惊厥通常在生后24~48小时开始，用苯巴比妥或美沙酮可控制惊厥。

7. 胆红素脑病　早期新生儿严重的高胆红素血症，大量游离胆红素透过血脑屏障沉积于脑组织，影响脑细胞的能量代谢而出现神经症状，以脑基底核受累最为严重。严重黄疸同时出现反应差、拒食、惊厥、角弓反张等症状应考虑胆红素脑病。

8. 癫痫综合征　①良性家族性新生儿惊厥：是一种常染色体显性遗传病。病因与钾离子通道的基因突变有关。典型病例在生后第2~3天出现惊厥，发作开始时表现为广泛性强直，一次发作一般持续1~3分钟，常在1周内有反复发作。②良性特发性新生儿惊厥：占足月儿惊厥的5%。惊厥前表现正常，惊厥在4~6天出现，惊厥间期表现正常，惊厥为阵挛和/或呼吸暂停，但始终没有强直型惊厥，发作期间脑电图正常。③早期肌阵挛脑病：是一种少见的严重的癫痫性脑病，多有先天性代谢障碍病因。出生后3个月内起病。主要发作类型为游走性肌阵挛。脑电图主要特点为爆发抑制图形。④大田原综合征：常见病因为静止性脑结构异常（如脑穿通畸形、半侧巨脑症、无脑回畸形及皮层局灶性发育异常等）。3个月内发病，可早到新生儿期；频繁的、难以控制的强直痉挛发作，EEG清醒和睡眠各期呈爆发抑制图形，智力运动发育落后。

【临床表现】

新生儿惊厥发作有独特的临床特征，未成熟大脑对惊厥发作、发作维持和发作传播的抑制能力较弱。新生儿惊厥发作类型主要根据其运动表现（如局灶性阵挛、多灶性阵挛、全身强直、肌阵挛和微小发作等）进行分类。新生儿惊厥发作多为局灶性，强直性惊厥发作通常是大田综合征等新生儿癫痫综合征的标志。新生儿惊厥的临床表现分为以下类型：

1. 微小型（subtle） 是新生儿惊厥最常见的表现形式,多为一些过度的自主运动,可表现为眼部动作(如眼球震颤、凝视、反复眨眼等)、口-颊-舌运动(如面肌抽动,咀嚼、吸吮和咂嘴,常伴流涎增多、吐舌等)、连续肢体动作(踏步样、踏车样、拳击样、划船样或游泳样运动)。部分微小型惊厥的临床发作缺乏明显的皮质异常放电,但脑电图常见背景波异常,表现为波幅低平和爆发抑制。

2. 阵挛型（clonic） 是指重复有节律的四肢、面部或躯干肌肉的快速收缩和缓慢放松运动,可为局灶性或多灶性表现,一般无意识丧失。局灶性阵挛型常见原因是新生儿脑卒中、局部外伤或代谢异常,EEG 表现为局灶性的节律尖慢波。多灶性阵挛型发作时多个肌群阵发性频繁地节律性抽搐,具有迁移性特点,常表现为身体同侧或双侧多个肢体或多个部位同时或先后交替、或快速从一侧发展至另一侧顺序。全身性阵挛型在新生儿发作极为罕见,与未成熟脑不能将高同步放电同时传播至全脑有关。

3. 肌阵挛型（myoclonic） 是无节律且单一的四肢、面部或躯干肌肉的快速收缩,可无重复发作,可以是局灶性、多灶性或全身性。表现为多个肌肉群的阵发性节律性抽动,常见多个肢体或多个部位同时或先后交替抽动,常为游走性。局灶性和多灶性肌阵挛型惊厥常伴随 EEG 高尖波。典型肌阵挛惊厥常伴有弥漫性中枢神经系统病理改变,多提示严重脑功能损伤,常见原因有围产期窒息、先天性代谢异常、严重脑创伤等,提示远期预后不良。

4. 强直型（tonic） 有局灶性或全身性发作,全身性发作表现为四肢伸展、内旋,并握拳,一般神志不清。局灶性强直发作表现为某一肢体的固定体位(少见)。临床表现可不伴EEG 改变。EEG 背景多为多灶或广泛电压抑制,在某些病例可有明显异常的爆发抑制。

新生儿亚临床惊厥发作很常见,大多数新生儿惊厥发作没有特别明显的临床表现,此外,自主神经系统相关临床变化(如心率、呼吸和血压改变,脸色潮红、流涎和瞳孔扩张等)也是新生儿惊厥发作的表现之一。研究显示,床边临床观察不足以准确诊断新生儿惊厥发作,以临床上非惊厥性的发作事件为例,常容易与惊厥相混淆,但其发作期间没有任何脑电图改变,因此,需要辅助脑电图动态监测加以明确。

【辅助检查】
1. 脑电图 可以证实临床发作为惊厥、发现亚临床惊厥、指导惊厥治疗。

2. 影像学检查 MRI 为优先选择,也可以进行床旁 B 超或 CT 检查,除外颅内病变导致的惊厥。

3. 脑脊液检查 包括常规、生化、病原学检查,除外中枢感染性疾病,必要时可进行脑脊液氨基酸分析。

4. 血电解质检查 包括血钠、镁、钙、血糖,除外相关的电解质异常导致的惊厥。

5. 不明原因的惊厥可进行血尿串联质谱、血氨、基因检查等,进一步明确病因。

【鉴别诊断】
新生儿惊厥诊断的金标准是多通道视频脑电图监测,通常针对惊厥发作风险最高的新生儿,一般情况下应考虑对已证实或疑似急性脑损伤的新生儿进行脑电图监测。视频脑电图是诊断和量化新生儿惊厥发作的金标准,脑电图监测应针对已证实或疑似脑损伤和合并脑病的新生儿,如果发现惊厥发作,应继续进行脑电图监测,直至婴儿无惊厥发作 24 小时。振幅整合 EEG（aEEG）技术越来越多地用于足月和早产儿的监测,当缺乏 EEG 监测条件时,可以使用其作为辅助诊断工具,但存在重要的局限性。

1. 新生儿惊厥的鉴别诊断需根据病史、体格检查、神经系统检查、实验室检查及影像诊断。对潜在病因的评估应与惊厥发作的诊断和治疗同时进行。确定惊厥发作的风险因素和潜在病因学的线索：

(1)病史评估：①妊娠史和出生史：应确定缺氧性损伤的危险因素，如胎心率减速、胎粪吸入、低 Apgar 评分和胎盘异常。②产妇病史：包括流产史(先天性异常)、妊娠期糖尿病(新生儿低血糖)、宫内感染，以及凝血或出血倾向(新生儿脑卒中或出血)。③家族史：询问同胞兄弟姐妹死亡(先天性代谢紊乱)和惊厥家族史。

(2)体格检查：所有可疑惊厥的新生儿均应进行详细的体格检查。一般检查应评估生命体征并评估头部大小、胎记、躯体异常或面部畸形，以及任何潜在的感染迹象。神经系统检查应包括头围测量、意识、肌张力、凝视、身体姿势的评估、肌腱反射、脑神经和新生儿反射等神经运动功能检查。体格检查着重于寻找惊厥的潜在病因。先天性代谢异常的典型表现为头几天的初始无症状期后喂养不良、嗜睡和呼吸窘迫，也可能出现孤立性癫痫发作。

(3)实验室检查：新生儿惊厥的病因诊断应常规检查血糖、电解质、血气分析，怀疑感染时查血常规、C 反应蛋白，并进行脑脊液检查。怀疑遗传代谢性疾病应进行血氨、血和尿串联质谱分析。

(4)神经影像学检查：MRI 是首选的成像方式，应在所有惊厥发作的新生儿中进行，以评估是否存在颅内出血、缺血性卒中、脑畸形和缺氧性缺血性损伤的证据。除常规序列外，如果怀疑有动脉缺血性卒中或血管畸形，应进行 MR 血管造影。MR 静脉造影用于评估静脉窦血栓形成，这对足月婴儿尤其重要。此外，床旁头颅超声检查可以快速评估是否存在颅内出血或脑积水。

(5)基因检测：特发性新生儿惊厥中以 *KCNQ2*、*SCN1A*、*SCN2A* 等基因突变较为常见，早期快速发现惊厥对象，明确分子病因。

2. 对新生儿惊厥还应排除非惊厥发作事件和正常新生儿行为：

(1)非惊厥发作事件：发生时无任何 EEG 改变，这些事件有时可通过刺激新生儿而诱发，随着刺激重复率或同时刺激部位的增加，临床事件的强度可能增加。新生儿非惊厥发作事件包括多种自发运动症和强直性姿势，常有基础神经系统病变的症状，应该进行系统评估。自动运动症可常由刺激诱发，表现为口 - 颊 - 舌运动，包括发作性咀嚼、吞咽、吸吮或重复性舌运动。眼部运动表现为发作性眼球运动、重复眨眼或发作性凝视。强直性姿势——双侧对称性强直性姿势可能主要涉及屈肌、伸肌或两者皆有。强直姿势是持续性的，可能累及双侧肢体和躯干。在新生儿中，可与惊厥发作混淆的其他阵发性症状包括过度惊跳症、颤动、震颤和阵挛等。

(2)正常新生儿行为：早产儿和足月儿的一些正常行为可能被怀疑为惊厥发作。这些正常行为包括突然发生的非特异性随意伸展运动、随意吸吮动作、咳嗽和恶心似作呕。新生儿可能在快动眼睡眠相的前期发生正常的生理性肌阵挛。此外，肌阵挛也可能发生在安静或非 REM 睡眠，称为良性新生儿肌阵挛。

【处理】

1. 病因治疗 惊厥可引起新生儿严重换气不良和呼吸暂停，导致低氧血症和高碳酸血症；引起血压升高致脑血流量增加，糖酵解增加使乳酸堆积及能量消耗增加，各因素均可导致脑损害。

2. 控制惊厥　①苯巴比妥，首选抗惊厥治疗药物。负荷量为 20mg/kg，静脉推注时间 >10 分钟。如果惊厥不能控制，每 15 分钟重复 5mg/kg，直至惊厥停止或累计总量达到 40mg/kg。12~24 小时后用维持量 5mg/(kg·d)，单剂使用或每 12 小时一次，有效血药浓度 20~40mg/L，神经系统检查和 EEG 正常超过 72 小时，可停药。②其他药物：包括劳拉西泮、地西泮、咪达唑仑和左乙西拉坦。

（周文浩）

第八节　新生儿肌张力低下

新生儿肌张力低下（hypotonia），又被称为松软儿（floppy baby）系包括中枢神经系统或周围神经系统异常引起的肌力和 / 或肌张力减退的一组综合征，又称肌力低下症。病因可分为大脑、脊髓、周围神经、神经肌肉接头疾病和肌病。除原发疾病外，可继发于血管异常(脑梗死、颅内出血)、产伤、HIE、中枢感染等导致的肌力和肌张力异常。

【病因】

病因可分为中枢性或者外周性，肌无力的类型或者受累的肌群，有利于确定受累的中枢神经系统。新生儿期常见肌张力低下疾病：

1. Prader-Willi 综合征（PWS）　是一种遗传性多系统疾病，新生儿期临床以肌张力低下、严重肌无力致喂养困难等为首诊。系 15q11.2-q12 微缺失所引起。表现为异常面容(双额间距狭窄、杏仁形眼裂、上唇薄，嘴角向下)、手足下、隐睾和外生殖器小等。对临床疑似病例进行基因分析，70% 患者为父源 15 号染色体缺失，25% 患者为 15 号染色体母源单亲双倍体。

2. 脊髓性肌萎缩（spinal muscular atrophy，SMA）　是一种遗传性疾病，影响控制随意肌肉运动的神经系统部分。多系 SMN1 基因 7 号外显子纯合缺失所致，0 型多在胎儿期起病，一般 6 个月前死亡。受影响的婴儿在宫内胎动减少，通常出生时患有关节畸形(挛缩)。生后即有明显四肢无力、喂养困难及呼吸困难等表现。SMA 1 型是最常见的 SMA 类型，在出生后的头几个月出现松软、喂养困难、腹式呼吸，多在 2 岁前死亡。表现为进行性、对称性、肢体近端为主的广泛性迟缓性麻痹与肌萎缩，智力发育与感觉均正常。诊断主要根据临床表现、肌电图和肌肉活检证据 SMA 肌肉去神经支配证据。

3. 糖原贮积病Ⅱ型　又称 Pompe 病，为一种常染色体隐性遗传性疾病，系 GAA 基因突变导致 GAA 蛋白酶活性严重缺乏，由于溶酶体内缺乏酸性麦芽糖酶不能分解糖原而使糖原沉积于溶酶体内，造成细胞功能缺陷。患者于 1 岁内起病，主要累及骨骼肌和心肌。典型患者于新生儿期 ~ 生后 3 个月内起病，四肢松软，运动发育迟缓，喂养及吞咽困难。体格检查示肌张力低下、心脏扩大、肝脏肿大及舌体增大。心脏超声显示心肌肥厚。常伴有体重不增、反复吸入性肺炎、呼吸道感染、胃食管反流、胃排空延迟等。

4. 先天性肌病（congenital myopathy）　是一组具有特异组织学改变的先天性肌病，均表现为肌张力低下，血清 CPK 值多正常，肌活检表现为Ⅰ型纤维占优势，其数量较Ⅱ型多，但体积小。为常染色体隐性或显性遗传，目前发现已达 40 余种。在新生儿期发病的有肌小管肌病、杆状体肌病、中央核心病及线粒体—脂类糖原性肌病。先天性肌病的患儿大多自新生儿早期即有肌无力和肌张力低下，发育成长延迟，多数患儿身材消瘦，脸型较长，几乎均有硬腭抬高。常于疾病早期即可见到关节挛缩、脊柱侧弯。多数患者全身性肌力低下,以四肢近端重,面肌、咽喉部肌肉、舌肌、颈肌和眼外肌亦受累,多有鼻音,腱反射减弱或消失。

【临床表现】

大多数肌张力低下新生儿特征姿势是:青蛙腿样姿势,充分地外展,腿外旋,手臂软弱无力地伸展。重要的是确定婴儿是否有肌张力低下或肌无力。肌张力是指肌肉对抗伸展的阻力,因此肌张力低下时,被动伸展的阻力降低。另一方面,肌无力是肌肉力量减低。在新生儿,缺乏自主运动意味着肌无力。肌无力可以通过哭、面部表情、吸吮反射和拥抱反射、对抗重力的运动和呼吸力度评价。

1. 中枢性肌无力 新生儿可能表现有意识异常、惊厥发作和呼吸暂停、异常的姿势和喂养困难。肌肉力量存在但是轴向运动无力是一个重要的临床特征。当俯卧向下,托起新生儿腹部时,新生儿手紧紧握拳,不能自如地打开、拇指内收在其他手指或掌面内、大腿内收、两腿交叉,提示处于痉挛强直状态。腱反射活跃表明中枢神经系统功能障碍,腱反射减弱或消失,提示下运动神经元病变。在中枢性肌无力的新生儿,尽管缺乏自主运动,姿势反射通常还存在,如急性脑病,拥抱反射反而增强。

2. 外周性肌无力 患有前角细胞疾病的新生儿,有神经肌肉接头异常,因此表现为上眼睑下垂、眼外肌无力。这些婴儿与中枢神经系统受累的新生儿相比,显得更易激惹。四肢肌无力、反射减弱或消失。他们有先天性骨或关节畸形。常有肌束震颤,尤其可在舌观察到,往往很难区别于正常的舌运动。姿势反射消失或减弱,四肢缺乏自主运动。

【辅助检查】

1. 血气分析 可以评估是否存在缺氧缺血、酸中毒等导致的脑损伤。

2. 血糖 除外严重低血糖导致的脑损伤。

3. 影像学检查 MRI 优先,不能进行 MRI 检查可选择头颅 B 超或 CT 检查,除外中枢神经系统疾病。

4. 脑脊液检查 包括常规、生化和细菌学检查。

5. 血和尿串联质谱检查 除外遗传代谢性疾病。

6. 肌肉活检 是诊断先天性肌病较为有效的方法。

7. 肌电图 可区分肌源性和神经源性肌病。

8. 染色体或基因检查 是诊断先天性神经肌肉疾病较为有效的方法之一。

【鉴别诊断】

仔细询问病史,以及选择针对性、尽可能首先选择无创的检查,最后在进行有创的检查如肌肉活检,肌电图、神经传导功能测定等。

1. 病史询问 病史询问至关重要,应包括:

(1)围产期病史:如羊水量、胎动、胎儿位置、胎儿发育情况和 B 超畸形筛查结果。羊水量多、胎动出现时间晚和弱,胎位不正均提示可能存在中枢神经系统异常。母亲应用止痛剂、镇静剂、免疫抑制、抗抑郁药、镁麻醉剂。是否近亲婚配;母亲是否存在肌病等。如果进行羊水或绒毛膜检查也应该询问结果。

(2)起病和进展情况:出生后不久发现抬头困难、肌力低下、肌张力减弱,应考虑脊髓性肌萎缩、先天性肌病、先天性肌营养不良、代谢性肌病等。急性起病的肌萎缩常提示中毒引起的骨骼肌损害,亚急性起病的肌萎缩提示炎症性肌病,慢性起病者多为进行性肌营养不良或内分泌性肌病。

2. **体格检查**　系统的体格检查有助于甄别疾病类型。

(1)注意面部肌肉是否受累,深腱反射是否存在、是否存在关节挛缩,关节活动度。肌无力同时腱反射亢进提示大脑皮层或上运动神经元疾病。肌力低下伴腱反射减弱或消失提示下运动神经元疾病或肌肉疾病。

(2)如果肝脾增大应注意是否存在溶酶体病。先天性关节挛缩或关节活动障碍提示胎龄 11~12 周即发生运动功能障碍。

(3)眼底检查,由眼科医生完成,可以发现前房畸形和异常,青光眼、白内障以及视网膜异常。

3. **血清生化检查**　特异性强的辅助检查对松软儿的诊断和鉴别诊断至关重要。肌纤维内 CK、ALT、AST、LDH 的水平较高,因此引起肌纤维膜通透性改变或肌纤维破坏的因素都可导致上述血清酶升高,其中 CK 的变化最敏感。

(1)在肌病诊断中,CK 明显升高往往提示骨骼肌肌源性损害,可以省略肌电图检查。CK 正常或轻微升高提示肌肉神经源性损害,但不能排除肌源性损伤。

(2)血尿串联质谱分析对遗传代谢性疾病的诊断具有较大价值,应作为松软儿生化检查的常规项目。

4. **影像学检查**　超声、CT 和 MRI 等影像学检查,可以评估是否存在脑发育异常、结构畸形;也可以可迅速、无创性地检测不同层面肌肉组织的水肿、萎缩、脂肪结缔组织增生等组织学改变。

5. **肌电生理检查**　肌电图检查通过记录神经、肌肉的生物电活动判定神经、肌肉的功能状态。有关新生儿期肌电图研究较少,受干扰因素也较多,对新生儿肌电图结果的解释应谨慎。

6. **肌肉活检**　是肌病最具特异性的实验室诊断方法。不仅能较好地区分是肌病或周围神经病,还可进行肌病的组织学、超微结构和组织化学等检测,以进一步确立肌病的类型与病因。组织化学染色可帮助确认线粒体肌病、沉积病等多种代谢性肌病。酶染色更可揭示肌纤维类型比例失调或失神经性肌细胞异常等。

【处理】

通过病史和体格检查和一般的辅助检查进行定性和定位,一般遵循首选无创或微创的检查方法,最后选择创伤较大的检查方法。肌力低下是出生时或出生后头几天的重要临床表现,明确的诊断有助于制订合理的治疗策略并向父母解释预后。在喂养和呼吸方面继续提供支持性护理非常重要。大多数这些肌力低下的新生儿需要长时间的机械通气。需要定期理疗来帮助清除呼吸道分泌物,并防止肢体挛缩。积极治疗任何呼吸道感染至关重要。应该通过鼻胃管开始喂食,并且可能需要少数婴儿进行胃造口术。应密切监测体重,因为过度的体重增加会加重现有的肌肉无力。

(周文浩)

第七章 新生儿呼吸系统疾病

1. **掌握** 新生儿呼吸窘迫综合征、胎粪吸入综合征、感染性肺炎、支气管肺发育不良、肺出血和气漏的发病机制、临床特点及诊断治疗。
2. **熟悉** 新生儿呼吸系统解剖生理特点、呼吸疾病治疗技术的临床应用;熟悉呼吸暂停和呼吸系统先天畸形的临床特点及诊断治疗。
3. **了解** 新生儿呼吸系统疾病的影像学检查、肺功能检查、血气分析等。

呼吸疾病是新生儿最常见的临床问题,其中新生儿呼吸窘迫综合征和感染性肺炎仍是新生儿重要死亡原因,在复苏开展较好的大城市和发达地区胎粪吸入综合征发生率明显下降,但由于早产儿存活率增加,支气管肺发育不良发生率呈上升趋势,呼吸暂停和湿肺发生率也比较高。近年新生儿呼吸治疗技术发展比较快,是抢救危重新生儿的重要技术。本节阐述新生儿主要呼吸疾病和呼吸治疗技术。

第一节 呼吸系统发育与解剖生理特点

呼吸系统的发生与发育包括结构和功能两个方面,结构的发育包括肺泡、呼吸道和肺血管,人类的肺在胚胎早期起源于前肠腹侧的囊状突起,在胚胎期和假腺期逐渐发育,形成呼吸道及气管支气管树,随着组织的生长和细胞的分化,在胎儿后期逐渐形成成熟的肺泡、气血交换屏障等。任何时期影响肺结构正常发育进程的因素,均可导致与之相关的先天畸形。

【肺结构发育的分期】

肺结构的发育分为五期,分别是胚胎期、假腺期、小管期、终末囊泡期、肺泡期,前两期为器官形成期,而后三期为分化期。

1. **胚胎期** 是指胚胎第 3~6 周,主呼吸道出现。除鼻腔上皮来自外胚层外,呼吸系统其他部分的上皮均由原始消化管内胚层分化而来。胎肺首先萌芽于食管腹侧。肺芽和食管之间的沟槽逐渐加深,肺芽在间叶组织间延伸,并分支形成未来的主支气管。随后,通过权状分支,形成气道。叶支气管、段支气管及次段支气管分别于胎龄 37 天、42 天及 48 天形成。内胚层细胞向上皮细胞谱系的转化,需要一些转录因子的表达,如甲状腺转录因子 -1(TTF-

1),至少有 15 种同源结构域的基因（HOX 基因）参与肺形态的发育,其他多种生长和分化因子,如视黄酸和成纤维细胞生长因子家族成员在早期肺形态和后续发展中起着关键的作用。这些转录因子和生长因子的缺乏可导致肺的异常发育,例如气管食管瘘,以及改变分支形态,发生严重的肺发育不良和完全性肺发育不全。肺血管从第六个主动脉弓的分支形成肺芽间质的血管丛,肺血管发育的主要调节因子是血管内皮生长因子及其受体。此外,还需要细胞外基质(纤连蛋白,层粘连蛋白,Ⅳ型胶原)和其他生长因子,例如血小板衍生生长因子。孕 37 天可辨认出肺动脉,而肺静脉的发生稍晚一些。

2. **假腺期**　是指胚胎第 7~15 周,是主呼吸道发育到末端支气管,15~20 级的呼吸道分支形成的时期。肺泡管的分支逐渐形成,气道内布满了含有大量糖原的单层立方细胞。胚胎 9~10 周时出现一些具有神经上皮小体的上皮细胞和软骨。第 13 周时,近端气道出现纤毛细胞、杯状细胞和基底细胞。上皮分化呈离心型,远端小管排列着未分化的细胞,而近端气道分布着分化中的细胞。上叶支气管发育早于下叶。在假腺期早期,呼吸道周围是疏松的间叶组织,疏松的毛细血管在这些间叶组织中逐渐延伸。肺动脉与呼吸道共同生长,在第 14 周时,出现主要的动脉管道。肺静脉与之同时发育,但是模式不同,肺静脉将肺分成肺段和次段。

3. **小管期**　是指胚胎第 16~25 周,是腺泡发育和血管形成的时期。这时期是肺组织从不具有气体交换功能到有潜在交换功能的过渡期。支气管分支和呼吸性细支气管逐渐形成。该期最重要的事件是肺腺泡出现,潜在气血屏障的上皮分化,及分泌肺表面活性物质的Ⅱ型上皮细胞的分化。成熟的肺腺泡是一簇呼吸道和肺泡组成,源于终末细支气管,包括 2~4 个呼吸性细支气管,末端带有 6、7 级支芽。这些囊状的分支是肺形成气体交换界面的至关重要的第一步。气道周围的间叶组织进一步血管化,并且更接近呼吸道上皮细胞。毛细血管最初形成一种介于呼吸道间的双毛细血管网,随后融合成单一毛细血管。毛细血管和上皮基底膜的融合,形成了气血屏障结构。如果毛细血管网不能融合,新生儿会因肺泡 - 毛细血管发育不良出现严重的低氧血症。直至小管期末,气血屏障面积呈指数增长,而管壁厚度减少,增加潜在的气体交换。

上皮细胞分化特点是从近端到远端的上皮细胞由立方细胞转变成薄层细胞,后者分布在较宽的管道中。间叶组织逐渐减少,而小管长度和宽度逐渐增大,同时也形成血管化。

在小管期,很多细胞的特征为中间细胞,它们既不是成熟的Ⅰ型上皮细胞,也不是Ⅱ型上皮细胞。这些上皮细胞形成了胞质中含有板层小体的Ⅱ型上皮细胞,说明Ⅰ型细胞起源于Ⅱ型细胞或由中间细胞进一步分化为Ⅰ型细胞。随着板层小体含量的增加,Ⅱ型细胞的糖原为肺表面活性物质合成提供底物。在胚胎第 20 周后,富含糖原的立方细胞胞质中出现更多的板层小体,通常伴有更小的多泡出现,后者是板层小体的初期形式。

4. **终末囊泡期**　是指胚胎第 26 周至足月,其特点是第二嵴引起的囊管再分化。终末囊泡是远端气道不断延长、分支、和加宽的结果,最终肺泡化。肺泡化是终末囊泡随着肺泡隔、毛细血管、弹力纤维和胶原纤维的出现而发生的。第 32 周开始,肺泡数量剧增,至足月时,肺泡数量约为 5 千万至 1.5 亿,成人期的肺泡数量为 5 亿。第 32 周至足月生后一月肺泡增长量最快。肺的气体交换体积和表面积从 25 周至足月快速增长,为气体交换和存活提供了解剖基础。相同胎龄的胎儿,其肺容积和肺表面积范围很广,气体交换潜能的差异主要取决于肺结构的发育。

5. **肺泡期** 是指胎儿 36 周～生后 3 岁,是肺发育的最后阶段。胎儿出生时肺的发育已基本成熟,但进一步发育完善需要到 2~3 岁。肺泡表面上皮细胞分化,并形成很薄的气血屏障是肺发育成熟的形态学标志,这个过程极大增加了可用于气体交换的肺表面面积。

终末囊泡通过第二嵴不断延长和变薄的重建,间质组织的不断减少,双毛细血管网的重塑,最终成为真正的肺泡。肺血管的阻力随着肺血管的重塑和毛细血管网的发生而降低。这个阶段肺泡上皮细胞和间质细胞迅速增殖,早期阶段间质成纤维细胞活跃增殖,但随着胶原、弹性蛋白和纤维连接蛋白的合成和堆积而减少。与肺泡期的发育异常相关的新生儿疾病,包括持续胎儿循环,新生儿肺动脉高压,大叶性肺气肿,胎粪吸入综合征,呼吸窘迫综合征。

【气管及支气管解剖结构】

气道由一系列分支管道组成,进入肺部较深处时,分支管道直径变小,数量增多。气管分为左右主支气管,然后进入肺叶,分支为次级支气管,最终形成终端细支气管,这是最小的气道,所有这些支气管组成导气管道,将吸入的空气传导至肺部的气体交换区域-肺泡,由于导气管道不包含肺泡,因此不参与气体交换,因此称为解剖无效腔。末端细支气管分出呼吸性细支气管,呼吸性细支气管下级结构为肺泡管,完全衬以肺泡。发生气体交换的肺泡化区域被称为呼吸区。终末细支气管远端的肺部形成"腺泡"的解剖学单位。

在吸气过程中,膈肌收缩、牵拉、下降,肋间肌收缩、肋骨抬高、增加胸腔的横截面,胸腔体积增加,空气进入肺部。因为气道的总横截面积增加,因此气流阻力逐渐降低。

新生儿气管及支气管特点:

1. 新生儿气管比儿童、成人的气管直径小且更具有可塑性,在压力下更容易变形导致气道狭窄或堵塞。

2. 新生儿呼吸窘迫时,吸气压力会导致胸腔内负压增加,可能导致胸廓外气道塌陷。

3. 新生儿气道直径小,更容易因肿胀导致气道阻塞。

4. 新生儿气管较短,在气管插管后,容易导致气管插管移位和意外拔管。头部运动可导致气管插管移位。

【肺泡发育和肺泡结构】

胎儿经由胎盘进行气体交换,新生儿出生后,在第一次呼吸时,肺泡内的液体经由血管及淋巴管吸收,肺部开始承担气体交换功能。在出生时,为了保障充足的气体交换,需要具有足够的肺泡面积以及与其紧密相近的血管床。

足月新生儿肺已具有呼吸功能,出生时气道分支模式已近完整,但外围的气道非常短,且包含多级导管,这些结构最终都会发育成肺泡,因此,出生时新生儿肺处于肺泡化期,肺泡化期起始于胎龄 36 周。

足月儿出生时,处于肺发育的肺泡期(胎龄 36 周~2 岁)。肺泡体积小,肺泡壁薄,易于肺泡与毛细血管进行气体交换。肺泡上皮由 Ⅰ 型肺泡上皮细胞和 Ⅱ 型肺泡上皮细胞组成,Ⅰ 型肺泡细胞薄而扁平,覆盖肺泡表面积的 90%,Ⅰ 型细胞的基膜与毛细血管内皮细胞的基膜融合形成气-血屏障。Ⅱ 型肺泡细胞呈立方体状,常见于肺泡的角落,仅占肺泡表面积的 10%,Ⅱ 型细胞分泌肺表面活性物质,内衬于肺泡表面,可以有效降低肺泡表面张力。

肺泡化是一个复杂的过程。虽然肺泡的形成依赖于管型期的Ⅰ型和Ⅱ型肺泡细胞分化，但真正的肺泡形成直到胎儿晚期才开始，且主要发生在生后。肺泡发育完成的确切时间尚不明确。一项大型研究发现，肺泡发育完成时间可能在 18~24 个月，大部分肺泡形成约在生后 6 个月以内，肺泡数量在 2 岁以后增加很少。

肺泡化的过程分为三个阶段。第一阶段称为次级分隔，其特征是在终端囊内形成新的肺泡隔，随着肺泡隔的形成，肺泡内表面活性物质分泌增加。第二阶段的特征为双毛细血管网络广泛重塑进入单一毛细血管系统，肺泡隔进一步延伸，变薄，肺内气体交换面积急剧增加，这一阶段至少持续到 2 岁，之后肺进入肺泡形成的第三阶段，肺的所有组分均进一步发育，这一阶段会持续到童年阶段。

胎龄 36 周时，传导气道（前腺泡）周围的动脉和静脉的模式已经形成，肺能够支持呼吸。然而，肺仍在发育中，随着在气体交换表面形成，呼吸区（腺泡）内新血管形成，血管加速生长。双毛细血管网络融合，肺泡间隔变薄并且血管进一步重塑，显著增加气体交换表面积，可达 20 倍。这种内部腺泡的发育模式贯穿整个童年阶段。

出生后，血管生长与肺泡形成成比例，肺泡气体交换面积扩大。生后前 4 个月，随着肺泡的形成和增大，每单位肺部面积的肺动脉数量和毛细血管网络密度增加。在这个过程中，毛细血管床通过形成细长的血管内组织柱，在毛细血管腔内形成内皮细胞桥，最终成为正常的毛细血管网。

正常足月儿和胎龄较大的早产儿出生后能自主呼吸。因为吸入的空气具有比肺泡内气体更高的氧浓度，到达肺泡管的氧可以扩散到肺泡中，然后氧气通过空气 - 血液屏障扩散到肺泡周围毛细血管中，当红血细胞沿着毛细血管流动时，氧气与血红蛋白结合，形成氧合血红蛋白。

气血屏障包括肺泡上皮细胞及基底层，肺泡壁间质，毛细血管内皮细胞及基底层，血浆和红细胞膜。正常成人，气血屏障平均宽度约为 1.5μm，气体交换非常快，屏障两侧的氧分压和 CO_2 分压相同。胎肺在分娩前不需要进行气体交换，肺部结构没有完全发育，无法独自承担气体交换功能。早产儿末端呼吸单元（肺泡囊和肺泡）发育不完全，气血屏障较厚，不能有效进行气体交换。末端呼吸单元的发育主要集中在胎儿后半期，气体交换屏障的厚度与胎龄呈负相关，因此胎龄越小的早产儿，这种结构性问题越大。

【新生儿肺泡结构特点】

1. 新生儿尤其早产儿肺泡数量少，代偿能力差，储备能力低。出生时肺泡数量仅相当于成人的 15% 左右，85% 的肺泡形成发生在生后。足月儿肺容积约 178ml，胎龄 34 周早产儿肺容积仅 93ml，胎龄小于 28 周早产儿肺容积更小。

2. 早产儿容易出现肺表面活性物质合成分泌不足。肺表面活性物质自胎龄 23~25 周开始产生，到 35 周左右肺表面活性物质能基本维持肺泡有效开放，在此之前出生的早产儿具有发生肺表面活性物质缺乏所致的呼吸窘迫综合征风险。

3. 新生儿肺泡囊结构与成人不同。新生儿肺泡没有 Kohn 孔（相邻肺泡之间存在的微小通道），这降低了新生儿肺泡横向循环能力，缺乏侧支气体流动通路，在发生下呼吸道阻塞时，更容易失代偿。

（陈 超）

第二节　新生儿呼吸窘迫综合征

新生儿呼吸窘迫综合征(respiratory distress syndrome,RDS)为肺表面活性物质缺乏所致的两肺广泛肺泡萎陷和损伤渗出的急性呼吸衰竭,多见于早产儿和剖宫产新生儿,生后数小时出现进行性呼吸困难、青紫和呼吸衰竭。病理出现肺透明膜,又称肺透明膜病(hyaline membrane disease,HMD)。早产儿 RDS 发病率 5%~10%,胎龄越小发病率越高,择期剖宫产新生儿 RDS 发生率 0.9%~3.7%。

【病因和发病机制】

1. 肺表面活性物质缺乏　1959 年,Avery 和 Mead 发现 RDS 为肺表面活性物质(pulmonary surfactant,PS)缺乏所致。PS 由肺泡Ⅱ型上皮细胞合成分泌,分布于肺泡表面形成单分子层,能降低肺泡表面张力,防止肺泡萎陷和肺水肿。PS 主要成分为磷脂,约占 90%;其次为肺表面活性物质蛋白(surfactant protein,SP),占 5%~10%;其余为中性脂肪和糖。磷脂有 6 种,主要为双饱和二棕榈酸卵磷脂(DPPC),其他有磷脂酰甘油(PG)、磷脂酰乙醇胺(PE)、磷脂酰肌醇(PI)、磷脂酰丝氨酸(PS)、鞘磷脂(SM)等。SP 有 4 种,即 SP-A、SP-B、SP-C 和 SP-D,其中 SP-B 和 SP-C 为疏水性小分子蛋白,磷脂必须与 SP-B、SP-C 相结合才能发挥最佳作用,SP-A 和 SP-D 主要参与呼吸防御功能。

2. 导致肺表面活性物质缺乏的因素　主要有以下几类:

(1)早产儿:RDS 主要发生在早产儿,是由于早产儿肺发育未成熟,肺泡Ⅱ型上皮细胞 PS 合成分泌不足所致。胎龄 15 周时,可在细支气管测得肺表面活性物质蛋白 B(SP-B)和 C(SP-C)的 mRNA,胎龄 24~25 周开始合成磷脂和活性 SP-B,以后 PS 合成量逐渐增多,但直到胎龄 35 周左右 PS 量才迅速增多。胎龄小于 35 周的早产儿易发生 RDS,并且,胎龄越小发生率越高。

(2)剖宫产新生儿:正常分娩对产妇和胎儿都是一个强烈的应激反应过程,分泌和释放大量儿茶酚胺和糖皮质激素等,这些激素能促使胎儿肺泡Ⅱ型上皮细胞分泌和释放肺表面活性物质。剖宫产(尤其是择期剖宫产)没有经过正常分娩的宫缩和应激反应,儿茶酚胺和糖皮质激素没有大量释放,PS 分泌和释放不足。同时,剖宫产新生儿肺液转运障碍,影响 PS 功能。因此,剖宫产新生儿 RDS 发生率较高。

(3)糖尿病母亲新生儿:母亲患糖尿病时,胎儿血糖增高,胰岛素分泌相应增加,胰岛素可抑制糖皮质激素,而糖皮质激素能刺激 PS 的合成分泌,因此,糖尿病母亲新生儿 PS 合成分泌受影响,即使为足月儿或巨大儿,仍可发生 RDS。

(4)围产期窒息:缺氧、酸中毒、低灌注可导致急性肺损伤,抑制肺泡Ⅱ型上皮细胞产生 PS。

(5)PS 蛋白功能缺陷:PS 蛋白对 PS 功能至关重要,许多研究显示 PS 蛋白中的 SP-A、SP-B、SP-C 的基因突变或某些缺陷,不能表达蛋白,导致 PS 功能缺陷,PS 不能发挥作用,发生 RDS。

(6)重度 Rh 溶血病:Rh 溶血病患儿胰岛细胞代偿性增生,胰岛素分泌过多抑制 PS 分泌。

3. 发病机制　PS 主要功能是降低肺泡表面张力,保持肺泡扩张。PS 缺乏使肺泡表面张力增高,肺泡逐渐萎陷,发生进行性肺不张,影响通气换气功能,导致缺氧和酸中毒等。缺氧和酸中毒导致肺小动脉痉挛,肺动脉高压,动脉导管和卵圆孔开放,右向左分流。使缺氧加重,肺毛细血管通透性增高,血浆纤维蛋白渗出,形成肺透明膜,覆盖肺泡表面,使缺氧酸中毒更加严重,造成恶性循环。

【病理变化】

肺呈暗红色,质韧,在水中下沉。光镜下见广泛的肺泡萎陷,肺泡壁附一层嗜伊红的透明膜(图 7-1),气道上皮水肿、坏死、脱落和断裂。电镜下肺Ⅱ型细胞中的板层小体成为空泡。肺及肺外脏器组织广泛微血栓形成。

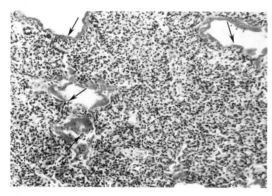

图 7-1　新生儿呼吸窘迫综合征肺病理变化
大部分肺实变,肺不张,许多肺泡有伊红色。肺透明膜形成(箭头所示)
(引自:邵肖梅,叶鸿瑁,丘小汕.实用新生儿学.5 版.
北京:人民卫生出版社,2019:576)

【临床表现】

由于病因不同,发生 RDS 新生儿的胎龄和出生体重不同,不同类型 RDS 的临床特点有所不同,以下是新生儿 RDS 的常见临床表现。

1. 早产儿 RDS　RDS 典型临床表现主要见于早产儿,生后 1~2 小时即可出现呼吸急促,继而出现呼吸困难、呻吟、吸气相凹陷、青紫,病情呈进行性加重,至生后 6 小时症状已非常明显。然后出现呼吸不规则、呼吸暂停、呼吸衰竭。体检两肺呼吸音减弱。血气分析 $PaCO_2$ 升高,PaO_2 下降,BE 负值增加。生后 24~48 小时病情最为严重。轻型病例可仅有呼吸困难、呻吟、青紫,经无创通气治疗后可恢复。近年由于 PS 的早期使用,RDS 典型临床表现已比较少见。

2. 剖宫产新生儿 RDS　主要见于晚期早产儿和足月儿,与剖宫产的胎龄密切相关,胎龄 <39 周剖宫产 RDS 发生率较高。研究显示胎龄 37 周择期剖宫产者 RDS 发生率 3.7%,38 周为 1.9%,39 周以后明显减少,为 0.9%。剖宫产新生儿 RDS 起病时间差别较大,有些患儿生后 1~2 小时即发生严重呼吸困难,而有些患儿生后第 1 天呼吸困难并不严重,胸片为湿肺表现,但生后第 2 天或第 3 天呼吸困难突然加重,胸片两肺呈白肺,发生严重呼吸衰竭。剖宫产新生儿 RDS 常合并重症持续肺动脉高压(PPHN),表现为严重低氧性呼吸衰竭。

3. PS 蛋白缺陷 RDS　生后数小时即发生严重呼吸困难,进行性加重,表现为重症呼吸衰竭,给 PS 治疗后短时间内(2~3 小时)临床表现可改善,但 5~6 小时后临床表现又非常严重,依赖 PS 的治疗,最终预后较差,多于数天内死亡。

【辅助检查】

1. 肺 X 线检查　本病肺 X 线检查有特征性表现。早产儿 RDS 胸片主要改变为:两肺野透亮度普遍降低、毛玻璃样(充气减少),可见均匀分布的细小颗粒(肺泡萎陷)和网状阴影(细支气管过度充气);随着病情加重,两肺透亮度进一步降低,可见支气管充气征(支气管过度充气),延伸至肺野中外带;重症病例肺野透亮度更加降低,心缘、膈缘模糊,整个肺野呈白肺,支气管充气征更加明显,似秃叶树支。胸廓扩张良好,横膈位置正常(图 7-2)。

剖宫产新生儿 RDS 部分病例生后第 1 天胸片常表现为湿肺,甚至重症湿肺,肺水肿、肺野模糊,第 2、3 天出现严重 RDS,甚至白肺,支气管充气征常不典型。

2. 肺超声检查　RDS 肺部超声主要表现为:①胸膜线异常:弥漫增厚、毛糙;②多个肺野显示肺泡 - 间质综合征(AIS)或白肺;③多个肺野 A 线消失;④胸膜下肺实变和支气管充气征。

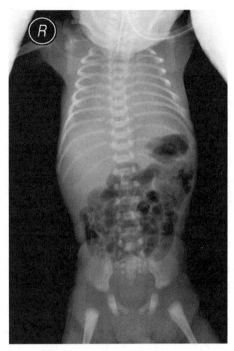

图 7-2　新生儿呼吸窘迫综合征肺部 X 线变化

以上 4 项特征中具有 2 项以上者,可以超声诊断为 RDS。超声诊断 RDS 的灵敏度 85.8%,特异度 92.8%,阳性预测值 94.8%,阴性预测值 81.3%。超声灵敏度高于胸片,超声特异度和胸片相比,超声的阴性预测值高于胸片。

【诊断与鉴别诊断】

1. 诊断依据

(1)病史:早产儿 RDS 主要见于胎龄较小的早产儿,胎龄越小发生率越高;剖宫产新生儿 RDS 主要见于胎龄 <39 周足月儿或晚期早产儿;继发性 RDS 有严重缺氧或感染等病史,常见于足月儿,早产儿也可发病。

(2)临床表现:生后出现进行性呼吸困难,严重低氧性呼吸衰竭。继发性 RDS 于严重缺氧或感染时发生严重呼吸衰竭。

(3)肺部影像变化:早产儿 RDS 两肺病变比较均匀分布,早期两肺野透亮度降低、毛玻璃样,严重者整个肺野呈白肺,可见支气管充气征。其他类型 RDS 胸片严重渗出,病变广泛。

2. RDS 需与下列疾病鉴别

(1)B 族溶血性链球菌感染:产前感染发生的 B 族链球菌(GBS)肺炎或败血症,临床表现与肺部早期肺部影像表现极似 RDS,有时不容易鉴别。但该病常有产妇羊膜早破史或感染表现,抗生素治疗有效。

(2)湿肺:重症湿肺与 RDS 较难鉴别,湿肺生后数小时出现呼吸困难,但病程短,病情相对较轻,X 线表现以肺泡、间质、叶间胸膜积液为主。肺部超声可鉴别 RDS 和湿肺,湿肺超声图像特征为双肺点、AIS 和胸腔积液等,胸膜线异常是鉴别 RDS 和湿肺的首要特点,RDS

胸膜线毛糙、增厚（厚度 >1.45mm），湿肺胸膜线光滑。

3. **感染性肺炎** 表现为呼吸困难、呻吟，但不呈进行性发展，X 线表现两肺渗出，分布不均匀。

【治疗】

早产儿出生后应密切观察呼吸变化，一旦出现呼吸困难、呻吟，应先使用无创通气，并根据肺部影像和临床表现，考虑 RDS，早期使用 PS 治疗，如病情严重，应立即气管插管，使用机械通气。

1. **无创通气** 生后出现呼吸困难者应早期使用无创通气治疗，初始呼吸支持先使用经鼻持续气道正压通气（CPAP），如 CPAP 失败使用经鼻间隙正压通气（NIPPV）或无创高频通气（nHFV）。无创通气能使肺泡在呼气末保持正压，防止肺泡萎陷，有助于萎陷的肺泡重新张开。及时使用无创呼吸支持可减少机械通气的使用。如使用无创呼吸支持后呼吸困难未缓解，或出现反复呼吸暂停、$PaCO_2$ 升高、PaO_2 下降，应改用机械通气。

2. **肺表面活性物质（PS）药物治疗**

（1）给药指征：美国儿科学会指南和欧洲新生儿 RDS 防治指南建议：新生儿出生后应密切观察呼吸情况，如出现呻吟、呼吸困难，先使用 CPAP，如 CPAP 压力 >5cmH$_2$O，FiO$_2$>30%，给 PS 治疗。

（2）给药剂量：每种 PS 药品各自有推荐剂量，各不相同，目前国内使用的 2 种 PS 推荐的剂量范围分别为每次 75~100mg/kg 和 100~200mg/kg。给药剂量应根据病情严重程度而定，两肺白肺、广泛渗出等重症病例需使用较大剂量，使用推荐剂量上限，轻症病例使用推荐剂量下限。

（3）给药次数：对轻症病例一般给 1 次即可，对重症病例需要多次给药，如呼吸机参数吸入氧浓度（FiO$_2$）>0.4 或平均气道压（MAP）>8cmH$_2$O，应重复给药。根据国内外经验总结，严重病例需给 2~3 次，但一般最多给 4 次，间隔时间根据需要而定，一般为 6~12 小时。

（4）给药方法：PS 有 2 种剂型，须冷冻保存，干粉剂用前加生理盐水摇匀，混悬剂用前解冻摇匀，使用前将药瓶置于 37℃预热数分钟，使 PS 磷脂更好地分散。用 PS 前先清理呼吸道，然后将 PS 经气管插管注入肺内，仰卧位给药。近年也有开展微创给药方法（LISA 或 MIST），通过胃管或者 16G 静脉置管插入声门下进入气道给药，可以避免传统的气管插管。微创给药方法目的是尽可能减少气管插管所致的损伤。

3. **机械通气** 对无创通气效果不理想者，应采用机械通气，一般先使用常频机械通气，初调参数呼吸频率 40~50 次 /min，吸气峰压（PIP）15~20cmH$_2$O，PEEP 5~6cmH$_2$O。如常频机械通气参数比较高，效果不理想，应改用高频机械通气，减少常频正压通气所致的肺损伤。使用机械通气病情改善者应尽早撤离机械通气，在撤离机械通气过程中使用咖啡因，可以加速撤机，减少再次气管插管和机械通气。撤机后再改用无创通气。

4. **体外膜氧合** 对少数严重病例，胎龄 >34 周者，上述治疗方法无效时，可使用体外膜氧合（ECMO）技术治疗。

5. **支持治疗** RDS 因缺氧、高碳酸血症导致酸碱、水电解质、循环功能失衡，应予及时纠正。液体量不宜过多，以免造成肺水肿，生后第 1、2 天控制在 60~80ml/kg，第 3~5 天 80~100ml/kg。代谢性酸中毒可给 5%NaHCO$_3$，所需量(ml)=BE × 体重(kg)× 0.5，先给半量，稀释 2~3 倍，静脉滴注；改善循环功能可用多巴胺 3~10μg/(kg·min)。

6. 并发症治疗　合并持续肺动脉高压时,使用吸入一氧化氮(NO)治疗(详见 PPHN 章节),剖宫产新生儿 RDS、重症感染所致的 RDS 常合并严重 PPHN,吸入 NO 治疗非常重要。

7. 原发病治疗　对继发于重症感染者,应积极抗感染治疗。

【预防】

1. 早产儿 RDS 产前预防　目前推荐对胎龄 <34 周,可能发生早产的产妇静脉或肌内注射倍他米松或地塞米松,可明显降低早产儿 RDS 发生率。倍他米松:每次 12mg,间隔 24 小时,一个疗程 2 次,肌内注射;或地塞米松:每次 6mg,间隔 12 小时,一个疗程 4 次。一般使用 1 个疗程即可,必要时可使用第 2 个疗程。产前激素治疗的最佳时间是分娩前 24 小时~7 天给药。

2. 剖宫产新生儿 RDS 的预防　尽可能避免胎龄 <39 周择期剖宫产,研究显示,对胎龄 35~38 周必须择期剖宫产者,产前给产妇 1 个疗程激素治疗,可能会降低新生儿 RDS 发生率。

(陈　超)

第三节　新生儿胎粪吸入综合征

胎粪吸入综合征(meconium aspiration syndrome,MAS)是由于新生儿在出生过程中吸入被胎粪污染的羊水,发生气道阻塞、肺部炎症及一系列全身病理生理变化所致的综合征。MAS 多见于足月儿和过期产儿,常有胎儿窘迫、产程延长、胎盘功能不全、难产等高危分娩病史。近年由于产前预防和产房复苏技术的普及,MAS 发生率已明显下降,但在基层地区,发生率和病死率仍较高。

【病因和发病机制】

主要病因为胎儿宫内窘迫和出生时窒息,常见于胎盘早剥、脐带脱垂、臀位产等异常分娩。胎儿因缺氧发生肠壁痉挛、肛门括约肌松弛,使胎粪排出,羊水被胎粪污染。低氧血症又刺激胎儿呼吸中枢,出现喘息样呼吸而吸入被胎粪污染的羊水,胎粪吸入主要发生在分娩过程中胎儿喘息或深吸气时。

1. 胎粪排出　从胎龄 31 周开始胎粪排出污染羊水的发生率随胎龄的增加而增加,37 周至 42 周前为 16.5%,胎龄 >42 周过期产儿发生率为 27.1%,<34 周者极少有胎粪排出。胎粪排出发生率与胎龄相关的可能机制是:①在神经系统成熟的胎儿,脐带的挤压可引起短暂的副交感刺激引起胎粪排出。②胎粪排出是胃肠道成熟的自然现象。

2. 缺氧和胎粪吸入　被胎粪污染的羊水吸入可以在产程未发动时、产程启动和分娩阶段。一般认为 MAS 与胎儿宫内窘迫相关,当胎儿在宫内或分娩过程中发生窒息和急性或慢性低氧血症时,肠壁缺血痉挛、肛门括约肌松弛而排出胎粪。缺氧对胎儿呼吸中枢的刺激使呼吸运动由不规则而逐渐发生强有力的喘息,将胎粪吸入鼻咽及气管内,娩出后的有效呼吸,更使上呼吸道内的胎粪吸入肺内。

【病理与病理生理】

胎粪吸入后,肺及全身各脏器发生一系列病理与病理生理变化:

1. 气道阻塞　胎粪吸入使气道发生机械性阻塞,气道炎症发生充血水肿,加重气道阻

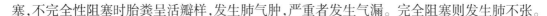

塞,不完全性阻塞时胎粪呈活瓣样,发生肺气肿,严重者发生气漏。完全阻塞则发生肺不张。

2. 炎症反应　胎粪含有脂肪酸、胆固醇、脱落细胞等,可刺激气道和肺泡发生炎症反应,胎粪吸入后 24~48 小时炎症反应最为严重。在炎症反应过程中,炎症细胞大量浸润,释放大量炎性介质,如白介素 1、6、8、肿瘤坏死因子,血小板活化因子等,炎症反应破坏气道和肺泡上皮细胞,使肺泡毛细血管通透性增加,造成肺肺水肿,血浆物质如白蛋白、纤维蛋白原、蛋白溶解酶等大量渗出,2~3 天后,这些物质可形成肺透明膜,加重肺损伤。同时肺血管广泛性坏死、出血、微血栓形成。

3. 肺表面活性物质被破坏　由于胎粪的直接损害作用、炎症介质和血浆渗出物的抑制作用,使肺表面活性物质的合成、分泌及活性严重受损,导致肺泡萎陷和肺透明膜形成,进一步加重肺损伤。

4. 合并急性呼吸窘迫综合征(ARDS)　由于气道和肺泡严重炎症反应、炎症介质的作用、肺表面活性物质受损伤、肺水肿、渗出等,重症胎粪吸入综合征易并发 ARDS。

5. 合并持续肺动脉高压(PPHN)　由于严重低氧血症、酸中毒导致肺血管痉挛,容易发生持续肺动脉高压,右向左分流,加重缺氧。

【临床表现】

1. 呼吸困难　生后即出现呼吸增快急促,呼吸频率 >60 次 /min,然后发生呼吸困难,鼻翼扇动,呻吟,轻者青紫不明显,48 小时后病情开始恢复;严重者呼吸困难加重,青紫,发展至呼吸衰竭。部分患儿开始时可仅表现轻度呼吸窘迫,但是数小时后随着胎粪从大气道进入到细气管支气管,并且因肺部炎症而出现病情恶化,发生严重呼吸困难。

2. 肺部体征　由于肺气肿患儿胸廓隆起较明显,呈桶状胸。听诊两肺呼吸音减低,可闻及湿啰音和干啰音,常在出生后立即出现。

3. 持续肺动脉高压　重症患儿因严重缺氧和酸中毒,发生持续肺动脉高压,经动脉导管或卵圆孔大量右向左分流,出现严重青紫,吸氧不能改善,导管前后动脉血氧分压差异,还可出现心脏扩大、肝肿大等心力衰竭表现。

4. 气漏　如患儿病情突然恶化,呼吸困难和青紫突然加重,提示发生气胸或纵隔积气,其发生率在 10%~20%,病情严重,病死率较高。

5. 体表胎粪污染　胎粪污染羊水,体检可见皮肤、指 / 趾甲和脐带被胎粪污染成黄绿色。

6. 其他　严重胎粪吸入和急性缺氧患儿常有意识障碍、颅内压增高、惊厥等中枢神经系统症状以及红细胞增多症、低血糖、低钙血症和肺出血等。

【辅助检查】

1. 肺部 X 线表现　按严重程度可分为三型。轻度:主要表现为肺纹理增粗、斑点斑片状渗出影、肺气肿。中度:主要表现为肺气肿和肺泡渗出,可见颗粒状、片状、团块状、结节状阴影,渗出影密度较高,有些病例见节段性肺不张,以肺气肿为主者,肺透亮度明显增高,心影缩小。重度:两肺颗粒、斑片或团块状影更加广泛,伴严重肺气肿,发生气漏综合征,可见气胸、纵隔气肿(图 7-3)。胸片改变常在 7 到 10 天内好转,但有时会持续数周。

2. 血气分析　对 MAS 患者,应及时做血气分析,常表现为低氧血症、高碳酸血症、酸中毒。

【诊断与鉴别诊断】

1. 诊断依据　依据下述临床表现可做出诊断。

(1)病史:有胎儿宫内窘迫或出生窒息病史。

(2)临床表现:体表有羊水胎粪污染的表现,生后不久发生呼吸困难。

(3)肺部X线表现:胸片显示肺纹理增多增粗,肺过度膨胀,两膈压低,两肺斑片状渗出影,严重病例两肺渗出密度较深,呈团块状。

2. 鉴别诊断　MAS鉴别诊断包括可引起新生儿呼吸窘迫的其他病因。

(1)新生儿湿肺:多见于剖宫产新生儿,呼吸困难症状相对较轻,症状改善比较快。

(2)新生儿呼吸窘迫综合征:通常发生在早产儿,呼吸困难呈进行性加重,胸片特点为两肺弥漫性颗粒影,肺泡萎陷,支气管充气征。

(3)新生儿感染性肺炎:胸片显示两肺斑片状渗出影,伴有感染表现,抗生素治疗有效。

(4)先天性心脏病:对病情严重且合并青紫者,需要心超检查除外先天性心脏病。严重MAS合并持续肺动脉高压,也可通过心超诊断及评估肺动脉压力变化。

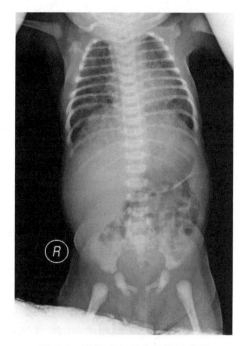

图7-3　胎粪吸入综合征胸片表现

肺纹理增多增粗,两肺过度膨胀,膈面压低,可见斑片状渗出影与过渡膨胀区间隔现象

【治疗】

维持最佳通气和氧合,积极纠正低氧血症和高碳酸血症。

1. 清理呼吸道　对羊水被胎粪污染者,应在新生儿娩出后,迅速吸净口腔、鼻咽部分泌物,必要时气管插管吸清气管内分泌物。在气道未清理之前,不行正压通气。

2. 氧疗和无创通气　对轻度MAS出现呼吸困难者,可先使用头罩吸氧。如$FiO_2>0.4\sim0.5$时,可使用持续气道正压通气(CPAP),对阻塞性通气障碍或肺气肿患者须谨慎应用或不用CPAP。

3. 机械通气　如呼吸困难比较严重,头罩吸氧或CPAP不能改善者,应尽早改用机械通气,对没有严重合并症者可先使用常频机械通气,呼吸机参数调节要根据病情不同个体化,如胸片以肺气肿为主或血气分析$PaCO_2$较高时,则吸气峰压较低,$15\sim20cmH_2O$即可,$PEEP\ 4\sim5cmH_2O$,频率宜快,有利于CO_2排出。如胸片以渗出、肺不张为主,可提高吸气峰压,$20\sim25cmH_2O$,$PEEP\ 5\sim6cmH_2O$左右。如病情加重,合并气漏、RDS、PPHN或常频机械通气疗效不理想,可改用高频机械通气。

4. 肺表面活性物质治疗　研究显示,对重症MAS使用肺表面活性物质可改善病情,如影像学提示肺实质出现类似RDS表现,呼吸机参数$FiO_2>0.5$或$MAP>12cmH_2O$时可考虑使用肺表面活性物质。

5. 吸入一氧化氮(iNO)治疗　如合并严重PPHN发生低氧性呼吸衰竭,使用吸入NO治疗,NO选择性扩张肺血管,降低肺动脉压力,改善PPHN。如没有吸入NO条件,可使用西地那非,为磷酸二酯酶5型抑制剂,降低肺血管阻力。

6. 体外膜氧合(ECMO)　对重症 MAS 患者,在机械通气和 iNO 等治疗效果不理想,可使用 ECMO 治疗。

(陈　超)

第四节　新生儿感染性肺炎

新生儿感染性肺炎(infectious pneumonia)是指病原侵入呼吸系统,发生肺部感染性炎症,可发生在产前、产时或产后,病原包括细菌、病毒、支原体、衣原体、原虫等。早产儿感染性肺炎临床表现不典型,需密切观察。长时间机械通气者容易发生肺部感染,称为呼吸机相关性肺炎(ventilator associated pneumonia, VAP)。

【病因和发病机制】

1. 产前感染　通过羊水或血行传播。胎膜早破 >12 小时,羊水即被污染,超过 24 小时者几乎全部被污染,病原体由阴道上行进入宫内。孕母在孕后期发生感染,病原体经血行通过胎盘传给胎儿,发生全身感染,肺炎是全身感染的一部分。产前感染病原体常为革兰氏阴性杆菌、B 族溶血性链球菌(GBS)、巨细胞病毒、弓形体、解脲脲原体、梅毒螺旋体等。

2. 产时感染　胎儿在娩出过程中吸入孕母阴道的分泌物,病原以革兰氏阴性杆菌为主。沙眼衣原体感染也可发生,但它所致的肺炎在生后数周才出现症状。

3. 出生后感染　①接触传播:与呼吸道感染患者密切接触,先发生上呼吸道感染,再向下蔓延发生肺炎,病原以病毒为主,如呼吸道合胞病毒(RSV),但多继发细菌感染。②血行传播:新生儿脐炎、败血症、皮肤感染时,可经血行播散发生肺炎。③院内感染:吸引器、气管插管、面罩、暖箱等消毒不严,医护人员手没洗干净,室内空气不流通,暖箱湿度过高,不按时换水等,都可引起感染。常见病原为大肠埃希菌、鲍曼不动杆菌、肺炎克雷伯杆菌、铜绿假单胞杆菌、葡萄球菌等。

【临床表现】

常表现为呼吸困难、三凹征、口吐泡沫、青紫等,咳嗽较少。两肺呼吸音减弱,湿啰音常不明显,一般无发热。早产儿肺炎常表现为呼吸暂停、不哭、不吃、体温不升。产前或分娩过程中发生的 B 族链球菌肺炎,全身症状比较明显,呼吸困难严重,肺部 X 线表现呈白肺,极似 RDS,常被误诊为 RDS。

使用机械通气者常发生呼吸机相关肺炎,属院内感染,病原菌耐药率高,痰多,病程迁延反复,治疗比较困难。呼吸道合胞病毒肺炎病情进展较快,两肺广泛渗出,呼吸困难比较严重。

【辅助检查】

1. 肺部 X 线检查　宫内和分娩过程中感染发生的肺炎,在生后第 1 天肺部 X 线表现可不明显,第 2 或 3 天才出现明显改变。X 线表现以支气管肺炎为主,呈点状或斑片状渗出影,大小不等,以两下肺、心膈角、左心后区多见。部分病例表现为间质性肺炎,肺纹理增多增粗,伴肺气肿。

2. 肺部超声检查　肺炎的超声影像包括,局部胸膜线异常,病灶处可见肺实变灶,支气管充气征和肺泡 - 间质综合征表现。

3. 血气分析　常发生呼吸性和代谢性酸中毒。

4. 病原学检查　及时取咽拭子或呼吸道分泌物做病原学检查。

【诊断与鉴别诊断】

1. 诊断依据　主要根据产前感染、气管插管等病史,呼吸困难、呼吸暂停等临床表现,肺部斑片状渗出等影像学表现做出诊断。

2. 鉴别诊断　需与以下疾病相鉴别:

(1)呼吸窘迫综合征:生后数小时即发生呼吸困难,进行性加重,胸片表现为透亮度下降和颗粒状影,两肺病变比较均匀,可见支气管充气征。

(2)湿肺:呼吸困难恢复比较快,胸片两肺渗出比较模糊,吸收快。

(3)胎粪吸入综合征:生后很快发生呼吸困难,胸片两肺渗出密度比较高,肺纹理增粗和肺气肿比较明显。

【治疗】

1. 加强护理和监护　保持呼吸道通畅,痰多者予雾化吸入,加强吸痰。对新生儿肺炎需要密切监护,动态观察呼吸变化、监测 SpO_2 和心肺功能。

2. 抗感染治疗　应及时做病原学检查,根据病原检查结果及药敏试验选用抗感染药物。产前或分娩过程中感染的肺炎,选择针对革兰氏阴性杆菌的抗生素,GBS 感染者宜选用青霉素。出生后感染中,社区感染性肺炎病原对抗生素敏感性较好,一般选用头孢第三代抗生素。院内感染性肺炎病原耐药率较高,选用针对性抗生素。病毒感染性肺炎可选用抗病毒药物。

3. 氧疗和呼吸支持　出现呼吸困难者需要氧疗,一般先使用头罩吸氧,使经皮血氧饱和度维持在 90%~95%。头罩吸氧无效者,可使用无创通气,如 CPAP。如发生严重呼吸衰竭需气管插管,机械通气。

(陈　超)

第五节　新生儿肺出血

新生儿肺出血(pulmonary haemorrhage)是指肺的大量出血,至少累及 2 个肺叶,常发生在一些严重疾病的晚期。近年随着监护救治技术的发展,肺出血发生率有所下降,但肺出血病因和发病机制比较复杂,早期诊断和治疗比较困难,肺出血的病死率仍较高,尤其是超早产儿,肺出血发生率和病死率都比较高。

【病因】

新生儿肺出血病因仍未完全阐明,主要与以下因素有关。

1. 缺氧　主要为重度窒息、呼吸窘迫综合征、胎粪吸入综合征等,发生严重缺氧者,肺出血多发生在生后第 1~3 天,其中 30% 发生在第 1 天,75% 发生在生后第 4 天内。

2. 感染　原发病主要为重症败血症、感染性肺炎、坏死性小肠结肠炎等,严重病毒感染也可导致肺出血。感染所致肺出血多发生在生后 1 周左右,其中 88% 发生在出生 5 天后。

3. 寒冷损伤　主要发生在寒冷损伤综合征、硬肿症、高黏滞症,常同时合并缺氧或感染,多见于早产儿。

4. 早产儿　早产儿肺发育未成熟,发生缺氧、感染、低体温时更易发生肺出血,胎龄越小肺出血发生率越高,超早产儿常发生肺出血。

5. **其他**　弥漫性血管内出血、凝血功能障碍、机械通气压力过高、心力衰竭、输液过快过量等也可引起肺出血,但这些病因一般都与缺氧、感染病因同时存在。

【**病理变化**】

肺外观呈深红色,肿胀。镜检可见肺泡和间质出血,但以肺泡出血为主,肺泡结构破坏,毛细血管扩张充血。

新生儿肺出血的病理类型一般分为三类,点状肺出血、局灶性肺出血和弥漫性肺出血。陈克正等报道 788 例尸检发现新生儿肺出血中,点状肺出血占 3.5%,局灶性肺出血占 63.2%,弥漫性肺出血占 33.3%。

【**临床表现**】

患儿常有缺氧、感染、寒冷损伤、早产儿等基础病史,且原发病较为严重。发生肺出血时常出现以下临床表现:

1. **全身症状**　突然发生面色苍白、青紫,反应差,四肢冷、呈休克状态。

2. **呼吸困难**　突然发生严重呼吸困难,出现三凹征、呻吟、呼吸暂停,呼吸暂停恢复后呼吸仍不规则,经皮氧饱和度突然下降。

3. **肺部体征**　肺部可闻中粗湿啰音,或湿啰音比原来增多。

4. **出血表现**　约半数病例从口鼻腔流出血性液体,或气管插管内流出泡沫样血性液。常发生多部位出血,皮肤出血点或瘀斑、注射部位出血等。

【**辅助检查**】

1. **肺部胸片**　一旦怀疑肺出血,应立即摄 X 线胸片,新生儿肺出血典型的肺部 X 线表现为:①两肺透亮度突发性降低,出现广泛性、斑片状、均匀无结构的密度增高影,这是肺出血演变过程中极为重要的 X 线征象;②肺血管淤血影:两肺门血管影增多,呈较粗网状影;③心影轻中度增大,以左心室增大为主,严重者心胸比例 >0.6 ;④大量肺出血时两肺透亮度严重降低,呈"白肺"(图 7-4)。

2. **超声检查**　发生肺出血病情非常紧急,床旁超声检查可以快速观察肺出血状况,做出初步诊断。

3. **实验室检查**　白细胞一般明显增高,尤其是感染病因所致者,但也可以正常或下降。血气分析显示酸中毒,$PaCO_2$ 升高,PaO_2 下降,BE 负值增大。

【**诊断与鉴别诊断**】

1. **诊断依据**　一般根据原发病非常严重,临床表现明显加重,突然发生呼吸困难和呼吸不规则,口鼻腔或气管插管内出血。肺部 X 线表现两肺门密度显著增高。

但肺出血早期诊断较为困难,看到口鼻腔流血为时已晚。迄今尚无早期诊断的明确指标,有赖于医师的警惕性,对有严重缺氧、感染、寒冷损伤的新生儿,如出现反

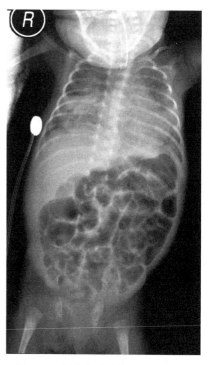

图 7-4　新生儿肺出血 X 胸片表现

应差、呼吸困难、呼吸暂停、面色苍灰、酸中毒等情况,应随时警惕发生肺出血。

肺出血易发生漏诊和误诊,仅半数病例发生口鼻腔或气管插管内流出血性液体,而另外半数病例被漏诊。陈克正等报道 788 例尸检发现新生儿肺出血中,生前临床诊断肺出血者仅 26.8%,而 73.2% 临床没有诊断肺出血,因此,新生儿肺出血漏诊率比较高。此外,有 5% 临床诊断肺出血者,实为消化道出血,而有 7% 肺出血病例被误诊为消化道出血。

2. 鉴别诊断　有时肺出血与呼吸窘迫综合征和感染性肺炎较难鉴别。呼吸窘迫综合征的 X 线表现常为两肺毛玻璃样,广泛颗粒影,两肺透亮度逐渐降低,心影模糊,肋间隙变窄。而肺出血肺透亮度突然降低,心影增大,肋间隙增宽。感染性肺炎 X 线表现为肺纹理增多增粗,两肺淡斑片状,两下肺为主,心影不增大。而肺出血两肺呈大片高密度影,以肺门为主,涉及各叶。如不能鉴别应动态观察肺部 X 线表现或肺部超声检查。

【预防与治疗】

肺出血病死率较高,应强调预防,要加强对新生儿缺氧、低体温和感染的防治,以免发展至严重阶段。如病情加重须密切观察,早期治疗肺出血。

1. 一般治疗　注意保暖,对低体温者应逐渐复温,使体温保持在正常范围;及时纠正酸中毒,改善循环功能,适当控制液体量。

2. 机械通气　正压通气和呼气末正压是治疗肺出血的关键措施,一旦发生肺出血,应立即气管插管正压机械通气,吸气峰压 20~25cmH_2O,呼气末正压(PEEP)6~8cmH_2O,呼吸频率 40~50 次 /min,然后根据病情调节呼吸机参数。如果病情非常严重,常频机械通气效果不明显,改用高频机械通气,或直接进行高频机械通气,高频机械通气效果比常频通气好。对严重广泛肺出血,病情好转后呼吸机参数调整不能操之过急。

对已经发生肺出血给予机械通气治疗为时较晚,因此,对缺氧或感染非常严重的病例,须密切观察临床表现,如发生呼吸困难或呼吸暂停,同时一般状况较差,应在发生肺出血之前早期进行机械通气。

3. 肺表面活性物质治疗　对严重肺出血两肺呈白肺者,给肺表面活性物质治疗能缓解病情,改善血氧饱和度。

4. 原发病治疗　积极抗感染治疗,感染是肺出血的主要原因,一般病情非常严重,应加强抗生素治疗,同时辅以免疫治疗,输注丙种球蛋白、中性粒细胞、粒细胞集落刺激因子等。

5. 对症治疗

(1)改善微循环:可用多巴胺 3~7μg/(kg·min)和多巴酚丁胺 5~10μg/(kg·min),持续静脉滴注,有早期休克表现者给 0.9%NaCl 扩充血容量。

(2)纠正凝血功能障碍:肺出血患儿常伴有全身凝血功能障碍,对高危患儿可给小剂量肝素,每次 20~30U/kg,间隔 6~8 小时 1 次,皮下注射。

(3)保持正常心功能:可用多巴酚丁胺 5~10μg/(kg·min),持续静脉滴注,如发生心力衰竭用地高辛。

(4)补充血容量:对肺出血致贫血者可输新鲜血,每次 10~10ml/kg,保持红细胞比容在 0.45 以上。

(5)应用止血药:可使用注射用蛇毒血凝酶 0.2U 加生理盐水 1ml 气管插管内滴入,同时用注射用蛇毒血凝酶 0.5U 加生理盐水 2ml 静脉滴注,但止血药效果常不理想。

(陈　超)

第六节　新生儿呼吸暂停

呼吸暂停(apnea)是指呼吸暂时停止时间 >20 秒,并伴有心率减慢 <100 次 /min 或出现青紫、血氧饱和度下降。呼吸暂停是新生儿常见症状,早产儿呼吸暂停发生率与胎龄密切相关,胎龄越小,发生率越高,胎龄 <28 周早产儿呼吸暂停发生率达 80%~90%,极低出生体重儿呼吸暂停发生率 50%。反复呼吸暂停可致脑损伤或猝死,应及时处理。如呼吸暂停 3~15秒后又出现呼吸,不伴有心率或氧饱和度下降,称为周期性呼吸。

【病因和发病机制】

1. 原发性呼吸暂停　为早产儿呼吸中枢发育未成熟所致,不伴其他疾病。胎龄越小发病率越高。

2. 继发性呼吸暂停　常继发于下列病理情况:①各种原因引起的缺氧;②各种肺部疾病;③各种感染;④中枢神经系统疾病;⑤代谢紊乱,如低血糖、低钙血症、低钠血症、酸中毒等;⑥严重贫血或红细胞增多症;⑦反射性呼吸暂停,多见于侵入性操作,如气管插管、插胃管、吸痰等,胃食管反流可引起呼吸暂停;⑧环境温度过高或过低;⑨母亲分娩时用过麻醉镇静剂。

新生儿呼吸暂停又可分为中枢性、阻塞性和混合性呼吸暂停。中枢性呼吸暂停系呼吸中枢受抑制所致,其特征是呼吸暂停期间呼吸运动停止,气道内气流停止。阻塞性呼吸暂停为上呼吸道梗阻所致,其特征是呼吸暂停期间气道内气流停止,但仍有呼吸动作。混合性呼吸暂停兼有这两类因素和特征。早产儿呼吸暂停多为混合型呼吸暂停为主。

发病机制:早产儿呼吸中枢发育未成熟,中枢化学感受器不敏感,呼吸中枢的组织结构及神经元之间的联系不完善,神经冲动传出较弱,任何细微的干扰均可发生呼吸调节障碍。新生儿呼吸系统解剖结构发育未完善,肺泡通气量、潮气量较小,肺代偿能力较差,肺牵张反射较弱,当呼吸负荷增加时,不能有效延长吸气时间。早产儿外周化学感受器发育不成熟,易出现过度抑制和亢进,缺氧或酸中毒可抑制呼吸中枢,同时降低新生儿对 CO_2 的反应性,缺氧越严重对 CO_2 的反应越差,这与成人对缺氧的反应相反。低血糖、低钠血症、低钙血症等均可抑制呼吸中枢,引起呼吸暂停。

【临床表现】

原发性呼吸暂停多发生在胎龄 <34 周或出生体重 <1 500g 早产儿。常在生后 2~7 天开始出现,在生后数周内可反复发作。继发性呼吸暂停病情变化与原发病密切相关,伴有原发病的临床表现。呼吸暂停发作时出现青紫、肌张力低下、心率减慢、血氧饱和度下降、血压降低,如不及时发现可致脑缺氧损伤,甚至死亡。早产儿反复呼吸暂停者视网膜病(ROP)发生率增加。

【辅助检查】

1. 血气分析　如患儿出现呼吸暂停表现,应及时行血气分析检查。如果患儿已经出现 CO_2 潴留,需行进一步呼吸支持,如吸氧治疗和正压通气治疗。如患儿血气分析正常,呼吸暂停次数不多,一般情况稳定,可以继续随访观察。

2. 胸片 除原发性呼吸暂停外,肺部疾病为继发性呼吸暂停的主要原因之一,因此及时行胸片检查十分必要。常见引起呼吸暂停的肺部疾病有感染性肺炎、气胸、肺出血、胸腔积液、肺发育异常等,行胸片检查可以发现相应的影像学异常。

3. 血常规 感染为继发性呼吸暂停原因之一,尤其在住院时间较长的早产儿后期出现的呼吸暂停,需考虑感染可能,血常规应作为常规检查。如血项异常,及时进行抗感染和其他对症治疗。

4. 其他 根据临床情况,可行血糖、血电解质和消化道造影检查协助判断。动脉导管开放也可表现为呼吸暂停,必要时行心超检查。脑室内出血可出现呼吸暂停,怀疑颅内出血时,及时完善头颅 B 超检查。

【诊断与鉴别诊断】

1. 诊断依据 原发性呼吸暂停主要见于早产儿,常合并多种并发症,只有排除各种病理情况后才能作出诊断。心肺监护仪或呼吸心动描计可协助诊断。继发性呼吸暂停要进行细致的询问病史、体检、辅助检查等,查找原发病,做出病因诊断。1 小时内呼吸暂停发作超过 2~3 次,为呼吸暂停反复发作。

2. 鉴别诊断 呼吸暂停需与周期性呼吸鉴别,后者呼吸暂停 5~10 秒,发作时一般无青紫,不伴心率减慢,但早产儿周期性呼吸常发展为呼吸暂停。

【治疗】

1. 加强监护和护理 加强监护是防治早产儿呼吸暂停的重要措施,对容易发生呼吸暂停的早产儿应 24 小时心肺和经皮血氧饱和度监护,设置灵敏的报警。但是光靠仪器的监护是不够的,医师护士应定时巡视,密切观察,及时发现呼吸暂停的发生。

体温保持正常,减少或避免不必要的操作,减少不良刺激,保持舒适安静的环境。阻塞性呼吸暂停的一个重要原因是早产儿喉部气道容易塌陷,如头部和颈部位置扭曲不正会加重气道阻塞,应将患儿头部放在中线位置,颈部姿势自然,以减少上呼吸道梗阻。

2. 刺激呼吸 一旦发现患儿发生呼吸暂停,应立即进行托背、触觉刺激、弹足底等刺激呼吸。如出现青紫,应立即气囊加压给氧。

3. 药物治疗 呼吸暂停反复发作者,应给予药物治疗,目前常用药物为咖啡因。

(1)枸橼酸咖啡因(caffeine citrate):是目前治疗早产儿呼吸暂停的主要药物,对呼吸中枢的刺激作用比氨茶碱更强,疗效比氨茶碱好(表 7-1),半衰期较长,不良反应较少,脂溶性高,透过血脑屏障快。咖啡因还能促进膈肌的收缩性,防止膈肌疲劳。研究表明早期使用咖啡因(<3 天)能减少支气管肺发育不良的发生率和改善早产儿拔管至无创通气的成功率。负荷剂量 20mg/kg(相当于咖啡因 10mg/kg),24 小时后给维持量,每次 5mg/kg(相当于咖啡因 2.5mg/kg),每天 1 次,静脉滴注或口服,吸收较好,30 分钟至半小时达到有效血药浓度。咖啡因有效血药浓度一般在 5~25mg/L,比较稳定,如血药浓度 <50mg/L 很少出现不良反应,如 >60mg/L 可出现烦躁不安或惊厥、心动过速,少见的不良反应有胃食管反流、便秘、尿钠尿钙排泄增加等。咖啡因半衰期较长(100 小时),停药后 7~10 天,仍可测得一定水平的血药浓度。由于枸橼酸咖啡因疗效好,安全,使用方便(表 7-2),已取代氨茶碱。

(2)氨茶碱:已逐渐少用。负荷剂量 4~6mg/kg,静脉滴注,12 小时后给维持量,每次 2mg/kg,每天 2~3 次。在早产儿氨茶碱的半衰期长达 30 小时,比成人长 5~6 倍。氨茶碱治疗血浓度范围较窄,一般在 5~15mg/L 之间,并且血药浓度不稳定,波动范围比较大,如血药浓度>15mg/L可出现不良反应。氨茶碱常见不良反应有烦躁、心动过速、低血压、惊厥、呕吐、喂养不耐受、腹胀、胃肠道出血、高血糖及电解质紊乱等。

表 7-1 咖啡因与氨茶碱的药理作用比较

药理作用	咖啡因	氨茶碱
对中枢和呼吸的刺激作用	+++	++
对心脏的作用	+	+++
对平滑肌的松弛作用	+	+++
对骨骼肌的刺激作用	+++	++
利尿作用	+	+++

表 7-2 治疗早产儿呼吸暂停常用药物的药代动力学比较

项目	咖啡因	氨茶碱
治疗作用血药浓度	5~25mg/L	5~15mg/L
出现副作用血药浓度	>50mg/L	>15mg/L
半衰期	100 小时	30 小时
负荷剂量	10mg/kg	5mg/kg
维持剂量	2.5mg/kg,q.d.	2mg/kg,q.6~8h.
到达稳态血浓度时间	14 天	5 天
监测血药浓度	不经常	经常
药物相互作用	无	无

4. **无创通气** 对频发的阻塞性或混合性呼吸暂停,药物治疗后仍然发作者,可使用无创通气,一般先使用鼻塞持续气道正压通气(nCPAP),增加功能残气量和肺容积,减少呼吸暂停的发生。CPAP 压力一般用 5~6cmH$_2$O,吸入氧浓度(FiO$_2$)0.21~0.30。如 CPAP 效果不理想,可改用鼻塞间隙正压通气(NIPPV)。

5. **机械通气** 经药物和无创通气治疗后,呼吸暂停仍频繁发生者需用气管插管和机械通气,由于呼吸暂停患儿肺部疾病不严重(除肺部疾病所致的呼吸暂停外),要严格控制呼吸机参数,否则容易导致过度通气,严重者导致气漏。根据病情变化和血气分析结果调节参数。

6. **原发病治疗** 早产儿呼吸暂停除中枢神经和呼吸系统发育未成熟外,常同时存在许多其他病理情况,在生后 1~2 周内常见的有:缺氧、心肺疾病、感染、低血糖症、低钙血症、低钠血症、酸中毒、中枢神经系统疾病、红细胞增多症、环境温度过高或过低、母亲分娩时用过麻醉镇静剂。2 周以后常见的有:胃食管反流、继发感染、颅内出血、早产儿贫血等。对这些疾病和合并症应积极进行相应的治疗。

总之,对早产儿呼吸暂停应加强监护,药物治疗仍然是主要的,同时应积极进行非药物治疗和辅助通气,首选无创通气,如 CPAP 和 NIPPV,如无创通气效果不佳或病情较重时用有创机械通气。同时对反复发作的呼吸暂停应积极查找并防治原发病和合并症。

(陈 超)

第七节　新生儿气漏综合征

气漏综合征(air leak syndrome)是指因肺泡损伤破裂,肺泡内气体进入到其他部位导致积气,而发生的综合征。根据气体进入的部位不同分为气胸(pneumothorax)、纵隔气肿(pneumomediastinum)、肺间质气肿(pulmonary interstitial emphysema)、心包积气、气腹、皮下气肿等。气漏是新生儿严重急症,发生率比较高,需严密监护,紧急处理。

【病因和分类】

1. 病因

(1)疾病因素:新生儿胎粪吸入综合征、呼吸窘迫综合征、先天性肺发育异常等疾病,可发生肺泡破裂,导致气漏。

(2)机械性损伤因素:新生儿严重呼吸疾病需要较高压力的加压通气和呼吸支持,使肺泡压力过高,发生肺泡破裂,导致气漏,如气管插管、气囊加压复苏,无创通气,机械通气等。

(3)自发性因素:无明确疾病或诱发因素,而发生气漏,如自发性气胸。

2. 分类　气胸是指肺泡及脏层胸膜破裂气体进入胸腔引起胸腔积气。纵隔气肿指肺泡及纵隔腔胸膜破裂气体进入纵隔腔。间质气肿指气体进入肺泡间质。心包积气指气体进入心包。皮下积气指气体进入皮下软组织。

【临床表现】

根据积气部位不同,与气体量多少、临床类型、肺压缩程度及肺原发疾病有关。

1. 气胸　典型症状为突然发生烦躁哭吵、气促、呼吸困难、青紫,SpO$_2$下降。肺部体征有患侧胸廓饱满、肋间隙增宽膨隆、气管及心尖冲动偏向健侧,患侧呼吸运动减弱或消失,叩诊呈浊音,语颤减弱或消失。右侧气胸时肝浊音界下降,左侧气胸时心界叩诊不清楚。

2. 其他　①纵隔气肿:临床表现隐匿,积气量不多者一般临床症状不明显,常因合并气胸在摄胸片时发现。②肺间质气肿:常为机械通气并发症。③心包积气:可出现青紫、心率增快、血压下降、脉压减小、心音低钝等,严重者发生心脏压塞、休克。④气腹:表现为腹胀,腹部隆起。⑤皮下气肿:常发生在面部、颈部、锁骨下等,捻发音。

【辅助检查】

1. 胸片　一旦怀疑气漏,应立即摄胸片检查。气胸表现为胸腔积气,患侧胸腔透亮度增高,肺压缩,纵隔移位(图 7-5)。纵隔气肿表现为心脏和胸腺周围显示高透亮带,如积气位于中央,将胸腺包围或抬高,呈现大三角帆状影或蝴蝶影(图 7-6)。心包积气表现为心底部有气体。

2. 超声　床旁超声可快速检查及时发现气漏,比床旁 X 线检查速度更快,肺超声检查的准确性与胸片相似,肺滑运动消失对气胸的诊断敏感性 100%,特异性 100%。

【诊断与鉴别诊断】

1. 诊断依据　根据存在气漏危险因素、突然发生呼吸困难,及胸部影像学检查,可以做出诊断。

2. 鉴别诊断　需与肺大疱和支气管肺囊肿鉴别,该病胸片显示呈圆形或卵圆形透亮区,一般突然呼吸困难不明显。

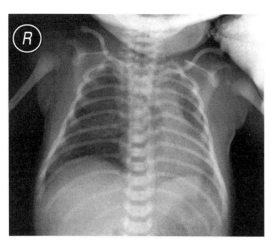

图 7-5　新生儿右侧气胸 X 胸片表现

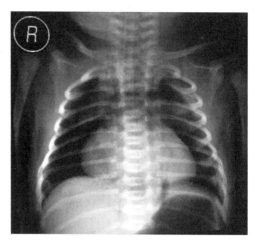

图 7-6　新生儿纵隔气肿 X 线表现

【治疗】

1. 密切监护　密切观察病情变化和重症监护,监测 SpO_2 变化。

2. 紧急排气和胸腔闭式引流　气胸肺压缩比较明显,发生呼吸困难者应立即胸腔穿刺排气,症状较严重者进行胸腔导管闭式引流。

3. 呼吸支持　呼吸困难者给予鼻导管或头罩吸氧,如仍有呼吸困难需气管插管机械通气,严重病例需高频机械通气。

4. 原发病治疗　积极治疗导致气漏的原发疾病。

【预防】

气漏是新生儿的重要急症,重在预防。积极治疗原发疾病,进行气管插管等操作时动作要规范,进行气囊加压呼吸、无创通气、机械通气时注意控制压力,机械通气参数尽可能低。

(陈　超)

第八节　新生儿支气管肺发育不良

支气管肺发育不良(bronchopulmonary dysplasia,BPD)是指生后不久发生呼吸困难,需要无创通气或机械通气,在纠正胎龄 36 周仍依赖氧疗,并有肺功能异常。近年,由于极低体重早产儿存活率显著提高,BPD 发生率也呈增加趋势,在胎龄 <32 周早产儿,BPD 发生率达 20%~30%,胎龄 <28 周早产儿,BPD 发生率达 50%~60%,重症 BPD 病死率比较高,BPD 已成为 NICU 最棘手的问题之一。

40 多年来,BPD 的概念一直存在不同观点。1967 年,Northway 首次报道的病例名称为支气管肺发育不良,属于"经典型"或"老型"BPD,主要发生在胎龄 >32 周早产儿,日龄 >28 天仍依赖氧疗,肺部病变比较严重。后来,经典型 BPD 越来越少见,而被称为新型 BPD 更为常见,新型 BPD 主要发生在胎龄 <32 周早产儿,到纠正胎龄 36 周仍依赖氧疗,曾称为慢性肺疾病(chronic lung disease,CLD)。2000 年和 2018 年,美国国立儿童健康和发育研究所(NICHD)BPD 研讨会决定,仍使用 BPD 名称,而不再使用 CLD 名称。

【病因】

BPD病因非常复杂,是多种因素综合作用所致,研究显示,BPD的发生主要与以下危险因素相关。

1. **早产和低出生体重** BPD绝大多数发生在早产儿,早产儿是BPD发病的根本内在原因,胎龄越小、出生体重越低,BPD发生率越高。目前BPD主要发生在胎龄<32周早产儿,在胎龄<28周、出生体重<1 000g早产儿发生率更高。

2. **易感性和遗传倾向** 临床观察显示,有些早产儿更容易发生BPD,起病早,病情重,可能具有一定的易感性和遗传倾向。近年对遗传在早产儿BPD发生中的作用进行了许多研究。

3. **氧疗** 早产儿肺发育未成熟,对氧非常敏感,研究证实早产儿暴露于高浓度或长时间氧疗与肺损伤密切相关,氧疗浓度越高、时间越长,BPD发生率越高。

4. **机械通气** BPD与机械通气密切相关,许多证据显示,机械通气参数越高、时间越长,BPD发生率越高,机械通气是BPD的重要病因。

5. **感染** 研究显示宫内感染是BPD的重要危险因素,绒毛膜羊膜炎与BPD密切相关,宫内解脲脲原体感染容易累及肺,发生BPD,生后第1天解脲脲原体培养阳性的患儿气道炎症反应增加,解脲脲原体在气道持续定植与BPD的危险性增加有关。宫内巨细胞病毒感染会导致全身多脏器损伤,肺是重要受累脏器,使肺发育障碍,生后继续发生肺损伤,最终发生BPD。生后感染:早产儿长时间气管插管和机械通气容易合并反复肺部感染,是导致BPD的重要危险因素。生后发生败血症者也增加BPD的危险性。同时肺部反复感染不容易撤离机械通气,延长机械通气时间,进一步加重肺损伤,导致恶性循环。

6. **心肺血流动力学变化** 动脉导管开放(PDA)和室间隔缺损(VSD)也是BPD危险因素,PDA和VSD发生左向右分流,导致肺充血水肿,肺血管损伤增生,肺动脉高压、右心室负荷加重,加重肺部炎症反应。同时,PDA和VSD分流量较大者撤离机械通气更加困难,致使长时间依赖氧疗和机械通气。许多研究显示,早产儿左向右分流量越大、持续时间越长,BPD发生率越高,病情越严重。

7. **其他因素** 此外,还有许多危险因素与早产儿BPD有关。如营养不良、小于胎龄儿(SGA)、肾上腺功能不全等。

【发病机制】

BPD主要发病机制是肺部长时间炎症反应。在早产儿肺发育未成熟的基础上,发生高氧肺损伤、容量伤、气压伤、感染等,导致瀑布式的继发性炎症反应,大量炎性细胞浸润,释放大量炎性介质,进一步导致肺损伤,最终发生BPD。整个过程非常复杂,是多种危险因素综合作用的结果,有许多环节尚未清楚。

1. **早产儿肺发育未成熟** BPD主要发生在早产儿,与早产儿肺结构及生理特点密切相关。早产儿肺泡毛细血管通透性较足月儿高,容易发生渗出,渗出液富含血浆蛋白,称之为"高蛋白性肺水肿",中性粒细胞也随之渗出。新型BPD与肺发育未成熟的关系更为密切,新型BPD主要发生在超早产儿,由于肺的解剖结构和肺功能极不成熟,出生时肺发育刚完成管道形成,容易受到氧和压力损伤等因素干扰,肺泡发育进程受阻,肺泡发育不良和肺泡数目减少。

2. **氧损伤** 早产儿对氧非常敏感,极易发生氧损伤,对极低出生体重儿,即使吸室内空气也有可能发生氧损伤,因为与宫内低氧环境比较,吸空气氧的浓度仍过高。吸氧可直接损伤肺泡上皮细胞、毛细血管内皮细胞,使肺泡毛细血管通透性增高,加重肺泡渗出,吸高浓度氧可使肺泡气体交换膜增厚,气体交换变得困难,需要更高浓度的氧,形成恶性循环。

3. **容量伤和气压伤**　机械通气时过高的潮气量和气道压力可直接损伤气道和肺泡上皮细胞,破坏肺的结构,发生肺泡融合和肺气肿,加重肺泡渗出。未成熟肺过度膨胀可导致毛细血管内皮细胞、上皮细胞和基底膜产生严重裂缝,导致严重的机械性损伤。同时机械通气促发严重的肺部炎症反应和促炎症因子的释放,导致进一步的肺损伤。

4. **感染导致肺损伤**　感染是导致肺损伤的重要因素,包括宫内感染和出生后感染,发生绒毛膜羊膜炎者羊水中的炎症因子进入胎儿肺,发生肺部炎症反应及肺损伤,出生后肺部炎症反应及肺损伤继续发展。生后早期反复肺部感染可促发肺部炎症反应,发生感染性炎症,加重肺损伤,促使 BPD 发生发展。

5. **继发性炎症反应**　大量研究显示,继发性炎症反应导致肺损伤是发生 BPD 的关键环节,上述各种因素所致的肺损伤都可导致瀑布式继发性炎性反应,释放大量炎性介质。炎性介质具有广泛的生物活性,如引起炎性介质的再释放、细胞趋化作用、毛细血管通透性增加、肺血管收缩,进一步导致肺损伤。

6. **肺纤维化**　炎性介质能刺激成纤维细胞增殖、分泌纤维蛋白,炎性反应后肺发生修复反应时,向纤维化方向发展,最终形成肺纤维化。

【病理变化】

BPD 肺病理变化非常广泛,几乎累及各级支气管和肺泡。较大的支气管黏液腺大量增生,广泛或局灶性的支气管软化。小气道发生广泛的黏膜上皮细胞增生,平滑肌增生,管壁增厚,管腔狭窄。各级支气管可见广泛的炎性反应,炎性细胞浸润、水肿,气道上皮细胞坏死、脱落。间质细胞增生、纤维化。肺泡数量减少,肺泡总面积减少,发生肺气肿。肺毛细血管内皮细胞增生、通透性增高。

经典型 BPD 肺部病变非常严重,支气管结构变形和增生,代尝性肺气肿,肺纤维化非常明显(图 7-7)。新型 BPD 以肺泡发育进程受阻为主,肺泡发育不良,数量减少,体积增大,肺泡结构简单化,肺微血管发育不良,形态异常,肺而气道损伤或纤维化较轻。

【临床表现】

BPD 绝大多数发生在胎龄 <32 周早产儿,生后早期发生呼吸困难需要氧疗,严重者需要机械通气,并产生依赖,反复发生肺部感染,不易控制,气道分泌物增多,呼吸困难明显,三凹征,易发生 CO_2 潴留和低氧血症。部分病例并发肺动脉高压和心力衰竭。轻症病例可逐渐脱离呼吸机,以后病情逐渐恢复正常。重症病例常需要机械通气或氧疗数月,甚至数年,病死率较高,存活者生长发育和肺功

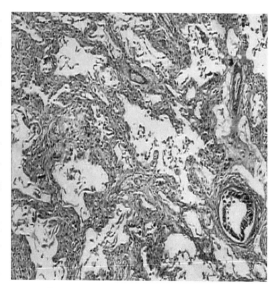

图 7-7　新生儿支气管肺发育不良肺病理变化
(肺纤维化)

能受到严重影响。

"经典型"或"老型"BPD主要临床特点：发生在较大的早产儿,平均胎龄34周,生后有RDS等严重原发疾病,需要机械通气和高浓度氧疗,日龄超过28天仍依赖氧疗,肺部病变比较严重。目前,经典型BPD越来越少见。

新型BPD主要临床特点：发生在较小的早产儿,胎龄<32周,或体重<1 500克,肺部原发疾病较轻或没有,生后不需要高浓度氧疗,但数日或数周后逐渐发生进行呼吸困难,需要提高吸入氧浓度或机械通气,到纠正胎龄36周仍依赖氧疗,肺部病变不是很严重。

【辅助检查】

1. 影像学检查 1967年,放射科医师Northway首次描述BPD时主要根据肺部X线表现。经典型BPD采用Northway分期法,将BPD胸片改变分为4个阶段,Weinstein采用记分法将BPD肺X线改变分为6级。新型BPD肺部X线表现比较轻,表现为肺纹理增粗,肺气肿,肺纤维化不明显(图7-8)。

此外,肺部超声检查,可观察肺部病变动态变化。对少数特殊病例可进行肺部CT检查。

2. 肺功能检查 BPD患儿肺容量下降,肺顺应性较差,气道阻力明显增高。

【诊断与鉴别诊断】

1. 诊断依据 主要依据早产儿依赖氧疗(FiO$_2$>21%)超过28天,可以诊断为BPD。根据纠正胎龄36周时的呼吸情况分为：①轻度：不需要用氧;②中度：FiO$_2$<30%;③重度：FiO$_2 \geq$ 30%或需要机械通气。如胎龄32周,根据生后56天或出院时FiO$_2$分为上述轻、中、重度。

2. 鉴别诊断 BPD应与以下疾病鉴别：

(1)Wilson-Mikity综合征：该病也属慢性肺病,X线检查可见两肺蜂窝样囊性变,与BPD相似,但该病出生时常无呼吸困难,常在生后2~3周起病,没有机械通气和吸高浓度氧的病史。

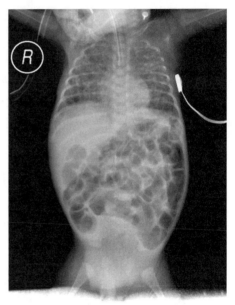

图7-8 BPD肺部X线表现

(2)早产儿慢性肺功能不全(CPIP)：该病常发生在出生体重<1 000克的早产儿,生后数天无症状,多在第2周后出现呼吸衰竭,X线检查可见肺部分布不均匀的气囊肿。

【预防和治疗】

目前BPD尚无特别有效的治疗方法,应该以预防为主,尽可能减少BPD的发生或减轻BPD的严重程度。对已发生BPD者积极采取综合治疗措施。

1. 呼吸支持 早期使用无创呼吸支持,如早产儿刚出生时发生呼吸困难,应尽可能先使用无创呼吸支持,如CPAP、NIPPV或无创高频等,尽可能降低吸入氧浓度,密切监护血氧饱和度,使血氧饱和度保持在90%~95%。

对必须使用机械通气的早产儿,应尽可能降低呼吸机参数,缩短机械通气时间,使用咖啡因等,尽早撤离机械通气。撤离呼吸机后再改用无创通气,然后逐渐撤离无创通气,直至撤离氧疗。

2. 积极防治感染 BPD 常合并肺部感染,多为耐药菌感染,分泌物多,致使不容易撤离氧疗和机械通气。应采取严格措施预防早产儿感染,对发生肺部感染者,积极控制感染至关重要,只有感染控制得比较好,才能撤离氧疗或机械通气。经常做痰培养,有针对性使用抗生素,同时积极进行肺部物理治疗,清除气道分泌物。

3. 糖皮质激素的应用 激素具有抗炎、降低肺毛细血管通透性等作用,对 BPD 有一定的治疗作用。但激素不良反应较多,抑制神经系统发育,增加脑瘫发生率,应谨慎掌握激素的疗效与不良反应的利弊平衡。2012 年,美国儿科学会建议,采用 Dart 方案,对中重度 BPD 在生后 2 周仍依赖机械通气者,使用地塞米松,0.15mg/kg,每日一次,共用 3 天;0.10mg/kg,每日一次,共用 3 天;0.05mg/kg,每日一次,共用 2 天;0.02mg/kg,每日一次,共用 2 天;一个疗程剂量共 0.89mg/kg。也可以局部使用激素,可减少全身不良反应。

4. 营养支持 BPD 是消耗性疾病,加强营养支持非常重要,良好的营养状态可增强抗病能力和机体恢复能力。

5. 适当限制液体量和使用利尿剂 BPD 患儿多有肺水肿、肺间质肿胀,应适当限制液体入量,一般每天 110~130ml/kg。早产儿生后早期限制液体量比较困难,可使用利尿剂,减轻肺水肿,改善肺功能,但利尿剂易引起电解质紊乱,使用小剂量口服。

6. 其他治疗 近年 BPD 常合并肺动脉高压,可采用吸入一氧化氮(NO)或西地那非治疗。

(陈 超)

第九节 新生儿呼吸系统常见先天畸形

新生儿呼吸系统先天畸形(congenital malformation of respiratory system)是指在胚胎和胎儿期呼吸系统发育过程发生异常导致的解剖结构和组织形态缺陷。呼吸系统先天畸形发生率较高,种类比较多,本节主要阐述常见的先天性喉喘鸣、先天性气管狭窄、先天性气管食管瘘、先天性肺发育不良、先天性肺囊肿、先天性肺隔离症、先天性膈疝等。

一、先天性喉喘鸣

先天性喉喘鸣(congenital laryngeal stridor)为喉部组织松弛,吸气时喉腔变小引起喘鸣声。出生后即可出现症状,至 2 岁左右随着喉腔变大,喉部组织发育健全,喉喘鸣逐渐消失。

【病因】

由于喉软骨软化,喉部组织松弛,吸气时会厌软骨卷曲,负压使喉组织塌陷、喉入口呈一狭长之裂缝,杓会厌皱襞互相接近发生颤动而出现喘鸣声,亦可因会厌大而软或杓状软骨脱垂,吸气时阻塞喉部入口,引起呼吸困难。

【临床表现】

主要症状为吸气性喉喘鸣声伴胸骨上窝、肋间及剑突下部凹陷,可于生后或出生后数周发病,多数患儿症状呈间歇性,哭吵、活动时喘鸣声明显,安静或睡眠时无症状。重症者症状为持续性,哭吵及入睡后症状更为明显,并有三凹征。有些患儿症状与体位有关,仰卧时明显,侧卧或俯卧时喘鸣声减轻。患儿哭声和咳嗽声正常,无嘶哑现象。发生呼吸道感染时症状加剧,因呼吸道分泌物增多,可使呼吸困难加重,有痰鸣声或出现发绀。

重症患儿由于症状持续影响喂养,常有营养不良,且易出现反复呼吸道感染。长期的呼吸困难,影响患儿生长发育。

使用直接喉镜检查吸气时可见会厌和杓会厌皱襞向喉内卷曲使喉入口呈裂隙状,若挑起会厌,喉鸣声可消失。

【诊断与鉴别诊断】

根据病史,了解喘鸣开始时间、性质与体位关系,结合直接喉镜检查的结果,可作出诊断,需与下列疾病鉴别。

1. 先天性发育异常 先天性喉部发育异常如喉蹼、喉隔、喉囊肿,可通过直接喉镜或纤维喉镜检查加以鉴别。先天性气管发育异常如气管蹼、气管软骨软化、气管狭窄、气管憩室等,经胸片、支气管碘油造影及纤维支气管镜检查有助于诊断。先天性小下颌畸形临床表现相似,亦有吸气性呼吸困难,但侧卧或俯卧位,托起下颌,呼吸困难可缓解,X摄片观察颌骨形态亦有助于诊断。

2. 后天性喉部疾病 如喉部异物、肿物等导致喉喘鸣,需仔细询问病史加以鉴别。

【治疗】

如呼吸不困难、进食不受影响,不须特殊治疗,但应注意喂养方法,预防呼吸道感染和吸入。重症者伴有感染时,因呼吸困难应给予抗感染和良好的呼吸道护理,一般很少需要做气管切开,随年龄增大,症状可缓解。

二、先天性气管狭窄

先天性气管狭窄(congenital tracheal stenosis,CTS)是指气管先天性存在完全性的气管软骨环,缺少正常结构的膜性气管导致的气管管腔狭窄和气道阻塞。1941年,Wolman首次报道,非常少见,发病率约占所有喉支气管狭窄0.3%~1%。

【病因和病理变化】

正常气管由硬度较高的气管软骨环和膜性结构形成,有一定弹性。先天性气管狭窄的气管由完全性的气管软骨环形成,而缺少膜性结构,导致管腔狭窄。同时气管黏膜下层腺体和结缔组织增生,使管腔进一步狭窄阻塞。气管受血管环和其他因素压迫,也可导致气管狭窄。气管狭窄的长度和严重程度各不相同。

【临床表现】

主要表现为气促、气喘、咳嗽,以阵发性或持续性呼吸困难为主,主要呈吸气性呼吸困难、发绀及明显的三凹征。安静时减轻,哭闹或感染时加重,临床表现取决于狭窄的程度。

先天性气管狭窄极少单独存在,仅占10%~25%,常合并其他先天性畸形,最常见的是心脑血管异常,发生率高达50%,包括肺动脉吊带、动脉导管未闭、室间隔缺损、双主动脉弓、锁骨下动脉异常、肺动脉缺如或发育不全等。

【诊断】

纤维支气管镜检查可诊断先天性气管狭窄,镜下见到完整性的软骨环有标志性的意义,能准确测量狭窄的长度及最小内径。如果气管狭窄处口径小于支气管镜管径,支气管镜无法通过狭窄段探查下级气道。CT检查及三维重建可提供气管周围复杂的血管及邻近脏器的解剖结构,可取代支气管镜检查。

【治疗】

轻度狭窄者症状较轻,一般无需治疗,严重狭窄者有呼吸困难、青紫、喘鸣,需手术治疗。近年手术方法和技术发展很快,手术方式可分三类:①自体气管组织重建(气管切除端端吻合术、滑动气管成形术、游离气管移植);②非气管组织气管成形术(肋软骨或心包补片);③气管移植。组织工程技术和 3D 打印技术为气管狭窄的治疗提供了新的思路。

三、先天性气管食管瘘

先天性气管食管瘘(tracheoesophageal fistula,TEF)是指气管与食管间分隔不全形成气管食管瘘道,常与食管闭锁同时存在,也有表现为支气管食管瘘。发病率 1/4 000~1/3 000。生后即出现口吐泡沫,呛咳,呼吸困难。

【病因和分类】

先天性气管食管瘘系内胚层前肠贯通不全的发育畸形,在胚胎发育第 3~6 周之间发生。食管闭锁按 Gross 分型法,可分为 5 型,其中 2、3、4、5 型合并气管食管瘘:1 型:食管上下段均闭锁,无气管食管瘘,两盲端距离较远;2 型:食管上段与气管有瘘管相通,食管下端呈盲袋,两盲端距离较远;3 型:食管上段闭锁,下端食管与气管有瘘管相通;4 型:食管上、下段均有瘘管与气管相通;5 型:无食管闭锁,食管与气管有瘘管相通,呈 H 状,气管瘘口稍高于食管。

【临床表现】

先天性气管食管瘘生后即出现口吐泡沫,呛咳,呼吸困难、窒息为主要表现,尤其是进食后症状明显,可有反复呼吸道感染症状。先天性气管食管瘘可伴有气管狭窄,表现为呼吸困难。

【诊断】

纤维支气管镜、CT 三维重建和食管碘液造影有助于诊断,明确部位、大小和分型,并排外其他病因。对疑有食管气管瘘患者,应避免吞钡检查,以防钡剂吸入难以处理。

【治疗】

以手术治疗为主。

四、先天性肺发育不良

先天性肺发育不良(congenital pulmonary hypoplasia)是胚胎发育障碍所致的先天性肺、支气管、肺血管畸形。轻型症状出现较迟,预后较好,重型于生后数小时出现症状,预后差。

【病因和分类】

病因未完全清楚,可能与父母遗传因素、宫内病毒感染(特别是风疹病毒)、母亲维生素 A 缺乏、羊水过少、胸腔占位病变等有关。

先天性肺发育不良可发生在全肺、一侧肺或一叶肺。分为三类:

1. 肺未发生(pulmonary agenesis)　支气管及肺完全缺如。

2. 肺未发育(pulmonary aplasia)　支气管已发生,但未发育,只有退化的支气管,而无肺组织和血管。

3. 肺发育不良(pulmonary hypoplasia)　支气管已发育,但较正常小,肺组织和血管也发育不良。

【临床表现】

两肺发育不良不可能生存,部分肺发育不良临床表现差别很大。轻者新生儿期不出现症状,但易发生反复上呼吸道感染,病程迁延。重者生后不久出现呼吸困难,青紫,呼吸衰竭,患侧呼吸运动减弱,呼吸音减弱,心音移向患侧。X 线表现为患侧肺体积小,肺纹理稀少,横膈升高,纵隔向患侧移位。

右侧肺发育不良时常伴有心血管畸形,如动脉导管未闭,右位心,伴室间隔缺损,主动脉狭窄及血管环,也可伴有胃肠道、肾、脑、骨骼畸形,如双肺发育不良,可同时伴有多囊肾、尿道梗阻、无脑畸形、软骨发育不良。

【治疗】

主要是对症治疗,吸氧,机械通气。或手术治疗。

五、先天性肺囊肿

先天性肺囊肿(congenital pulmonary cysts)是较常见的肺部发育异常,多在婴幼儿出现症状,也可于新生儿期发病。囊肿可为单个或多个,男性多于女性。约 5% 患儿同时伴有其他先天性畸形,如多囊肾或多囊肝。

【病因和分类】

在胚胎发育第 4~6 周左右支气管开始萌芽,由于支气管萌芽发育异常,造成支气管的一段或多段完全或不完全闭锁,与肺芽分离,支气管远端逐渐扩张形成盲囊,囊内细胞分泌的黏液积聚形成囊肿。

囊肿发生在支气管称为支气管源性,多位于纵隔内或靠近纵隔。囊肿发生于近肺泡的细支气管则称为肺泡源性囊肿,多位于肺实质内。如囊肿与正常支气管不相通,囊内仅有黏液,称黏液囊肿。如与正常支气管相通,空气进入囊内,称为气囊肿。如相通部位形成活瓣,空气易进不易出,则成为张力性气囊肿,囊内压力增高压迫肺组织,形成纵隔疝。新生儿期的先天性肺囊肿多为单个气囊肿。

【病理变化】

支气管源性囊肿的内层由支气管壁的柱状上皮细胞和纤毛上皮细胞组成,外层为弹力纤维、肌纤维、黏液腺和软骨。肺泡源性囊肿的外层无肌纤维。囊肿部位 70% 在肺内,30%在纵隔,2/3 在下叶,右肺略多于左肺。

【临床表现】

临床表现的轻重程度与囊肿的大小、部位、有无并发症有关。如囊肿小、压力不高、离支气管较远,可无症状或在年长时出现症状,如囊肿较大、离支气管较近、压力较高,则症状重,出现早。

1. 反复呼吸道感染　囊肿与支气管相通易并发呼吸道感染,出现发热、咳嗽、呼吸困难、青紫、湿啰音等,感染常反复发生或迁延不愈。

2. 压迫症状　如囊肿较大可发生压迫症状,出现呼吸困难、青紫、喘鸣音,患侧呼吸音减弱,叩诊呈浊音。如发生张力性气囊肿,出现类似气胸的症状,呼吸困难严重,患侧叩诊呈鼓音,呼吸音减弱,纵隔移位,可危及生命。

3. X 线表现　单个黏液性囊肿 X 线显示圆形或椭圆形致密影,边界清楚;气囊肿显示薄壁透亮影,可见液平;张力性气囊肿显示大透亮区,囊壁压迫肺组织,可见肺不张影,纵隔移位;多发性囊肿显示蜂窝状影,分布在同一肺叶内,囊壁薄,可见小液平。

【诊断与鉴别诊断】

1. 诊断　对出生后反复发生或迁延不愈、治疗困难的呼吸道感染,应及时行 X 线检查,若在同一部位持续存在囊状或蜂窝状阴影,应考虑先天性肺囊肿,伴有感染者,在抗感染治疗后复查 X 线胸片。对怀疑先天性肺囊肿者,应进一步做 CT 检查,CT 检查可清楚显示囊肿的大小、数量、范围、囊壁厚度、与周边组织的关系,能准确定位。

2. 鉴别诊断　先天性肺囊肿易被误诊,误诊率可达 47%,应与下列病症鉴别:金黄色葡萄球菌肺炎、肺大疱、肺脓肿、气胸、先天性膈疝及肺隔离症。

【治疗】

诊断确立后应择期手术治疗,并发感染者先给抗感染治疗,对张力性气囊肿可急诊手术。

六、先天性肺隔离症

先天性肺隔离症(pulmonary sequestration)是由于胚胎肺发育过程中部分肺组织与正常肺分离所造成的先天性肺发育异常,又称支气管肺组织分离症,隔离肺一般不与正常肺的气管和支气管相通,接受体循环供血,静脉回流入肺静脉。多发生在左肺。本症 30% 伴有其他先天性畸形。

【分类】

根据隔离肺组织有无独立的脏层胸膜将肺隔离症分为 2 型:

1. 肺叶内型　隔离肺组织与正常肺组织由同一脏层胸膜包裹,此型最常发生在肺下叶后基底段,约 2/3 发生在左肺,1/3 发生在右肺。此型较少伴发其他脏器畸形。

2. 肺叶外型　隔离肺为副叶或副肺段,有独立的脏层胸膜包裹,此型多发生在后肋膈角,约半数患儿伴有其他脏器先天性畸形,如膈疝、先天性心脏病、巨结肠等。

【临床表现】

肺叶内型与支气管相通,症状出现较早,但缺乏特异性,可有咳嗽、呼吸困难、反复呼吸道感染,约 15% 患者无症状。

肺叶外型症状出现较晚,也可无任何症状,但常合并其他先天性畸形如膈疝、漏斗胸、食管支气管瘘等,常因其他疾病摄胸片时发现。

【诊断】

主要依靠影像学检查,胸部 X 线平片可显示肺下叶后基底段呈圆形多囊状或块状影,边缘清楚、密度均匀,如继发感染,边缘模糊,呈浸润状。胸部 CT 检查能显示隔离肺实质改变,与周围组织的关系,血供情况。胸部 MRI 检查能显示供血动脉和回流静脉,对确定诊断很有帮助,为手术提供解剖证据,可取代血管造影。

【治疗】

隔离肺是无功能的胚胎肺组织,原则上以手术治疗为主。

七、先天性膈疝

先天性膈疝(congenital diaphragmatic hernia,CDH)是指因膈肌发育缺陷,腹部脏器进入胸腔,压迫肺和心脏,发生不同程度的肺发育不良和畸形。出生后即出现呼吸困难,青紫,呼吸衰竭。是新生儿期的严重疾病和常见急症。发生率为 1/3 000 活产儿,病死率仍然比较高。

【病因和发病机制】

胚胎第 9 周时胸腹膜、横膈膜、食管背侧系膜及侧面体壁融合,形成完整的膈肌,如这种融合过程发生障碍,导致先天性膈疝,具体发病机制还不清楚。

膈疝缺损大小分为 4 级,A 级:膈肌缺损周围均有肌肉组织附着;B 级:膈肌缺损 <50% 胸壁;C 级:膈肌缺损累积 >50% 胸壁;D 级:单侧几乎全部膈肌缺损。

【临床表现】

出生时即可发生窒息、呼吸困难、青紫,发生严重呼吸衰竭。胸部呼吸运动弱、胸壁饱满、叩诊浊音、听诊呼吸音消失、可听到肠鸣音、心尖冲动及气管向健侧移位、腹部平坦空虚等表现。

如不及时抢救或抢救方法不正确,常在数小时内死亡,部分甚至死产。在复苏时如气囊加压给氧,使气体进入胃肠道,因为患儿胃或肠道疝入胸腔,如胃肠道内气体越多,对肺的压迫就越严重,尤其在复苏效果不理想时就越会增加气囊加压给氧,结果导致恶性循环,患儿很快死亡。如能做到产前诊断,在出生时就做好相应的准备,采取正确的抢救方法,可明显提高存活率。

80% CDH 发生在左侧,右侧占 20%。

【诊断】

1. 产前诊断　主要依靠超声检查,如胎儿腹腔脏器疝入胸腔则可确定诊断,一般在胎龄 15 周即可检测到。产前超声检查发现羊水过多、纵隔偏移、腹腔内缺少胃泡等征象应予进一步详细检查是否有腹腔脏器疝入胸腔。产前鉴别诊断包括先天性腺瘤样囊肿畸形、肺叶隔离征、气管或支气管闭塞等。40%~60% CDH 患儿合并其他先天畸形,产前诊断还可及时发现其他先天畸形,包括心血管、泌尿生殖、神经系统畸形、染色体异常等。

2. 出生后诊断　对出生后即出现青紫、呼吸困难,胸壁饱满、腹部平坦空虚等表现者,应高度怀疑 CDH,立即摄胸片,如胸片显示胸腔内有胃泡或肠曲影,肺组织受压,心脏和纵隔移位,可明确诊断。

【治疗】

1. 出生时急救处理　对产前明确诊断为 CDH 的患儿出生时先插胃管,然后气囊加压给氧,如具备气管插管条件,应尽快气管插管。

2. 机械通气　呼吸困难较明显,并有青紫者,一般需机械通气。在手术前,机械通气的主要目的是改善缺氧,尽可能使病情稳定,创造手术条件。手术后的机械通气要根据术中肺发育状况而定,如肺压迫解除后,肺发育较好,尽可能短时间机械通气,过渡数天即可。如术中发现肺发育非常差,需要较高参数较长时间机械通气。对严重病例,常频机械通气效果不理想者,可改为高频机械通气。

3. 吸入一氧化氮(NO)　由于 CDH 患儿肺血管发育不良,肺血管阻力很高,常导致严重而顽固性的持续肺动脉高压(PPHN),发生持续性低氧血症,病死率高。及时降低肺动脉高压是治疗 CDH 的关键环节,给予吸入一氧化氮。

4. 体外膜氧合(ECMO)　对危重 CDH 患儿通常需要 ECMO 挽救生命。但近年来由于高频机械通气和吸入一氧化氮的使用,严重 CDH 患儿使用 ECMO 概率在减少。

5. **手术治疗** 经过呼吸支持等各种措施纠正缺氧和低灌注,控制肺动脉高压,使患儿病情基本稳定,可提高 CDH 患儿手术成功率。

【预后】

重症 CDH 患儿病死率仍然较高,预后主要取决于压缩肺的发育情况和肺动脉高压,如肺压缩导致严重肺发育不良,或合并顽固性肺动脉高压,病死率较高。产前发生时间与预后相关,发生越早,预后越差。发生时间大于 25 周的预后良好。

(陈 超)

第十节 新生儿呼吸支持技术

新生儿呼吸功能代偿能力有限,发生呼吸疾病后容易导致呼吸衰竭,需要相应的呼吸支持。近年,新生儿呼吸支持技术发展比较快,主要技术包括普通吸氧(头罩吸氧、鼻导管吸氧)、无创通气、机械通气、体外膜氧合等。

【新生儿氧疗指征与监测】

氧疗是新生儿呼吸疾病最基本的支持治疗,但由于氧疗与早产儿视网膜病(ROP)密切相关,早产儿氧疗更加受到重视,如何规范氧疗已成为早产儿救治过程中的重要问题,新生儿氧疗应注意以下问题。

1. **氧疗指征** 有呼吸困难的表现,吸室内空气时经皮血氧饱和度(SpO_2)低于正常参考范围,应给予氧疗。但对新生儿 SpO_2 正常参考范围有不同意见,研究显示,胎龄 <28 周超早产儿,SpO_2 参考范围为 90%~95%,因此,对超早产儿 SpO_2<90% 应给予氧疗。但对其他胎龄的早产儿或足月儿还没有研究结论,一般认为 SpO_2 低于 89%(相当于 PaO_2 60mmHg)需要给予氧疗。SpO_2 仅是氧疗指征的一个方面,还要考虑患儿的胎龄、疾病状况、一般情况等。

早产儿氧疗要严格掌握指征,临床上无发绀、无呼吸窘迫、PaO_2 或 SpO_2 正常者不必氧疗。要及时处理各种合并症,尽可能使患儿平稳渡过危重期,这样可以减少氧疗机会。早产儿呼吸暂停主要针对病因治疗,必要时间断吸氧,不必持续吸氧。

2. **控制吸入氧浓度** 新生儿氧疗要严格控制吸入氧浓度(FiO_2),以最低 FiO_2 维持 PaO_2 60~70mmHg,SpO_2 90%~95%,不宜超过 95%。如病情好转、血气改善后,及时降低 FiO_2,调整氧浓度应逐步进行,以免波动过大。

3. **缩短氧疗时间** 对需要氧疗者应尽可能缩短氧疗时间,积极治疗各种合并症,及时下调吸入氧浓度,及时撤离辅助通气,使氧疗时间缩短。

4. **氧疗监测** 所有在氧疗过程中的新生儿(尤其是早产儿),都必须连续监测 SpO_2,根据 SpO_2 或血气分析结果调整 FiO_2,一般将 SpO_2 维持在 90%~95%,不宜高于 95%。如不具备氧疗监测条件,应将患儿转到具备监测条件的医院。

【普通吸氧】

普通吸氧适用于轻度呼吸衰竭。普通吸氧包括头罩吸氧、鼻导管吸氧和暖箱吸氧。头罩吸氧流量为 4~6L/min,对日龄较大足月儿可用鼻导管吸氧,氧流量 0.5~1.0L/min,对早产儿可采用暖箱吸氧。

不管采用何种吸氧方式,均应采用有空氧混合的气源,医院集中供应氧气和空气,在床头输出终端装有空氧混合器,显示 FiO_2,根据患儿实际需要调节 FiO_2。

【无创通气】

无创通气(non-invasive ventilation,NIV)是指采用鼻塞或面罩等无创伤性联接患者的呼吸支持技术。在普通吸氧下,仍出现呼吸困难者,应改为无创通气,对胎龄较小的早产儿,如发生呼吸困难应直接使用无创通气。过去,新生儿无创通气只有鼻塞持续气道正压通气(nCPAP),近年双水平气道正压通气(BiPAP、SiPAP)、鼻塞间隙正压通气(NIPPV)、无创高频通气(NHF)等相继应用于临床。

无创通气对有自主呼吸的患儿在整个呼吸周期的吸气及呼气相均提供一定的正压,以保持气道处于一定的扩张状态,增加跨肺压力,扩张肺泡,增加功能残气量,防止肺泡发生萎陷,能改善肺顺应性和通气/血流比值(V/Q),减少肺表面活性物质的消耗。鼻塞法还可避免气管插管,早期使用无创通气可减少机械通气应用,因此,无创通气技术已成为早产儿最常用的基本呼吸支持技术。

1. **使用指征**　无创通气主要应用于早产儿,早产儿肺容量及功能残气量较小,肺泡容易萎陷,患儿常出现呼吸困难、呻吟、三凹征、青紫,发生呼吸衰竭,如普通吸氧不能维持正常 SpO_2 或虽能维持 SpO_2 在正常范围,但仍有呼吸困难,肺部 X 线表现为弥漫性透亮度降低、细颗粒阴影、多发性肺不张、支气管充气征、肺水肿、毛玻璃样改变和肺膨胀不全等,应改用无创通气。

2. **适应证**　无创通气主要用于以下呼吸疾病。

(1)新生儿呼吸窘迫综合征(RDS):RDS 主要是早产儿肺表面活性物质缺乏而导致肺顺应性降低,引起肺泡萎陷,功能残气量、动脉血氧分压下降。无创通气使肺泡稳定扩张,增加肺功能残气量,改善氧合。对轻度和中度 RDS 应先使用无创通气,nCPAP 压力一般为 $5\sim6cmH_2O$,如病情需要可每次调高 $1\sim2cmH_2O$,最高一般不宜超过 $8cmH_2O$。

(2)早产儿呼吸暂停:无创通气可显著减少呼吸暂停发作次数,其作用机制尚不十分清楚,可能与以下几方面有关:①减少肋间—膈间神经抑制发射,维持胸壁稳定性;②增加功能残气量,稳定动脉血氧含量;③增加肺顺应性,使肺牵张感受器的敏感性及其对呼吸中枢的抑制反射减轻。nCPAP 压力一般为 $4\sim5cmH_2O$,根据患者的治疗反应进行适当调整。

(3)新生儿湿肺:近年新生儿湿肺发生率比较高,尤其是剖宫产新生儿,容易发生湿肺,呼吸困难比较重,无创通气可以缓解呼吸困难,避免使用机械通气。

(4)支气管肺发育不良:早产儿 BPD 是一个逐渐发展的过程,早期需要无创通气,如病情严重改为机械通气。恢复期撤离呼吸机后通常再次需要无创通气,并且维持较长时间。

(5)气管插管拔管后的应用:经过气管插管机械通气治疗一段时间后拔管的早产儿,仍然存在发展为呼吸衰竭的危险因素,存在暂时性的自主呼吸微弱或暂停,有肺泡塌陷倾向,呼吸中枢相对抑制,需逐渐成熟。nCPAP 可保证上呼吸道通畅和增加功能残气量,从而减少呼吸暂停,避免再次气管插管。

【机械通气】

机械通气(mechanical ventilation)是新生儿重症呼吸衰竭常用的呼吸支持技术,但机械通气也可导致肺损伤和呼吸道感染,如何规范使用机械通气非常重要。

1. **机械通气指征**　新生儿 RDS、BPD、重症湿肺、感染性肺炎、反复呼吸暂停等,一般先用无创通气,如病情加重无创通气治疗不能维持正常 SpO_2 或 $PaCO_2$,或虽能维持 SpO_2 和

$PaCO_2$ 在正常范围,但仍有较明显的呼吸困难、三凹征,应改用机械通气。肺出血、心跳呼吸骤停等危重症,一旦发生应立即气管插管和机械通气。

2. **机械通气方式和模式**　一般情况下,通常先使用常频机械通气,如常频机械通气效果不理想,病情加重,不能维持正常 SpO_2,则改用高频机械通气。对有些严重肺部疾病可直接使用高频机械通气。常频机械通气方式有压力控制和容量控制,新生儿通常使用压力控制,小潮气量通气可降低 BPD 发生率。机械通气有许多模式,包括容量保证(VG)、压力支持通气(PSV)、压力调节容量控制(PRVC)、神经调节辅助通气(NAVA)等,应根据患者实际状况选择使用。

3. **机械通气参数调节**　对不同患者不同状况,使用不同的机械通气参数,应熟练掌握机械通气参数的意义及调节。早产儿肺发育未成熟、肺容量比较小,如机械通气参数较高或突然调高参数,会导致严重的肺损伤、气漏等不良反应,早产儿气漏病死率比较高。因此,早产儿机械通气应仔细调节参数,尽可能使用较低参数。

4. **机械通气的撤离**　由于机械通气并发症较多,机械通气的基本原则是尽早撤离,如果病情改善,应尽快下调参数,尽早撤离机械通气。

【**体外膜氧合**】

体外膜氧合(extracorporeal membrane oxygenation,ECMO)是采用体外人工膜肺,暂时替代肺氧合功能的技术,是一项复杂的生命支持技术,可以显著降低新生儿低氧性呼吸衰竭患儿病死率。由于 ECMO 是有创性操作,因而通常是在所有的常规治疗方法均无效的情况下才考虑使用。近年由于高频机械通气、肺表面活性物质和吸入一氧化氮的广泛应用,许多重症呼吸疾病得到有效治疗,新生儿 ECMO 使用率明显减少。但对少数非常严重的呼吸衰竭患儿,高频机械通气效果仍然比较差,使用 ECMO 后得到救治,近年我国开展 ECMO 的单位明显增多。

(陈　超)

第八章　新生儿循环系统疾病

第一节　循环系统发育与解剖生理特点

【心脏的胚胎发育】

原始心脏于胚胎第 2 周开始形成后，约于第 4 周起有循环作用，至第 8 周房室间隔已完全长成。

1. 心管的形成　胚胎第 2~3 周由中胚层形成一对半月形的薄壁管道（即心管），其在第 3 周时融合形成单一的原始心管。心管不断发育使其外形呈节段膨大，自尾端向头端可分为静脉窦、房室管、原始心室和心球。由于心管增长的速度快于心包腔，心管发生扭曲，原始心室段向右侧弯曲呈袢状（又称右袢），原始心房向后上弯曲而位于原始心室的后上方。

2. 心腔的形成　胚胎第 4 周时，外表上心房、心室已能分辨，但是，这时房室是共腔的，第 4 周以后开始形成间隔，至第 8 周遂将两腔心分隔为四腔心（图 8-1）。

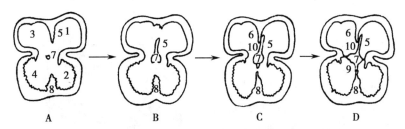

图 8-1　心脏内部的分隔过程

1. 左心房；2. 左心室；3. 右心房；4. 右心室；5. 第一房间隔；
6. 第二房间隔；7. 心内膜垫；8. 室间隔肌部；9. 室隔膜部；10. 卵圆孔

（1）心内膜垫发育：房室交界的前后左右长出心内膜垫，前后内膜垫逐渐靠拢，互相连接，将心脏分为左右两个房室管，同时又向上下左右生长，参与房间隔、室间隔、二尖瓣前瓣和三尖瓣隔瓣的形成。左右内膜垫分别形成二尖瓣和三尖瓣后瓣及前瓣的主要部分。心内膜垫发育不全可形成房室间隔缺损及房室瓣发育异常。

（2）房间隔的形成：心房的左右之分起始于胚胎第3周末，在心房腔的前背部长出一镰状隔，为第一房间隔，其下缘向心内膜垫生长，会合之前形成暂时的孔道，为第一房间孔。在第一房间孔未闭合前，第一房间隔的上部形成另一孔，为第二房间孔，这样使左右心房仍保持相通。至胚胎第5~6周，于第一房间隔右侧又长出一镰状隔，为第二房间隔，此隔在向心内膜垫延伸过程中，其游离缘留下一孔道，为卵圆孔，此孔与第二房间孔上下相对。随着心脏继续成长，第一、二房间隔渐渐接近而黏合，第二房间孔被第二房间隔完全遮盖，而卵圆孔处第一房间隔紧贴着作为此孔的幕帘，血流可由右侧推开幕帘流向左侧，反向时幕帘遮盖卵圆孔而阻止血液自左心房流向右心房。

（3）室间隔的形成：心房内分隔形成时，由心室底部突出室间隔基胚并向房室管方向生长，形成室间隔肌部，部分地将左右二室分开。至胚胎第7周时室间隔上缘的结缔组织、漏斗部及心内膜垫融合成室间隔膜部，使室间孔完全闭合，室间隔缺损多发生在此过程。

3. 动脉干的分隔　原始的心脏出口是一根动脉总干，其内层对侧各长出一纵嵴，两者在中线轴相连，将总干分为主动脉与肺动脉。由于该纵隔自总干分支处成螺旋形向心室生长，使肺动脉向前、向右旋转与右心室连接，主动脉向左、向后旋转与左心室连接。如该纵隔发育障碍，分隔发生偏差或扭转不全，则可造成主动脉骑跨或大动脉错位等畸形。

【胎儿新生儿循环转换】

1. 正常胎儿循环　胎儿期的营养和气体代谢是通过脐血管和胎盘与母体以弥散方式进行交换的。由胎盘来的动脉血经脐静脉进入胎儿体内，至肝脏下缘，约50%血流入肝与门静脉血流汇合，另一部分经静脉导管入下腔静脉，与来自下半身的静脉血混合，共同流入右心房。由于下腔静脉瓣的阻隔，使来自下腔静脉的混合血（以动脉血为主）流入右心房后，约1/3经卵圆孔流入左心房，再经左心室流入升主动脉，主要供应心脏、脑及上肢；其余的流入右心室。从上腔静脉回流的、来自上半身的静脉血，流入右心房后绝大部分流入右心室，与来自下腔静脉的血一起进入肺动脉。由于胎儿肺脏处于压缩状态，故肺动脉的血只有少量流入肺脏，经肺静脉回到左心房，而约80%的血液经动脉导管与来自升主动脉的血汇合后进入降主动脉（以静脉血为主），供应腹腔器官及下肢，同时经过脐动脉流回胎盘，换取营养及氧气。故胎儿期供应脑、心、肝及上肢的血氧量远远较下半身为高（图8-2）。右心室在胎儿期不仅要克服体循环的阻力，同时承担着远较左心室多的容量负荷。

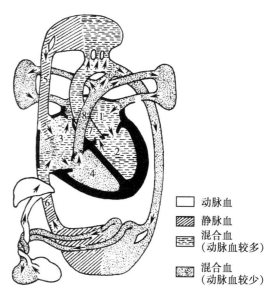

□ 动脉血

▨ 静脉血

▤ 混合血（动脉血较多）

▩ 混合血（动脉血较少）

图8-2　正常胎儿血循环

2. **出生后血液循环的改变**　出生后胎盘循环终止,呼吸建立,肺小动脉管壁肌层逐渐退化,管壁变薄并扩张,肺循环压力下降。肺血流量增多,使肺静脉回流至左心房的血量也增多,左心房压力因而增高。当左心房压力超过右心房时,卵圆孔瓣膜先在功能上关闭,到出生后 5~7 个月,解剖上大多闭合。生后体循环阻力增高,动脉导管处逆转为左向右分流,高的动脉氧分压加上出生后体内前列腺素的减少,使导管逐渐收缩、闭塞,最后血流停止,闭锁成为动脉韧带。足月儿约 80% 在生后 10~15 小时形成功能性关闭。约 80% 的婴儿于生后 3 个月、95% 的婴儿于生后 1 年内形成解剖性关闭。若动脉导管持续未闭,可认为有畸形存在。脐血管则在血流停止后 6~8 周完全闭锁,形成韧带。

【新生儿循环系统解剖生理特点】

新生儿时期心脏重约 20~25g,与身体的比例大于年长儿和成人,占体重的 0.8%。初生时,右心室重量与左心室接近,室壁厚度稍厚于左心室,并形成心尖的一部分,左、右心室的厚度各约 0.5cm。出生后,由于肺循环阻力下降而左心室负荷增加,故左心室的重量及室壁厚度的增长均较右心室快,并逐渐形成心尖的大部分。新生儿期,心脏位置较高并呈横位,心脏下缘较成人高 1 个肋间隙,心尖冲动在第 4 肋间隙锁骨中线外,随着年龄的增长,心脏逐渐下移并变为斜位。

出生时心脏的传导系统尚未发育成熟(如窦房结过渡细胞少,窦房结动脉小,特殊纤维的存在等),生后继续发育并逐步完善其生理功能(过程中引起房室结区自律性的增加及激动的折返),这些是导致新生儿心律失常发生的解剖生理学基础。

出生时心脏的迷走神经发育尚未完善,交感神经占优势,迷走神经中枢紧张度较低,对心脏的抑制作用较弱,而交感神经对心脏作用较强,故新生儿心率及血流速度较年长儿及成人快。

(张拥军)

第二节　新生儿动脉导管开放

动脉导管是胎儿时期连接肺动脉与主动脉的正常通道,也是胎儿在宫内生存的必要条件。出生后动脉导管收缩,50% 的足月儿生后 24 小时内功能性关闭,生后 72 小时,几乎所有足月儿都能闭合。足月儿如果生后导管持续开放 >72 小时,则称为动脉导管开放(patent ductus arteriosus,PDA),其原因是动脉导管黏膜内皮层和肌性间质缺陷,结构存在异常,属于先天性心脏病的一种,其发病率较低(1/2 000)(图 8-3)。然而,在早产儿,PDA 是常见合并症之一,极低出生体重儿(VLBW)PDA 发生率 25%~30%,超低出生体重儿(ELBW)PDA 发生率 65%。本节主要介绍早产儿 PDA。

【病因】

在胎儿期,较低的动脉氧含量使胎儿动脉导管保持开放。胎儿肺动脉收缩导致肺血管阻力升高,大多数肺动脉血通过动脉导管右向左分流入主动脉,继而流入胎盘。由于胎儿期大量血液从右向左分流,因此动脉导管的直径较

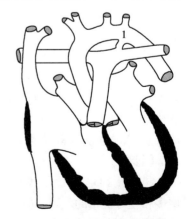

图 8-3　动脉导管未闭的示意图
1. 动脉导管未闭

大,接近降主动脉。出生后血氧分压升高、前列腺素水平下降,引起动脉导管收缩,随后出现血管重塑,导致动脉导管关闭。早产儿的动脉导管肌层对高氧反应性差,在生后不易出现动脉收缩,导致 PDA。

【发病机制】

早产儿动脉导管的开放与血管扩张物质有关,早产本身对导管张力调节也有一定影响。

1. 前列腺素 E_2(PGE$_2$) PGE$_2$ 浓度是决定胎儿动脉导管开放的一个重要因素,生后动脉导管开放的程度与体内 PGE$_2$ 水平相关。由于 PGE$_2$ 的生成在胎儿与胎盘分离后减少,同时新生儿对其的肺清除增加,导致出生后循环中的 PGE$_2$ 水平降低。糖皮质激素可降低动脉导管对 PGE$_2$ 扩张作用的敏感性,产前接受过糖皮质激素治疗的母亲所分娩的 VLBW 的 PDA 发病率降低可能与此作用相关。

2. 一氧化氮(NO) NO 可在新生儿动脉氧分压相对较高时介导导管扩张,但在胎儿氧分压水平较低时则无此作用。NO 由动脉导管管腔和滋养血管的内皮细胞合成,它对调节导管张力具有重要作用。

3. 早产对导管张力调节的影响 足月儿动脉导管收缩后,导管组织缺氧导致细胞死亡、血管内皮生长因子(VEGF)表达、内皮细胞增殖及内膜丘形成,从而引起导管的功能性关闭。早产儿动脉导管较薄,能够从其自身管腔血流中获取所需的氧气,因此内皮细胞增殖及内膜丘不易形成。早产儿的动脉导管不管是自行闭合,或使用药物治疗后的闭合都有可能发生再开放。胎龄越小,动脉导管再开放率越大。

【临床表现】

有血流动力学意义的早产儿 PDA,通常在生后 3 天~1 周出现症状。接受肺表面活性物质治疗者,由于肺血管阻力降低,导致左向右分流增多,可能更早出现临床表现。导管水平的左向右分流,使肺循环和左心容量负荷增加,而体循环血流灌注不足。放射性核素检查显示,肺循环血流可高达体循环血流的 3 倍以上。这种动脉导管"盗血"的作用取决于分流量的大小,以及心肺和其他器官对分流的反应。临床表现为气促或呼吸暂停、对机械通气的需求增加、心率增快、心前区搏动增强、脉压增大、四肢末端灌注不良、代谢性酸中毒和肝脏肿大等。胸骨左缘 2、3 肋间可闻及杂音,最初主动脉压在收缩期高于肺动脉压,仅闻及收缩期喷射样杂音。随着肺血管阻力和肺动脉压的下降,主动脉压在收缩期和舒张期均高于肺动脉压,使得血流持续通过导管,并出现持续性机器样杂音。中至大量的左向右分流会减少脑血流量及脑氧合。

早产儿胎龄和出生体重越小,发生有血流动力学意义的 PDA 风险越大。临床症状明显的 PDA 早产儿发生肺水肿、肺顺应性降低、肺出血、呼吸机依赖和支气管肺发育不良(BPD)的风险增加。在有心脏杂音的 VLBW 中,大约 80% 会进展为大的持续性 PDA(一般定义为持续时间 >3 周)。一些肺外并发症如新生儿坏死性小肠结肠炎(NEC)、心肌功能不全、体循环低血压、脑血流异常和脑室内出血,与持续性 PDA 有相关性。

【诊断】

早产儿 PDA 的诊断基于其特征性的临床表现,并通过超声心动图确认。胸片可见肺血增多和左心扩张的表现。超声检查可直接观察动脉导管的开放情况,了解导管的大小(管径)、分流模式和分流的容量。①PDA 导管大小的评估:可以测量导管在收缩期末最窄处的直径,用管径的绝对值(mm)或其与左肺动脉管径之比(PDA/LPA)表示。导管直径 <1.5mm 常称

为小 PDA,通常为限制性的,仅有少量的肺血流增加;而导管直径 >1.5mm 时,有中~高容量的分流。PDA/LPA 比值 <0.5:小型 PDA;比值 0.5~1:中型;比值 ≥ 1:大型,中至大型 PDA 患儿需要接受治疗的概率较高。② PDA 分流模式的评估:分流模式包括分流方向、收缩期和舒张期的分流速度(见文末彩图 8-4)。分流量较大时,肺动脉血流增加,左心房和左心室舒张末期容量增加,以二维超声或 M 超测定可见左心房增大、主动脉相对变化小,使左心房(LA)和主动脉根部(AO)之比(LA/AO)增加。降主动脉舒张期的血流逆转是 PDA 高流量分流的一个特征。

由于测量者之间有测量变异度(10%~15%)以及动脉导管的内径是个动态的过程,血流动力学有意义的 PDA 的诊断目前常用超声指标包括:LA/AO>1.4(1.15~1.70);动脉导管直径 >1.5~2.0mm。

【治疗】

早产儿预防性 PDA 治疗的不良反应超过其降低 PDA 发生率的益处,目前主要对于有血流动力学意义的 PDA 进行干预。有血流动力学意义的 PDA 会导致肺循环容量过多,增加发生肺水肿、肺出血和 BPD 的风险;或体循环容量不足,增加发生 NEC 和脑室内出血的风险。与没有 PDA 的早产儿相比,有血流动力学意义 PDA 的早产儿死亡率更高。大约70% 的 VLBW 和 85% 的 ELBW 早产儿 PDA 需要治疗。早产儿 PDA 治疗方法包括:①保守治疗;②药物治疗:通过环氧化酶(COX)抑制剂和过氧化物酶(POD)抑制剂,以抑制前列腺素的产生,使 PDA 关闭;③对应用药物无效或有药物禁忌,且有明显的血流动力学变化者,可考虑手术结扎。

1. 保守治疗 包括维持中性温度和正常氧合、呼吸支持、纠正贫血以及适当限制总液量减轻肺水肿。对呼吸功能受损的早产儿给予正压通气辅助呼吸,采用允许性高碳酸血症、较低的动脉氧分压目标及 PEEP,以帮助拔管撤机,从而最大限度地减轻机械性肺创伤,降低BPD 的发生风险。对于有血流动力学意义的 PDA 早产儿,适当限制液体入量可减轻肺水肿,尤其是同时存在严重呼吸系统疾病的早产儿。纠正贫血可增加肺血管阻力,减少左向右分流。呋塞米或其他袢利尿剂会刺激肾脏合成前列腺素 E_2,使动脉导管保持开放,因此尽量避免生后 1 周或 2 周内使用呋塞米;如需利尿,可使用噻嗪类利尿剂(如氯噻嗪)。

2. 药物治疗 常用 COX 抑制剂,主要药物有吲哚美辛和布洛芬,均为非选择性抑制环氧化酶位点。尽管曾有人提出预防性地使用 COX 抑制剂可以减少 PDA 和严重颅内出血的发生率,但与早期治疗症状性 PDA 相比,预防性地使用 COX 抑制剂并不能更有效地降低死亡率、改善 BPD 或减少 NEC 的风险,因此不推荐预防性使用 COX 抑制剂来降低 PDA 发生率,因为这样会使很多没有严重 PDA 的婴儿暴露于不必要的药物不良反应中。

禁忌证:未经治疗的确诊或疑似感染、活动性出血特别是活动性颅内出血或胃肠道出血、血小板计数 ≤ $60 × 10^9$/L、NEC 或疑似 NEC、严重的肾功能受损、达到需要换血标准的严重高胆红素血症(布洛芬和吲哚美辛可能会干扰白蛋白与胆红素的结合)、需要依赖动脉导管开放维持肺或体循环血流量的先天性心脏病(如肺动脉闭锁、严重的法洛四联症或严重的主动脉缩窄)。

(1)吲哚美辛:吲哚美辛是最早用于治疗早产儿 PDA 的药物。吲哚美辛能抑制前列腺素合酶的 COX 位点,进而抑制前列腺素的合成,尤其前列腺素 E_2 和 I_2,使动脉导管收缩关闭。吲哚美辛在北美常使用静脉制剂,国内无静脉制剂,用同样剂量的口服制剂。日龄 <48

小时的 PDA 治疗:首剂 0.2mg/kg,第 2 和第 3 剂 0.1mg/kg,间隔 12~24 小时;日龄 >48 小时者,每次 0.2mg/kg,共 3 次,间隔 12~24 小时。吲哚美辛可减少脑、胃肠道和肾血流量,其不良反应包括降低血小板凝集功能而增加出血风险、暂时性肾功能不全、NEC 和自发性肠穿孔。

(2) 布洛芬:布洛芬是一个丙酸衍生物,非选择性抑制前列腺素合酶的 COX 位点,能减少前列腺素合成。2018 年,Cochrane 系统回顾显示,布洛芬关闭 PDA 的疗效与吲哚美辛相当,且其 NEC 和暂时性肾功能不全的风险较低,机械通气时间更短。布洛芬常用剂量为:第 1 天 10mg/kg,第 2~3 天每次为 5mg/kg,间隔 24 小时。发达国家通常使用布洛芬静脉制剂,国内无静脉制剂,但口服剂量与静脉应用效果相同,吸收良好,并不增加胃肠道反应。2018 年荟萃分析显示口服大剂量布洛芬(初始 15~20mg/kg,间隔 12~24 小时 7.5~10mg/kg,共 2 次),比静脉使用常规剂量的吲哚美辛或布洛芬效果更好。

对于部分早产儿来说,初始剂量的 COX 抑制剂可能无效,可以再给予一个疗程的 COX 抑制剂。持续性 PDA 相关的危险因素包括:胎龄较小、产前未进行皮质类固醇治疗、呼吸窘迫较严重以及宫内炎症,这些因素可能会使 COX 的活性增加。如果两次药物治疗无效,那么额外再给予药物治疗能起效的可能性不大。

(3) 对乙酰氨基酚:为 POD 抑制剂,能抑制前列腺素合酶的 POD 片段,进而抑制前列腺素的合成。推荐的口服剂量为:15mg/kg,每 6 小时 1 次,持续 3 天。研究显示,使用一个疗程后对乙酰氨基酚关闭 PDA 的疗效与布洛芬相当。对乙酰氨基酚的主要副作用为肝脏毒性,围产期使用对乙酰氨基酚是否有影响神经心理发育的风险有待进一步的研究。

3. **手术治疗**　如果经 1~2 疗程的 COX 抑制剂治疗后患儿仍然存在症状,或者患儿有使用 COX 抑制剂的禁忌证,可以考虑手术结扎。手术结扎可能存在血压波动、脑室内出血、呼吸功能损害、喉返神经损伤、乳糜胸、气胸及感染等并发症。另外有资料显示,术后由于左心室前负荷下降和全身血管阻力增加,患儿有左心输出量下降和灌注不良的风险。因此,对于实施了手术结扎的患儿,术后需连续心血管监护,并且采用容量支持与正性肌力药物来维持适当的血压及血流灌注,超声心动图检查有助于评估术后心功能。在早产儿,经心导管术的 PDA 结扎术也有少量报道,目前仅限于有丰富早产儿介入技术经验的机构。

(张拥军)

第三节　新生儿持续肺动脉高压

新生儿持续肺动脉高压(persistent pulmonary hypertension of the newborn,PPHN)是指生后肺血管阻力持续性增高,使由胎儿型循环过渡至正常"成人"型循环发生障碍,而引起心房和 / 或动脉导管水平血液的右向左分流,临床可能出现常规呼吸支持无法缓解的严重低氧血症等症状。足月儿 PPHN 的发病率是 1.8‰~2‰,患呼吸窘迫综合征的早产儿 PPHN 发病率大约 2%。病死率约 10%~20%。

【病因】

1. **肺血管发育不全**　由于肺血管的横截面积减小,导致肺血管阻力升高。多见于由于胎儿尿路梗阻或胎膜早破引起的羊水过少、先天性膈疝(CDH)、先天性肺囊腺样畸形、胎儿生长受限等引起的肺发育不全。

2. **肺血管发育不良**　特征包括肺小动脉肌层异常增厚,肺血管周围的细胞外基质也过多。见于过期产、羊水胎粪污染,肺血管对通常引起肺血管阻力降低的刺激(如肺泡氧分压升高和开始有效通气)很不敏感。胎肺灌注过多的疾病如宫内动脉导管关闭,迫使血液流入收缩的肺血管,引起肺剪切力增加和重建。孕期母亲服用非甾体抗炎药和选择性 5- 羟色胺再摄取抑制剂可能也有相关性。

3. **肺血管适应不良**　肺血管床的发育正常,然而围产期的不良情况导致肺血管收缩,干扰了出生后肺血管阻力的正常下降。早产儿合并呼吸窘迫综合征(RDS)和选择性剖宫产时,其肺血管阻力下降的速度减慢。围产期窒息导致低氧血症、高碳酸血症和代谢性酸中毒,导致肺血管收缩和肺内肺外分流。新生儿暂时性呼吸增快(TTN)导致肺血管扩张受损。肺炎,尤其是由 B 组链球菌(GBS)感染,细菌的磷脂成分激活了血管活性介质。红细胞增多症时,由于血液黏度高引起的血管内阻塞。

【发病机制】

在宫内,胎儿处于一个生理性肺动脉高压状态。充满羊水的肺泡压缩肺血管、肺缺乏节律性扩张及呈立方形的血管内皮细胞引起血管腔狭窄,导致胎肺血管阻力升高。肺小动脉和肺泡的氧分压低导致持续性的低氧性肺血管收缩。内皮素 -1、花生四烯酸代谢物,如白三烯和血栓素等缩血管因子增多,而扩血管因子如一氧化氮(NO)和前列环素 I_2(PGI_2)减少,导致肺血管阻力增高。

出生后,新生儿开始呼吸,随着肺的膨胀和充气,氧合改善,肺血管内皮细胞合成的 NO 和 PGI_2 使肺血管扩张,肺血管阻力急剧下降,肺血显著增多,卵圆孔和动脉导管的右向左分流减少直至分流停止。如果生理性的肺转变发生异常,则导致PPHN的发生,临床表现为低氧性的呼吸衰竭。

【临床表现】

患儿多为足月儿、过期产儿或晚期早产儿,极低出生体重早产儿较少。可有围产期窒息、羊水被胎粪污染、胎粪吸入等病史。生后除短期内有呼吸窘迫外,在 24 小时内可发现有发绀。如有肺部原发性疾病,患儿可出现呼吸窘迫的症状和体征,如气促、吸气性凹陷或呻吟;动脉血气分析显示严重低氧,动脉血二氧化碳分压($PaCO_2$)相对正常。应强调在适当通气情况下,任何新生儿早期表现为严重的低氧血症且与肺实质疾病的严重程度或胸部 X 线表现不成比例并除外气胸及先天性心脏病时,均应考虑 PPHN 的可能。

PPHN 患儿常表现为明显发绀,吸氧后一般不能缓解。患儿动脉氧饱和度不稳定,微小刺激后肺血管阻力发生改变,引起肺血流和右向左分流发生急剧改变。PPHN 患儿中,动脉导管开口前(右上肢)与动脉导管开口后(下肢)经皮血氧饱和度(SpO_2)差通常在 10% 或以上(下肢测定值低于右上肢)。该差异是由于血液经动脉导管未闭(PDA)从右向左分流。但导管前后血氧饱和度无差异不能排除 PPHN,因为右向左分流可以主要经卵圆孔而非 PDA 发生。心脏检查可见明显心前区搏动、第二心音增强且分裂。心脏听诊可在左或右下胸骨缘闻及三尖瓣返流所致的收缩期杂音。因肺动脉压力增高而出现第二心音增强。当新生儿在应用机械通气时,呼吸机参数未变而血氧合不稳定,应考虑有 PPHN 可能。

胸片通常正常或显示合并肺疾病(如实质性肺疾病、肺气漏或 CDH)的征象,心脏通常大小正常或稍增大,肺血流量可能正常或减少。

【诊断】

超声心动图能评估肺动脉压力、排除发绀型先天性心脏病和评估心脏功能。通过超声多普勒探及经过三尖瓣反流(TR)血流的峰值流速(见文末彩图 8-5),反流血流的速度与右心室 - 右心房压力差的关系可通过流体力学公式(简化 Bernoulli 方程)计算:右心室收缩压 = 右心房压(常假定为 5mmHg)+(4 × TR²)。超声诊断新生儿肺动脉高压的标准可根据:① sPAP>35mmHg 或 >2/3 体循环收缩压;或②存在心房或动脉导管水平的右向左分流。

肺高压时右心房、右心室、肺动脉扩大;因右心室压力增高而出现室间隔比较平坦或凸向左心室,提示右心室压超过左心室压;PPHN 时左心输出量常降低,严重时心输出量可由正常的 150~300ml/(kg·min)降为 <100ml(kg·min)。

【治疗】

PPHN 的治疗目的是促进肺复张、扩张肺血管、改善氧合和给组织提供足够的氧气。降低肺血管阻力,维持体循环血压,纠正右向左分流和改善氧合。

(一)支持治疗

维持正常的体温、血糖、血钙、镇静和止痛、避免应激刺激、纠正酸中毒等。疼痛和躁动可以引起儿茶酚胺释放,导致肺血管阻力升高,右向左分流增加。此外,躁动可导致呼吸机不同步,继而可能加重低氧血症。可以使用咪达唑仑[1~2µg/(kg·h)],芬太尼[1~5µg/(kg·h),或吗啡[负荷剂量 100~150µg/kg,1 小时输完,然后连续输注 10~20µg/(kg·h)]。酸中毒会升高肺血管阻力,所以应尽量将 $PaCO_2$ 维持在 40~50mmHg,有重度碱不足时应谨慎纠正以改善代谢性酸中毒。但不推荐过度通气和静脉用大剂量碳酸氢钠来维持碱中毒,因为持续性碱中毒可能会造成脑血流减少,还会妨碍血红蛋白释放氧。

(二)呼吸支持

使用合适的呼气末正压(PEEP),使胸部 X 线片显示肺下界在 8~9 后肋,肺过度充气或肺萎陷对肺内肺外的血管有机械作用力,从而增加肺血管阻力。对于重度肺病或呼吸机峰值压力达到 28~30cm H_2O 的情况,通常使用高频震荡通气。氧是有效的肺血管扩张剂,低氧导致肺血管收缩。推荐维持动脉氧分压(PaO_2)在 50~80mmHg。高氧(PaO_2>100mmHg)不能导致肺血管扩张,反而增加氧自由基的形成,甚至导致肺血管收缩、降低对 iNO 的反应。推荐导管前 SpO_2 的范围为 92%~97%。对于有肺实质性疾病,如胎粪吸入综合征、肺炎和败血症等,存在原发或继发性表面活性物质失活,使用肺表面活性物质后可通过改善通气 / 血流(V/Q)比值和降低肺内分流,从而改善氧合。

(三)维持正常体循环压力

维持体循环压血压可减少 PPHN 时的右向左分流,推荐体循环收缩压 50~70mmHg,平均压 45~55mmHg。当有血容量丢失或因血管扩张剂应用后血压降低时,可用白蛋白、血浆、输血、生理盐水等补充容量。为了优化组织氧供,必要时需要输注浓缩红细胞,特别是氧合处于临界水平的患儿,维持血红蛋白的浓度 >15g/dl。

使用正性肌力药物以纠正左心和右心功能的降低,增加氧的递送。将血压提升至超过正常值范围以对抗动脉导管水平的右向左分流虽可短期改善氧合,但并不能降低肺血管阻力,故应避免使用。多巴胺是新生儿正性肌力药支持中最常用的药物,起始静脉输注多巴胺的剂量是 2.5µg/(kg·min),然后调整输注速率,通常最大至 20µg/(kg·min),使体循环平均动脉血压维持在右向左分流量最小时的水平。

(四)降低肺动脉压力

1. 吸入一氧化氮(iNO) NO 是选择性肺血管扩张剂,应用后不显著影响体循环血压。

iNO 分布于有通气的肺泡,故能改善 V/Q 比值。循环中,NO 与血红蛋白结合,迅速转化为高铁血红蛋白和硝酸盐。因此,iNO 对于体循环阻力和体循环血压几乎无影响。iNO 能改善 PPHN 的氧合,减少 ECMO 的使用,为足月或近足月儿 PPHN 的标准治疗手段。

通常在氧合指数(OI)= 平均气道压力(MAP)× 吸入氧浓度(FiO_2)÷ 动脉氧分压(PaO_2)× 100 达到 15~25 时,给予 iNO 治疗。常用初始剂量是 20ppm,更高的剂量不能增加扩肺血管的能力且可能增加不良反应。如果 iNO 对患儿有效,则 PaO_2 或动脉氧饱和度(SaO_2)一般在 15~20 分钟内会改善 20% 左右。一般先逐渐降低 FiO_2,维持 SaO_2 在 90% 以上;当 FiO_2 下降至 ≤ 60%,逐渐下调 iNO 剂量,每次降低 5ppm;在达 5ppm 时,每次降低 1ppm;为减少 iNO 停用后的反跳,可降至 1ppm 再撤离。iNO 治疗有效者通常需要持续治疗 3~4 日,但有些患儿可能需要更长的疗程。

iNO 的潜在毒性:iNO 浓度过高或代谢受损引起高铁血红蛋白血症,但 iNO≤20ppm 时,高铁血红蛋白升高的风险较小。

2. 磷酸二酯酶(PDE)抑制剂

(1)磷酸二酯酶 -5(PDE-5)抑制剂(西地那非):通过抑制 PDE-5 使血管平滑肌环磷酸鸟苷(cGMP)水平升高,导致血管扩张。在无条件使用 iNO 时可选择使用该药,也可以与 iNO 联用,或 iNO 停用时使用,以避免停止 iNO 后反跳性肺高压。常用的西地那非口服剂量为每次 0.5~1.0mg/kg,每 6~8 小时 1 次,最高剂量 8mg/(kg·d)。西地那非静脉输注负荷量 0.42mg/kg,维持 3 小时,随后 0.07mg/(kg·h),但国内尚无相关的静脉制剂。有报道,儿童使用大剂量、长疗程的西地那非而死亡,因此由于西地那非的有效性及安全性资料不足,所以如果有条件使用 iNO,不推荐口服西地那非作为初始治疗。在资源有限的地区,可以考虑该治疗。

(2)磷酸二酯酶 -3(PDE-3)抑制剂(米力农):通过增加动脉平滑肌细胞和心肌细胞环磷酸腺苷(cAMP)水平,导致血管扩张和正性肌力。米力农静脉输注负荷量 50μg/(kg·min)维持 10 分钟,随后 0.5μg/(kg·min)维持。低血压是使用该药的禁忌证。有报道,iNO 治疗无效的 PPHN 患儿使用米力农后氧合改善,米力农与 iNO 也有协同作用。但米力农用于 PPHN 患儿的安全性或有效性证据尚不充分,有待进一步的研究。

3. 内皮素受体拮抗剂 内皮素为强力的血管收缩多肽,通过激活内皮素 A 和内皮素 B 发挥促进血管收缩和细胞增殖及血管重建作用。PPHN 患儿存在血浆内皮素水平增高,通过抑制内皮素受体可扩张肺血管。常用内皮素受体拮抗剂为波生坦,口服应用剂量为每次 1~2mg/kg,每天 2 次。内皮素受体拮抗剂的急性期主要不良反应是肝功能损害。目前尚无足够的证据支持内皮素拮抗剂单独或辅助 iNO 治疗 PPHN。

4. 前列环素 主要有伊前列醇(epoprostenol)、曲前列尼尔(treprostinil)和伊洛前列素(iloprost)。瑞莫杜林(remodulin)的主要成分为曲前列尼尔,在 2002 年被美国 FDA 批准皮下注射治疗肺动脉高压,2004 年批准静脉滴注治疗肺动脉高压。近年有报道静脉滴注曲前列尼尔注射液治疗 PPHN,输注前用生理盐水稀释,起始剂量 2ng/(kg·min),每 8~24 小时增加剂量 2ng/(kg·min),根据临床效果,直到 20ng/(kg·min)。缺点是价格昂贵,在 PPHN 的应用有待进一步的临床研究。

(五)ECMO 的应用

对于严重低氧性呼吸衰竭和肺动脉高压,伴或不伴心力衰竭时,ECMO 疗效是肯定的。ECMO 一般用于体重 >2kg 的新生儿,国外新生儿 ECMO 的存活率达 80%。对严重的 PPHN,如 PaO_2<50mmHg,FiO_2=1.0,PIP>35cm H_2O,常频通气 OI>30,高频通气 OI>40,高频通气后 2~12h 病情仍不改善,可提前告知有转移至有 ECMO 条件的单位接受治疗的可能性。

ECMO 禁忌证:①绝对禁忌证:Ⅲ~Ⅳ度脑室内出血;严重、不可逆的脑损伤;致死性的先天性畸形;明显的、不可治疗的先天性心脏病;严重的、不可逆的肺、肝或肾脏疾病。②相对禁忌证:出生胎龄 <34 周;出生体重 <2kg;机械通气时间 >14 天;Ⅰ~Ⅱ度脑室内出血;疾病状态提示有非常大的预后不良可能性;先天性膈疝伴肺发育不良,且动脉导管开口前的 PaO_2 始终没有超过 70mmHg 或 $PaCO_2$ 始终没有 <80mmHg。ECMO 的并发症包括心血管血流动力学异常如出血、栓塞、感染、神经系统损伤、肾功能衰竭等。

大部分 PPHN 患儿可在 1 周左右脱离 ECMO,重度病例偶尔需要 2 周或以上才能充分重塑肺循环。ECMO 无改善患儿可能存在不可逆的疾病,如肺泡毛细血管发育不良(ACD)或重度肺发育不全。重度 PPHN 和 / 或 ECMO 治疗后存活的患儿出现发育迟缓、运动失能及听力缺陷的风险增加。

(张拥军)

第四节　新生儿危重先天性心脏病识别与处理

先天性心脏病(congenital heart disease,CHD)是先天性出生缺陷所致围产期和婴儿期死亡的首要原因,发病率为 6~13/1 000 活产儿。危重 CHD 是指出生后 1 年内需要手术或导管介入治疗的 CHD,约占全部 CHD 的 25%,是造成新生儿心力衰竭、严重缺氧的常见原因。青紫型 CHD 是危重 CHD 的重要类型,如完全性大动脉转位、完全性肺静脉异位引流、极重型法洛四联症和肺动脉闭锁等,另一种类型是存在大量的左向右分流或流出道梗阻的畸形,如大型室间隔缺损、完全性房室间隔缺损、主动脉缩窄和主动脉弓离断等。新生儿危重 CHD,病情进展迅速,如不及时治疗,其并发症和死亡风险会增加。因此,早期诊断及治疗对减少围产期和新生儿死亡率具有重要价值。

【临床评估】

1. 危险因素　母亲躯体疾病史、CHD 相关产前疾病史或家族史会增加 CHD 风险。

2. 症状和体征　大多数危重 CHD 患儿生后最初几日即出现明显的相关表现,但仍有高达 30% 的危重 CHD,可能起初症状和体征非常轻微或不存在,这部分患儿死亡风险增加。对容量复苏无反应的休克、心脏扩大、发绀、肺水肿、不明原因的呼吸症状或高氧试验失败提示危重 CHD。此外,喂养困难、体重增长缓慢、发绀、呼吸异常、活动减少、易激惹和多汗等迟发表现及与心血管畸形相关的遗传病或心脏外畸形亦提示 CHD。体格检查:异常心音、病理性杂音、下肢脉搏减弱或消失及手臂血压比腿部血压高至少 10mmHg 等提示 CHD。

3. 脉搏血氧测定　对所有新生儿在生后 6~72 小时内筛查 CHD,符合下列任一结果示筛查阳性:①心脏杂音 ≥ 2 级;②右手(导管前)与任一下肢(导管后)的经皮血氧饱和度(SpO_2)测量值低于 90%;③右手与任一下肢连续两次测量(测量间隔 2~4 小时)的 SpO_2 均为 90%~94%;④右手与任一下肢连续两次测量(测量间隔 2~4 小时)的 SpO_2 相差大于 3%。对于筛查阳性者应通过评估及检查进一步来寻找病因。

4. 特殊检查　超声心动图是一种可直接显示心脏大血管结构,并评估心脏功能和血流动力学的无创性检查技术,是目前新生儿 CHD 最有价值的诊断方法。心导管及心血管造影虽为有创检查方法,但复杂型 CHD 手术或导管介入治疗前仍需通过此检查获得全面的解剖和生理方面的资料。

【处理】

危重 CHD 新生儿,常需先给予初始内科治疗以稳定病情,然后行姑息性或根治性介入 / 外科手术,必要时需急诊手术治疗。一般治疗包括保温、喂养、供氧、机械通气、纠正代谢及水电解质紊乱。少量多次喂养在新生儿更易耐受,必要时考虑间断或持续鼻饲。根据患儿病情,适当限制入液量。对于存在或临床怀疑有动脉导管依赖性 CHD 者,需慎用氧气,并使用前列腺素 E_1(prostaglandin E_1,PGE_1)维持动脉导管开放。方法与用量:前列地尔起始剂量为 1~5ng/(kg·min),静脉滴注,根据需要增加剂量。

并发心力衰竭时,应选择性给予强心、利尿、扩血管类药物治疗。目前常用的强心药有:①多巴胺:3~5μg/(kg·min),静脉滴注,可增加心肌收缩力及改善肾血管灌注;>10μg/(kg·min),可加快心率,升高血压,降低左心室做功。②多巴酚丁胺:3~15μg/(kg·min),静脉滴注,常和多巴胺联用。③异丙肾上腺素:初始剂量 0.01~0.05μg/(kg·min),静脉滴注,根据药物反应调整剂量,不超过 0.1μg/(kg·min),可提高心率和扩张肺血管。④肾上腺素:从 0.03μg/(kg·min) 起用,不超过 0.2μg/(kg·min),用于急性低心排血量。⑤米力农:0.3~0.75μg/(kg·min),静脉滴注,可增加心搏量及扩张血管。⑥地高辛:口服负荷量,早产儿 0.02~0.03mg/kg,足月儿 0.03~0.04mg/kg;静脉注射时为上述量的 3/4。首剂为负荷量的 1/2,其余分 2 次给予,每次间隔 6~8 小时。负荷量完成后 12 小时改用维持量(每次 1/8~1/10 负荷量,每天 2 次)。

【新生儿期常见的危重先天性心脏病】

1. 大动脉转位　完全性大动脉转位(complete transposition of great arteries,c-TGA)是指心室大动脉连接不一致,即主动脉起自右心室而肺动脉起自左心室。估计发病率为 2.3~4.7/10 000 活产儿,约占 CHD 的 3%,约占青紫型 CHD 的 20%。TGA 最常见的类型是右祥型,即右心室位于左心室的右侧,主动脉起点在肺动脉起点的右前方。本病形成两套并行循环:去氧合的体静脉血回流到右心房,经右心室和主动脉返回体循环;同时氧合的肺静脉血回流到左心房,经左心室和肺动脉被泵入肺部。患儿生后必须伴有两套循环间的分流交通,才能维持生命(图 8-6)。

大多数生后即出现青紫、呼吸困难,吸氧后不能改善,充血性心力衰竭逐渐加重。超声心动图可明确诊断,并评估

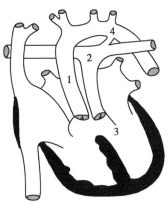

图 8-6　完全性大动脉转位的模式图

1. 主动脉;2. 肺动脉;3. 室间隔缺损;4. 动脉导管未闭

体 - 肺循环分流、伴发畸形及冠状动脉的解剖形态,从而指导手术方案的选择。治疗:首先应稳定心肺功能并确保充分的全身氧合。输注 PGE_1 维持动脉导管开放,直至通过球囊房间隔造口术(BAS)或外科手术使血液充分混合。对重度低氧血症者,应迅速进行 BAS。伴大型室缺、早期发生难治性心力衰竭者,可作肺动脉环束术。条件允许,应尽早实施根治性外科手术,首选动脉转位术(Switch 手术),但对于合并左心室流出道梗阻者,可行 Rastelli 术。

2. **极重型法洛四联症** 法洛四联症（tetralogy of Fallot, TOF）病变包括肺动脉瓣狭窄、室间隔缺损、主动脉骑跨和右心室肥厚（图 8-7），发病率约为 3.9/10 000 活产儿，是最常见的青紫型 CHD（约占 70%），新生儿期即出现症状往往提示极重型法洛四联症。

重症者生后即出现发绀，缺氧发作时，表现为突然呼吸困难、发绀加重，严重者可致抽搐、昏厥。听诊时可在胸骨左缘 2、3 肋间闻及渐强渐弱交替的收缩期喷射性杂音，肺动脉瓣区第二心音亢进、单一。超声心动图可确诊，并显示室间隔缺损的位置和数目、右心室流出道梗阻的解剖和严重程度、冠状动脉和主动脉弓的解剖及相关的血流动力学异常。治疗：缺氧发作者，应立即予以吸氧、镇静、取屈膝位；如无效，可给予吗啡，每次 0.1mg/kg 静脉或皮下注射、扩充血容量及 5% 碳酸氢钠 3~5ml/kg；如以上治疗手段均无效，可用普萘洛尔 0.1mg/kg 静脉注射；如仍不能充分缓解，还可给予

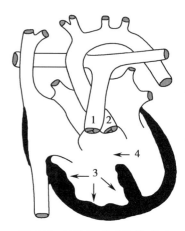

图 8-7 法洛四联症的模式图
1. 右心室漏斗部及肺动脉瓣狭窄；
2. 主动脉骑跨；3. 右心室肥厚；
4. 室间隔缺损

去氧肾上腺素 5~20μg/kg 静脉注射；如内科治疗无效，应紧急实施修补手术或体 - 肺动脉分流术。经常有缺氧发作者，可用普萘洛尔每日 1~2mg/kg，分 3 次口服，以预防。条件允许，宜在 3~6 月龄前行心内修补手术。右心室流出道梗阻严重者，术前可给予 PGE₁ 静注，若暂不宜行心内修补术，可先行姑息性分流术。

3. **重症主动脉缩窄 / 主动脉弓离断** 主动脉缩窄（coarctation of the aorta, COA）最常见（98% 以上）的缩窄部位在动脉导管与主动脉的连接处，发病率约为 1/2 500 活产儿，占 CHD 的 4%~6%，重症 COA 常为导管前型重度缩窄。主动脉弓离断（interruption of aortic arch, IAA）是指主动脉弓与降主动脉之间不连接、无血流通过，发病率约为 1/30 000 活产儿，常与动脉导管未闭和室间隔缺损联合存在，与重症 COA 血流动力学改变相似。

新生儿期即出现心功能不全、休克、肺动脉高压、下肢青紫及动脉搏动减弱、肾功能下降和代谢性酸中毒等表现。COA 的特征性表现：上肢收缩期高血压而下肢血压低或不可测得及股动脉搏动减弱或延迟。超声心动图检查可确定诊断并明确 COA 的严重程度，而心导管检查是目前确诊 IAA 的主要影像技术。治疗：心力衰竭患者，应给予正性肌力药（多巴胺 / 多巴酚丁胺）和对症支持治疗（如气管插管、机械通气及纠正代谢性酸中毒）。限制吸入氧浓度，以上半身 SaO₂（反映中枢神经系统和冠状动脉的血氧情况）达到正常为目标。给予 PGE₁ 输注，直到可以进行外科矫正手术，若 PGE₁ 不能维持动脉导管开放，需急诊手术。一旦患儿病情稳定，即应进行外科矫正手术。

4. **危重型肺动脉瓣狭窄 / 肺动脉闭锁** 肺动脉瓣狭窄（pulmonary stenosis, PS）是一种常见的 CHD，发病率 0.6~0.8/1 000 活产儿。危重型 PS 是指患儿必须依赖动脉导管供应肺血才能维持足够氧合的情况，常于新生儿时期即出现严重的心力衰竭，病情发展迅速，属于新生儿急症。肺动脉闭锁（pulmonary atresia, PA）发病率 1.2/10 000 活产儿，其中约半数伴有室间隔缺损。肺动脉瓣狭窄 / 完全闭锁，体循环回流的静脉血通过心房水平交通、室间隔缺损或（和）骑跨的主动脉进入左心系统，而肺循环血流由动脉导管或多处主 - 肺侧支

（MAPCAs）供应。

生后不久即出现发绀，可发生缺氧发作和心力衰竭。体格检查可见颈静脉充盈，肝脏增大，剑突处心尖冲动强烈，肺动脉瓣听诊区第二心音单一，心前区可闻及收缩期杂音。临床上通过超声心动图可诊断，能提供极佳的肺动脉瓣环图像，易于确定狭窄的位置，并可评估右心室、三尖瓣的大小和功能。心导管检查可发现冠状动脉异常，指导修补术的选择。治疗：给予 PGE$_1$ 维持动脉导管开放。代谢性酸中毒及严重低氧血症者，可静脉给予碳酸氢钠、吸氧（FiO$_2$ 不超过 40%）或机械通气。危重型 PS 应及时进行瓣膜切开术（首选经皮球囊瓣膜成形术）。对于 PA，条件允许，应行根治性导管介入或外科修补术。存在右心室依赖性冠状动脉循环者，宜新生儿期行体 - 肺分流术，最终需行 Fontan 术或心脏移植。

5. 完全性肺静脉异位引流　完全性肺静脉异位引流（total abnormal pulmonary venous drainage，TAPVD）是指四支肺静脉均不回流入左心房，而是直接或间接地通过异常连接流入右心房。发病率 0.6~1.2/10 000 活产儿，约占 CHD 的 0.7%~1.5%。本病易发生右心衰竭，若肺静脉回流通路存在梗阻，可致肺水肿、肺动脉高压，混合血通常在心房水平右向左分流进入体循环引起发绀。

严重肺静脉梗阻者通常病情危重，出生时即有明显气急和青紫，并迅速发展为肺水肿、呼吸衰竭和休克。无肺静脉梗阻的患儿出生时常无症状，大多直到婴儿晚期才逐渐出现气急、喂养困难、反复呼吸道感染。胸骨左缘可闻及收缩期杂音，三尖瓣区可闻及舒张期杂音，肺动脉第二心音增强、固定分裂，肝脏可肿大。对于有青紫型心脏病及肺循环过度表现者，应考虑本病，可通过超声心动图做出诊断。治疗：肺静脉回流梗阻病情危重者，需急诊手术。初始内科治疗，包括吸氧、机械通气、应用正性肌力药及对一些患儿给予 PGE$_1$ 治疗。生后不久即出现肺过度循环表现者，可使用利尿剂（如呋塞米）治疗。如果以上不能稳定病情，则可行体外膜氧合治疗和姑息性心导管术。一旦病情稳定，应进行根治性手术。

（张拥军）

第五节　新生儿心律失常

新生儿出生时心脏传导系统尚未发育成熟，生后继续发育、完善其生理功能，是导致新生儿心律失常发生的解剖生理学基础。新生儿心律失常多由心脏传导系统发育不成熟或先天发育缺陷、器质性心脏病（如 CHD、心肌炎）或电解质紊乱导致，此外，某些感染性或缺血缺氧性疾病、心导管检查或心脏外科手术所致损伤及某些药物（如洋地黄）中毒等也是本病的常见病因。

新生儿心律失常有别于年长儿及成人，有其自身特点，即多为功能性及暂时性心律失常，一般预后较好，但有原发病者，预后取决于原发病。

一、窦房结功能不良

窦房结功能不良（sinus node dysfunction，SND）系指窦房结因某些原因不能正常发出冲动或冲动传出受阻,导致心率缓慢、节律不齐,常见于先天性或获得性心脏病者。临床主要表现为发绀、呼吸急促、心律改变(以心率缓慢为主)。严重者有惊厥、昏迷、心搏骤停等。心电图表现为反复出现的窦性心动过缓、P 波形态异常、窦性停搏、窦房传导阻滞、慢 - 快综合征等。

窦房结功能检测:①阿托品试验。如心率不增加或增加不超过原心率的 25%,或出现新的心律失常,则支持本病的诊断。②经食管心房调搏测窦房结功能。如患儿窦房传导时间(SACT)测值超过正常高限,应考虑本病。

治疗原发病,病因去除后多能完全恢复。可给予氧疗、营养心肌。对过缓的心率、窦房传导阻滞、窦性停搏等,可使用阿托品(初始剂量 0.01~0.03mg/kg,静脉注射,如无效,每 3~5分钟可重复)或异丙肾上腺素提高心率。严重者应给予起搏器治疗。窦房结不可逆性损伤者,疗效及预后不理想。

二、期前收缩

期前收缩(premature contraction)是由心脏异位兴奋灶发放的冲动所致,是新生儿心律失常中最常见的一种,在健康足月儿中发生率为 2%~23%,在早产儿中更高(21%~31%)。根据起搏点位置分为房性、交界性和室性期前收缩。

心电图表现:①房性期前收缩:P' 波提前,形态与窦性 P 波不同,其后可继以正常或轻度畸形(室内差异传导)的 QRS 波或不继以 QRS 波(未下传),P'-R 间期 >0.10 秒,代偿间歇不完全(图 8-8,图 8-9)。②交界性期前收缩:QRS 提前出现,形态与正常相同,其前后可有逆传 P' 波(P'-R 间期 <0.10 秒,R-P' 间期 <0.20 秒),代偿间歇完全(图 8-10)。③室性期前收缩:提前出现的 QRS 波,宽大畸形,时限 >0.10 秒,其前无 P 波,T 波与主波方向相反,代偿间歇完全(图 8-11)。

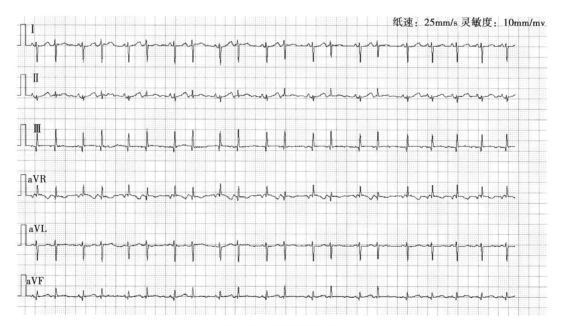

图 8-8　房性期前收缩

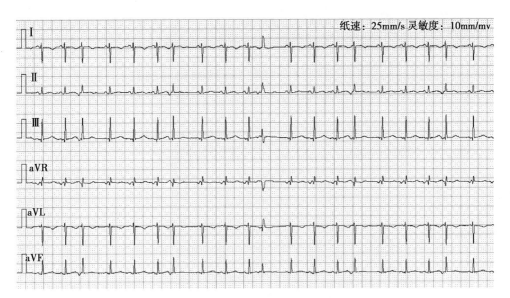

纸速：25mm/s 灵敏度：10mm/mv

图 8-9　房性期前收缩伴室内差异传导

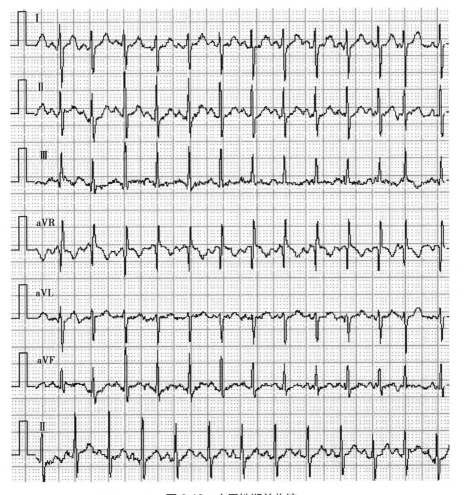

图 8-10　交界性期前收缩

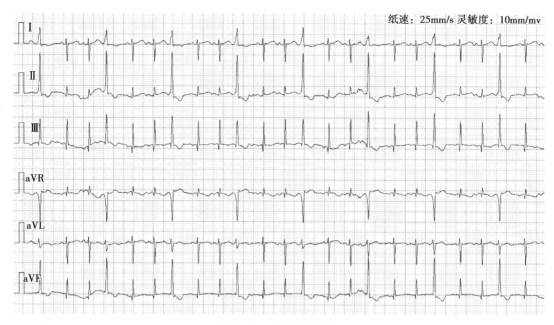

纸速：25mm/s　灵敏度：10mm/mv

图 8-11　室性期前收缩

临床多无症状,除治疗原发病外,频发及有发展为心动过速倾向者,可给予普罗帕酮,每次 5mg/kg,每日 3~4 次口服。无原发病者,常在 1 个月内消失。

三、阵发性室上性心动过速

阵发性室上性心动过速(paroxysmal supraventricular tachycardia)是指异位激动在希氏束以上的心动过速,50%~58% 合并预激综合征,是临床急症之一,是新生儿最常见的心律失常。患儿多突然起病,表现为呼吸急促、口周发绀、面色苍白、烦躁不安、拒奶、肝大等,心率快而匀齐,一般在 230~320 次 /min,发作时间超过 24 小时易发生心力衰竭。

诊断依据心电图表现:三个或三个以上连续而快速的室上性期前收缩,R-R 间期规则,无窦性 P 波,QRS 形态多数正常,但可因室内差异传导而变形,可有 ST 段降低,T 波低平或倒置(图 8-12)。需与窦性和室性心动过速相鉴别:窦性心动过速心率一般在 220 次 /min 以下,心律多不匀齐;室性心动过速一般为 150~180 次 /min,心室律有轻度不规则;室上性心动过速具有突发突止的特点,伴室内差异传导时,心电图表现(V1 导联呈 "M" 形,V5 导联有深宽 S 波)亦有别于室性心动过速。此外,患儿对刺激迷走神经的反应,有助于鉴别。

患儿急性发作时,需及时治疗。血流动力学不稳定者,应行同步直流电复律(0.5~2.0J/kg)。血流动力学稳定者,可尝试刺激迷走神经(用冰袋敷面 15~30 秒),如无效,3~5 分钟后可再试一次;若此法无效,可使用抗心律失常药物治疗。首选腺苷,初始 0.1mg/kg 快速推注,如无效,2 分钟后可重复并加量,最大剂量 0.25~0.35mg/kg,总量不超过 12mg。还可选择以下药物:①地高辛,足月儿饱和量 0.03mg/kg,早产儿 0.02mg/kg,静推,首剂为 1/2 饱和量,余量分 2 次,8 小时内完成。②普罗帕酮:每次 1mg/kg,加入 5%~10% 葡萄糖中缓慢静推;如无效,20 分钟后可再重复一次。③普萘洛尔:更适用于伴有预激综合征或 QRS 波增宽者,0.1mg/kg 加入 5%~10% 葡萄糖中缓慢静推。药物治疗无效者,可放置食管电极进行食管心房调搏。慢性治疗：频繁发作或有症状者，应给予普萘洛尔，每日 2~4mg/kg，分 4 次服用；也可用地高辛治疗。对有严重传导阻滞者，以上药物要慎用。无器质性心脏病者，预后较好。

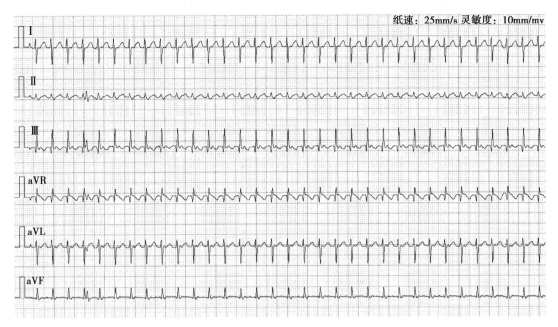

纸速：25mm/s 灵敏度：10mm/mv

图 8-12 阵发性室上性心动过速

四、室性心动过速

室性心动过速（ventricular tachycardia，VT）是指异位激动在希氏束分叉处以下的心动过速，是一种严重的心律失常，新生儿少见。患儿可有面色苍白、心音低钝、血压下降、末梢循环不良等心源性休克及心力衰竭的表现，也可出现惊厥、昏迷等心源性脑缺血表现。心室率一般在 150~200 次 /min。心电图特征为 3 个及以上连续的室性期前收缩，可见与 QRS 波无关的窦性 P 波（图 8-13）。

首先，针对病因治疗。血流动力学不稳定者，应使用同步心脏复律。血流动力学稳定者，给予抗心律失常药物。胺碘酮，5mg/kg，缓慢静注，20~60 分钟给完。或使用利多卡因，1mg/kg，加入 5%~10% 葡萄糖中缓慢静推，必要时 5~10 分钟可重复 1 次，转律后 0.02~0.05mg/（kg·min）维持。也可用苯妥英钠，尤其对洋地黄中毒引起者，2~4mg/kg 稀释后缓慢静推，如无效，5~10 分钟后可重复 1 次。还可使用普罗帕酮或普萘洛尔静脉注射。

五、房室传导阻滞

房室传导阻滞是指由于传导系统出现解剖或功能性损伤，冲动从心房向心室传导的过程中发生延迟或中断。

1. **一度房室传导阻滞** 一度房室传导阻滞在心电图上主要表现为 P-R 间期延长，新生儿期 >0.12 秒，房室比例仍保持 1:1（图 8-14）。除第一心音较低外，无其他特殊表现。只需给予病因治疗。

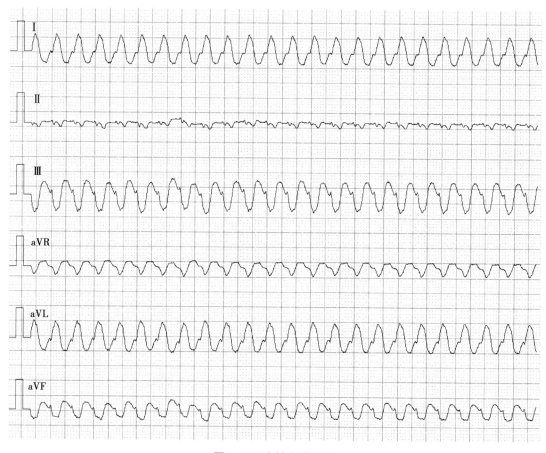

图 8-13　室性心动过速

2. **二度房室传导阻滞**　二度房室传导阻滞系窦房结的冲动不能全部传达至心室,因而造成不同程度的漏搏。心电图改变有两种类型:莫氏Ⅰ型,又称为文氏现象,特点是 P-R 间期逐渐延长,R-R 间期逐步缩短,终于 P 波后不出现 QRS 波,且 QRS 波脱落前、后两个 P 波的距离小于最短的 R-R 间期的两倍(图 8-15),多见于地高辛中毒;莫氏Ⅱ型,P-R 间期固定不变,但心室搏动呈规律性脱漏(图 8-16),在新生儿偶见,因其可能发展为三度房室传导阻滞,应予以警惕。治疗针对原发疾病。

3. **三度房室传导阻滞**　三度房室传导阻滞又称完全性房室传导阻滞(complete heart block,CHB),心房与心室各自独立活动,彼此无关,心室率比心房率慢。阻滞可发生于房室结或房室束,阻滞位置越低,则心室率越慢,QRS 波越宽。CHB 分为先天性和获得性两种,新生儿期先天性 CHB 大多是由于新生儿狼疮。先天性 CHB,胎儿心率多持续低于 100 次 /min,伴有先天性心脏病者,可出现胎儿水肿。新生儿生后,心率持续在 80 次 /min 以下,严重者出现呼吸困难、气急、周围性青紫及充血性心力衰竭。听诊时常发现胸骨左缘Ⅱ~Ⅲ级收缩期杂音和心尖区舒张期第三心音。

心电图示心室率大多 40~80 次 /min,心房率 70~200 次 /min,偶见心房扑动,可有室性期间收缩,Q-T 时限可延长,QRS 波增宽提示合并束支传导阻滞(图 8-17)。极少数心电图无法诊断者,需电生理检查确诊,同时可确定阻滞部位。

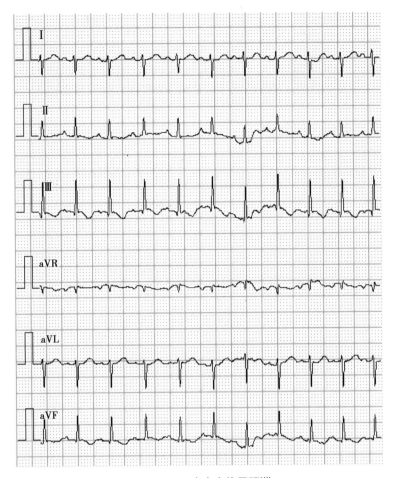

图 8-14 一度房室传导阻滞

纸速：25mm/s 灵敏度：10mm/mv

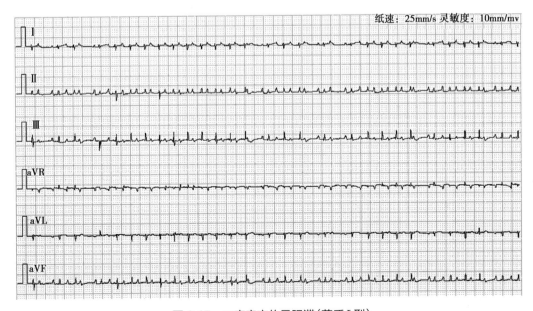

图 8-15 二度房室传导阻滞（莫氏 I 型）

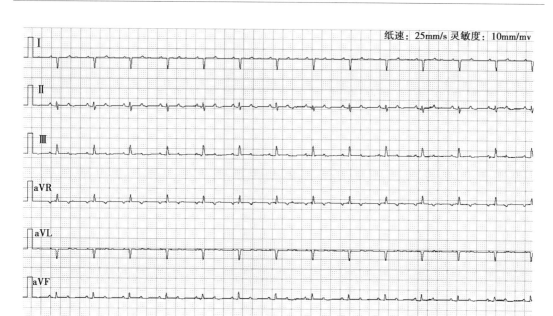

图 8-16 二度房室传导阻滞（莫氏Ⅱ型）

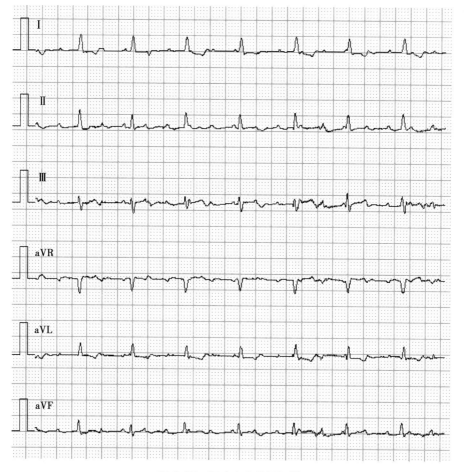

图 8-17 三度房室传导阻滞

若患儿血流动力学不稳定,应给予阿托品或异丙肾上腺素、临时心脏起搏紧急治疗。低血压者,给予多巴胺。心力衰竭者,给予多巴酚丁胺和利尿剂等,伴有心肌病者,地高辛常用剂量亦可引起中毒,应慎用。血流动力学稳定后,针对病因治疗;对未发现可逆性病因者,包括先天性 CHB,应考虑植入永久性心脏起搏器。伴有先天性心脏病的先天性 CHB 患儿,长期生存率只有 20% 左右;后天性患儿,多能治愈。

（张拥军）

第六节　新生儿休克

新生儿期休克是各种原因致有效循环血量减少,引起重要器官的微循环灌流量不足,导致全身脏器功能不全的临床综合征。休克是引起新生儿并发症增加及死亡的主要原因之一。

【病因】

1. 低血容量休克　胎盘出血如胎盘早剥或胎盘破裂;胎 - 母失血;双胎输血综合征;颅内出血;大量肺出血;弥散性血管内凝血(DIC)或其他严重凝血功能障碍;血浆流失至血管外,如低胶体渗透压或毛细血管渗漏综合征;在极低出生体重儿较常见的过量细胞外液丢失,如过量不显性失水及不恰当的利尿。

2. 分布性休克　分布性休克常继发于:①脓毒症是引起新生儿分布性休克最常见的原因。机体释放血管活性介质如一氧化氮(NO)、前列环素,引起动脉血管张力降低和血管内皮通透性增加,促使血管内液体向血管外间隙重新分布。②其他疾病,如胎儿水肿和中毒性休克综合征。③肾上腺皮质功能减退导致的肾上腺危象。

3. 心源性休克　产时窒息引起心肌损害;病毒感染(如柯萨奇病毒、埃可病毒、风疹病毒和水痘病毒等)引起心肌炎;代谢障碍,如低血糖或糖尿病母亲所产婴儿合并心肌病引起的心肌功能障碍;母亲有系统性红斑狼疮或干燥综合征,其体内的母源性抗 SSA/Ro 和 / 或 SSB/La 抗体可导致新生儿先天性完全性心脏传导阻滞;患先天性心脏病,流入道或流出道梗阻可导致血流受损(左心阻塞性病变如左心发育不良综合征、严重的主动脉瓣狭窄、主动脉缩窄或主动脉弓离断,右心阻塞性病变如肺动脉瓣狭窄和闭锁),也表现为新生儿休克。

【发病机制】

休克的特点是由心输出量(CO)减少和 / 或全身血管阻力(SVR)减少引起的组织灌注不足。循环功能障碍导致组织氧及营养供给不足,进而引起细胞功能障碍最终死亡。不同病因的休克发病机制不一样,分布性:SVR 严重降低,导致液体从血管内向血管外间隙的异常分布;低血容量性:由于循环血量不足,导致 CO 减少或氧供减少;心源性:心功能不全,导致 CO 减少。

【临床表现】

尽管新生儿休克的临床表现可能因休克类型及其病因的不同而有所差异,但所有新生儿休克病例都具有一些共同特征。

1. 四肢冰凉、肢端发绀和皮肤苍白　是心输出量减少的最初体征,由于机体通过血管收缩使血液从外周血管重新分布至重要器官(即冠状动脉、脑和内脏的灌注)。周围毛细血管再充盈时间超过 3~4 秒,提示存在新生儿休克。

2. **心率改变**　心动过速是新生儿休克常见但非特异性的表现。心率变异性可能是脓毒性休克的一种早期体征。心动过缓则是心功能衰竭的晚期体征。

3. **神经系统状态改变**　休克初期可表现为嗜睡(包括喂养困难)、易激惹,还可进展至反应差,安静时肌张力减低、四肢自主运动减少、腱反射减弱,以及原始反射消失。

4. **低血压**　通常是休克的一种晚期表现。在理想的情况下,休克应在低血压发生前确诊。然而早产儿,血压与全身血流量的相关性较差,而且血压因胎龄、矫正胎龄和出生体重而异,因此目前尚无统一的新生儿低血压定义。基于有限的回顾性数据,美国危重病学会指南提出:将平均动脉压 30mmHg 作为极早期早产儿的正常血压下限。

5. **少尿**　与全身血流量较低之间密切相关。

6. **其他**　基于休克的潜在病因或类型,还有其他表现。呼吸系统可以出现气促、鼻翼扇动、吸气性凹陷、喘息、周期性呼吸或呼吸暂停、低氧血症。新生儿脓毒性休克通常伴有肺血管阻力增加和肺动脉高压。消化系统可以出现喂养困难、呕吐、腹胀、肝功能异常等。严重的休克会伴有凝血功能异常。

【辅助检查】

1. **实验室检查**　最常见的特征性实验室检查结果是代谢性酸中毒和乳酸升高。血气分析可以识别存在代谢性酸中毒、呼吸性酸中毒和呼吸性碱中毒的患儿。血糖水平可能升高或降低。失血性休克时,血常规显示贫血。脓毒性休克时,血白细胞可升高或降低、C 反应蛋白(CRP)和血清降钙素原(PCT)可升高,血培养可协助病因学诊断。血小板减少可能提示弥散性血管内凝血或脓毒性休克。肾功能不全时,尿素氮和血肌酐上升,合并高钾血症。

2. **胸片**　胸片异常可能提示原发性心脏或肺部疾病。

3. **心脏超声**　多普勒超声心动图可识别先天性心脏病,评估心室大小、心脏收缩和舒张功能,和肺循环和体循环的血流情况,测量 CO。对于有明显出血的患儿,超声检查有助于发现颅内出血、腹部出血或肾脏出血。

【诊断】

休克的类型及病因一般可通过询问与休克相关的病史、体格检查和特定的诊断性检查确定。新生儿病史应回顾母体和胎儿因素,包括产前和产房并发症,常可判断新生儿休克的潜在原因。体格检查结果对休克的病因和程度提供相关信息。实验室检查可能有助于发现休克的病因并判断其严重程度,以及给予初始治疗。

【治疗】

新生儿休克治疗主要包括病因治疗、扩充血容量、纠正酸中毒、血管活性药物、正性肌力药物、呼吸支持、糖皮质激素及对症支持治疗。

1. **液体复苏**　液体复苏首剂首选等渗晶体液(如 0.9% 氯化钠)10~20ml/kg,5~10 分钟内静脉输注,液体复苏期间密切监测循环功能。若循环灌注改善不明显,则再予第 2、3 次液体,可按 10~20ml/kg。第 1 个小时内可能需要最多 40ml/kg 液体。若患儿出现液体负荷过多表现,如肺部出现啰音或肝大可行利尿处理。应避免低血钙、高血糖和低血糖。继续维持输液可选择 1/2~2/3 张液体。治疗终点:毛细血管充盈时间(CRT) ≤ 2s、正常心率范围和脉搏、肢端温暖、尿量 >1ml/(kg·h)、正常神志和血压、氧饱和度(SaO$_2$) > 95%,动脉导管前后 SaO$_2$ 差异 <5%、中心静脉血氧饱和度(ScvO$_2$)>70%、心脏超声未探及右向左分流、三尖瓣反流或右心室衰竭,正常血糖和血钙、上腔静脉(SVC)血流速度 >40ml/(kg·min),

CI >3.3L/（min·m²）、正常阴离子间隙和乳酸、液体过负荷＜10%。

继发于弥漫性毛细血管渗漏的液体丢失和血容量不足可持续数天。持续液体复苏应以正常灌注和中心静脉压（CVP）为终点目标。CVP 5~8mmHg 时，进行扩容可增加心排血量；CVP 超过 5~8mmHg 时，继续扩容无益。Hb＞12g/dl 时首选晶体液复苏，新生儿 Hb＜12g/dl 时应输注红细胞。若液体过负荷＞10% 或因尿少 / 肾损害难以维持液体平衡，应采用利尿剂处理。应避免低血钙、高血糖和低血糖。

对于极低出生体重儿，在怀疑低血容量时使用适量液体复苏，因早产儿过多液体负荷使新生儿发生支气管肺发育不良和室管膜下脑室内出血概率增加。

2. 血管活性药物　严重休克患儿液体复苏时应给予血管活性药物支持。多巴胺可作为一线药物使用，但需注意肺血管阻力的增加。初期推荐小剂量多巴胺[＜8μg/（kg·min）]和多巴酚丁胺[最大 10μg/（kg·min）]联合应用。如反应不佳，可使用肾上腺素 0.05~0.30μg/（kg·min）。新生儿左心室功能不全、正常血压时，应用肾上腺素[0.05~0.30μg/（kg·min）]，可加用硝基类血管扩张剂或米力农，但须监测药物不良反应。

难治性低血压时给予去甲肾上腺素，但 ScvO₂ 应保持在 70% 以上，必要时可加用正性肌力药物治疗。如果新生儿肾上腺皮质功能不全（定义为在 ACTH 刺激后皮质醇峰浓度＜18μg/dl，或基础的皮质醇低于 4μg/dl，或基础的皮质醇低于 18μg/dl 且需正性肌力药物支持），可以加用氢化可的松治疗。

对于极低出生体重儿，多巴胺的升压效果优于多巴酚丁胺，当合并心功能不全时联用多巴酚丁胺，肾上腺素可作为二线药物应用。部分患儿出生后可能因皮质醇缺乏、肾上腺功能不全、肾上腺受体功能下调，第 1 天需要高剂量升压药才能维持血压正常，可选择低剂量的氢化可的松[1~3mg/（kg·d）]维持 2~5 天。但使用氢化可的松可使升压药使用时间延长及细菌培养阳性率增加，因此，需衡量利弊后决定是否需要使用糖皮质激素。

3. 体外膜氧合（extracorporeal membrane oxygenation, ECMO）　足月儿解除潜在可逆病因后的难治性休克可行 ECMO 治疗。V-V ECMO 支持下，持续低血压和 / 或休克时可应用正性肌力药物和 / 或血管升压药，或转换为 V-A ECMO 支持。对于因 PPHN 相关右心室衰竭而引起的难治性休克，V-V ECMO 可以减轻右心室负荷，减轻室间隔偏移和改善左心输出量。对于正性肌力药物和血管扩张剂难以逆转的原发性左心室或双心室衰竭的新生儿，需要 V-A ECMO 来纠正休克。

4. 持续肾脏替代治疗（CRRT）　对于尿少和存在 10% 液体过负荷的新生儿，在 ECMO 的同时可进行 CRRT。新生儿脓毒症治疗目前尚没有具体的 CRRT 推荐意见。

（张拥军）

第九章　新生儿消化系统疾病

09章

学习目标

1. **掌握**　新生儿腹泻的病因、临床表现及几种常见腹泻的临床特点、腹泻伴中重度脱水的液体疗法方案;坏死性小肠结肠炎的病因及临床表现、诊断与鉴别诊断及主要防治措施;新生儿胃肠穿孔的临床表现、诊断依据和治疗措施。
2. **熟悉**　胃食管反流的临床特点;常见消化道畸形的临床表现、诊断与鉴别诊断及治疗措施。
3. **了解**　消化系统胚胎发育特点;坏死性小肠结肠炎的预后;常见消化道畸形外科手术指征。

第一节　消化系统发育与解剖生理特点

【消化系统胚胎发育】

卵黄囊顶部卷折成的原始肠管演化成消化管和消化腺。胚胎第 20 天,头尾向和侧向折叠,使扁平胚胎盘卷成圆筒形,卷入筒状胚体内的内胚层形成原始消化管。头侧的前肠演化成咽、食管、胃、十二指肠的前 2/3,与卵黄囊相连的中肠演化为十二指肠的后 1/3、空肠、回肠、盲肠、阑尾、升结肠和横结肠的前 2/3。尾端的后肠演化为横结肠的后 1/3、降结肠、乙状结肠直肠和肛管的齿状线以上部分。卵黄囊在胚胎发育第 5 周时逐渐退化、萎缩、消失,有时留下囊状痕迹,位于回盲交界约 1cm 处,称梅克尔憩室;若遗留下开口管,则称脐粪管,肠内容可自管中溢出。

前、中、后肠的黏膜上皮和消化管壁的小消化腺及肝、胰等大消化腺的上皮来自内胚层。消化管壁固有膜至外膜各层中的结缔组织、平滑肌、浆膜来自中胚层。神经纤维及神经元则来自外胚层。胚胎发育第 6 周时,胚胎中轴处的外胚层分化出神经沟,神经沟的两侧隆起形成神经原基。当神经沟发育成神经管后,位于皮肤与神经管之间神经嵴细胞沿着神经管两侧形成不连续的细胞团;这些细胞团除发育成脑、脊神经节、交感神经节及肾上腺髓质嗜铬细胞外,还分布到消化道及消化腺上皮,分化为胃肠道内分泌细胞。

【消化系统功能发育】

消化系统功能包括3方面:①运动功能,胃肠道平滑肌收缩产生的运动可对摄入的食物进行机械消化和转运;②消化和吸收功能,可将摄入的高分子营养物质分解为小分子物质,经胃肠黏膜上皮细胞吸收进入血液循环;③免疫保护功能,胃肠黏膜直接与食物和各种抗原物质接触,进行有效的免疫应答。消化道结构和功能的发育和成熟,受遗传、发育生物钟、激素等内源性因素和羊水等外源性因素的影响与调节,这四个因素的作用反映在各种分子水平的转录和细胞内的调节。

胎儿口咽部从12周开始主动吞咽羊水,第20周时出现非营养性吸吮动作,34周开始出现营养性吸吮动作,具备完整吸吮和吞咽反射。食管蠕动随吞咽将羊水由口腔送入胃内,如果出现反向收缩,则引起病理性蠕动;食管蠕动受脑、黏膜下及肌间神经丛的迷走和交感神经控制。胃泌素是主要调节因子,胆碱能激动剂可增加压力,抗胆碱剂、血管活性肠肽、抑胃肽、缩胆囊素可降低压力。胃体后部和胃窦是胃内机械和化学消化的主要部位,胃运动功能引起机械消化,分泌功能引起化学消化。胃酸、胃酶、溶菌酶、补体、铁蛋白对进入胃内的细菌具有抑菌或杀菌作用。胃的运动和排空受神经、肌肉和激素间相互作用的调节。胃的发育受神经内分泌的调节和控制。

第12周时,胎儿小肠内分泌细胞开始分泌胃泌素、分泌素、生长激素抑制剂和P物质等物质。2个月末胎儿逐渐出现葡萄糖淀粉酶、蔗糖酶和麦芽糖酶、肽酶和羧肽酶。6个月末胎儿α葡萄糖苷酶、二肽酶和蔗糖酶才有功能。第14周时,胎儿肝具有胆固醇合成胆汁酸的功能,其分泌胆汁经胆道排入十二指肠,促进脂肪消化和吸收。胰腺分泌胰蛋白酶、胰脂肪酶和胰淀粉酶、胰液经胰管进入十二指肠,对肠内食物进行消化,最终由胰液、胆汁和小肠液共同完成肠内化学消化。在34周时,胎儿十二指肠和空肠的协调收缩形成有规律向前推进的蠕动波,将食糜送到小肠末端,完成机械消化。

第16~18周时形成的M细胞可促进B细胞分泌IgA,进一步与糖蛋白载体结合成分泌性IgA,阻止细菌及抗原附着,抑制病毒的复制,中和毒素和致敏原,故小肠具有免疫保护功能。大肠储存食物残渣,进一步吸收水分形成粪便。

【解剖生理特点】

消化道面积相对较大,肌层薄,能适应较大量流质食物的消化吸收。足月儿出生时已具备完善的吞咽能力,但食管下括约肌松弛,胃呈水平位,幽门括约肌较发达、易溢乳。消化道面积相对较大,肌层薄,黏膜通透性高,能适应较大量流质食物的消化吸收,但肠腔内毒素和消化不全食物也容易进入血液循环,引起中毒症状。除淀粉酶,消化道其他消化酶在出生时就已分泌充足,因此不宜过早喂淀粉类食物。部分蛋白质不需分解即能吸收,因而有利于初乳中IgG、IgA、IgM等免疫球蛋白的吸收,但其他蛋白分子透过肠壁则引起过敏。因胆酸分泌较少不能将脂肪乳化,故在粪便中常可见到少量的脂肪酸或中性脂肪球。因肝内尿苷二磷酸葡萄糖醛酸基转移酶的量及活力不足引起生理性黄疸;因肝脏对多种药物的处理能力差易发生药物中毒。胎便由肠道分泌物、咽下的羊水及胆汁等形成,故含有上皮细胞、毳毛、胎脂、黏液、胆汁及消化酶等,为墨绿色的糊稠便,多在生后24小时内排胎便,在2~3天内排完。若生后24小时内不排胎便,应排除肛门闭锁或其他消化道畸形。

早产儿吸吮力差、吞咽反射弱、胃容量小,常出现哺乳困难或乳汁反流,引起吸入性肺炎,甚至窒息。因胆酸分泌少,对脂肪的消化吸收较差。缺氧缺血、炎性损伤或喂养不当等不利因素易导致坏死性小肠结肠炎。由于胎粪形成较少及肠蠕动差,常胎粪排出延迟。不成熟肝功能导致病理性黄疸,持续时间较长,易发生核黄疸。肝脏合成蛋白质能力差,糖原贮备少,易发生低蛋白血症、水肿或低血糖症。

(封志纯)

第二节　新生儿胃食管反流

新生儿胃食管反流(gastroesophageal reflux,GER)是指胃内容物反流入食管,包括生理性和病理性胃食管反流,多数为生理性胃食管反流,轻度反流发病率达 80%～85%。生理性 GER 主要是由于新生儿胃呈横位,且贲门较松及幽门较紧,在腹压大的情况下容易发生胃食管反流,多发于早产儿,随着孩子长大会慢慢消失。病理性胃食管反流是由于胃的贲门括约肌相对较松、食管下括约肌(low esophageal sphincter,LES)功能障碍和 / 或与其功能有关的组织结构异常,以至 LES 压力低下而出现的反流,可引起一系列临床症状,病理性胃食管反流持续时间较长,需要特殊治疗。

【病因和发病机制】

1. **食管下括约肌抗反流屏障功能低下**　①食管下括约肌压力低下:LES 正常压力主要由食管壁内平滑肌、神经支配、神经递质、类激素及某些药物等调节,LES 肌肉数量减少或肌细胞缺陷、血管活性肠肽、促胰液素、β- 肾上腺素能激动剂、α- 肾上腺素能拮抗剂等均可使 LES 压力降低。②LES 周围组织作用减弱:新生儿胃食管角较大、横膈肌脚钳夹作用减弱、膈食管韧带和食管下段黏膜瓣解剖结构发生器质性或功能性病变等可破坏 LES 正常的抗反流功能。③LES 短暂性松弛:胃内压增高超过 LES 压力、诱发 LES 开放;胃容量增加致使贲门食管段缩短,使抗反流屏障功能降低。

2. **食管廓清能力降低**　食管蠕动、唾液冲洗及对酸的中和作用、食物重力和食管黏膜下分泌的碳酸氢盐等对反流物进行清除。当食管蠕动幅度减弱、消失或出现病理性蠕动时,食管通过蠕动清除反流物的能力下降,胃内容物可由逆蠕动波向上反流溢出。

3. **食管黏膜屏障功能破坏**　屏障作用由黏液层、细胞内缓冲液、细胞代谢及血液供应构成。反流物中的胃酸、胃蛋白酶、十二指肠反流入胃的胆盐和胰酶等物质使食管黏膜屏障功能受损,黏膜抵抗力减弱导致食管黏膜炎症。

4. **胃十二指肠功能失常**　①胃排空功能低下:胃内压超过 LES 压力诱发 LES 开放;胃容量增加致使贲门食管段缩短,抗反流屏障功能降低。②胃内高分泌状态:胃酸分泌增加引起食管黏膜损伤。③食管下括约肌关闭不全:新生儿 LES 压力较低,高压区长度短,至少到生后 6 周才达成人水平,早产儿需 2～3 个月胃食管功能才能较成熟,建立起有效的抗反流屏障。

【临床表现】

生理性 GER 多发生在哭闹、吸吮、胃胀气、喂奶时或喂奶后短时间内,如频发或持续时间长,且伴有一系列症状,应考虑为病理性 GER。

1. **呕吐**　最常见,可见于 90% 以上的患儿,生后第一周即可出现,表现为溢乳、轻度呕吐或喷射性呕吐,呕吐较顽固。

2. **体重不增** 80%患儿出现,甚至营养不良,体重常在第10百分位以下。

3. **食管炎** 频繁胃酸反流所致,不安、易激惹或拒食,有溃疡者可出现呕血及便血,导致缺铁性贫血,发生率约为28%。

4. **误吸** 发生率16%~75%,反流物被吸入,表现为窒息、呼吸暂停、发绀、气管炎、吸入性肺炎、肺不张、甚至死亡,有的患儿仅有夜咳症状。

5. **常伴发其他先天性疾病** 如先天性食管闭锁、食管裂孔疝、食管蹼、气管食管瘘、先天性膈疝、先天性肥厚性幽门狭窄、肠旋转不良、唇腭裂、心脏畸形等。在手术治疗这些疾病时,应注意术后易出现GER。神经系统缺陷者易发生GER,如先天性中枢性低通气综合征、囊性纤维性变等,GER较为突出,原因与长期仰卧位、吞咽功能不协调或缺失、食管运动功能受损、胃窦和幽门十二指肠动力异常、惊厥及药物作用有关。

【辅助检查】

1. **食管造影** 简便易行,目前广泛采用,诊断阳性率在75%,可以观察食管形态、食管动力改变和胃食管区解剖形态以及判断有无合并症存在。对食管裂孔疝、食管蹼、食管狭窄、肠旋转不良等疾病作出明确诊断,应观察5分钟,有3次以上反流才能肯定诊断(图9-1)。

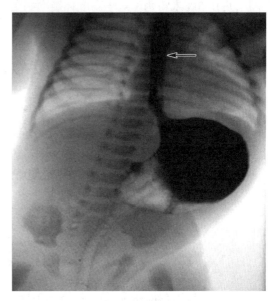

图9-1 新生儿胃食管反流造影

2. **食管24小时pH监测** 是目前最可靠的诊断法。可反映GER发生频率、时间、反流物在食管内停留的状况和反流与临床症状、体位、进食之间的关系,有助于区分生理性和病理性GER。Boix-Ochoa评分>11.99为病理性GER。

3. **胃食管同位素闪烁扫描** 检出阳性率为59%~90%,可测出食管反流、观察食管廓清能力和胃排空功能,同时判断有无肺吸入。

4. **超声检查** 无创且实用性强,敏感性达95%,特异性58%,可检测食管下端充盈、胃与食管间有液体来回流动,食管腹腔段的长度、黏膜纹理状况、食管黏膜的抗反流作用,可探查有无食管裂孔疝。

5. **其他** 食管阻抗检测、无线pH胶囊遥测。

【诊断与鉴别诊断】

临床表现复杂且缺乏特异性,仅凭临床症状难以区分生理性或病理性GER。目前依靠任何一项辅助检查均很难确诊,必须采用综合诊断技术。

1. **诊断依据** ①临床表现:不明原因的反复呕吐、咽下困难。反复发作的呼吸道感染。反复出现青紫发作、呼吸暂停。生长发育迟缓、营养不良、贫血。②辅助检查:针对不同情况,选择必要辅助检查,常规食管造影明确诊断,食管24小时pH监测区分生理性和病理性GER,考虑做幽门成形术者做胃食管同位素闪烁扫描,对疑难病例可进一步选择超声、食管阻抗检测等检查。

2. 鉴别诊断

(1)先天性肥厚性幽门狭窄:有典型的反复呕吐病史,查体可见胃蠕动波及右上腹肿物,该病上消化道造影可见典型的线样征、肩征、鸟嘴征。

(2)胃扭转:发病可早可晚,多以喂奶后喷射性大口呕吐为主,呕吐物不含胆汁,腹部无阳性体征。该病造影可见双胃泡、双液平面、胃大弯位于胃小弯上。

(3)喂养不当:常呕吐,腹部无阳性体征,改善喂养方法,呕吐好转,并排除。

【治疗】

1. **体位治疗**　轻症患儿进食后 1 小时保持直立位;重症患儿需 24 小时持续体位治疗,取床头抬高 15°~30° 仰卧位,餐后 1 小时左侧卧位。

2. **饮食疗法**　母乳喂养者采用坐位、少量多次哺乳;人工喂养者喂以稠厚乳汁可改善症状,可用 3% 米粉奶。对于高度怀疑牛奶蛋白过敏的中重度 GER 患者,母乳喂养者母亲至少 2 周在饮食中去除蛋和奶类等易过敏食物;人工喂养者,则选择深度水解蛋白和氨基酸配方奶喂养。

3. **药物治疗**　包括抑酸药和促动力药,抑酸药较安全,用于治疗病理性 GER。

(1)抑酸药:包括组胺 H_2 受体阻滞剂(H_2RA)、质子泵抑制剂(PPI)及黏膜保护剂,H_2RA 通过阻断胃壁细胞的组胺 H_2 受体抑制胃酸分泌。PPI 胃壁细胞胃酸分泌终末步骤中的 H^+-K^+-ATP 酶而最大程度地抑制甚至完全阻断基础和餐后胃酸分泌。黏膜保护剂治疗新生儿 GER 有效性和安全性资料较少,不推荐单独使用。

(2)促动力药:疗效不确定。红霉素使用剂量 1~3mg/(kg·d),每 6 小时一次。

(封志纯)

第三节　新生儿腹泻

新生儿腹泻(diarrhea)是一组由多种病原体、多因素引起的大便次数增多和大便性状改变为特点的消化道疾病。分为感染性和非感染性腹泻,夏、秋季多见。易感因素包括消化系统发育和功能不完善、防御感染功能低下、胃肠道缺乏分泌型 IgA、肠道菌群失调等。严重者可迅速导致脱水和营养不良,甚至危及生命。

【病因和发病机制】

1. **感染性因素**　肠道内感染主要由病毒、细菌、真菌、寄生虫等引起。

(1)细菌:大肠埃希杆菌:包括致病性大肠埃希菌(EPEC)、产毒性大肠埃希菌(ETEC)、侵袭性大肠埃希菌(EIEC)、出血性大肠埃希菌(EHEC)、凝聚粘附性大肠埃希菌(EAEC)等。空肠弯曲菌:为革兰氏阴性菌,主要传播途径是母婴垂直传播,与腹泻有关的弯曲菌有空肠型、结肠型和胎儿亚型 3 种,95%~99% 空肠弯曲菌肠炎是由胎儿弯曲菌空肠亚种所致。其他细菌:鼠伤寒沙门菌、金黄色葡萄球菌、铜绿假单胞菌、变形杆菌、产气单胞菌、志贺菌、耶尔森菌、嗜盐微生物等都可引起新生儿腹泻。

(2)病毒:80% 腹泻由病毒引起,如在寒冷季节发病,常伴有呼吸系统感染,常可继发乳糖酶缺陷。最常见为轮状病毒,其他有柯萨奇病毒、埃可病毒、肠腺病毒、星形病毒、微型轮状病毒、冠状病毒和嵌杯样病毒等,可通过母婴垂直传播。

(3) 真菌:白色念珠菌较常见,其他有曲霉菌、毛霉菌,多继发于使用抗生素后,也可通过母婴垂直传播。

(4) 寄生虫:可由滴虫及梨形鞭毛虫引起,隐形孢子虫可引起难治性腹泻。

(5) 肠外感染:其他系统感染伴发消化道症状,或直肠局部激惹引发。

(6) 抗生素相关性腹泻:长时间使用广谱抗生素后肠道生理菌群紊乱而减少,耐药性金黄色葡萄球菌、难辨梭状芽胞杆菌、产气荚膜梭菌、变形杆菌、铜绿假单胞菌或白色念珠菌等大量繁殖,引起肠功能紊乱,抗生素可直接引起肠黏膜损害、肠上皮纤毛萎缩、细胞内酶的活性降低,或直接引起肠蠕动异常增加。

2. **非感染性因素**　①喂养不当:喂养时间、量、奶的性质、过早添加辅食。②原发性或继发性双糖酶缺乏或活性降低。③过敏:因免疫反应或免疫缺陷等原因引起对牛奶蛋白、豆奶粉等过敏。④气候因素:天气过热或过凉使肠蠕动增加或消化液分泌减少,或口渴饮奶过多诱发消化功能紊乱。

3. **遗传因素**　微绒毛包涵体病、先天性离子转运缺陷等。

新生儿腹泻很少由单一机制引发,多数由多种机制共同作用发生,发病机制包括 4 种:①肠腔内存在大量不能吸收的具有渗透性物质引起渗透性腹泻;②肠腔内电解质分泌过多引起分泌性腹泻;③炎症所致的液体大量渗出引起渗出性腹泻;④肠蠕动功能异常引起肠道功能异常性腹泻。

【临床表现】

不同病因腹泻临床表现不同,根据新生儿生后天数及目前儿童腹泻分类,将新生儿腹泻分为急性腹泻(2 周内)和迁延性腹泻(2 周~2 月)。新生儿多为急性腹泻,迁延性腹泻较少见。

1. **轻型腹泻**　常因饮食及肠外感染引起,以胃肠道症状为主,大便次数轻度增加,每日10 次以下,量少,便中有奶瓣和泡沫、酸味,吃奶差,少有呕吐、发热、轻度脱水及酸中毒,无全身中毒症状。

2. **重型腹泻**　多由肠内感染引起,大便次数显著增加,每日常超过 10 次,量多,黄色水样或蛋花样,含黏液,甚至血便,食欲差,可伴频繁呕吐、腹胀等,肠鸣音活跃或减弱或消失。出现不同程度(轻、中、重)和不同性质(等渗、低渗、高渗)脱水、电解质及酸碱紊乱、发热或低体温。

重型腹泻全身表现明显,精神萎靡,少哭及哭声低,体重下降,皮肤弹性差,前囟及眼窝凹陷,口唇樱桃红色,血压降低,四肢发凉、皮肤发花、少尿等全身中毒症状,严重者休克、甚至昏迷。

3. **轮状病毒腹泻特点**　秋季多见,大便量多、黄色、稀薄或米汤样、水样便,有酸臭味,常有水、电解质及酸碱紊乱,对蛋白质和碳水化合物的消化不耐受。

4. **大肠埃希菌腹泻特点**　EPEC 腹泻起病缓,进行性加重,发热者较少,大便多为黄色蛋花汤样或有较多的黏液,偶见血丝,有腥臭味,且易迁延。EIEC 腹泻大便呈痢疾样,可有黏液脓血大便,每次量少,有腥臭味。EHEC 腹泻血便为主,还可出现肝肿大、黄疸,可发生溶血尿毒综合征。

5. **空肠弯曲菌性腹泻特点**　胃肠道症状为主,稀水样大便,粪便检测多见白细胞或脓球,甚至血便。易继发乳糖吸收不良。

6. **真菌性腹泻特点**　继发久治不愈的细菌感染性腹泻或长期应用大量抗生素后,

大便呈黄色或绿色稀水便,有时呈豆腐渣样,有较多泡沫和黏液,大便镜检可见真菌孢子及菌丝。

7. 金黄色葡萄球菌性肠炎特点　长期应用广谱抗生素后的菌群失调、二重感染,症状表现与原发病有关。典型大便为暗绿色水样便,有腥臭味,严重者有时可排出灰白色片状或条状伪膜。全身症状和水电解质紊乱现象常较严重。

8. 迁延性腹泻　新生儿迁延性腹泻比较少见,病因复杂,多由感染、过敏、酶缺乏、免疫缺陷、药物因素、先天性畸形、遗传因素等引起,除消化道症状外,将会引起营养不良,形成恶性循环,最终多脏器受损。

【辅助检查】

1. 常规检查　大便常规、大便培养、大便病毒检查,血常规;血气分析及血生化了解电解质及酸碱平衡。

2. 选择性检查　细菌血清型和毒性、肠毒素;病毒及其双份血清抗体;食物过敏原及回避 - 激发试验、乳糖或其他双糖;大便 pH。

【诊断与鉴别诊断】

1. 诊断依据　根据临床表现、体格检查和实验室检查可作出腹泻的诊断。更重要的是要进一步鉴别诊断:感染性和非感染性腹泻,急性和迁延性腹泻,病因诊断,脱水分度、酸碱紊乱、电解质紊乱等并发症诊断。

2. 鉴别诊断

(1)细菌性痢疾:有流行病史,急性起病,全身中毒症状重,大便次数多、量少,排黏液脓血便,大便培养为志贺氏痢疾杆菌确诊。

(2)肠套叠:阵发性哭闹不安,呕吐,腹部可扪及腊肠样包块,解果酱样黏液血便,腹部超声见"同心圆"或"靶环状"肿块确诊。

(3)坏死性小肠结肠炎:腹胀、呕吐、腹泻或便血为三大主状,腹部 X 线平片有肠壁间积气、肠黏膜下"气泡征"等表现可确诊。

【治疗】

治疗原则:坚持对因和对症治疗并举,调整饮食,预防和治疗脱水,预防并发症,合理用药,加强护理。

1. 酌情禁食　使胃肠道有适当的休息以利于恢复消化功能,病情较重时可以暂时禁食(奶)8~12 小时,严重者禁奶时间更长,期间由静脉补充液体及营养,待症状缓解才逐渐开奶,过渡至全胃肠道喂养。

2. 纠正水电解质和酸碱失衡　综合考虑疾病本身、新生儿肾功能、不显性失水、出生胎龄、生后的日龄、护理及环境等内外因素,并结合病史、临床表现和实验室检测结果,拟定合理的补液方案,坚持"三定(定量、定性质、定速度)"和"一调整(根据病情变化及治疗效果及时调整方案)",并注意补充必需氨基酸、脂肪乳及其他营养素。中重度腹泻及呕吐频繁者通常推荐静脉补液,补液过程中要特别注意血压、心率、尿量的改变。补液总量包括累积损失量、生理需要量和继续损失量,累积损失量按脱水程度而定;生理需要量水约 100~120ml/(kg·d)、钠 2~3mmol/(kg·d),早产儿更多;继续损失量开始用 30ml/(kg·d),以后要根据实际损失量估算,各种损失液的成分见表 9-1。同时注意见尿补钾,补钙补镁以及纠正中重度酸中毒。脱水基本纠正后,第二天只需要补充异常继续损失量及生理维持量。

表 9-1　各种损失液成分（mmol/L）

损失液	Na$^+$	K$^+$	Cl$^-$	HCO$_3^-$
胃液	40~100	10~45	50~140	
胆汁	135~145	5	80~110	35
胰液	135~185	5	50~75	90
小肠液	105~135	5~70	100~120	20~30
腹泻稀便				
ETEC	53	37	24	18
轮状病毒	37	38	22	6

3. 药物治疗　根据各种细菌感染性腹泻特点及药敏试验选用抗生素,尽量不用广谱抗生素,并尽早停用;病毒感染无需抗生素,真菌感染选用敏感药物。使用双歧杆菌、嗜乳酸杆菌等帮助恢复肠道正常菌群,使用思密达保护肠黏膜,感染性腹泻早期不用。

4. 加强护理　做好肠道隔离,防止感染播散,保持口腔卫生及皮肤清洁,防止尿布疹及感染。做好出入量记录,观察尿量,大便性质、量及病情,并做好记录。注意输液速度。注意气候变化,避免过热或受凉。

（封志纯）

第四节　新生儿坏死性小肠结肠炎

新生儿坏死性小肠结肠炎(necrotizing enterocolitis,NEC)是指由多种因素导致的急性小肠结肠坏死性出血性炎症,在活产新生儿发生率 0.3‰~2.4‰,在极低出生体重儿发生率约 5%~10%,发生率与出生体重呈负相关。虽然大多数 NEC 发生在早产儿,但约 13% 的病例发生在足月儿。足月儿发生 NEC 通常存在原发病,包括严重感染、窒息缺氧、红细胞增多症、严重胎儿宫内生长受限,高凝状态等。

【病因】
往往是多因素引起,由触发因素激活炎症级联反应而导致发病。

1. 早产儿　极早产和极低出生体重是最重要的危险因素,早产儿消化道发育未成熟,胃酸形成和消化酶不成熟、肠道屏障功能和运动不成熟。

2. 缺血再灌注损伤　许多危险因素包括肠系膜灌注降低和肠缺血,例如窒息、宫内生长发育迟缓和动脉导管未闭等。

3. 感染　肠道感染包括细菌性或病毒性感染时可发生 NEC,早产儿严重全身感染时也可发生 NEC。

4. 肠内喂养　尽管大多数病例在诊断 NEC 之前已经喂奶,喂奶过多或加奶过快可能会增加 NEC 发生,适当的喂养方式可能减少 NEC。母乳喂养和早期微量喂养方法可减少 NEC 发生率。

【临床表现】

1. 全身症状　无明显特异性,主要包括呼吸暂停、急促或呼吸衰竭、嗜睡、喂养困难和体温不稳定。严重病例可出现低血压休克和 DIC,可同时存在败血症。

2. 消化道症状　主要包括胃潴留、呕吐、腹胀、腹部触痛和便血等,可从胃管中抽出或引流出胆汁样物,肠梗阻表现。肠鸣音消失,腹壁红肿,腹部持续固定包块,甚至腹腔积液。

【辅助检查】

1. 常规检查　血常规:白细胞升高或降低,粒细胞总数降低,血小板减少,幼稚粒细胞和幼稚粒细胞/粒细胞总数的比值升高。大便常规:血便是肠道完整性受损的重要指标,大量血便结合其他临床表现提示 NEC 的诊断。大便潜血与 NEC 相关性较差,但在出现典型临床表现前,也可成为 NEC 早期诊断指标。

2. 炎症反应蛋白　C 反应蛋白(CRP)持续增高是反映病情严重程度和进展的重要指标,连续监测 CRP 有助于诊断和评估疗效。降钙素原(PCT)在 NEC 发生早期即有升高,是反映病情严重程度和进展的重要指标。

3. 血气分析和电解质监测　严重电解质紊乱和难以纠正的代谢性酸中毒提示败血症和肠坏死程度严重,即使暂时缺乏肠穿孔的 X 线表现,也提示有外科手术的指征。

4. 腹部影像学检查　拍摄立位胸腹部 X 线平片,可发现肠壁增厚和水肿、肠管扩张、肠襻持续性固定、包块和腹腔积液。具有确诊意义的 X 线表现包括:①肠壁间积气,典型表现有条索样积气,成离散状态位于小肠浆膜下,部分沿小肠和结肠分布。②门静脉积气为疾病严重的征象。表现自肝门向肝内呈树枝状延伸,特异性改变多于 4 小时内消失。③气腹征,提示肠坏死穿孔,侧卧位腹部 X 线平片易于发现,在前腹壁与肠曲间出现小三角透亮区。

B 超检查具备无创性和床旁操作方便,可动态实时随访复查,特异性和敏感性高,近年来越来越多的应用于 NEC 的诊断中。B 超检查可发现肠壁增厚、肠壁积气、门静脉积气。①肠壁增厚:增厚部位以小肠为主,小肠壁厚度 >3.0mm。②肠壁积气:肠壁黏膜下可见散在点状气体回声或颗粒状气体回声,浆膜下可见线状或短条状高回声,积气较多时可见点状或颗粒状高回声环绕肠壁,呈半圆形或圆形图像。③门静脉积气:超声可见门静脉主干或分支内呈现气泡样或串珠样高回声光点,和/或肝实质门静脉分支内高回声光斑或条片状高回声区。

【诊断与鉴别诊断】

1. 诊断依据　根据病史、早期临床症状、体征、影像学改变,不难作出诊断。诊断要点如下:①多见于早产儿,尤其超低或极低出生体重儿。②往往在建立肠道营养过程中发生,出现喂养不耐受、腹胀、呕吐和便血,病情发展快,严重者出现休克和 DIC。③腹部影像学检查和实验室检查结果。④新生儿 NEC 的 Bell 分级标准及治疗详见表 9-2。

表 9-2　新生儿 NEC 的 Bell 分级标准及治疗

分期	全身症状	胃肠道症状	影像学检查	治疗
ⅠA 疑似 NEC	体温不稳定、呼吸暂停、心动过缓和嗜睡	胃潴留,轻度腹胀,大便潜血阳性	正常或肠管扩张,轻度肠梗阻	绝对禁食,胃肠减压和抗生素治疗等
ⅠB 疑似 NEC	同ⅠA	直肠内鲜血	同ⅠA	同ⅠA

续表

分期	全身症状	胃肠道症状	影像学检查	治疗
ⅡA 确诊NEC (轻度)	同ⅠA	同ⅠA和同ⅠB,肠鸣音消失,和/或腹部触痛	肠管扩张、梗阻、肠壁积气征	同ⅠA,如24~48h培养无异常,抗生素治疗7~14天
ⅡB 确诊NEC	同ⅡA,轻度代酸,轻度血小板减少	同ⅡA,肠鸣音消失,腹部触痛明显和/或腹壁蜂窝织炎或右下腹包块	同ⅡA门静脉积气、和/或腹腔积液	同ⅡA补充血容量,纠正酸中毒,抗生素治疗14天
ⅢA NEC进展(重度,肠壁完整)	同ⅡB,低血压,心动过缓,严重呼吸暂停,混合性酸中毒,DIC,中性粒细胞减少,无尿	同ⅡB,弥漫性腹膜炎,腹胀和触痛明显,腹壁红肿	同ⅡB,腹腔积液	同ⅡB,扩容、应用血管活性药物,机械通气,如保守治疗无效,尽快手术
ⅢB NEC进展 (重度,穿孔)	同ⅢA,病情突然恶化	同ⅢA,腹胀突然加重	同ⅡB,腹腔积气	同ⅢA,手术

2. 鉴别诊断　新生儿NEC应与以下疾病鉴别。

(1)消化道先天畸形:发病较早,多表现腹胀和严重呕吐,X线有肠梗阻表现,很少有肠壁积气。如肠旋转不良。

(2)感染性肠炎:临床表现可以有腹泻和血便,但全身症状和腹部体征不明显。

(3)严重遗传代谢病:如半乳糖血症伴大肠埃希菌性败血症,可表现为严重的呕吐、酸中毒、休克,开始表现可与NEC相似。可通过遗传病筛查帮助诊断。

(4)过敏性肠炎:可表现为腹胀和血便,但一般情况好,腹平片及其他实验室检查正常。

(5)自发性肠穿孔:在早产儿尤其ELBW发生率2%。常仅有无症状的气腹,也可有其他临床、实验室异常表现。较NEC发病日龄早。发病原因不清,如果早期接受糖皮质激素治疗或吲哚美辛治疗PDA,会使发病风险增加。

(6)喂养不耐受:早产儿在增加奶量时,表现为胃残余奶量增多,腹胀,与早期NEC鉴别困难,可通过短暂禁食、持续监测鉴别。

【治疗】

治疗原则:禁食,积极抗感染,纠正水电解质紊乱和酸中毒,维持内环境稳定等综合治疗。

1. 禁食　停止所有的胃肠道营养,包括口服药物。必要时给予持续胃肠减压,减轻胃肠道的负担,减轻肠道黏膜继续损伤,并给予肠外营养保证能量和蛋白质的需求。

2. 控制感染　监测血、尿、脑脊液培养和各项感染指标。在培养结果回报之前,经验性选用抗生素,并依据培养结果和感染监测及流行情况调整抗生素。

3. 呼吸支持　包括氧疗和机械通气支持,可适当放宽气管插管的指征,不推荐应用经鼻持续气道正压通气。

4. 腹部情况监测　腹部体检和腹部影像学监测,在疾病早期进展时,需要密切随访腹部X线或超声检查,评估肠道损伤和疾病进展情况。

5. **循环功能**　评估循环系统状态,包括心率、血压、尿量。出现低血压或休克表现时,首选生理盐水扩容,必要时给予新鲜冰冻血浆或悬浮红细胞及血管活性药物治疗。

6. **外科治疗**　NEC 患儿应请小儿外科会诊,决定是否有外科手术指征,并为内科医生提供治疗和监护的参考意见。手术目的主要是切除坏死肠段,但要尽可能多保留肠段。对极低或超低出生体重 NEC,病情不稳定,不能耐受手术,可在局麻下行腹腔引流术,部分患儿可以争取延迟到病情稳定后进行手术,部分病例甚至不再需要手术,如果 24~72 小时病情未得到改善还需要手术治疗。

(1) 手术指征:①肠穿孔和气腹:是外科手术的绝对指征,一般在 NEC 发生 12~48 小时内有 20%~30% 出现肠穿孔,也可能发生于更晚的时间。②相对指征:内科治疗 24~48 小时无效,伴有低血压、少尿、难以纠正的酸中毒,腹部 X 线出现肠袢僵直固定,门静脉积气者。③肠道全层坏死:大多数会有腹膜炎的体征,如腹腔积液、腹部包块、腹壁红肿、硬化、血小板持续下降。腹穿有助于诊断。

(2) 术后并发症:近期并发症包括肠管继续坏死甚至穿孔、肠道吻合口瘘和粘连性肠梗阻等;远期并发症可出现肠道狭窄、短肠综合征和生长发育延迟甚至发育缺陷等。

【预防】

1. **母乳喂养**　研究证实人工喂养 NEC 发生率是母乳喂养的 10 倍,母乳喂养可以通过促进早产儿消化系统的成熟,改善肠道免疫状态,建立正常肠道菌群减少 NEC 发生。最好选择亲母的母乳,其次为捐赠母乳。

2. **口服益生菌**　口服益生菌预防 NEC 有效性尚未确定,有 Meta 分析显示,口服益生菌比较对照组可减少 NEC 发生,益生菌种类推荐为双歧杆菌和鼠李糖乳杆菌。

3. **积极防治感染**　感染与 NEC 密切相关,积极防治新生儿感染,可明显降低 NEC 发生率。

4. **早期微量喂养**　禁食时间越长,NEC 发生率越高,早期微量喂养可降低 NEC 发生风险。

5. **其他**　近期许多研究表明,对有活力的早产儿或足月儿晚结扎脐带 30~60 秒可以改善新生儿预后,可以降低 BPD、IVH 和 NEC 的发生风险。

(封志纯)

第五节　新生儿胃肠穿孔

新生儿胃穿孔多由于先天性胃壁肌层缺损导致,是胃壁肌肉在胚胎发育过程中出现障碍,导致胃壁肌层的薄弱或缺如,出生后不久即发生胃穿孔。也有部分胃穿孔可继发于机械损伤、严重感染等情况。新生儿肠穿孔病因众多,一般包括特发性肠穿孔和因新生儿肠道疾病原因所导致的穿孔,如坏死性小肠结肠炎(NEC)、先天性巨结肠和其他肠道畸形。本节重点介绍先天性胃壁肌层缺损导致的胃穿孔和特发性肠穿孔。

【病因】

大多认为先天性胃壁肌层缺损导致胃穿孔的发病原因是由于在胚胎早期胃壁肌层发育形成的过程中,来自中胚叶的环肌从食管下端开始发育,向胃底及胃大弯部伸展,到胚胎第 9

周时出现斜肌,最后形成纵肌。在此过程中如有发育障碍或血管异常即可能造成胃壁肌层缺损。另外在围产期患儿若出现严重缺氧,全身血液重新分配,机体血液主要保证重要器官大脑、心脏的供氧,胃肠道血供显著减少,胃壁血运障碍,黏膜缺血坏死。新生儿胃壁黏膜下层组织脆弱,弹性纤维欠发达,极易出现胃扩张,使得胃内压增高,导致胃穿孔的发生。

新生儿特发性肠穿孔的病因也尚不明确。目前公认的危险因素是早产,其发病还与母亲和新生儿的多种因素有关,母亲因素主要包括妊娠期高血压疾病、绒毛膜羊膜炎和产前应用硫酸镁等。新生儿方面主要包括早期使用糖皮质激素和吲哚美辛以及全身感染等。

【病理】

先天性胃壁肌层缺损导致胃穿孔的主要病理变化为胃壁肌层的缺损。胃底部及胃大弯处的胃前壁是常见部位,尤其在贲门部最多见。当各种原因导致胃扩张时,胃壁压力就会传导至胃底,胃底是自发性胃穿孔最常见的部位。先天性胃壁肌层缺损范围大小不一,不仅仅局限于穿孔部位;穿孔附近黏膜都较薄,胃腺发育不良,肌层无肌纤维。

新生儿特发性肠穿孔部位常发生在回肠末端,也可发生在横结肠和降结肠等部位,多为单个穿孔,少数病例也可发生多个穿孔。在穿孔区可观察到边缘界限清楚的局部出血性坏死,而穿孔的近端和远端结肠正常。与之相比,在 NEC 中可观察到大片肠道缺血性和凝固性坏死。有研究发现,特发性肠穿孔患儿的穿孔部位肌层固有层薄弱,黏膜下层有多个纤细血管存在,由此推断特发性肠穿孔患儿可能存在穿孔部位的先天性肠壁肌层缺损。

【临床表现】

胃肠壁肌层缺损发生穿孔前无明显前驱症状,一般情况良好。穿孔常发生在出生后 1 周内,多见于出生后 3~5 天。临床上最初表现为拒奶、进行性腹胀、呕吐、腹壁静脉显露曲张、肠鸣音减低或消失,还可以有精神萎靡、反应差、呼吸困难及发绀,早产儿更易出现呼吸方面的表现。穿孔后由于大量气体及胃内容物进入腹腔,出现严重的感染,可见弥漫性腹膜炎征象或感染性休克及弥散性血管内凝血的表现。胃肠壁肌层缺损发生穿孔前无明显前驱症状,一般情况良好。穿孔常发生在出生后 1 周内,多见于出生后 3~5 天。

【诊断与鉴别诊断】

1. 诊断依据　①生后 1 周内出现进行性腹胀,伴呕吐、呼吸困难及发绀等临床表现。②查体肠鸣音减弱或消失。③结合腹部 X 线直立位平片显示气腹、液气腹、膈下游离气体即可确诊。

2. 鉴别诊断

(1)胎粪性腹膜炎:多发生于早产儿,如果产前检查提示胎儿腹腔积液、肠段异常扩张或腹腔内钙化斑块和羊水过多等,胎粪性腹膜炎可能性大。腹腔内游离气体较少,肠管常粘连成团,分布于腹中部,与肝脏或膈肌也常有广泛粘连。腹部 X 线平片气腹较轻,显示包裹性液气腹,见不到明显的膈下游离气体,胃泡影显示正常。若见到钙化灶影,则可确诊为胎粪性腹膜炎。

(2)特发性肠穿孔:也是临床上较常见问题,如果全身症状比较轻,术中见肠道组织病变仅仅局限在穿孔周围,其他肠道均显示较健康的肠道组织,排除了胎粪性腹膜炎和 NEC,往往会考虑特发性肠穿孔。

(3)先天性巨结肠合并穿孔:也可以发生在新生儿期,有时尚未出现便秘,就已经发生了肠穿孔,一般取病理组织的部位需包括直肠、乙状结肠、横结肠、阑尾和末端回肠,以免耽误全结肠型肠神经发育异常的诊断,造成一旦关闭造瘘,又出现便秘和腹胀。

(4)NEC:多见于早产儿,特别是极低出生体重儿,发生肠穿孔要首先考虑 NEC。一般 Bell ⅢB 级的患儿才出现肠穿孔,所以多数患儿的病情呈逐渐进展过程,从肠道动力性改变到肠坏死、腹膜炎,腹部 X 线立位平片检查可发现肠壁积气和门静脉积气等。

【治疗】

一旦诊断胃肠穿孔,尽早做好术前准备,尽快手术。术前要禁食水、胃肠减压、改善呼吸状况,控制休克并应用广谱抗生素抗感染治疗。新生儿胃肠穿孔伴有弥漫性腹膜炎,易合并感染性休克。术前呼吸循环的稳定非常重要,特别是液体的补充和肾功能的保护,如果呼吸循环尚不稳定进行手术,术后患儿易发生休克和多器官功能衰竭,甚至死亡。

对于胃穿孔手术,术中探查穿孔部位及有无其他胃肠道畸形,迅速做修补缝合术,若胃壁肌层大片缺损或坏死,有时需行部分或全胃切除,之后行食管胃吻合术或结肠替代术等。

肠穿孔手术治疗分为穿孔修补/切除吻合的一期治疗和肠造瘘术。如果存在广泛的肠管血供障碍、肠壁炎症和腹膜炎等情况,不利于吻合口的愈合,极易发生吻合口瘘等并发症,一期手术风险较大。对于特发性的肠穿孔,肠管组织无广泛坏死,一期手术多为首选。肠造瘘术是新生儿肠穿孔广泛被接受的手术方式,操作简单,创伤小,但需要注意的是术中要清除腹腔内感染灶,切除坏死的肠道组织,避免感染难以控制。

术后应注意加强监护,加强呼吸道管理,禁食、胃肠减压,同时全肠道外营养。术后造影显示胃完整后才可进食。术后使用广谱抗生素,积极抗休克治疗。

【预后】

新生儿胃穿孔总体病死率为 25%~50%,早产儿死亡率更高,预后取决于就诊时间、发病至手术时间、胃壁缺损范围及术后全身情况等因素。NEC 并发肠穿孔时病死率最高,达 30%~50%,即使给予外科干预并提高新生儿肠道管理仍有很高的病死率。早期诊断和治疗特发性肠穿孔可以降低病死率和改善预后。

(封志纯)

第六节　新生儿消化系统常见先天畸形

一、食管闭锁与气管食管瘘

食管闭锁(esophageal atresia,EA)是一种中段食管缺失的先天性疾病,常伴有气管食管瘘(tracheoesophageal fistula,TEF),其发病率为 1/4 500~1/3 000,是新生儿严重的先天性畸形之一。20 世纪 70 年代以前,食管闭锁及气管食管瘘的病死率较高,近年来,随着新生儿外科、麻醉和监护水平的迅速发展及胃肠外营养的广泛应用,本病的治愈率已达 90% 左右。

【病因和发病机制】

食管闭锁病因不明,可能与食管、气管的发育异常有关。胚胎初期食管与气管均由原始前肠发生,在胚胎第 3 周时,原始前肠由其两侧壁各出现一条纵沟,管腔面相应出现两条纵嵴。胚胎第 5~6 周时,纵沟加深,纵嵴越来越接近,最后融合成隔,将前肠分为两个管道,腹侧形成气管,背侧形成食管。原始食管由管内上皮细胞增殖管腔暂时闭塞,稍后在实质组织中出现许多空泡,互相融合使管腔再行贯通,成空心管。若食管某一部分未出现空泡或空泡不融合,就可形成食管闭锁;若前肠分隔的过程中发育出现紊乱,如两条纵沟某处不会合或斜向回合,或者分隔延迟,都将形成食管与气管之间的不同形态的瘘管。

【分型】

目前对食管闭锁及食管气管瘘有多种不同分类方法,应用最为广泛的是 Gross 分类。

Ⅰ型:食管上下段均闭锁,无食管气管瘘,两食管盲袋间距离不等。此型占 3%~9.5%。

Ⅱ型:食管上段有瘘管与气管相通,下段形成盲袋,两段食管间距较远。此型占 0.5%~1%。

Ⅲ型:食管上段为盲袋,下段有瘘管与气管相通。此型占 85%~90%。两段食管间距离超过 2cm 者称 a 型,距离不到 2cm 者称 b 型。

Ⅳ型:食管上下段分别与气管相通。此型占 0.7%~1%。

Ⅴ型:无食管闭锁,但有瘘管与气管相通,又称"H"形瘘。此型占 2%~6%。

【病理生理】

由于存在畸形,胎儿不能正常吞咽羊水,从而造成羊水过多,间接导致胎儿早产。且羊水不能进入胎儿消化道,羊水中营养物质不能被胎儿吸收,导致胎儿宫内发育落后。此外,正常循环于呼吸道的羊水可能经食管气管瘘进入食管,消除了羊水对气管、支气管的支持效应,从而造成气管软化。部分畸形由于食管上段存在盲端,新生儿不能吞咽所分泌的唾液及喂入的食物,若溢出至呼吸道,易引起吸入性肺炎。

【临床表现】

患儿自出生后,由于唾液等口腔内分泌物不能经食管吞入胃肠内,常从口鼻内溢出,频繁口吐白沫,有时发生咳嗽、气促和发绀。首次喂奶或喂水时咽下几口后即出现呕吐,同时有发绀及呼吸困难表现,此为食管闭锁患儿的典型症状。此后每次喂奶后反复出现此症状。远端气管食管瘘患儿因大量空气经瘘管进入胃内,腹部显著膨胀。并发肺炎者,双肺听诊闻及湿啰音。有 50% 以上的食管闭锁患儿合并有一处或多处先天性畸形,如心脏畸形、泌尿系畸形、骨骼畸形、肛门直肠畸形、生殖系畸形等。

【诊断】

1. 产前诊断　产前 B 超检查的影像学特征是:羊水过多、胎儿胃泡影消失及食管上端明显扩张。

2. 试插胃管　从鼻孔或口腔插入 6~8 号胃管,若食管通畅,则胃管很容易插入胃内;若食管闭锁,则插入 10cm 后受阻折回,但因注意胃管蜷曲在食管盲袋内而造成已进入胃内的假象。检查有无瘘管时,将胃管外端置于水盆内,上下移动胃管,若盆内冒出水泡说明有食管气管瘘。

3. X 线检查　插胃管后行 X 线平片检查,若存在食管闭锁,可见胃管在食管盲端内打圈。为进一步明确,可由胃管注入 1~2ml 造影剂,造影后立即将造影剂吸净,以防反流引起窒息。X 线平片上是否有胃肠充气影也是一个重要征象。结合是否有造影剂进入气道,可判断食管闭锁分型。Ⅰ型:无造影剂进入气道,胃肠内无气体;Ⅱ型:有造影剂进入气道,胃肠内无气体;Ⅲ型:无造影剂进入气道,胃肠内有气体;Ⅳ型和Ⅴ型:有造影剂进入气道,胃肠内也有气体。

【治疗】

手术是唯一有效的治疗方式。根据患儿一般状况,制订个体化手术方案。Ⅰ、Ⅱ型食管闭锁,食管两盲端距离远,常选择 Puri 提出的早期行食管造口、胃造口术,后期再行结肠、回肠或胃代食术。也有学者主张先行胃造口术,2~3 周评估一次食管两盲端距离,若允许则行延期食管吻合术,否则立即行食管替代术或暂行食管造口术,后期再行食管替代术。Ⅲ、Ⅳ型食管闭锁,食管两盲端距离较近,多行Ⅰ期瘘管结扎、食管吻合术。Ⅴ型食管闭锁一旦确诊,即可行瘘管结扎术。

术后处理 NICU 监护,呼吸机辅助呼吸,注意呼吸道及口腔吸引,保持呼吸道通畅,完全胃肠外营养,维持水、电解质和酸碱平衡。术后 5~7 天行食管造影,如无吻合口瘘可开奶;若存在吻合口狭窄,14 天后行食管扩张术。

【预后】

目前国内总手术治愈率达 80%~90%,远期随访发现肺功能异常发生率较高,主要继发于胃食管反流,反复发生吸入所致。

二、先天性肥厚性幽门狭窄

先天性肥厚性幽门狭窄是新生儿常见的消化道畸形,是由于幽门环肌肥厚,使幽门管腔狭窄,发生上消化道不全梗阻。本病在不同国家、不同地区的发病率不同。国外发病率较高,1.5‰~4.0‰,国内稍低,0.3‰~1.0‰。男性发病率高于女性。

【病因】

目前对本病病因尚无统一定论。多数学者认为可能与遗传因素、神经细胞发育不良、胃肠激素紊乱及环境因素有关。

【病理】

主要病理改变为幽门肌全层增生,以环形肌更为显著。幽门明显增大呈橄榄形,颜色苍白而光滑,质地坚如软骨。肿块随日龄而逐渐增大。肥厚的肌层将黏膜向内推压,形成皱褶,致使管腔狭小。肥厚的肌层向正常胃壁移行,终止于十二指肠始端,因胃强烈的蠕动使幽门管部分被推入十二指肠,但分界明显。幽门管腔狭窄可造成食物潴留,导致黏膜充血、水肿,甚至形成糜烂、溃疡。

【临床表现】

典型症状和体征为呕吐、胃蠕动波和右上腹肿块。

1. 呕吐　为本病主要症状,也是首发症状。一般在生后 3~6 周出现呕吐,少数于生后 1 周发病,也有迟至出生后 2~3 个月发病者。起病隐匿,开始为溢乳,逐日加重呈喷射性呕吐,呕吐内容物为乳汁及胃液,或呈凝块,不含胆汁,少数患儿因呕吐频繁使胃黏膜毛细血管破裂出血,呕吐物呈咖啡色或带血。虽然呕吐频繁,但患儿食欲旺盛,呕吐后即饥饿欲食。呕吐严重者,致使大便次数减少,尿少。

2. 胃蠕动波　约 95% 患儿于上腹部可见胃蠕动波,从左季肋下向右上腹部移动,到幽门即消失。在喂奶时或呕吐前容易见到,轻拍上腹部常可引出。

3. 腹部肿块　为本病特有体征,具有诊断意义,患儿在右季肋下腹直肌外缘处可触到橄榄大小的肿块,表面光滑,质地如软骨,稍活动。

4. 黄疸　2%~8% 患儿伴有黄疸,为间接胆红素增高,手术后数日即消失。原因与饥饿、脱水和肝功能不成熟、葡萄糖醛酸基转移酶活性不足以及大便排出延迟增加胆红素肝肠循环有关。

5. 消瘦、脱水及电解质紊乱 由于呕吐进行性加重,营养物质及水摄入不足,患儿初起体重不增,之后进行性下降,逐渐消瘦,出现营养不良、脱水及低氯性碱中毒等。若脱水严重,则导致缺氧、高乳酸血症、低钾血症;肾功能损害时,酸性代谢产物潴留,可合并代谢性酸中毒。

【诊断】

1. 根据典型的呕吐病史、胃蠕动波和腹部扪及幽门肿块,可明确诊断。

2. 如未能触及肿块,可行胃肠造影或超声检查帮助明确诊断。

3. 行钡剂检查典型的影像表现为:①胃蠕动增强,钡剂通过幽门管时间延长,严重时2~3小时或之后仍有钡剂潴留于胃内;②鸟嘴征:由于幽门管狭窄,钡剂在幽门前区形成尖端指向十二指肠的鸟嘴样突出;③线样征及双轨征:钡剂通过细长的幽门管常呈凹面向上的弧形弯曲,呈单一细条样,即线样征,偶尔由于黏膜皱襞所致,可见两条平行线影,中间可见一条透亮带即双轨征;④肩样征:肥厚的幽门肌性肿块压迫胃窦远端,胃窦近端小弯侧向上翘起成角,形如肩状;⑤蕈伞征:系肥厚的幽门环形肌于十二指肠球部基底形成的弧形压迹。腹部B超可见幽门管延长,幽门壁增厚,诊断率高。

【治疗】

1. 非手术治疗 对诊断未确定,症状轻微或发病较晚的病例,无外科手术条件或因并发其他疾病暂不能手术以及家长拒绝手术治疗时,可采用内科治疗。阿托品是胆碱能受体阻断药,有较强的抗毒蕈碱作用,通过松弛平滑肌减少胃肠道的蠕动性收缩,从而改善症状。

2. 手术治疗 术前积极纠正脱水及电解质紊乱,改善全身情况。幽门环肌切开术为治疗幽门狭窄的标准手术方法。近年来随着腹腔镜技术的提高及设备的改进,应用腹腔镜治疗先天性肥厚性幽门狭窄逐渐开展起来,手术创伤小,术后恢复快,并发症少。

三、先天性肠闭锁和狭窄

先天性肠闭锁和狭窄(congenital intestinal atresia and stenosis)是指从十二指肠到直肠之间发生的肠道先天性闭塞和变窄,是新生儿期常见的消化道梗阻畸形。闭锁多于狭窄,男性略多于女性。肠闭锁发生率约1/4 000~1/2 500,肠狭窄发病率约为肠闭锁的1/20~1/19。以前该病死亡率较高,近年来,随着手术技术的改进、术后营养支持、围术期管理水平和麻醉技术的提高,存活率已显著提高。

【病因】

先天性肠闭锁及肠狭窄的确切病因至今尚未完全清楚。部分学者认为可能与胚胎期消化道和全身发育缺陷有关。也有学者认为本病与胚胎期某段小肠血运障碍,使肠管发生坏死或萎缩,形成肠闭锁与狭窄。还有人认为,胎儿期炎症如胎粪性腹膜炎、NEC等致肠坏死、穿孔为闭锁的原因。

【病理和分型】

根据病变部位分为十二指肠、小肠、结肠闭锁和狭窄。有的闭锁两端的肠管保持连续性,肠腔内有一个隔膜,将肠管阻断形成闭锁,多见于十二指肠及空肠;有的闭锁两端均为盲端,其间有一条纤维索带连接;也有一些闭锁两盲端完全分离,无纤维索带相连。少数十二指肠闭锁隔膜脱垂到远端肠腔,形如"风袋"。

【临床表现】

1. **呕吐**　闭锁部位愈高,呕吐出现时间愈早且频繁。高位肠闭锁(十二指肠闭锁)生后第一次喂奶即发生呕吐,呕吐物为胃及十二指肠分泌液,含有胆汁。开始喂奶后反复小量呕吐,以后每次喂奶后吐量增多,逐渐加重和频繁,呈持续性反复呕吐,少数病例梗阻在壶腹部近端,呕吐物可不含胆汁。低位肠闭锁(空肠、回肠和结肠闭锁)常在第 1 天末或第 2 天才呕吐,呕吐量多,呕吐物呈粪便样,带臭味,呕吐的次数及程度呈进行性加重。

2. **腹部情况**　高位肠闭锁腹胀限于上腹部,下腹部凹陷,并可见由左向右的胃蠕动波,无肿物可触及,呕吐后腹胀常减轻。低位肠闭锁生后全腹均发胀,呕吐后腹胀也不减轻,可见肠型,肠鸣音亢进,叩诊为鼓音,肝浊音界上升。如伴发肠穿孔时腹胀加重,可见腹壁静脉怒张。

3. **排便情况**　生后多无正常胎粪排出,仅排出少量灰白或青灰色胶冻样便,为肠黏膜的分泌物和脱落细胞混合组成。有少数患儿,在妊娠后期胎粪已形成,因血运障碍而造成的肠闭锁,可排出少量绿色胎粪,以后无移行便排出。

4. **一般情况**　早期一般症状良好,晚期由于呕吐频繁,很快出现消瘦、脱水和电解质紊乱,常继发吸入性肺炎。

【诊断】

生后出现持续性、胆汁性呕吐和无正常胎粪排出病史,伴有腹胀,并呈进行性加重。腹部 X 线平片在诊断上很有价值。十二指肠闭锁腹部立位片可见"双泡征";高位空肠闭锁 X 线平片显示上腹部宽大的胃部液平面和 3~4 个扩张的十二指肠、空肠液平,其余部位无气体影;低位闭锁则可见多个扩大肠段和液平面,其余肠段及结肠不充气。可疑病例可做钡剂造影协助诊断。

【治疗】

手术是唯一有效的治疗方法。一旦确诊应立即胃肠减压,根据闭锁类型的不同选择不同术式。常用的为肠切除吻合术、端侧吻合术,低位闭锁、全身状况差者,可将远近端肠管造瘘,择期行肠吻合。

四、肠旋转不良

肠旋转不良也是较常见的消化道畸形,发病率约 1/5 000,男性多于女性。

【病因和病理】

胚胎时期的中肠演变成十二指肠、空肠、回肠、盲肠、阑尾、升结肠和横结肠的右半部分。在中肠扭转和系膜固定过程中,若发生变化或停顿,则可造成一系列的肠旋转不良。当肠旋转不良时,从盲肠和升结肠出发的腹膜系带压迫十二指肠引起梗阻。在肠旋转不良时,小肠系膜不能正常覆着于后腹壁,而在肠系膜上动脉根部有狭窄的固定,使得小肠全部游离,小肠易环绕肠系膜根部发生扭转。有时空肠第一段被腹膜系带牵缠,空肠受压屈曲造成梗阻。

【临床表现】

肠旋转不良任何年龄均可发病,60%~70% 病例在新生儿期出现症状,在 1 岁前出现症状者占 90%。年长儿症状不典型,常被延误诊断。少数患者可终身无症状。

患儿出生后 24 小时内均有正常胎粪排出,起初喂奶经过多良好,一般在生后 3~5 天喂养后不久出现呕吐。呕吐物含有大量胆汁,每日至少 3~6 次。严重时可有脱水和消瘦。由于十二指肠梗阻为不完全性或间歇性发作,故发病后症状仍可暂时好转,但之后反复发作。腹部体征多不典型,个别病例偶然可以见到上腹部从左到右的胃蠕动波。一些患儿由于中肠扭转出现绞窄性肠梗阻,呕吐频繁,呕吐物中可含有血性物,亦可排出血性便,腹部呈现弥漫性膨胀、压痛和腹肌紧张,并出现休克症状,如肠管发生扭转坏死及穿孔则腹部红肿发亮并可出现坏死瘀斑,迅速进入感染中毒性休克期,死亡率极高。

【诊断】

1. 腹部立位 X 线平片　X 线片显示胃和十二指肠扩张,下腹部之后少数气影或一片空白致密影,可见液平面。

2. 消化道造影　是放射学诊断肠旋转不良和肠扭转的金标准。显示异常的十二指肠外形,十二指肠球部明显扩张,钡剂通过受阻或减慢。当伴有肠扭转时,十二指肠处呈"螺旋状"。

3. 钡灌肠　显示盲肠位置异常,位于中上腹或右上腹,大部分结肠位于左腹部。

【治疗】

肠旋转不良因急诊手术,一般采取 Ladd 术式。根据不同情况进行粘连松懈、肠扭转复位及切除坏死肠段。

五、先天性巨结肠

先天性巨结肠(megacolon)又称赫什朋病(Hirschsprung's disease)和无神经节细胞症(aganglionosis),是由于直肠或结肠远端无神经节细胞而发生的痉挛性收缩,从而丧失蠕动和排便功能。发病率为 1/5 000~1/2 000。

【病因】

目前认为巨结肠是由遗传和环境因素的联合作用导致,为多基因或多因素遗传病。

【病理】

先天性巨结肠受累肠段可以见到典型的狭窄段、扩张段和移行段,狭窄段位于扩张段远端,移行段是狭窄段和扩张段的过渡形态。主要病理改变为肠壁神经节细胞减少或缺如。依据痉挛段的长度将巨结肠分为普遍型(常见型)、短段型、长段型、全结肠型、全肠无神经节细胞症。

【临床表现】

1. 不排胎便或胎便排出延迟　正常足月新生儿 98% 于出生后 24 小时内排出黑色黏稠胎粪,其余在 48 小时内排胎便。约 90% 巨结肠患儿生后 24 小时内无胎粪排出。由于胎粪不能排出,患儿发生不同程度的梗阻症状,经过洗肠缓解后,数日后再次复发,且便秘呈进行性加重,腹部逐渐膨隆,常伴有肠鸣音亢进。患儿也可能出现腹泻,或腹泻、便秘交替。

2. 腹胀　患儿都有程度不同的腹胀,呈进行性加重。严重的腹胀可导致膈肌上升,影响呼吸。

【诊断】

1. 临床表现　生后胎粪排出延迟,继而出现顽固性便秘和腹胀,肛门指诊有空虚感,灌肠后缓解,但症状又反复出现。

2. X 线检查　新生儿腹部立位平片是简单易行的初步检查方式,多显示低位结肠梗阻,肠腔普遍扩张胀气,有多数液平面及呈弧形扩张的肠袢,直肠不充气。钡灌造影检查为主要的诊断方法。可见直肠、乙状结肠远端细窄,结肠壁的结肠袋形消失,变平直,无蠕动。乙状结肠近端及降结肠明显扩张,肠腔扩大,袋形消失,蠕动减弱。24小时后再观察,结肠内仍有较多的钡剂残留。

3. 直肠活检　距肛门4cm以上取直肠壁肌层,检查有无神经节细胞。或取直肠黏膜组织,用乙酰胆碱酯酶染色法检查乙酰胆碱酯酶神经节纤维。

4. 直肠肛门测压　巨结肠患儿当直肠内压力增高时,肛门括约肌不出现松弛反射。

【治疗】

1. 一般治疗　适用于轻症、尚未确诊、并发感染或全身情况较差者。主要是维持营养及水电解质平衡,使能正常发育。可刺激肛门直肠或反复灌肠维持排便。给予抗生素预防感染。可采用特别的扩张器,每日扩张痉挛狭窄肠段一次,待小儿3个月~1岁再作根治手术。

2. 结肠造瘘术　为过渡性治疗措施,适用于灌肠不能缓解症状者、全结肠型者、特殊类型巨结肠等。

3. 根治手术　将病变肠段切除后将近端结肠拖出与肛管吻合。

六、先天性肛门直肠畸形

先天性肛门直肠畸形(congenital anorectal malformation)占消化道畸形第一位,发病率在1/5 000~1/1 500。肛门直肠畸形病理改变复杂,不仅肛门直肠本身发育缺陷,肛门周围及盆底肌肉、内括约肌以及周围的神经系统均有发育异常;并可同时伴发其他系统畸形,如心血管系统、泌尿系统、骨骼系统及生殖系统等。

【病因】

病因尚不清楚。目前认为是遗传因素和环境因素共同作用的结果。可能与妊娠期,尤其是妊娠早期受不良因素影响,导致胚胎发育过程异常,从而致畸。胚胎发育障碍发生的时间越早,所致畸形的位置越高,越复杂。

【临床表现】

先天性肛门直肠畸形种类不同,临床症状不同。

完全性肛门闭锁为会阴处无肛门,生后24小时不排胎便,逐渐出现腹胀伴呕吐,可有粪样呕吐。高位畸形为正常肛穴处无肛门,哭闹时凹陷不向外膨出,刺激皮肤无收缩,常伴脊柱和上部尿路畸形,多伴有瘘管,男孩可有直肠与膀胱或尿道瘘,尿浑浊且有粪便,尿道口有排气,可反复发生尿道炎、阴茎炎和上行尿路感染。女孩可伴有阴道瘘,粪便从阴道外口流出,易发生泌尿生殖道感染。中间位畸形肛门外观与高位畸形相似,女孩直肠前庭瘘多于阴道瘘,瘘口较大者早期可正常排便,随年龄增大则出现排便困难。低位畸形为正常肛穴处无肛门,患儿哭闹时凹陷处向外膨出,刺激肛周肌肉有明显收缩。有的肛门正常,但位置靠前,称会阴前肛门,临床上无症状。

绝大多数肛门直肠畸形伴有其他系统畸形,如泌尿系统畸形、脊柱畸形、心脏及大血管畸形等,有时也可伴发食管闭锁、肠闭锁、肠旋转不良等。

【诊断】

根据肛门外形、是否合并瘘管及瘘管位置,有无泌尿系统畸形、脊椎畸形及其他器官畸形存在,一般诊断不难。而X线检查可测定闭锁的高度,必要时行瘘管造影检查。B超检查不受时间限制,安全简便,测量数据可靠,误差较 X 线小。CT 和 MRI 检查可做到准确诊断,了解瘘管走行及瘘口位置。MRI 还能明确是否存在其他器官畸形。

【治疗】

低位畸形无排便功能障碍、无狭窄者,不需治疗。无瘘或者有细小瘘孔不能通畅排便者,应于生后立即手术。瘘口较大,生后排便通畅者,可延迟至婴儿期手术。肛门或直肠下段轻度狭窄,一般采用扩张术多能恢复正常功能,扩肛持续约需 6 个月。低位肛门直肠畸形有瘘、无瘘以及女婴伴直肠前庭瘘应行会阴部肛门成形术。高中位畸形因直肠盲端位于括约肌复合体之上方,可先行结肠造瘘术,二期行直肠肛门成形术或一期行会阴肛门成形术。中位无肛如直肠尿道瘘、直肠阴道瘘等可行骶会阴成形术;高位无肛合并直肠膀胱瘘、高位阴道瘘等需行腹 - 骶会阴肛门成形术。为防止肛门成形术后瘢痕狭窄,术后必须坚持扩肛 1 年。

(封志纯)

第十章　新生儿高胆红素血症

第一节　新生儿胆红素代谢

新生儿黄疸（neonatal jaundice）是因胆红素在体内积聚引起的皮肤或其他器官黄染，是新生儿期最常见的临床问题，超过80%的正常新生儿在生后早期可出现皮肤黄染；新生儿血清总胆红素（total serum bilirubin，TSB）超过5~7mg/dl（成人超过2mg/dl）可出现肉眼可见的黄疸。未结合胆红素增高是新生儿黄疸最常见的表现类型，重者可引起胆红素脑病，造成神经系统永久性损害，甚至死亡。

【胎儿和新生儿胆红素代谢】

在胎儿期，肝脏功能相对不活跃，胎儿红细胞破坏后所产生的胆红素主要由母亲肝脏处理。如胎儿红细胞破坏过度，母亲肝脏不能完全处理所有的胆红素，脐带和羊水可被黄染，如骨髓和髓外造血不能满足需要时，可出现胎儿贫血。胎儿肝脏也能处理少量胆红素，但当胎儿溶血而肝脏处理胆红素能力尚未成熟时，新生儿脐血中也可以检测到相对较高水平的胆红素。

在新生儿期，多数胆红素来源于衰老红细胞。红细胞经网状内皮系统破坏后所产生的血红素约占75%，其他来源的血红素包括肝脏、骨髓中红细胞前体和其他组织中的含血红素蛋白，约占25%。血红素在血红素加氧酶（hemo oxygenase）作用下转变为胆绿素，后者在胆绿素还原酶（biliverdin reductase）作用下转变为胆红素，在血红素转变为胆绿素的过程中产生内源性的一氧化碳（CO），可通过呼出气 CO 的产量来评估胆红素的产生速率。1g 血红蛋白可产生 34mg（约 600μmol）未结合胆红素（图 10-1）。

胆红素的转运、肝脏摄取和处理：血中未结合胆红素多数与白蛋白联结，以复合物形式转运至肝脏。未结合胆红素与白蛋白联结后一般是"无毒害的"，即不易进入中枢神经系统。但是，游离状态的未结合胆红素呈脂溶性，其水平过高时能够通过血脑屏障，进入中枢神经系统，引起胆红素脑病。某些情况下，如低血白蛋白水平、窒息、酸中毒、感染、低血糖和早产儿等，可显著降低胆红素与白蛋白联结率；游离脂肪酸、静脉用脂肪乳剂和某些药物，如磺胺、头孢类抗生素、利尿剂等也可竞争性影响胆红素与白蛋白的联结。胆红素进入肝脏后被肝细胞的受体蛋白（Y和Z蛋白，一种细胞内的转运蛋白）摄取后转运至光

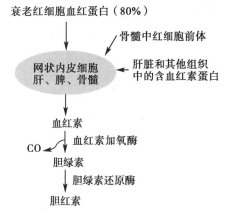

图 10-1　新生儿胆红素的生成途径

面内质网，通过尿苷二磷酸葡萄糖醛酸基转移酶（UDPGT）的催化，与葡萄糖醛酸结合（每一分子胆红素结合二分子葡萄糖醛酸），形成水溶性的结合胆红素（conjugated bilirubin），后者经胆汁排泄至肠道。肠道内胆红素通过细菌作用被还原为粪胆素原（stercobilinogen）后随粪便排出；部分排入肠道内的结合胆红素可被肠道 β- 葡萄糖醛酸酐酶水解，或在碱性环境中直接与葡萄糖醛酸分离成为未结合胆红素，后者可通过肠壁经门静脉重吸收到肝脏再行处理，形成肠肝循环；在某些情况下，如早产儿、肠梗阻等，肠肝循环可显著增加血胆红素水平。

【新生儿胆红素代谢特点】

新生儿期容易发生高胆红素血症，与胆红素代谢特点相关，主要有：

1. 胆红素生成过多　新生儿每日生成的胆红素为 8.8mg/kg，明显高于成人的 3.8mg/kg。原因是：胎儿血氧分压低，红细胞数量代偿性增加，出生后血氧分压升高，过多的红细胞破坏；新生儿红细胞寿命相对短，早产儿低于 70 天，足月儿约 80 天，成人则 120 天，且血红蛋白的分解速度是成人的 2 倍；肝脏和其他组织中的血红素及骨髓红细胞前体较多，其比例在足月儿和早产儿分别为 20%~25% 和 30%，而在成人仅占 15%。

2. 血浆白蛋白联结胆红素能力不足　刚娩出的新生儿常有不同程度的酸中毒，可减少胆红素与白蛋白联结；早产儿胎龄越小，白蛋白含量越低，其联结胆红素的量也越少。

3. 肝细胞处理胆红素能力差　未结合胆红素（unconjugated bilirubin）进入肝细胞后，被 Y 蛋白和 Z 蛋白摄取；而新生儿出生时肝细胞内 Y 蛋白含量极微（生后 5~10 天达正常），UDPGT 含量也低（生后 1 周接近正常）且活性差（仅为正常的 0~30%），因此，生成结合胆红素的量较少；出生时肝细胞将结合胆红素排泄到肠道的能力暂时低下，早产儿更为明显，可出现暂时性肝内胆汁淤积。

4. 肠肝循环特点　在新生儿，肠蠕动性差和肠道菌群尚未完全建立，而肠腔内 β- 葡萄糖醛酸酐酶活性相对较高，可将结合胆红素转变成未结合胆红素，再通过肠道重吸收，导致肠肝循环（enterohepatic circulation）增加，血胆红素水平增高。此外，胎粪含胆红素较多，如排泄延迟，也可使胆红素重吸收增加。

当饥饿、缺氧、脱水、酸中毒、头颅血肿或颅内出血时，更易出现黄疸或使原有黄疸加重。

【新生儿适度胆红素水平的益处及高胆红素血症的危害】

胆红素增高是新生儿期的常见现象，超过 2/3 足月儿或晚期早产儿在生后早期可出现

黄疸,而过高的血清胆红素水平,尤其是当新生儿存在高危因素时,可引起胆红素脑损伤,但生后早期的生理性黄疸对机体可能是有益的。研究显示,当以不同的抗氧化剂加入脂质过氧化的体系中,胆红素显示出最强的抗氧化作用,且与加入的胆红素剂量成正比。这些结果提示,胆红素是生理性的抗氧化剂,适度的生后黄疸可能对机体有利。研究也提示,在极低或超低体重儿,在进行光疗对胆红素进行干预时,应该考虑到治疗的益处及潜在的治疗风险之间的平衡。因此,针对新生儿胆红素代谢特点,在处理新生儿高胆红素血症时,要避免不必要的干预或干预不及时这两种极端情况。

(杜立中)

第二节　新生儿高胆红素血症

新生儿高胆红素血症(neonatal hyperbilirubinemia)多由血清未结合胆红素增高所致。因胆红素在体内积聚引起的皮肤或其他器官黄染,是新生儿期最常见的临床问题。异常增高的血清未结合胆红素可引起中枢神经系统的损害,出现胆红素脑病,这种损害可以是永久性的,甚至导致死亡。

【新生儿高胆红素血症分类】

传统基于单个血清胆红素值而确定的所谓"生理性或病理性黄疸"的观点已受到了挑战。根据临床实际,目前较被接受的高胆红素血症风险评估方法是采用日龄(表 10-1)或小时龄胆红素值分区曲线,又称 Bhutani 曲线(图 10-2);根据不同胎龄和生后小时龄、是否存在高危因素来评估和判断某一时刻的胆红素水平是否属于正常或安全,以及是否需要治疗干预(图 10-3)。所谓高危因素指临床上常与重症高胆红素血症并存的因素,高危因素越多则重度高胆红素血症机会也越多,发生胆红素脑病机会也愈大;新生儿溶血、头颅血肿、皮下淤血、窒息、缺氧、酸中毒、败血症、高热、低体温、低蛋白血症、低血糖等即属于高危因素。

表 10-1　全国 875 例足月新生儿检测 7 天内胆红素百分位值(μmol/L)

	第1日	第2日	第3日	第4日	第5日	第6日	第7日
50th	77.29	123.29	160.91	183.82	195.28	180.74	163.98
75th	95.41	146.71	187.42	217.51	227.43	226.74	200.75
95th	125.17	181.60	233.75	275.31	286.42	267.44	264.19

(引自:丁国芳,张苏平,姚丹,等.我国部分地区正常新生儿黄疸的流行病学调查.中华儿科杂志,2000:38(10):624)

1. 生理性黄疸(physiological jaundice)　也可称为非病理性高胆红素血症(non-pathologic hyperbilirubinemia)。初生时胆红素产量大于胆红素排泄量,在我国几乎所有足月新生儿在生后早期都会出现不同程度的暂时性血清胆红素增高。表 10-1 显示了我国足月新生儿出生第 1 日至第 7 日血清总胆红素水平。

生理性黄疸特点为:①一般情况良好;②足月儿生后 2~3 天出现黄疸,4~5 天达高峰,

5~7 天消退,最迟不超过 2 周;早产儿黄疸多于生后 3~5 天出现,5~7 天达高峰,7~9 天消退,最长可延迟到 3~4 周;③每日血清胆红素升高 <85μmol/L(5mg/dl)或每小时 <0.5mg/dl;④血清总胆红素值尚未超过小时胆红素曲线(Bhutani 曲线)的第 95 百分位数,或未达到相应日龄、胎龄及相应危险因素下的光疗干预标准(图 10-3)。生理性黄疸是排除性诊断。

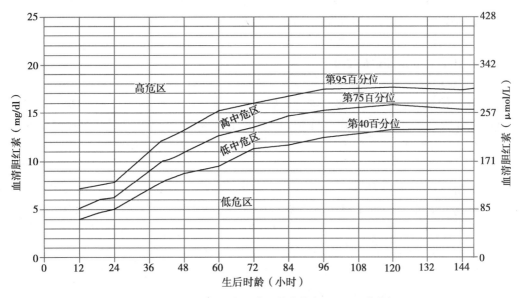

图 10-2　小时胆红素风险评估曲线(Bhutani 曲线)

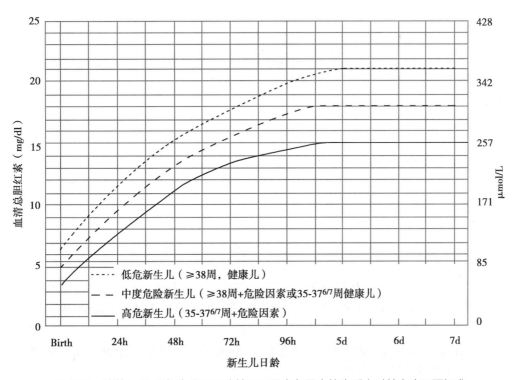

图 10-3　胎龄 >35 周新生儿不同胎龄及不同高危因素的生后小时龄光疗干预标准

2. 病理性黄疸（pathologic jaundice）　病理性黄疸相对生理性黄疸而言是血清胆红素水平异常增高或胆红素增高性质的改变，某些增高是属于生理性黄疸的延续或加深，而更重要的是要积极寻找引起其增高的原发病因，及时干预，预防胆红素脑病的发生。出现下列任一项情况应该考虑病理性黄疸：①生后 24 小时内出现黄疸；②血清总胆红素值已达到相应日龄及相应危险因素下的光疗干预标准（图 10-3），或超过小时胆红素风险曲线的第 95 百分位数（图 10-2）；或胆红素每日上升超过 85μmol/L（5mg/dl）、每小时 >0.5mg/dl；③黄疸持续时间长，足月儿 >2 周，早产儿 >4 周；④黄疸退而复现；⑤血清结合胆红素 >34μmol/L（2mg/dl）。

【新生儿高胆红素血症病因】

病理性黄疸根据其发病原因分为三类。

1. 胆红素生成过多　因过多红细胞的破坏及肠肝循环增加，使胆红素增多。

（1）红细胞增多症：即静脉血红细胞 $>6 \times 10^{12}$/L，血红蛋白 >220g/L，血细胞比容 >65%。常见于母 - 胎或胎 - 胎间输血、脐带结扎延迟、宫内生长受限（慢性缺氧）及糖尿病母亲所生婴儿等。

（2）血管外溶血：如较大的头颅血肿、皮下血肿、颅内出血、肺出血和其他部位出血。

（3）同族免疫性溶血：见于血型不合如 ABO 或 Rh 血型不合等，我国 ABO 溶血病多见。

（4）感染：细菌、病毒、螺旋体、衣原体、支原体和原虫等引起的重症感染皆可致溶血，以金黄色葡萄球菌、大肠埃希菌引起的败血症多见。

（5）肠肝循环增加：先天性肠道闭锁、先天性幽门肥厚、巨结肠、饥饿和喂养延迟等均可使胎粪排泄延迟，使胆红素重吸收增加。

（6）母乳喂养与黄疸：母乳喂养相关性黄疸（breast feeding-associated jaundice）指母乳喂养的新生儿在生后 1 周内，由于生后数天内热卡和奶量摄入不足、排便延迟等，使血清胆红素升高，几乎 2/3 母乳喂养的新生儿可出现这种黄疸现象，患儿可同时有明显的生理性体重下降及血钠增高，提示喂奶量不足，可通过增加母乳喂养量和频率而使黄疸得到缓解，母乳不足时可以添加配方奶。该类黄疸不是母乳喂养的禁忌。

母乳性黄疸（breast milk jaundice）是指母乳喂养的新生儿在生后 1~3 个月内仍有黄疸，表现为非溶血性高未结合胆红素血症，其诊断常是排除性的。母乳性黄疸的确切机制仍不完全清楚，研究表明部分母亲母乳中的 β- 葡萄糖醛酸酐酶水平较高，可在肠道通过增加肠葡萄糖醛酸与胆红素的分离，使未结合胆红素被肠道再吸收，从而增加了肝脏处理胆红素的负担，也有研究提示与肝脏 UGT 酶基因多态性有关。母乳性黄疸一般不需任何治疗，停喂母乳 24~48 小时，黄疸可明显减轻，但一般可以不停母乳，当胆红素水平达到光疗标准时应给以干预。

（7）红细胞酶缺陷：葡萄糖 -6- 磷酸脱氢酶（G-6-PD）、丙酮酸激酶和己糖激酶缺陷均可影响红细胞正常代谢，使红细胞膜僵硬，变形能力减弱，滞留和破坏于网状内皮系统。

（8）红细胞形态异常：遗传性球形红细胞增多症、遗传性椭圆形细胞增多症、遗传性口形红细胞增多症、婴儿固缩红细胞增多症等均由于红细胞膜结构异常使红细胞在脾脏破坏增加。

（9）血红蛋白病：α 地中海贫血，血红蛋白 F-Poole 和血红蛋白 Hasharon 等，由于血红蛋白肽链数量和质量缺陷而引起溶血。

（10）其他：维生素 E 缺乏和低锌血症等，使细胞膜结构改变导致溶血。

2. 肝脏胆红素代谢障碍　由于肝细胞摄取和结合胆红素的功能低下,使血清未结合胆红素升高。

(1)缺氧和感染:如窒息、心力衰竭和各种感染等,均可抑制肝脏 UDPGT 的活性。

(2)Crigler-Najjar 综合征:即先天性 UDPGT 缺乏。Ⅰ型属常染色体隐性遗传,酶完全缺乏,酶诱导剂,如苯巴比妥治疗无效。生后数年内需长期光疗,以降低血清胆红素和预防胆红素脑病;该病临床罕见,患儿很难存活,肝脏移植可以使 UDPGT 酶活性达到要求。Ⅱ型多属常染色体显性遗传,酶活性低下,发病率较Ⅰ型高;酶诱导剂,如苯巴比妥治疗有效。

(3)Gilbert 综合征:是一种慢性的、良性高未结合胆红素增高血症,属常染色体显性遗传。是由于肝细胞摄取胆红素功能障碍和肝脏 UDPGT 活性降低所致。其 UDPGT 酶活性降低的机制是在基因起动子区域 TA 重复增加,而在我国人群常见是基因外显子 G71R 突变,导致酶的活力降低。Gilbert 综合征症状轻,通常于青春期才有表现;在新生儿期由于该酶活力降低,致肝细胞结合胆红素功能障碍而表现为高胆红素血症。当 *UDPGT* 基因突变和 G-6-PD 缺乏、ABO 血型不符等同时存在时,高胆红素血症常更为明显。

(4)Lucey-Driscoll 综合征:即家族性暂时性新生儿黄疸。某些新生儿在生后 48 小时内表现为严重的高未结合胆红素血症,其原因为妊娠后期孕妇血清中存在一种性质尚未明确的葡萄糖醛酸转移酶抑制物,使新生儿肝脏 UDPGT 酶活性被抑制。本病有家族史,新生儿早期黄疸重,2~3 周自然消退。

(5)药物:某些药物如磺胺、水杨酸盐、VitK$_3$、吲哚美辛、毛花苷 C 等,可与胆红素竞争 Y、Z 蛋白的结合位点,影响胆红素的转运而使黄疸加重。

(6)先天性甲状腺功能减退症:甲状腺功能减退时,肝脏 UDPGT 活性降低并可持续数周致数月。甲状腺功能减退时还可以影响肝脏胆红素的摄取和转运,经甲状腺素治疗后,黄疸常明显缓解。

(7)其他:脑垂体功能低下和唐氏综合征等常伴有血胆红素升高或生理性黄疸消退延迟。

3. 胆汁排泄障碍　详见本章第七节新生儿高结合胆红素血症。

(杜立中)

第三节　新生儿胆红素脑病

胆红素脑病(bilirubin encephalopathy)是指未结合胆红素水平过高,透过血脑屏障,造成中枢神经系统损伤和功能障碍,是高胆红素血症最严重的并发症,如不及时干预,可造成永久性损害。主要见于血清总胆红素(TSB)>20mg/dl(342μmol/L)和 / 或每小时上升速度 >0.5mg/dl(8.5μmol/L),低出生体重儿在 10~14mg/dl(171~239μmol/L)也可发生,多于生后 4~7 天出现症状。未结合胆红素进入中枢后常造成基底神经节、海马、下丘脑神经核和小脑神经元坏死,尸体解剖可见相应的神经核黄染,故又称为核黄疸(kernicterus)。在发达国家,核黄疸已极为罕见,但在我国,由于缺乏普遍的新生儿胆红素筛查和系统随访,新生儿胆红素脑病及后期的核黄疸并不罕见。

【定义】

对核黄疸和胆红素脑病的相关定义目前主要参考美国儿科学会 2004 年的标准,具体如下:

推荐将生后数周内胆红素所致的中枢神经系统损害称为急性胆红素脑病(acute bilirubin encephalopathy);将胆红素所致的慢性和永久性中枢神经系统损害或后遗症称为核黄疸(kernicterus)或慢性胆红素脑病(chronic bilirubin encephalopathy)。胆红素升高也可引起暂时性脑病(transient encephalopathy),指胆红素引起的神经系统损伤是可逆的,临床表现随着胆红素水平的增高逐渐而出现,如嗜睡、反应低下,但随治疗后胆红素的降低而症状消失,脑干听觉诱发电位显示各波形的潜伏期延长,但可随血清胆红素下降而恢复。

【病因和危险因素】

胆红素脑病的病因是高未结合胆红素血症。同时,许多危险因素促使未结合胆红素进入中枢神经系统。

1. **早产儿**　一般胎龄或生后日龄越小,胆红素代谢越不成熟,早产儿神经系统对胆红素毒性的易感性更高,在较低的血清胆红素水平即可发生脑病或核黄疸。

2. **低蛋白血症**　血清白蛋白水平较低,白蛋白联接未结合胆红素能力低下,促使游离的未结合胆红素进入神经系统。近年来,也有将游离胆红素测定或胆红素与白蛋白结合力测定值作为新生儿高胆红素血症并发脑损伤风险评估和预警的辅助指标。许多因素影响胆红素与白蛋白联接,包括酸中毒、感染、炎症和药物等。

3. **新生儿溶血病**　是胆红素脑病和核黄疸的重要危险因素。近 30 年来,西方发达国家对 Rh 血型不符孕妇普遍采用了抗 D 免疫球蛋白的预防,使严重溶血所致的高胆红素血症和脑损伤显著减少;而在我国 Rh 血型不符发生率相对较低,ABO 血型不符等溶血性疾病所致的胆红素脑病占重要地位。

【发病机制和病理】

胆红素所致中枢神经系统损伤的机制较为复杂,多种细胞和分子通路参与了胆红素诱发的神经元损伤。未结合胆红素直接作用于细胞膜、线粒体和/或内质网水平,导致内质网应激、氧化应激、酶的活性受损、线粒体能量衰竭、神经炎症、兴奋性毒性,最终导致细胞内 Ca^{2+} 浓度的增加,从而触发了包括蛋白水解酶、细胞凋亡、坏死的过程的激活,以及细胞周期的异常等下游事件的发生,导致神经细胞死亡。

胆红素神经毒性的作用部位具有高度的选择性,在病理分布上,最常见受累部位是基底神经节的苍白球,其次是下丘脑核、黑质、海马,少数累及耳蜗神经核、动眼神经核、前庭神经核,极个别累及大脑皮层和白质。

【临床表现】

1. **胆红素脑病的典型表现**　常在 24 小时内较快进展,临床可分为 4 个阶段:

第一期:表现为嗜睡、反应低下、吮吸无力、拥抱反射减弱、肌张力减低等,偶有尖叫和呕吐。持续约 12~24 小时。

第二期:出现抽搐、角弓反张和发热(多与抽搐同时发生)。轻者仅有双眼凝视,重者出现肌张力增高、呼吸暂停、双手紧握、双臂伸直内旋,可出现角弓反张。此期约持续 12~48 小时。

第三期:吃奶及反应好转,抽搐次数减少,角弓反张逐渐消失,肌张力逐渐恢复。此期约持续 2 周。

第四期:出现典型的核黄疸后遗症表现。可有:①手足徐动:经常出现不自主、无目的和不协调的动作。②眼球运动障碍:眼球向上转动障碍,形成落日眼。③听觉障碍:耳聋,对高频音失听。④牙釉质发育不良:牙呈绿色或深褐色。此外,也可留有脑瘫、智能落后、抽搐、抬头无力和流涎等后遗症。

2. **胆红素所致的神经功能障碍** 除上述典型的胆红素脑病外,也可仅出现隐匿性的神经发育功能障碍,而没有典型的胆红素脑病或核黄疸临床表现,称为胆红素所致的神经功能障碍(bilirubin-induced neurological dysfunction,BIND)或微小核黄疸(subtle kernicterus)。可表现为轻度的神经系统和认知异常、单纯听力受损或听神经病变谱系障碍(auditory neuropathy spectrum disorder,ANSD)等。也有研究发现高胆红素水平与多种儿童临床情况相关联,包括儿童期学习障碍、注意缺陷多动障碍(ADHD)、肌无力、笨拙和不协调、中央视力障碍、精神发育迟滞、失明、自闭症等。

【胆红素脑病危重程度评估】

除通过颅脑影像检查和脑干听觉诱发电位等电生理监测外,通过对胆红素脑病的进展、稳定或逆转等各阶段做出客观的临床评估,可对预防或治疗是否有效做出判断,也有利于判断预后。对胆红素所致的神经功能障碍(bilirubin-induced neurological dysfunction,BIND)的评估可按照表 10-2。评分 7~9 分:提示急性胆红素脑病进展,推荐立即进行个体化的干预以防止进一步脑损伤、减少严重后遗症或可能逆转急性损伤;评分 4~6 分:提示中度急性胆红素脑病,进行紧急的降低胆红素措施可以逆转脑损伤;评分 1~3 分:提示是高胆红素血症的轻微症状或体征。脑干听觉诱发电位异常可提示胆红素相关的神经毒性,也可能此时已存在中度急性胆红素脑病;当患儿有上述非特异性表现(评分为 1~3 分)同时伴脑干听觉诱发电位筛查异常,支持中度急性胆红素脑病的诊断。

表 10-2　急性胆红素脑病脑损伤的严重程度评分

体征	BIND 评分
神经状态	
正常	0
嗜睡但能唤醒,喂养减少	1
嗜睡、吸奶差和 / 或激惹伴强力吸吮	2
半昏迷、呼吸暂停、不能喂养、抽搐、昏迷	3
肌张力	
正常	0
持续性轻 - 中度肌张力降低	1
轻 - 中度肌张力增高与降低交替、刺激后开始颈部和躯干弓形	2
持续卷曲或角弓反张、手和足抽搐或踏车样动作	3
哭吵形式	
正常	0
唤醒时尖叫	1
尖叫,不易被安抚	2
不能被安抚的哭吵、哭声微弱或消失	3
总积分	

【辅助诊断】

1. 头颅 MRI 检查 胆红素的神经毒性作用部位具有高度的选择性,最常见的部位是基底神经核的苍白球;头颅 MRI 对胆红素脑病诊断有重要价值。胆红素脑病急性期头颅 MRI 可出现双侧苍白球对称性 T_1 加权高信号,这是特征性表现,但此改变与患儿长期预后并不十分相关;数周或数月后上述 T_1 加权高信号逐渐消失,恢复正常;数月后(2~4 个月)若在相应部位呈现 T_2 加权高信号,即是慢性胆红素脑病(核黄疸)的改变,提示预后不良。

2. 脑干听觉诱发电位检查 脑干听觉诱发电位(brain-stem auditory evoked potential, BAEP)是指起源于耳蜗听神经和脑干听觉结构的生物电反应,常用于筛查胆红素脑病所致的听神经损伤。BAEP 异常在胆红素急性神经毒性中出现最早,是监测病情发展的敏感指标,也可是唯一表现,因 BAEP 属无创、客观检查,适用于胆红素脑病的早期诊断及进展监测。血清胆红素增高对中枢神经系统的毒性作用可通过观察 BAEP 的 Ⅰ、Ⅲ、Ⅴ 波的波峰潜伏期及 Ⅰ~Ⅲ、Ⅲ~Ⅴ 波的峰间潜伏期的延长来判断;急性期 BAEP 的改变也可随及时治疗、血清胆红素水平下降而好转。

【治疗原则】

新生儿胆红脑病的预防是关键。足月新生儿峰值血清总胆红素(TSB)水平与胆红素脑病的发生相关,在很多情况下,临床随机测定的血样本所获得的胆红素峰值并不一定代表最高值,很有可能最大 TSB 浓度曾经到达过更高。因此,对于已经发生的高胆红素血症,首先是治疗干预及时采取光疗、换血等措施(详见本章第八节)以纠正过高的胆红素血症,有效预防胆红素脑病发生。对于急性胆红素脑病目前尚无特异性治疗方法;对于慢性胆红素脑病所致的后遗症,目前的治疗目标主要针对肌张力异常和听力障碍的改善和纠正。纠正肌张力异常的手段有物理锻炼和理疗,也可对于肌张力增高者用肉毒杆菌毒素(Botox)注射和手术松解;对有吞咽困难者可通过插胃管或造瘘给予肠内营养支持。

核黄疸所致的听觉障碍(ANSD)一旦确诊,可用以下方法进行治疗:包括手语、低放大助听器,对于严重病例,可用人工耳蜗植入。听觉障碍影响对语音的音素辨别,提示性的手势和手语可使患儿区分声音和音素。核黄疸所致的听觉障碍患儿接受人工耳蜗植入治疗后,能促进文字和语言能力。

(杜立中)

第四节 新生儿同族免疫性溶血病

新生儿同族免疫性溶血病(isoimmune hemolytic disease of newborn, IHDN)指母婴血型不合引起的溶血疾病。在已发现的人类 26 个血型系统中,以 ABO 血型不合最常见,Rh 血型不合相对少见。有报道我国 ABO 溶血病占新生儿溶血病的 85.3%,Rh 溶血病占 14.6%,其他稀有血型(如 MN 血型)溶血病占 0.1%。

【病因和发病机制】

由父亲遗传而母亲所不具有的显性胎儿红细胞血型抗原,通过胎盘进入母体,刺激母体产生相应的血型抗体,当不完全抗体(IgG)进入胎儿血循环后,与红细胞的相应抗原结合(致敏红细胞),在单核 - 吞噬细胞系统内被破坏,引起溶血。若母婴血型不合的胎儿红细胞在分娩时才进入母血,则母亲产生的抗体不使这一胎发病,而可能使下一胎发病(血型与上一胎相同)。

(一) ABO 血型不合溶血

主要发生在母亲血型 O 型而胎儿血型 A 型或 B 型,如母亲 AB 型或婴儿 O 型,则不发生 ABO 溶血病。

1. 40%~50% 的 ABO 溶血病发生在第一胎,其原因是 O 型母亲在第一胎妊娠前,已受到自然界 A 或 B 血型物质(某些植物、寄生虫、伤寒疫苗、破伤风及白喉类毒素等)的刺激,产生抗 A 或抗 B 抗体(IgG)。

2. 在母婴 ABO 血型不合中,仅 1/5 发生 ABO 溶血病,其原因为:①胎儿红细胞抗原性的强弱不同,导致抗体产生量少,只有成人的 1/4;②除红细胞外,A 或 B 抗原存在于许多其他组织,只有少量通过胎盘的抗体与胎儿红细胞结合,其余的被组织或血浆中可溶性的 A 或 B 物质吸收。

(二) Rh 血型不合溶血

Rh 血型系统有 6 种抗原,即 D、E、C、c、d、e(d 抗原未测出只是推测),其抗原性强弱依次为 D>E>C>c>e,故 Rh 溶血病中以 RhD 溶血病最常见,其次为 RhE,由于 e 抗原性最弱,故 Rhe 溶血病罕见。传统上红细胞缺乏 D 抗原称为 Rh 阴性,而具有 D 抗原称为 Rh 阳性,中国人绝大多数为 Rh 阳性,汉族人阴性仅占 0.3%。当母亲 Rh 阳性(有 D 抗原),但缺乏 Rh 系统其他抗原如 E,若胎儿具有该抗原时,也可发生 Rh 不合溶血病。母亲暴露于 Rh 血型不合抗原的机会主要有:①曾输注 Rh 血型不合的血液;②分娩或流产接触 Rh 血型抗原,此机会可高达 50%;③在孕期胎儿 Rh^+ 血细胞经胎盘进入母体。

Rh 溶血病一般不发生在第一胎,是因为自然界无 Rh 血型物质,Rh 抗体只能由人类红细胞 Rh 抗原刺激产生。Rh 阴性母亲首次妊娠,于妊娠末期或胎盘剥离(包括流产及刮宫)时,Rh 阳性的胎儿血进入母血中,约经过 8~9 周产生 IgM 抗体(初发免疫反应),此抗体不能通过胎盘,以后虽可产生少量 IgG 抗体,但胎儿已经娩出。如母亲再次妊娠(与第一胎 Rh 血型相同),怀孕期可有少量(低至 0.2ml)胎儿血进入母体循环,于几天内便可产生大量 IgG 抗体(次发免疫反应),该抗体通过胎盘引起胎儿溶血。

既往输过 Rh 阳性血的 Rh 阴性母亲,其第一胎可发病。极少数 Rh 阴性母亲虽未接触过 Rh 阳性血,但其第一胎也发生 Rh 溶血病,这可能是由于 Rh 阴性孕妇的母亲(外祖母)为 Rh 阳性,其母怀孕时已使孕妇致敏,故其第一胎发病。

抗原性最强的 RhD 血型不合者,也仅有 1/20 发病,主要由于母亲对胎儿红细胞 Rh 抗原的敏感性不同。另外,母亲为 RhD 阴性,如父亲的 RhD 血型基因为杂合子,则胎儿为 RhD 阳性的可能性为 50%,如为纯合子则 100%,其他 Rh 血型也一样。当存在 ABO 血型不合时,Rh 血型不合的溶血常不易发生;其机制可能是 ABO 血型不合所产生的抗体已破坏了进入母体的胎儿红细胞,使 Rh 抗原不能被母体免疫系统所发现。

【临床表现】

症状轻重与溶血程度基本一致。多数 ABO 溶血病患儿除黄疸外,无其他明显异常。Rh 溶血病症状较重,严重者甚至死胎。

1. **黄疸**　大多数 Rh 溶血病患儿生后 24 小时内出现黄疸并迅速加重,而多数 ABO 溶血病在第 2~3 天出现。血清胆红素以未结合型为主,但如溶血严重,造成胆汁淤积,结合胆红素也可升高。

2. 贫血 程度不一。重症 Rh 溶血,生后即可有严重贫血或伴有心力衰竭。部分患儿因其抗体持续存在,也可于生后 3~6 周发生晚期贫血。

3. 胎儿水肿 重度贫血、低蛋白血症和心力衰竭可导致全身水肿(胎儿水肿)。

4. 肝脾大 贫血时髓外造血增强,可出现肝脾肿大。Rh 溶血病多有不同程度的肝脾增大,ABO 溶血病患儿则不明显。

【辅助检查】

1. 母子血型检查 检查母子 ABO 和 Rh 血型,证实有血型不合存在。

2. 检查有无溶血 溶血时红细胞和血红蛋白减少,早期新生儿血红蛋白 <145g/L 可诊断为贫血;网织红细胞增高(>6%);血涂片有核红细胞增多(> 10/100 个白细胞)、球形红细胞增多;血清总胆红素和未结合胆红素明显增加。

呼出气一氧化碳(exhaled carbon monoxide,ETCO)含量的测定:血红素在形成胆红素的过程中会释放出 CO。测定呼出气中 CO 的含量可以反映胆红素生成的速度,因此在溶血病患儿可用以预测发生重度高胆红素血症的可能。若没有条件测定 ETCO,检测血液中碳氧血红蛋白(COHb)水平也可作为胆红素生成速率的参考。

3. 致敏红细胞和血型抗体测定 包括以下 3 项试验:

(1)改良直接抗人球蛋白试验:即改良 Coombs 试验,是用"最适稀释度"的抗人球蛋白血清与充分洗涤后的受检红细胞盐水悬液混合,如有红细胞凝聚为阳性,表明红细胞已致敏。该项为确诊实验。Rh 溶血病其阳性率高而 ABO 溶血病阳性率低。

(2)抗体释放试验(antibody release test):也称为洗脱技术,通过加热使患儿血中致敏红细胞的血型抗体释放于释放液中,将与患儿相同血型的成人红细胞(ABO 系统)或 O 型标准红细胞(Rh 系统)加入释放液中致敏,再加入抗人球蛋白血清,如有红细胞凝聚为阳性。是检测致敏红细胞的敏感试验,也为确诊实验。Rh 和 ABO 溶血病一般均为阳性。

(3)游离抗体试验(free antibody test):在患儿血清中加入与其相同血型的成人红细胞(ABO 系统)或 O 型标准红细胞(Rh 系统)致敏,再加入抗人球蛋白血清,如有红细胞凝聚为阳性。表明血清中存在游离的 ABO 或 Rh 血型抗体,并可能与红细胞结合引起溶血。此项实验有助于估计是否继续溶血、换血后的效果,但不是确诊试验。

【诊断与鉴别诊断】

1. 诊断

(1)产前诊断:凡既往有不明原因的死胎、流产、新生儿重度黄疸史的孕妇及其丈夫均应进行 ABO、Rh 血型检查,不合者进行孕妇血清中抗体检测。孕妇血清中 IgG 抗 A 或抗 B 抗体水平对预测是否可能发生 ABO 溶血病意义不大。Rh 阴性孕妇在妊娠 16 周时应检测血中 Rh 血型抗体作为基础值,以后每 2~4 周检测一次,当抗体效价上升,提示可能发生 Rh 溶血病。

(2)新生儿溶血的诊断:新生儿娩出后黄疸出现早且进行性加重,有母子血型不合,改良 Coombs 和抗体释放试验中有一项阳性者即可确诊。其他诊断溶血的辅助检查有:血涂片检查球形红细胞、有核红细胞、呼出气一氧化碳(ETCO)或血液中碳氧血红蛋白(COHb)水平等。

2. 鉴别诊断 本病需与以下疾病鉴别。

(1)先天性肾病:有全身水肿、低蛋白血症和蛋白尿,但无病理性黄疸和肝脾大。

(2)新生儿贫血:双胞胎的胎 - 胎间输血,或胎 - 母间输血可引起新生儿贫血,但无重度黄疸、血型不合及溶血三项试验阳性。

(3)生理性黄疸:ABO 溶血病可仅表现为黄疸,易与生理性黄疸混淆,血型不合及溶血试验可资鉴别。

【治疗】

(一) 产前治疗

1. 提前分娩　既往有输血、死胎、流产和分娩史的 Rh 阴性孕妇,本次妊娠 Rh 抗体效价逐渐升至 1:32 或 1:64 以上,用分光光度计测定羊水胆红素增高,且羊水 L/S>2 者,提示胎肺已成熟,可考虑提前分娩。

2. 血浆置换　对血 Rh 抗体效价明显增高,但又不宜提前分娩的孕妇,可对孕母进行血浆置换,以换出抗体,减少胎儿溶血,但该治疗临床极少应用。

3. 宫内输血　对胎儿水肿或胎儿 Hb<80g/L,而肺尚未成熟者,可直接将与孕妇血清不凝集的浓缩红细胞在 B 超引导下注入脐血管或胎儿腹腔内,以纠正贫血。但在普遍开展 Rh 抗 D 球蛋白预防的国家和地区,严重宫内溶血已罕见,此项技术已基本不需应用。

4. 苯巴比妥　孕妇于预产期前 1~2 周口服苯巴比妥,可诱导胎儿 UDPGT 活性增加,以减轻新生儿黄疸。

(二) 出生后治疗

1. 出生后急救　Rh 溶血可能在宫内发生严重溶血导致严重贫血、胎儿水肿、心力衰竭,甚至死亡,所以 Rh 溶血病的治疗包括出生前的防治严重贫血和低氧血症,以及生后的高胆红素血症和贫血的治疗。水肿胎儿出生后应积极进行复苏,维持循环稳定和尽快纠正贫血。

(1)产房复苏:水肿胎儿的复苏较为复杂,需要严密的准备。由于头、颈部、口咽部的重度水肿使得气管插管变得异常困难,因此应由有经验的人员进行操作。同时另有其他人员进行胸腹膜腔的快速减压,如有心包填塞症状者还需心包腔穿刺。

(2)呼吸管理:由于肺发育不全、压力损伤、肺水肿、胸腹腔积液再发生等因素,通气管理变得复杂。如果重复穿刺不能控制胸腔积液,应放置引流管。谨慎使用利尿剂有助于减轻肺水肿。

(3)液体平衡和循环稳定:由于水肿胎儿含有大量血管外的盐和水,补液时应基于评估的"真实体重"。水和钠的补充保持在低限[40~60ml/(kg·d)]直至水肿消失。除非有心血管和 / 或肾功能不全,水肿终会消退,水和钠的摄入会回到正常。如果水肿是由低蛋白所造成,输注白蛋白或新鲜冰冻血浆有助于改善。注意补充容量不能使业已存在的心力衰竭超负荷,胶体输注后常需要使用利尿剂以减轻容量负荷,有时还需要正性肌力药物来改善心输出量。

2. 静脉内丙种球蛋白(IVIG)应用　出生后确诊为 Rh 溶血病者早期应用 1g/kg 的 IVIG 1 剂,必要时可重复使用,以减少溶血的发生;对 ABO 血型不符所致的溶血,IVIG 也有临床效果。早期应用 IVIG 可以达到与换血类似的效果,可以减少换血。但与换血相比,患儿所需光疗时间较长,住院时间也相应延长,输血次数增加。

3. 光疗和换血治疗　详见本章第八节新生儿高胆红素血症的治疗。

【预防】

Rh 阴性妇女在流产或分娩 Rh 阳性第一胎后,应尽早注射相应的抗 Rh 免疫球蛋白,以中和进入母血的 Rh 抗原。临床上目前常用的预防方法是对 RhD 阴性妇女在孕 28 周和分娩 RhD 阳性胎儿后 72 小时内分别肌内注射抗 D 球蛋白 300μg。上述方法使第二胎不发病的保护率高达 95%,使近年来欧美国家中 Rh 溶血新生儿需要换血治疗的数量明显减少。国内已开始该抗 D 免疫球蛋白的研制和引进,将用于 Rh 溶血病的预防。

(杜立中)

第五节 新生儿 G-6-PD 缺陷溶血病

新生儿 G-6-PD 缺陷溶血病(glucose-6-phosphate dehydrogenase deficiency hemolysis)是指因红细胞缺乏葡萄糖 -6- 磷酸脱氢酶(G-6-PD)导致能量代谢紊乱,红细胞膜的完整性遭受破坏,而发生的溶血病。G-6-PD 缺乏是一种伴性不完全显性遗传性溶血性疾病,几乎所有民族都存在这种缺陷,该病在我国以广西、广东、福建、四川等南方地区多见。研究显示广东发病率为 5.8%~6.3%,广西为 9.2%,而北方发病率较低。有报道 G-6-PD 缺乏的新生儿中,1/3 呈现病理性黄疸。国内一项新生儿胆红素脑病流行病学调查中,因 G-6-PD 缺乏者占 9.5%,也有报道高达 50% 以上,美国胆红素脑病中,G-6-PD 缺乏也达 21.3%。

【病因】

为红细胞缺乏葡萄糖 -6- 磷酸脱氢酶(G-6-PD),G-6-PD 缺乏的本质是基因突变。*G-6-PD* 基因位于 X 染色体长臂 2 区 8 带(Xq28),发病者是因为调控 G-6-PD 的基因突变所致,呈 X 连锁不完全显性遗传,男性杂合子和女性纯合子发病,且男多于女,男女之比约为 2:1。女性杂合子发病与否取决于其 G-6-PD 缺乏细胞数量在细胞群所占的比例,在临床上可有不同表现度,即酶活性可以严重缺乏、中度缺乏,也可能在正常范围,故为不完全显性遗传。由于 G-6-PD 酶存在不同的变异型,常根据酶活性和酶动力学鉴定 G-6-PD 酶的变异型。

目前,全世界已鉴定 400 多种变异型,有多种变异型在不同的群体中呈多态性。至今为止,已报道的 *G-6-PD* 突变型已达 150 种以上,大多为编码区单个或多个碱基置换的错义突变,少数为缺失型。中国人群常见的 28 种 *G-6-PD* 突变类型如表 10-3 所示。

表 10-3 中国人群常见的 28 种 G-6-PD 突变类型

cDNA 的碱基置换	氨基酸置换	所处基因区域
1414A>C	472Ile>Leu	第 12 外显子
1388G>A	463Arg>His	第 12 外显子
1387C>T	463Arg>Cys	第 12 外显子
1381G>A	461Thr> Ala	第 12 外显子
1376G>T	459Arg>Leu	第 12 外显子
1360C>T	454Arg>Cys	第 11 外显子
1311C>T	437 无氨基酸置换	第 11 外显子
1024C>T	342Leu>Phe	第 9 外显子
1004C>A	335Ala>Asp	第 9 外显子

续表

cDNA 的碱基置换	氨基酸置换	所处基因区域
871G>A/1311C>T	291Val>Met/ 无氨基酸置换	第 9 外显子 / 第 11 外显子
871G>A	291Val>Met	第 9 外显子
835A>T	279 Thr>Ser	第 8 外显子
835A>G	279 Thr>Ala	第 8 外显子
703C>T	235Leu>Phe	第 7 外显子
592C>T	198Arg>Cys	第 6 外显子
563C>T	188Ser>Phe	第 6 外显子
519C>G	173Phe>Leu	第 6 外显子
517T>C	173 Phe>Leu	第 6 外显子
493A>G	165Asn>Asp	第 6 外显子
487G>A	163Gly>Ser	第 6 外显子
442G>A	148Glu>Lys	第 5 外显子
392G>T	131Gly>Val	第 5 外显子
274C>T	92Pro>Ser	第 5 外显子
202G>A	68Val>Met	第 4 外显子
196T>A	66Phe>Ile	第 4 外显子
95A>G	32Arg>His	第 2 外显子
IVS-5636/637T del	无	第 5 内含子
IVS-11 T93C	无	第 11 内含子

(引自:杜立中.新生儿高胆红素血症.北京:人民卫生出版社,2014)

【发病机制】

G-6-PD 是红细胞磷酸戊糖旁路代谢使 6- 磷酸葡萄糖(G-6-P)转变为 6- 磷酸葡萄糖酸(G-6-PG)反应中的限速酶,反应中脱出的 H^+ 将氧化型辅酶Ⅱ(NADP)还原成还原型辅酶Ⅱ(NADPH),磷酸戊糖途径是红细胞产生 NADPH 的唯一途径。NADPH 有强抗氧化作用,能使红细胞内的谷胱甘肽(GSSG)还原为还原型谷胱甘肽(GSH),及维持过氧化氢酶(Cat)的活性,起保护红细胞的作用。因 G-6-PD 缺乏,细胞膜蛋白、血红蛋白和酶蛋白的巯基被氧化,导致高铁血红蛋白及变性珠蛋白小体(Heinz 小体)形成,后者沉积于红细胞膜表面,最终破坏红细胞膜的完整性,引起溶血。衰老的红细胞 G-6-PD 酶活性常较低,当它们被破坏后,新生的红细胞代偿性增加,而这些新生红细胞 G-6-PD 酶活性较高,对氧化剂有相对较强的耐受性,故不再发生溶血,呈"自限性"。

G-6-PD 缺乏新生儿期发病的常见诱因有:感染(新生儿败血症)、代谢性酸中毒、病理分娩、围产期窒息以及服用某些中药或穿戴有樟脑丸气味的衣服,或哺乳期母亲服用氧化性药物等都会诱发或加重溶血。目前发现有相当部分病例无明显诱因,或仅为分娩时有应激状态,部分在新生儿期出现重度黄疸的 G-6-PD 缺乏患儿同时还伴有肝脏 *UGT1A1* 酶基因多态性或突变、胆红素脑病家族史等,当 G-6-PD 缺乏同时有 *UGT* 基因突变或多态性时黄疸程度更为严重。总之,G-6-PD 缺乏最终是否发生重度高胆红素血症取决于胆红素生成的增加与胆红素结合、排泄能力是否达到了失衡状态。

【临床表现】

单纯 G-6-PD 缺乏者大多无临床症状,有临床表现的 G-6-PD 缺乏患者发病多在生后 2 周内。出生前发生者可表现为流产、早产、死胎、胎儿水肿,出生即发生者可在黄疸明显出现前因贫血严重而出现心力衰竭。即使患儿在出生时已有溶血,因宫内胆红素主要由母亲肝脏处理,脐血胆红素仅轻度增高。

1. 黄疸　G-6-PD 缺乏所致新生儿黄疸程度不等。

(1)轻型病例:表现为轻度黄疸或黄疸程度不重,类似于生理性黄疸,血清胆红素水平低于光疗干预标准。

(2)重型病例:G-6-PD 缺乏所致重症新生儿黄疸有以下特点:①出现早,进展快:黄疸出现早者表现为生后 24 小时内出现,严重者生后几小时即有明显黄疸;大多数为生后 2~4 天出现黄疸,黄疸逐渐加重,一般于生后 5~7 天为高峰期。②程度重:表现为中 - 重度黄疸,胆红素呈指数式增加,常没有先兆,严重者可致胆红素脑病,甚至夭折死亡。③迁延性黄疸:也可表现为迁延性黄疸,早期表现类似于生理性黄疸,但生后大于 2 周黄疸仍持续不退。

G-6-PD 缺乏时,急性胆红素脑病也可出现在新生儿晚期。在我国南方 G-6-PD 缺乏高发区,胆红素脑病由 G-6-PD 缺乏所致占 50% 以上。东亚及汉族人群 G-6-PD 缺乏所致的溶血增加与 *UGT1A1* G71R 基因突变所致的胆红素代谢障碍并存时,会加重新生儿黄疸程度。

2. 贫血　大多不重,但重症溶血者可有贫血。

【辅助检查】

1. 筛查试验　目前国内常用的筛查试验有:

(1)高铁血红蛋白还原试验:正常还原率大于 0.75;0.31~0.74 为中间型;小于 0.3 为显著缺乏。该试验敏感性高,但也可出现假阳性或假阴性,应结合其他实验室检查项目判断。

(2)荧光斑点试验:在波长 340nm 紫外光激发下荧光减弱或不发生荧光,系红细胞内 NADPH 减少所致;G-6-PD 正常者 10 分钟内出现荧光,10~30 分钟为中间型,超过 30 分钟仍不出现为 G-6-PD 显著缺乏。

(3)硝基蓝四氮唑还原试验:G-6-PD ± 活性正常者滤纸呈紫蓝色,中间型呈淡蓝色,显著缺乏者仍为红色。

2. 红细胞 G-6-PD 活性定量测定　这是特异性的直接诊断方法。目前常用① WHO 推荐的 Zinkham 法,正常值为(12.1 ± 2.09)IU/gHb。②国际血液标准化委员会推荐的 Clock 法与 Mclean 法,正常值为(8.34 ± 1.59)IU/gHb。③ NBT 定量法:正常值为 13.1~30.0 NBT 单位。④葡萄糖 -6- 磷酸脱氢酶 / 葡萄糖酸 -6- 磷酸脱氢酶比值,正常成人为 1.0~1.67,脐血为 1.1~2.3,低于此值为 G-6-PD 缺乏。

3. 变性珠蛋白小体(Heinz 小体)生成试验　G-6-PD 缺乏者有变性珠蛋白在红细胞内沉积,阳性细胞可超过 5%,溶血停止后转为阴性,而正常红细胞内一般没有。患有不稳定血红蛋白病者此项也可阳性。

4. 其他血液学检查　血常规,可出现轻 - 中度贫血,网织红细胞大多正常或轻度增加;血涂片,红细胞大小不一,可见碎片及皱缩红细胞,偶见靶形红细胞。肝功能,血清总胆红素升高,以未结合胆红素升高为主,严重溶血者,结合胆红素也增高(>34.2μmol/L)。

5. G-6-PD 基因突变的检测。

【诊断与鉴别诊断】

1. 诊断依据

（1）在 G-6-PD 缺陷高发区，出现原因不明的新生儿高胆红素血症。

（2）可有感染、代谢性酸中毒、病理分娩、围产期窒息，以及服用某些中药，或穿戴有樟脑丸气味的衣服，或哺乳期母亲服用氧化性药物等病史。

（3）Heinz 小体阳性。

（4）G-6-PD 活性定量测定显示 G-6-PD 活性降低。

（5）排除不稳定性血红素蛋白病及血红蛋白电泳无异常区带。

（6）阳性家族史（双亲的蚕豆病、药物溶血史或同胞的新生儿黄疸、胆红素脑病史）。

其中 1、4 项为必备条件。

2. 鉴别诊断　需与以下疾病鉴别。

（1）新生儿同族免疫溶血病：可有黄疸、贫血、水肿等表现，但有 Coombs 试验阳性等实验室证据；应注意 G-6-PD 缺乏与 ABO 溶血等也可以并存。

（2）感染性溶血：G-6-PD 缺乏如合并新生儿败血症则病情加重。

（3）红细胞其他酶、形态、结构及血红蛋白异常所致黄疸：如丙酮酸酶缺乏、遗传性球形红细胞增多症、地中海贫血等也可出现黄疸、贫血、水肿等表现，也可与 G-6-PD 缺乏并存，且上述疾病的发病地区常有重叠。

【治疗】

本病为遗传性酶缺陷病，目前尚无根治方法；无溶血者不需治疗，注意防治诱因。

1. 积极治疗高胆红素血症　防止胆红素脑病的发生（详见本章第八节新生儿高胆红素血症的治疗）。达到光疗标准给予光疗，达到换血时予以换血；溶血严重解茶色尿者应同时使用碳酸氢钠碱化尿液。

2. 治疗溶血性贫血　较轻者，不需要输血，去除诱因后 1 周内大多自行停止；注意发生溶血危象，严重者可输给 G-6-PD 正常的红细胞 1~2 次。应密切注意肾功能，如出现肾衰竭应及时采取有效措施。

3. 原发病治疗　如新生儿败血症抗感染治疗。

【预防】

在 G-6-PD 缺陷高发地区，应进行群体 G-6-PD 缺乏症的普查；已知为 G-6-PD 缺乏者应避免进食蚕豆及其制品，忌服用有氧化作用的药物，并加强对各种感染的预防。对于高危人群，进行新生儿 G-6-PD 缺乏筛查有利于降低新生儿溶血的发生。关于产前筛查，其成本与效益尚存在争议。

（杜立中）

第六节　新生儿高胆红素血症的监测和随访

新生儿高胆红素血症干预方案的核心是降低重症高胆红素血症和胆红素脑病发生率，同时保证足够的母乳喂养、减少对生理水平的黄疸的不必要处理和避免医疗资源浪费。预防重度高胆红素血症是预防胆红素脑病的前提和关键，而严重的高胆红素血症的发生是完全可以预防的。

我国目前总体来说对新生儿黄疸的干预仍存在不足：一方面出于对高胆红素血症导致胆红素脑病或核黄疸的担心，存在过度诊断和过度治疗；另一方面，对高胆红素血症所致的脑损伤及高危因素认识不足，或对新生儿出生早期胆红素监测和随访不足，而导致严重高胆红素血症的延误诊断，患儿未能得到及时治疗而导致胆红素脑病或核黄疸的发生。因此，普及对新生儿黄疸的早期监测，对高胆红素血症发生风险进行系统评估及出院后系统随访，对降低重症高胆红素血症及胆红素脑病的发生率十分重要。

【预防新生儿高胆红素血症】

1. 血型筛查 同族免疫性新生儿溶血是严重新生儿高胆红素血症常见的病因。应该对母亲孕期进行 ABO 血型和 Rh(D) 血型筛选和必要时免疫血清抗体的检测；出生后新生儿血型和必要时抗人球蛋白试验检查。在出院前进行严重高胆红素血症的监测和风险评估，以及制订出院后随访计划，以保证严重高胆红素血症的诊断不被遗漏。

2. 保证足量的母乳喂养 尽管许多研究证实纯母乳喂养儿黄疸消退时间相对延迟，但还是应该促进和支持足量的母乳喂养。一般情况下，多数纯母乳喂养的新生儿不会发生严重的高胆红素血症，但生后早期如缺乏有效、足量的母乳喂养，可导致高胆红素血症，称为母乳喂养性黄疸，或称母乳喂养不足所致的高胆红素血症。患儿常表现为生理性体重丢失过多，因出生早期摄入量过少而导致血钠过高、脱水现象，因脱水、获得热量不足和摄入量减少所致的排便减少，致胆红素肠肝循环增加，血清胆红素水平增高进一步加重。上述情况的有效预防和干预措施是提供正确的指导，以确保成功、足量的母乳喂养。

3. 建立识别和监测新生儿黄疸的制度 所有在医院出生的新生儿，尤其是在出生最初几天，应建立新生儿黄疸临床观察制度和评估方案。护理人员应该利用护理中所有的机会（如洗澡、换尿布、换衣服等），在自然、明亮的光线下观察新生儿皮肤黄染的程度和动态变化。

【新生儿黄疸的监测方法】

1. 目测 对黄疸的目测主要依靠的是皮肤黄疸发展的头尾规律，即皮肤黄疸首先出现在新生儿的头面部，然后再向躯干、四肢近端及远端发展。胆红素水平在一定的范围内，面部黄染总是比足部更明显，但肉眼估计胆红素水平是不可靠和不够精确的，新生儿在院期间和出院前的黄疸评估均建议使用经皮胆红素测定（transcutaneous bilirubin，TCB）或血清总胆红素测量（total serum bilirubin，TSB）为标准，以制订随访计划，而不能使用目测法。

2. 经皮胆红素（TCB）和血清胆红素（TSB）的测定 新生儿黄疸的评估必须依靠经皮胆红素值或血清胆红素值。经皮胆红素属非侵入性测定，快捷方便，可以用来对新生儿胆红素水平进行适时动态监测，是新生儿高胆红素血症进行大规模筛查和随访非常有用的方法。但经皮胆红素测定不能完全取代血清 TSB 测定，TCB 有一定的局限性，在 TSB 处于较高水平时，例如 TSB>15mg/dl（>256μmol/L）时，TCB 测量的准确性下降。光疗可使皮肤变白，故光疗时、光疗后的 TCB 水平不能代表 TSB 水平。一般将血清总胆红素测量（TSB）值作为"金标准"。

3. 日龄胆红素和小时龄胆红素 经皮胆红素或血清胆红素的测定应在生后 24 小时内就开始进行，如果发现新生儿生后 24 小时之内出现黄疸，应该立即进行血清胆红素测定。医务人员在进行新生儿生命体征检查时应同时评估新生儿黄疸情况，并确保每 8~12 小时对新生儿的黄疸程度进行一次评估,具体测定时间间隔取决于测定值在胆红素小时百分位列线图(图 10-2)所处的危险区间、新生儿小时龄及黄疸的进展情况。

根据小时龄胆红素值所处的百分位值大小,列线图被分为高危区、高中危区、低中危区和低危区。高危区指小时总胆红素值在第 95 百分位以上,预测之后胆红素 > 291μmol/L 的机会非常大。低危区指初生 72 小时内胆红素值在第 40 百分位以下,之后 1 周内胆红素值不太可能超过第 95 百分位,也不太会发生与黄疸有关的临床问题。中间区指胆红素值在第 40~95 百分位之间的区间,该区又可分为高中危区和低中危区。小时胆红素百分位列线图处于高危区,是急性胆红素脑病的高危因素,也是新生儿黄疸的干预指标。

对产科分娩的新生儿、特别是对于在生后 72 小时即随母亲出院者在出院前进行风险因素评估,可提高出院后高胆红素血症的预测价值。常推荐两种可选择的预测措施:①测定出院前小时龄胆红素值,并根据小时龄胆红素值分析新生儿出院前黄疸处于哪个危险区;②用临床危险因素进行评估。这两种推荐方案可以单独或联合使用。

【临床风险评估及实验室检查措施】

可根据 AAP 推荐的临床异常情况与相关实验室检查内容进行合理的黄疸病因筛查和程度评估(表 10-4)。

表 10-4　新生儿黄疸干预指南和相关实验室检查

指标	评估内容
黄疸在 24 小时内出现	测量 TcB 和 / 或 TSB
小时龄胆红素水平过高	测量 TcB 和 / 或 TSB
新生儿黄疸到达需要接受光疗的水平或其 TSB 水平迅速上升而且不能用病史和体格检查来解释	如果没有脐带血,则查血型和 Coombs 实验 全血细胞计数和涂片 直接胆红素测定 可根据条件选择性检查网织红细胞计数,G-6-PD 和呼气末 CO 测定 根据患儿年龄及胆红素水平在 4~24 小时内复测 TSB
血清胆红素达到换血水平或对光疗效果不佳	根据条件进行全血细胞计数,G-6-PD,白蛋白,呼气末 CO 测定
直接胆红素水平升高	尿液分析和培养,如病史及体格检查提示感染,应当进行败血症方面的实验室检查
黄疸在生后 3 周出现或生病的新生儿	总胆红素和直接胆红素测定 如直接胆红素水平升高,应进一步进行胆汁淤积方面的检查 甲状腺功能和半乳糖血症筛查,并评估新生儿是否有甲状腺功能减退的症状和体征

【高危因素与高胆红素血症发生风险】

将新生儿黄疸的危险因素分为主要高危因素,次要高危因素和低危因素。由于所列出的危险因素在新生儿人群中比较常见,而重度高胆红素血症的发生率相对较低,所有单独运用一项危险因素来预测高胆红素血症的发生风险都有一定的局限性。但无高危因素者发生高胆红素血症的风险极低,高危因素越多,发生高胆红素血症的风险越大。

胎龄 ≥ 35 周新生儿发生重度高胆红素血症的主要危险因素包括:出院前总胆红素值或经皮胆红素指数处于高危区、在生后 24 小时内发现黄疸、血型不合伴直接抗球蛋白试验阳性、其他溶血病(如 G-6-PD 缺乏)、呼气末 CO 增高、胎龄 35~36 周、头颅血肿或明显瘀斑、单纯母乳喂养,尤其因喂养不当、体重丢失过多等。次要危险因素包括:出院前总胆红素值或经皮胆红素指数处于中危区、胎龄 37~38 周、出院前有黄疸、之前同胞有黄疸、糖尿病母亲所生的巨大儿、男性等。低危因素包括:出院前总胆红素值或经皮胆红素值处于低危区、胎龄大于等于 41 周、人工喂养、出院时间大于生后 72 小时等。

【出院随访及筛查适宜技术】

根据小时胆红素风险评估曲线,对产科出院新生儿进行血清或经皮胆红素测定随访:①对于生后 48 小时内出院的新生儿,应进行 2 次随访,第一次在 24~72 小时,第二次在 72~120 小时。②生后 72~120 小时内出院的新生儿,应在出院后 2~5 天内随访;③对于存在风险因素的新生儿,应多次随访;而无风险因素的新生儿,可延长随访时间间隔。④结合出院前胆红素值及所在危险区域,制订合适的随访计划。

近年来,采用基于智能手机,对黄疸新生儿进行皮肤拍照,上传至网络相关黄疸筛查软件进行处理,获取类似经皮胆红素的黄疸程度参考值。该方法较肉眼观察更为客观,可作为家庭黄疸的早期识别方法之一,以便在发现异常后及时到医疗机构检查,该方法也可作为早期新生儿出院后的黄疸程度家庭随访。

(杜立中)

第七节　新生儿高结合胆红素血症

新生儿高结合胆红素血症(conjugated hyperbilirubinemia)是由多种原因所致的肝细胞胆汁分泌或胆管排泄功能障碍,使血清结合胆红素增高,常伴有肝功能损害。胆汁淤积(cholestasis)是指胆汁排泄减少,常用来描述这一组疾病。高结合胆红素血症临床表现常出现于新生儿后期、常延续至婴儿期 2~3 个月。也有将此类高结合胆红素血症称为新生儿胆汁淤积性黄疸(cholestatic jaundice of newborn)。

【病因】

新生儿高结合胆红素血症的病因比较复杂,有发育畸形、遗传代谢、感染、药物应用等多种原因,从解剖结构又分为肝细胞性(细胞摄取、结合、排泄等障碍)和肝后性(胆道)梗阻等,比较常见的病因有新生儿先天性胆道闭锁和肠外营养相关的胆汁淤积。

【临床表现】

黄疸常起病缓慢和隐匿。黄疸可出现于新生儿早期,生理性黄疸持续不退或加剧,或在新生儿后期,生理性黄疸消退后再度出现。生后可有正常颜色大便,以后逐渐转为淡黄色、灰白色,尿色深黄。肝脏增大,重症者脾脏亦可增大。腹壁静脉怒张,腹腔积液,会阴及下肢水肿等。晚期重症者可出现肝硬化、肝功能衰竭、食管静脉曲张、消化道出血、感染等并发症,甚至死亡。

【辅助检查】

1. **血清胆红素检查**　血清胆红素增高,结合和未结合胆红素均增高,以结合胆红素增高为主。

2. **肝功能检查**　丙氨酸转氨酶（ALT）和 / 或天冬氨酸转氨酶（AST）升高程度不一,血清胆汁酸增高,γ- 谷氨酰转肽酶、碱性磷酸酶、甲胎蛋白等增高。

3. **影像学检查**　肝胆超声检查可发现胆囊不显影、胆总管囊肿、肝血管畸形等;放射性核素肝胆显像;胆道造影包括经皮胆道造影和内镜逆行胰胆管造影;十二指肠引流液检查;肝胆 CT 和 MRI 检查。

4. **肝活检病理检查**　肝活检可明确病变性质和程度,为诊断提供重要的线索。

5. **遗传代谢相关检查**　对疑似者行必要的生化、酶学、基因检查。

【诊断与鉴别诊断】

1. **先天性胆道闭锁**　由于先天性胆道闭锁或先天性胆总管囊肿,使肝内或肝外胆管阻塞,使结合胆红素排泄障碍,是新生儿期阻塞性黄疸的常见原因。诊断主要根据黄疸迁延不退、以结合胆红素增高为主,持续时间长。需要结合影像学检查,明确肝内、外胆管闭锁情况;同时还应进行相关病原学、遗传代谢病等检查,对感染及遗传代谢病进行鉴别。

2. **肠外营养相关的胆汁淤积**（parenteral nutrition associated cholestasis,PNAC）该病的确切病因和发病机制尚未完全清楚,但与早产和低出生体重、长时间禁食致胃肠道缺乏有效的刺激、胆汁排出减少和分泌障碍有关;在肠道外营养持续 14~28 天的新生儿中,PNAC 发生率为 14%。PNAC 主要表现为黄疸持续不退或退而复现、肝脾肿大和 / 或大便颜色变浅、血清总胆红素、直接胆红素、尿胆红素、血胆汁酸和肝酶升高。PNAC 早期大部分可逆,但是持续时间较长,在停用胃肠外营养后仍需数周至数月肝功能才能完全恢复正常。少数患儿不能耐受肠内喂养而需要长期 PN 支持,可发展为肝纤维化、肝硬化、终末期肝功能衰竭而需要肝移植或死亡。

该病常需要与早产儿代谢性疾病、感染,如巨细胞病毒感染等做出鉴别。

3. **特定病原肝炎和中毒性肝炎**　主要包括乙型肝炎、巨细胞病毒、风疹病毒、肠道病毒、单纯疱疹病毒、EB 病毒感染,梅毒感染;各种细菌性败血症和泌尿道感染等。诊断依赖相关的病原学检测。

4. **血液系统疾病**　重症胎儿红细胞增多症,严重新生儿溶血病后期,先天性红细胞生成性卟啉症等引起的胆汁淤积。

5. **遗传代谢性疾病**　常需要鉴别的遗传代谢病有 α1- 抗胰蛋白酶缺乏、半乳糖血症、酪氨酸血症、果糖不耐受、糖原贮积病、脂质贮积病(尼曼匹克病、戈谢病,Wolman 病)、脑肝肾综合征(Zellweger 综合征)、18 三体综合征、囊性纤维病、进行性家族性肝内胆管淤积(PFIC)、血色素沉着症、特发性垂体功能低下等。诊断依赖于相关的基因、代谢产物、酶学等检查。

6. **肝内胆道疾病**　主要有 Alagille 综合征、希特林蛋白缺乏症(Citrin deficiency)、肝内胆道闭锁伴淋巴水肿、肝外胆道狭窄和胆总管囊肿、胆汁栓塞综合征、胆管周淋巴腺病(periductal lymphadenopathy)等。Alagille 综合征属常染色体显性遗传或散发性新发遗传病;黄疸出现是继发于肝小叶内胆管发育受阻所致的慢性进行性胆汁淤积;临床有特殊面容、胆汁淤积、角膜后胚胎环、蝶形椎骨、先天性心脏病等特征性表现;该病还需要与其他肝内外胆管闭锁鉴别。当出现包括胆汁淤积的其中 3 项特征或肝活检提示肝内小叶间胆管减少,即可确诊。该病多数患者是 *JAG1* 基因突变,该基因产物是 Notch 信号通路的配体;也有少数

患儿有 *Notch2* 基因突变;基因检测有助于确诊。希特林蛋白缺乏症属新生儿肝内胆汁淤积症(neonatal intrahepatic cholestasis caused by Citrin deficiency,NICCD),在新生儿期表现为肝内胆汁淤积和黄疸;属常染色体隐性遗传,是编码线粒体内钙结合天冬氨酸/谷氨酸的载体蛋白(Citrin)*SLC25A13* 基因突变所导致。临床有肝内胆汁淤积性黄疸、发育迟缓、低出生体重等表现;实验室检查可见血氨增高、高氨基酸血症、低蛋白血症、溶血性贫血、肝功能受损、半乳糖血症等。常结合临床表现,生化检查、血氨基酸谱分析和基因检测明确诊断。该病多为自限性,症状在 1 岁内消失,极少数需要接受肝脏移植。

【治疗】

1. 治疗原发疾病 如为细菌或病毒感染所致,可选用相应的抗感染药物;对于遗传代谢病所致的高结合胆红素血症,目前多数无特异治疗。

2. 新生儿肝炎的治疗 由于尚无肯定的治疗方法,临床常给以支持疗法。由于存在暂时性或较长时间的胆汁排出减少,常需要补充脂溶性维生素,如维生素 D 和维生素 K;部分患儿可试用糖皮质激素治疗。

3. 新生儿肠外营养相关胆汁淤积的治疗 尽可能缩短肠外营养应用时间,实施积极的肠内喂养策略;开发新的脂肪乳制剂,限制脂肪乳用量,积极控制感染;输注肠外营养溶液的过程中应注意避光以减少光氧化。药物治疗目前以熊脱氧胆酸(ursodeoxycholic acid,UDCA)最为常用。该药主要通过钙和蛋白激酶 C 途径,增加胆汁亲水性,促进胆汁排出,改善胆酸的肠肝循环,调整脂质代谢,从而降低胆红素水平。

4. 希特林蛋白缺乏症的治疗 可给予无乳糖和强化中链脂肪酸配方,并补充脂溶性维生素使症状改善;但部分患者病情严重需要接受肝脏移植。

5. 外科治疗 对于明确诊断为胆道闭锁的新生儿,手术是唯一的治疗手段;手术年龄应小于3个月,最大不超过5月龄。常用胆总管(肝总管)空肠吻合或肝门肠吻合手术(Kasai手术)。

(杜立中)

第八节 新生儿高胆红素血症的治疗

新生儿高胆红素血症治疗的主要目标是降低血清过高的胆红素水平,以减少游离胆红素对中枢神经系统潜在的毒性作用。在各种治疗手段中,蓝光照射(光疗)是疗效肯定、安全的治疗方法;而对于极重度高胆红素血症,尤其是严重溶血或有早期胆红素脑病临床表现者,换血疗法能迅速降低血清胆红素水平,纠正贫血和置换出血型不符抗体和致敏红细胞。

【光照疗法】

光照疗法(phototherapy)是采用光照改变未结合胆红素的形态和结构,使其水溶性增加,不需经过肝脏处理而直接排出,以降低血清未结合胆红素水平的治疗方法。简称光疗。

1. 光疗指征 当血清总胆红素水平增高时,根据胎龄、患儿是否存在高危因素及生后日龄,对 >35 周胎龄新生儿可参照光疗干预列线图(见图 10-3),当达到光疗标准时即可进行。对于早产儿,可参照表 10-5 进行光疗。

表 10-5　出生体重 <2 500g 的早产儿光疗和换血参考标准

出生体重	TSB（mg/dl）											
	<24h		<48h		<72h		<96h		<120h		≥ 120h	
	光疗	换血	光疗	换血	光疗	换血	光疗	换血	光疗	换血	光疗	换血
<1 000g	4	8	5	10	6	12	7	12	8	15	8	15
1 000~1 249g	5	10	6	12	7	15	9	15	10	18	10	18
1 250~1 999g	6	10	7	12	9	15	10	15	12	18	12	18
2 000~2 299g	7	12	8	15	10	18	12	20	13	20	14	20
2 300~2 499g	9	12	12	18	14	20	16	22	17	23	18	23

［引自：中华医学会儿科学分会新生儿学组.2014 新生儿高胆红素血症诊断和治疗专家共识.中华儿科杂志,2014,52(10):745-748］

2. 光疗原理　光疗主要作用是降低总胆红素水平和减少胆红素对神经系统毒性作用。主要作用机制是通过光能量改变未结合胆红素的形态和结构,形成构象异构体(configurational isomers:4Z,15 E-Bilirubin Ⅸ,ZE;4E,15Z-Bilirubin Ⅸ,EZ)和结构异构体(structural isomer),即光红素(lumirubin,LR),异构体呈水溶性,可不经肝脏处理,直接经胆汁和尿液排出。波长 425~475nm 的蓝光和波长 510~530nm 的绿光效果最佳,日光灯或经过滤的太阳光也有较好疗效。光疗主要作用于皮肤浅层组织,光疗后皮肤黄疸消退并不表明血清未结合胆红素已达到了正常,此时仍应将监测血清胆红素作为"金标准"。

3. 光疗设备与方法　光疗箱、光疗灯、LED 灯和光疗毯等。光疗方法有单面光疗和双面光疗。影响光疗效果的因素为光源性质与强度、单面光源或多面光源、光源-光照对象的距离、暴露在光照下的体表面积及光照时间。光照强度以光照对象表面所受到的辐照度计算。辐照度由辐射计量器检测,单位为 μW/(cm²·nm)。辐照度与光疗时总胆红素值下降率直接相关。标准光疗为 8~10μW/(cm²·nm),强光疗 >30μW/(cm²·nm)。光照时,婴儿双眼用黑色眼罩保护,以免损伤视网膜,除会阴、肛门部用尿布遮盖外,其余均裸露;可以连续照射,也可间隔 12 小时或其他不同的间隔方式进行"间歇光疗"。

对病情稳定、非溶血性的轻度高胆红素血症,也可在医生指导下进行家庭光疗、以减少母婴分离的焦虑,减少医院治疗的并发症。常选择纤维光毯在家中进行光疗。但严重高胆红素血症不适合家庭光疗,家庭光疗同样需要监测胆红素水平。胎龄 >35 周的晚期早产儿和足月儿,在强光疗时应及时补充液量,能经口摄入的新生儿尽量满足奶量的需要,不能经口摄入或经口摄入不能满足需要的新生儿可静脉补充液体。

4. 光疗效果的判断　光疗效果取决于光疗的强度和暴露在光疗下的体表面积。同时与大便和小便排出量有关。一般情况下,当光疗开始时,极度严重高胆红素血症(胆红素 >30mg/dl,513μmol/L),在强光疗(>30μW/(cm²·nm))情况下,几个小时内可以下降多达 10mg/dl(171μmol/L),或在最初的 4~8 小时,每小时平均下降可达 0.5~1mg/dl。

5. 光疗副作用及注意事项　可出现发热、腹泻和皮疹,但多不严重,可继续光疗,或在暂停光疗后可自行缓解。当血清结合胆红素 >68μmol/L(4mg/dl),并且血清谷丙转氨酶和碱性磷酸酶增高时,光疗可使皮肤呈青铜色即青铜症,此时应停止光疗,青铜症可自行消退。因新生儿在蓝光照射时很难正确地观察到皮肤颜色,光疗时需要有心率和氧饱和度监测仪;在缺乏心率和氧饱和度监测仪的医疗机构光疗时需间歇关闭蓝光灯观察皮肤颜色。因光疗时患儿的皮肤需要暴露在光照下,所以光疗时必须有适合的保暖设施。夏季室温过高时注意散热。此外,光疗时应适当补充水分。

早产儿是急性胆红素脑病的高危人群,在早产儿出生早期具备了几乎全部形成严重高胆红素血症和胆红素脑病的高危因素。早产儿尤其是极低和超低出生体重儿在血清胆红素水平尚未达到光疗标准时是否需要预防性光疗,一直以来存在着争议。有研究显示超低出生体重儿在出生早期积极地预防性光疗与对照组相比,能改善神经发育预后,但可能会增加死亡风险,故早产儿尤其是极低和超低出生体重儿预防性光疗时建议采用低光疗强度光源或间歇的光疗。

6. 光疗的终止　常通过光疗过程中密切监测胆红素水平的变化、对照光疗曲线,以确定是否停用光疗。一般 6~12 小时监测一次。对于胎龄 >35 周新生儿,一般当血清总胆红素 <13mg/dl(222μmol/L)可停光疗。

【药物治疗】

正常胆红素的代谢过程任何一个过程发生障碍就会发生高胆红素血症,药物治疗主要是针对胆红素代谢障碍中的各个环节。应该强调的是:对于新生儿高胆红素血症,目前光疗是疗效最肯定及较安全的治疗方法。换血是对极重度高胆红素血症的急救治疗措施,疗效同样也是肯定的。对于一些药物辅助治疗,多数处于探索中,疗效缺乏较强的循证医学证据,尚需要进行高质量的、大样本的研究进一步确认。

1. 静脉注射用丙种球蛋白　静脉滴注丙种球蛋白可以阻断网状内皮系统 Fc 受体,使吞噬细胞不能破坏致敏红细胞,在一定程度上减轻溶血反应,常用于治疗新生儿母婴血型不合溶血病。相对于单纯光疗,静脉滴注丙种球蛋白联合光疗能缩短光疗时间,使换血机会减少。用法为 0.5~1g/kg,于 2~4 小时内静脉滴入,早期应用于 ABO 或 Rh 血型不合溶血临床效果较好,必要时可重复应用。

2. 白蛋白　白蛋白主要作用是与血中胆红素联结,减少游离胆红素透过血脑屏障,避免胆红素脑病的发生。研究表明胆红素脑病的发生与胆红素 / 血浆白蛋白(B/A)的比值有关,B/A 越高发生胆红素脑病的危险性越大。对于高胆红素血症需要换血者,换血治疗前静脉注射白蛋白(1g/kg),能降低换血后血胆红素的水平,减少光疗的次数,目前已经作为换血治疗前的常规治疗方法。应用 5% 碳酸氢钠提高血 pH,以利于未结合胆红素与白蛋白的联结。

3. 其他药物　下列药物属临床尚在探索中或疗效的循证医学证据尚不充分,主要有:

(1)金属卟啉:血红素氧合酶(hemeoxygenase,HO)是催化血红素分子的 α- 次甲基桥处氧化断裂,形成等分子的胆绿素,并最终形成胆红素的一种限速酶。金属卟啉可以通过竞争性抑制 HO 的活性,使血红素转化为胆绿素的通道被阻断,减少胆红素的生成,从而显著降低血浆胆红素浓度。锡 - 中卟啉(Sn-mesoporphyrin,SnMP)虽有小样本临床研究,并有较好的疗效,但考虑到新生儿高胆红素血症有多种治疗手段可选择及锡 - 中卟啉的潜在不良反应的不确定性,近期美国 FDA 已暂时放弃该治疗手段的开发。

(2)诱导肝酶增加肝脏胆红素代谢:由于新生儿肝脏葡萄糖醛酸转移酶活性仅为成人的

1%~2%,未结合胆红素在肝内不能有效地与葡萄糖醛酸结合,排泄缓慢。一些药物能够诱导 UDPGT 酶活性,从而增加胆红素的结合与排泄,使血清胆红素下降。苯巴比妥是肝酶诱导剂,可以诱导 UDPGT 酶活性,增加肝细胞摄取未结合胆红素的能力,促进胆红素代谢。苯巴比妥剂量每日 5mg/kg,分 2~3 次口服,共 4~5 日。但目前已有的循证医学证据并不强,也缺乏长期的神经系统随访研究资料。

(3)阻断胆红素重吸收:活性炭、琼脂可与胆红素结合,阻断其再次被吸收,但目前临床尚无随机对照研究对活性炭、琼脂治疗新生儿高胆红素血症进行评价。蒙脱石散是一种硅铝酸盐,也可能可以吸附胆红素,具有加速胆红素排泄的作用,从而减少胆红素的重吸收,但目前无临床随机对照研究资料,故不推荐用于治疗新生儿高胆红素血症。

(4)益生菌:理论上益生菌能促进肠道菌群生长,后者能使肠道内的结合胆红素还原成尿胆原及其氧化产物而随粪便排出体外,从而减少了胆红素的肠肝循环,但益生菌制剂品种多,剂量不统一,目前的临床研究结果证据不足以支持益生菌治疗新生儿高胆红素血症,尚需要高质量、大样本的研究进一步确认。

总之,针对新生儿黄疸,目前具有循证医学证据的药物较少,这方面需要进行高质量的、大样本的研究进一步确认。

【换血疗法】

换血疗法(exchange transfusion)是对于严重新生儿溶血性疾病和就诊过晚的极严重高胆红素血症新生儿的急救措施。在采取强光疗措施后胆红素水平下降仍然不满意的情况下采取换血治疗对于减少急性胆红素脑病和核黄疸有着重要意义。

1. 作用　换出部分血中游离抗体和致敏红细胞,减轻溶血;换出血中大量胆红素,防止发生胆红素脑病;纠正贫血,改善携氧,防止心力衰竭。

2. 指征　大部分 Rh 溶血病和个别严重的 ABO 溶血病需换血治疗。符合下列条件之一者即应换血:①出生胎龄 35 周以上的早产儿和足月儿可参照图 10-4,在准备换血的同时先给予患儿强光疗 4~6 小时,若 TSB 水平未下降甚至持续上升,或对于免疫性溶血患儿在光疗后 TSB 下降幅度未达到 2~3mg/dl(34~50μmol/L)立即给予换血。②严重溶血,出生时脐血胆红素 >4.5mg/dl(76mmol/L),血红蛋白 <110g/L,伴有水肿、肝脾大和心力衰竭;③已有急性胆红素脑病的临床表现者不论胆红素水平是否达到换血标准或 TSB 在准备换血期间已明显下降,都应换血。

3. 方法　①血源:Rh 溶血病应选用 Rh 系统与母亲同型、ABO 系统与患儿同型的血液,紧急或找不到血源时也可选用 O 型血;母 O 型、子 A 或 B 型的 ABO 溶血病,最好用 AB 型血浆和 O 型红细胞的混合血;有明显贫血和心力衰竭者,可用血浆减半的浓缩血。②换血量:一般为患儿血量的 2 倍(约 150~180ml/kg),大约可换出 85% 的致敏红细胞和 60% 的胆红素及抗体。③途径:一般选用脐静脉或其他较大静脉进行换血,也可选用脐动、静脉或外周动、静脉进行同步换血。

4. 如血细胞比容(Hct)<30%,可用浓缩红细胞 50~80ml/kg 进行部分换血,以提高血细胞比容和携氧能力,同时有严重高胆红素血症时双倍血量换血。等量同步换血对于心功能不全的患儿耐受性更好。早期贫血严重者通过换血纠正贫血。部分患儿未行换血治疗,其贫血可输注 Rh 血型与母亲相同的浓缩红细胞来纠正。输血指征应根据患儿是否出现贫血的症状以及患儿有无伴随疾病来综合考虑。

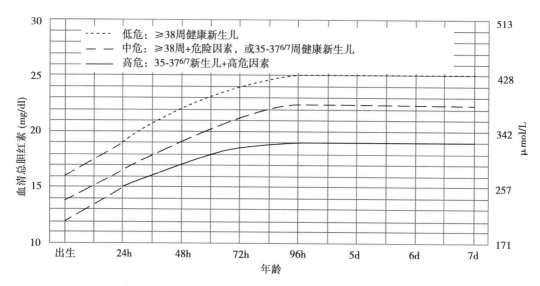

图 10-4　胎龄 35 周以上早产儿以及足月儿换血参考标准

注:低危险因素的新生儿(胎龄 ≥ 38 周,一般情况好);中等危险因素的新生儿(胎龄 ≥ 38 周,有高危因素;或胎龄 35~37[+6] 周,一般情况好);高危新生儿(胎龄 35~37[+6] 周,有高危因素,包括:新生儿溶血病、G-6PD,窒息、缺氧、酸中毒、高热、低体温、严重感染、高碳酸血症、低血糖、低蛋白血症等

【其他治疗】

防止低血糖、低血钙、低体温,纠正缺氧、贫血、水肿、电解质紊乱和心力衰竭等。

(杜立中)

第十一章 新生儿血液系统疾病

第一节 造血系统发育与解剖生理特点

【造血系统发育】

胎儿及新生儿的造血系统发育是一个持续渐进的动态进程,分为中胚层造血期、肝脾造血期和骨髓造血期三个阶段,各个阶段之间相互交错,不能截然分割。

1. 中胚层造血期 自胚胎第2~3周,最初在卵黄囊壁由间充质细胞聚集成团状形成血岛,血岛周边的细胞继续分化为内皮细胞,称为成血管细胞;血岛中心的细胞逐渐与周边的细胞脱离,分化为最早的造血干细胞,原始造血干细胞形成意味着胚胎造血的开始。胚胎造血的主要特点是造血干细胞向红细胞系分化,胚胎第6周后血岛及原始血细胞明显减少,至胚胎3个月末完全消失。

2. 肝脾造血期 胚胎第6周后,卵黄囊内造血干细胞进入肝脏定植并开始造血。胚胎第9~24周肝脏是最主要的造血器官,24周后肝脏造血逐渐减少,并于生后1周左右停止。此期不仅红细胞系继续分化发育,由原始造血向定向型造血转化,表现出造血干细胞的多向分化,而且淋巴细胞、巨核细胞、粒细胞、单核细胞也开始分化形成。胚胎第6~7周胸腺开始造血,胚胎第8周胸腺开始造血。

3. **骨髓造血期** 胎儿 3~4 月时骨髓内开始有血细胞生成,到胎儿 6 个月时骨髓成为主要造血器官。

进入骨髓造血阶段后,当各种原因导致骨髓造血能力受损或衰竭时会发生骨髓外造血,很多组织可发生骨髓外造血,如肝、脾等均可参与。

【造血系统解剖生理特点】

1. **造血系统构成** 包括造血细胞和造血微环境,造血微环境对造血干细胞的自我更新和定向分化、增殖及归巢和定位有重要作用。造血微环境由造血因子、基质细胞、神经及微血管系统构成。造血因子起到允许特定的造血细胞增殖与分化的作用,这种允许作用具有特异性。如促红细胞生成素(erythropoietin,EPO)是红细胞生成过程中的主要造血因子,当EPO 缺乏时,红细胞生成减少或终止。出生后 4~6 周 EPO 水平降至低位,此后又逐渐上升,10~12 周达到成人水平,EPO 水平的波动与生后发生的生理性贫血周期基本一致。而早产儿不仅 EPO 水平降低的时间更长,而且其造血细胞对 EPO 的反应低下,因此早产儿生后贫血往往更严重,贫血期持续也更长。

2. **新生儿期血象特点** 新生儿期血象不稳定,尤其是出生第一周,红细胞、粒细胞都会出现波动。

(1)红细胞:出生时脐带血红细胞计数平均约为 $5.5 \times 10^{12}/L$,平均血红蛋白浓度(hemoglobin concentration,HC)170g/L(140~200g/L),血细胞比容(hematocrit,Hct)平均 0.55(0.43~0.63)。生后前几天由于体液重新分配,RBC、HC、Hct 均会波动,1 周后开始明显下降,早产儿下降更迅速。新生儿红细胞直径为 8μm,成人为 7.5μm,而且平均红细胞体积(MCV)也相对较大,新生儿为 104~118fL,成人为 82~92fL;红细胞平均血红蛋白量(MCH)也更高,新生儿为 33.5~44.4pg,成人为 27~31pg。另外,新生儿网织红细胞计数(reticulocyte count,Ret)在出生早期也可出现生理性增高,还可出现有核红细胞。

(2)白细胞计数及分类:出生时白细胞总数约为 $15 \times 10^9/L$,生后 6~12 小时可增高到 $20~28 \times 10^9/L$,然后逐渐下降,1 周时平均为 $12 \times 10^9/L$,1 月后维持在 $10 \times 10^9/L$ 左右。白细胞分类也波动明显,出生时中性粒细胞约占 65%,淋巴细胞约为 30%,随着白细胞总数下降,中性粒细胞百分比也相应下降,生后 4~6 天中性粒细胞和淋巴细胞各约占 50%,之后中性粒细胞百分比逐渐下降至 40% 左右,而淋巴细胞百分比逐渐上升至 60% 左右。1~2 岁以后中性粒细胞百分比再次逐渐升高,到 4~6 岁时中性粒细胞和淋巴细胞又各占 50%,以后白细胞分类与成人相似。出生早期,外周血中可出现少量幼稚粒细胞,如杆状核粒细胞、早幼粒、中幼粒及晚幼粒细胞,数天后即可消失。另外,新生儿尤其是早产儿早期容易出现暂时性嗜酸性粒细胞增高。因此,在分析新生儿血象的时候,一定要注意早期新生儿的特点,以免将生理性波动当作异常情况,同时也要高度重视连续监测血象的重要性,早期识别出异常情况。

(3)血小板:新生儿血小板比较稳定,与儿童和成年人相似。

(4)血容量:早期新生儿血容量波动明显,这不仅是因为出生后机体的体液重新分配,而且还容易受各种围产期因素影响,如脐带结扎时机、产时失血等因素都会对早期新生儿血容量产生较大影响。足月儿血容量平均约为 85ml/kg,早产儿 90~108ml/kg。生后 1 月血容量与成人相似约为 73~77ml/kg。

(母得志)

第二节　新生儿贫血

贫血(anemia)是指外周血中单位容积内红细胞数量或血红蛋白量低于正常的一种状态。健康足月儿脐带血血红蛋白(hemoglobin,Hb)水平为140~200g/L,出生后静脉血 Hb 水平保持一个持续变化的状态,初生新生儿体液再分配会引起 Hb 水平轻度上升,1周后恢复到出生时水平。1周后新生儿的 Hb 水平逐渐下降。因此对新生儿贫血很难用一个标准判定,按照日龄分段定义,可能更符合新生儿发育特点。目前认为足月儿生后第一周 Hb 水平 <140g/L 定为贫血。

出生时足月儿平均 Hb 为170g/L,随着年龄增长,1~2 个月龄时 Hb 会进行性下降到较低水平(足月儿生后 6~12 周 Hb 可降至 95~110g/L)并持续一段时间,这段时期称为生理性贫血期(physiological anemia period)。对于健康足月儿,生理性 Hb 水平下降并不是真正意义上的贫血,不需要治疗。

【病因】

贫血的原因很多,按照不同病因可以将贫血分为血液丢失(失血性贫血)、红细胞产生较少、红细胞破坏增加三类。

1. 失血性贫血　①出生前失血:胎盘出血:胎盘早剥;脐带出血:脐带血管瘤;胎儿输血:胎儿-母亲输血,双胎输血,胎儿-胎盘输血。②出生时失血:胎儿-母亲输血,脐带断裂;产伤:颅内出血、头颅血肿、广泛皮下出血、肝脾破裂等。③出生后失血:出血性疾病:凝血因子缺乏、血小板减少、血管创伤、DIC,医源性失血。

2. 红细胞破坏增加性贫血

(1)溶血性疾病:①免疫性溶血:母婴血型不合,母亲患自身免疫性溶血。②红细胞膜疾病:遗传性球形红细胞增多症,遗传性椭圆形红细胞增多症,遗传性口形红细胞增多症。③血红蛋白病:地中海贫血。④红细胞酶缺陷:葡萄糖 -6- 磷酸脱氢酶缺陷症(G-6-PD),丙酮酸激酶缺陷,己糖激酶缺陷。

(2)感染性贫血:败血症、TORCH 感染。

3. 红细胞生成减少性贫血　纯红细胞再生障碍性贫血、感染、先天性白血病。

【临床表现】

新生儿贫血最常见的临床表现是皮肤黏膜苍白,不同病因还会有其他临床表现。失血性贫血患儿的临床表现还与失血量、失血速度、出血部位有关。如分娩期间发生的快速失血性贫血(胎盘早剥)往往以气促、反应差,甚至休克为主要表现,与宫内窘迫所致出生窒息表现相似,容易混淆。颅内出血新生儿,贫血程度可能不重,但容易出现明显神经系统异常,如反应突然变差、惊厥等。溶血性贫血会因高未结合胆红素血症出现皮肤巩膜黄疸,还容易出现骨髓外造血引起的肝脾肿大。

早产儿贫血程度与胎龄、出生体重和生后营养状况密切相关。早产儿出生时脐带血平均 Hb 水平低于足月儿,出生体重 1 200~2 500g 早产儿 Hb 为 164g/L,出生体重 <1 200g 早产儿 Hb 低至 160g/L;生后 5~10 周,出生体重 1 200~2 500g 早产儿 Hb 下降至 80~100g/L,出生体重 <1 200g 早产儿更低至 65~90g/L。早产儿贫血比足月儿发生更早、程度更重,非常

容易发生医源性失血(如住院期间采血化验)。

【辅助检查】

1. 血常规检查 红细胞计数、Hb、Hct 及红细胞平均值(MCV、MCH、MCHC)测定,这些指标是贫血的诊断依据,也是判定贫血程度和贫血性质的重要依据。但也要注意例外的情况,如急性失血早期血容量丢失,此时血浆和红细胞成比例丢失,而血容量的自身代偿又不能及时补充血浆,该情况下红细胞计数、Hb、Hct 均不能作为判断贫血的指标,更不能作为估计出血量的指标。

2. 网织红细胞(Ret) 对于贫血病因判断具有重要价值。长期贫血伴 Ret 减少是诊断先天性再生障碍性贫血的重要线索,而出血和溶血患儿 Ret 通常会增加。

3. 外周血涂片 可以发现红细胞形态的异常。如红细胞中心淡染区异常扩大是低色素性贫血的重要线索;如有异常形态红细胞,如球形、椭圆形红细胞增多是遗传性红细胞膜异常的重要诊断线索。

4. 影像学检查 排除隐匿失血可能,需及时做头颅 B 超、腹部 B 超、CT、MRI 等检查。

5. 其他检查 ①血清胆红素:溶血性贫血血清未结合胆红素明显增高。②抗人球蛋白试验(Coombs test):该项检查阳性有助于诊断母婴血型不合溶血导致的新生儿贫血。③弥散性血管内凝血(DIC)检测:怀疑有 DIC 者需要进行血小板计数、凝血酶原时间、纤维蛋白降解产物等检测。④怀疑有宫内感染时需要进行 TORCH 检测(抗体及特殊血清学检测)。⑤骨髓检查:怀疑先天性再生障碍性贫血、先天性白血病等疾病时,需要进行骨髓检查协助诊断。

【治疗】

根据贫血原因、贫血程度及临床表现制订合理的治疗方案。

1. 免疫性溶血 如严重 Rh 血型不合溶血可以换血,不仅可以纠正贫血,避免心力衰竭,还可以置换出致敏红细胞,避免继续溶血。

2. 失血性贫血 如出血部位明确,可以外科止血治疗;凝血因子缺乏时,应及时补充凝血因子止血;血小板明显降低时还需要输注血小板止血。

3. 输血 如贫血威胁到患儿生命安全时,必须尽快输血;对于生命体征平稳的新生儿,是否输血则需要结合贫血原因、贫血程度和临床表现等来决定。

(母得志)

第三节　新生儿出血症

新生儿出血症(hemorrhagic disease of the newborn,HDN)是指由于维生素 K 缺乏而导致体内维生素 K 依赖的凝血因子 II、VII、IX、X 活性异常降低引起的出血性疾病。在纯母乳喂养的足月儿和早产儿,发病风险相对较高。近年,由于新生儿出生时常规注射维生素 K_1,此病发生率已明显下降。

【病因和发病机制】

凝血因子 II、VII、IX、X 的前体蛋白无活性,经过 γ- 羧化后发挥生物活性,此过程需维生素 K 参与。当维生素 K 缺乏时,上述维生素 K 依赖因子不能羧化,只是无功能的蛋白质,因此不能参与凝血过程而致出血。

本病与下列因素有关：

1. **凝血因子活性低** 在生后 72 小时内，正常新生儿Ⅱ、Ⅶ、Ⅸ、Ⅹ凝血因子活性低下，在生后 7~10 天逐步恢复到正常。这种暂时性的凝血因子活性低下与维生素 K 的储存和合成不足有关。

2. **维生素 K 储存量低** 母体维生素 K 经胎盘通透性差，仅 1/10 的量到达胎儿体内；母亲因疾病产前应用干扰维生素 K 合成的药物，如抗惊厥药（苯妥英钠、苯巴比妥）、抗凝药、抗结核药（利福平、异烟肼）等，均可抑制维生素 K 的储存或功能。

3. **维生素 K 摄入少** 通过乳汁外源性摄入是新生儿维生素 K 的重要来源。母乳喂养新生儿，初生时母乳量不足，母乳维生素 K 含量明显低于牛乳，纯母乳喂养新生儿维生素 K 缺乏多见。

4. **维生素 K 合成低下** 维生素 K 由肠道正常菌群合成。新生儿刚出生时肠道尚无细菌，或使用广谱抗生素抑制肠道正常菌群，均使维生素 K 合成不足。

5. **维生素 K 吸收障碍** 维生素 K 的吸收需要胆汁、胰液，并与乳糜微粒相结合，由淋巴系统运输。如有先天性肝胆疾病、慢性腹泻等可影响维生素 K 的吸收。

【临床表现】

根据发病时间和临床表现，分为三型：

1. **早发型** 生后 24 小时内发病，多与母亲产前服用干扰维生素 K 代谢的药物有关。病情轻重程度不一，轻者仅有皮肤少量出血或脐带残端渗血；严重者表现为消化道、胸腹腔、颅脑等多器官出血。

2. **经典型** 生后第 2~5 天发病，早产儿可延迟至生后 2 周发病，多与单纯母乳喂养、肠道菌群紊乱及肝脏功能不完善等导致维生素 K 合成不足相关。以消化道出血最常见，其他常见表现为皮肤瘀斑、脐带残端渗血等，一般情况好，出血呈自限性。应警惕轻度出血可为严重出血的前驱症状，严重者可有皮肤大片瘀斑或血肿等。

3. **晚发型** 生后 2 周~3 个月发病，甚至 6 个月内发病。多见于纯母乳喂养、慢性腹泻、营养不良、长期接受全静脉营养者。此型发生隐匿，60%~80% 以突发性颅内出血（硬膜下出血、蛛网膜下腔出血、硬膜外出血）为首发表现。临床表现为惊厥和急性颅内压增高，颅内出血可为唯一表现，也可合并广泛皮肤、注射部位、胃肠和黏膜下出血等。病死率高，存活患儿多遗留神经系统后遗症，发育延迟、运动功能障碍、脑瘫或癫痫等。

【辅助检查】

1. 凝血酶原时间（prothrombin，PT）明显延长是本病的重要诊断标准，为对照的两倍以上更有诊断意义。

2. 活化部分凝血活酶时间（activated partial thromboplastin time，APTT）延长。

3. 血小板计数、出血时间、血块退缩试验和纤维蛋白原均正常。

4. 测定维生素 K 依赖凝血因子Ⅱ、Ⅶ、Ⅸ、Ⅹ因子的活性下降，提示维生素 K 缺乏。

【诊断与鉴别诊断】

1. **诊断依据** 根据病史特点、临床表现、实验室检查和维生素 K 治疗效果等。其中异常凝血酶原 PIVKA-Ⅱ是诊断的金指标，直接测定血清维生素 K 也是诊断的可靠指标。全国维生素 K 缺乏研究协作组提出如下诊断指标，凡具备 3 项主要指标或 2 项主要指标加 3

项次要指标可诊断：

(1) 主要指标：①突然发生出血，包括颅内出血、消化道出血、肺出血、皮下出血和注射部位出血不止等。②实验室检查：血小板、出血时间（BT）、凝血时间（CT）正常，PT 延长或 APTT 延长。③给予维生素 K 后出血停止，临床症状改善。

(2) 次要指标：① 3 个月内小婴儿。②纯母乳喂养。③母亲妊娠期有用抗惊厥、抗凝血、抗结核及化疗药物史。④肝胆疾病史、长期服用抗生素史、慢性腹泻史。

2. 鉴别诊断

(1) 新生儿咽下综合征：在分娩过程中咽下母血，生后不久即呕血，可伴有便血。但无其他部位出血，无贫血，凝血功能正常，经洗胃 1~2 次后呕血停止，碱变性（Apt）试验变色，新生儿血红蛋白主要为 HbF，具有抗碱作用。Apt 试验可鉴别呕吐物中之血是吞入母血还是新生儿胃肠道出血：取 1 份呕吐物加 5 份水，搅匀，离心（2 000 转 /min）10 分钟后取上清液 4ml，加入 1% 氢氧化钠 lml，1~2 分钟后，如上清液变为棕黄色提示为母血，不变色（粉红色）为新生儿血。

(2) 新生儿坏死性小肠结肠炎、应激性溃疡、先天性胃穿孔等可出现呕血或便血。但患儿常有窒息、感染等原发病史，一般情况较差，腹部体征明显，易与新生儿出血症鉴别。

(3) 新生儿其他出血性疾病：血小板减少性紫癜以血小板明显降低为特征；DIC 常伴有严重原发疾病，纤维蛋白原和血小板减少；血友病患儿以男性多见，且多有家族史，主要表现为外伤后出血不止。

(4) 其他局部出血：脐部出血应与脐带结扎不佳、脐部感染及肉芽肿鉴别。女性新生儿阴道出血应与"假月经"相鉴别。

【治疗】

1. 出血者可给予维生素 $K_1$1~2mg 肌内注射或静脉滴注，一般数小时后出血减轻，24 小时内出血完全停止。静脉推注维生素 K_1 有一定的危险性，偶可出现过敏性休克、心跳呼吸骤停等反应，故应缓慢给药（每分钟不超过 1mg）。

2. 出血严重，出现失血性休克表现时，应立即输注新鲜冰冻血浆或红细胞悬液 10~20ml/kg，以提高血浆中有活性的凝血因子水平，纠正低血压和贫血。必要时同时应用凝血酶原复合物（含凝血因子 Ⅱ、Ⅶ、Ⅸ、Ⅹ），达到迅速止血。

3. 对症治疗。如有消化道出血，应暂时禁食，并从胃肠道外补充营养；脐部渗血可局部应用止血药物；穿刺部位渗血可行压迫止血；如颅内出血致颅内压增高时，可酌情使用脱水剂。

4. 在早产儿或肝病患儿，除维生素 K 缺乏外，其肝脏功能亦不成熟或有受损，上述凝血因子合成不足，若发生出血，在给予维生素 K_1 的同时，最好输注新鲜血浆。

【预防】

新生儿生后应立即肌内注射维生素 K_1 是预防新生儿出血症的根本措施。迄今为止，维生素 K_1 仍被视为是一种安全的药物。

1. 新生儿出生后常规 1 次肌内注射维生素 $K_1$1mg 可有效防止本病的发生。

2. 对患有肝胆疾病的孕妇，在临产前要注射维生素 K_1，以提高胎儿肝内维生素 K 的贮备量。

（母得志）

第四节　新生儿红细胞增多症与高黏滞度综合征

新生儿红细胞增多症是指静脉血血细胞比容（Hct）≥0.65（65%），发病率为 1.5%~5%。红细胞增多症和高黏滞度综合征是不同的概念，但常相伴存在，当 Hct<60% 时，血液黏滞度和 Hct 呈线性相关，当 Hct>65% 时，两者呈指数型性关。若毛细血管血 Hct>0.68（68%），则应检查静脉血 Hct，不能单独根据毛细血管血测定结果决定是否需要治疗。

【病因】

红细胞增多症是由于宫内胎儿输血（被动型）或胎儿红细胞生成过多（主动型）而使体内红细胞总量绝对增加所致。常见原因包括胎盘输血如双胎输血、胎儿母体输血；宫内慢性缺氧如过期产儿、小于胎龄儿；母亲患病如（先兆）子痫、糖尿病、心脏病、吸烟等；医源性因素如延迟结扎脐带、挤压脐带、过量输血；环境因素如高海拔地区（缺氧）；染色体异常如唐氏综合征等；代谢异常如先天性肾上腺皮质增生症、甲状腺功能亢进或减退。

如果脱水、血容量减少所致的血液浓缩，或血流不畅、红细胞淤滞等，可引起 Hct 假性增高。可出现体重下降、尿量减少，如体重下降超过出生体重的 8%~10%，应考虑脱水导致的继发性血液浓缩，通常发生于生后 2~3 天。

【发病机制】

各种原因引起胎儿宫内慢性缺氧，刺激促红细胞生成素代偿性增加，促使红细胞及有核红细胞增多；产程中急性缺氧则由胎盘流至胎儿的血流量可增加。当新生儿血容量过多时，机体出现代偿反应，如尿量增加、液体渗出等，使血液浓缩，导致 Hct 及血黏度增加。

Hct 及血黏度增加后血流速减慢，毛细血管灌注减少，组织缺氧，酸中毒致使多脏器受累；低氧导致无氧酵解增加、糖原消耗增加，导致低血糖发生；红细胞破坏增加及肠蠕动减少，肠肝循环增加，导致高胆红素血症发生。

【临床表现】

主要由红细胞增多和高黏滞度引起，症状非特异性，严重程度各异。多数症状较轻，可仅有皮肤四肢外观异常表现，重者可累及各个器官。

1. 皮肤　颜色发红，活动后更为明显，呈多血质貌。
2. 呼吸系统　表现为气促、发绀、呼吸暂停、呼吸窘迫。
3. 循环系统　可引起心肌损害、心率加快、心脏扩大或充血性心力衰竭、持续肺动脉高压、血栓形成等。
4. 消化系统　食欲缺乏、腹泻、呕吐、腹胀、肝大、消化道出血、坏死性小肠结肠炎。
5. 神经系统　反应差、嗜睡、肌张力低下、激惹、震颤、烦躁、惊厥。
6. 泌尿系统　少尿、蛋白尿、血尿、肾功能衰竭、肾静脉血栓。
7. 血液系统　弥散性血管内凝血、血小板减少、肺出血。
8. 代谢方面　低血糖症、低血钙症。

【辅助检查】

1. 血常规　出生 12 小时内静脉血 Hct≥0.65（65%）。
2. 其他　根据相应器官受累情况，进行相关系统的检查如胸片、心电图、颅脑影像学、肾功能、凝血功能等。

【治疗】

1. 对症治疗　低血糖症与红细胞增多症关系密切,对于高危儿如小于胎龄儿、过期产儿、糖尿病母亲的婴儿、唐氏综合征等应监测血糖。伴有高胆红素血症患儿应进行光疗,其他包括保暖、纠正低氧血症、纳差者应适当补液及鼻饲喂养等处理。

2. 纠正脱水导致的血液浓缩　如果患儿存在脱水但无红细胞增多症的症状和体征,可在 6~8 小时内纠正脱水,根据日龄、脱水程度及血清电解质情况决定补液的方案。每 6 小时重新测定一次 Hct。

3. 部分换血疗法　根据患儿静脉血 Hct 及症状两方面综合评估决定是否需要部分换血。

(1)适应证:无症状者,静脉血 Hct 波动于 0.65~0.70,仅需密切观察;静脉血 Hct 波动于 0.70~0.75,是否换血仍有争议;多数患儿对增加液体量反应良好,可增加液体量 20~40ml/(kg·d),每 6 小时重新测定一次 Hct;静脉血 Hct>0.75 时,大多数学者认为即使无症状,也应部分换血。

(2)方法:换血部位可选用脐血管或周围血管。优先使用生理盐水或 5% 白蛋白,不推荐使用血浆或新鲜冰冻血浆。

$$换血量 = \frac{血容量 \times (实际\ Hct - 预期\ Hct) \times 体重(kg)}{实际\ Hct}$$

(3)注意事项:避免低血容量,确保环境温暖,胃内抽吸排空,换血后禁食 2~4 小时,监测生命体征,监控血糖,准备好复苏设备,严格无菌操作,防感染发生。

【预防】

母亲妊娠期间避免不良刺激,不吸烟、酗酒、慎重用药;做好孕期保健工作,防治母亲疾病如妊娠糖尿病、高血压、先兆子痫,警惕宫内缺氧;提高分娩质量,避免产时窒息及脐带结扎过度延迟等。

(母得志)

第五节　新生儿双胎输血综合征

双胎输血综合征(twin-twin transfusion syndrome,TTTS)是由于单绒毛膜双胎胎盘存在交通血管,血流不均衡导致双胎中一胎呈多血状态(又称受血儿),另一胎呈贫血状态(又称供血儿)的一组综合征。是单绒毛膜双胎妊娠的一种严重并发症,在单绒毛膜双胎妊娠,TTTS 发生率 5%~38%,可导致很高的胎儿或新生儿死亡风险,围产期胎儿死亡率高达 60% 以上,存活儿也面临着严重的心脏、神经系统和发育障碍风险。

【病因和发病机制】

双胎分为双卵和单卵双胎,单卵双胎又分为三种类型:双羊膜囊双绒毛膜、双羊膜囊单绒毛膜和单羊膜囊单绒毛膜。本病多发生于单绒毛膜双胎妊娠,而单绒毛膜双胎妊娠占单卵双胎妊娠的 70%。单绒毛膜胎盘有丰富的血管吻合,包括大血管动脉间、静脉间或动静脉间,以动脉间吻合最常见,而毛细血管间的吻合也很广泛。在单位时间内双侧胎儿血流均衡则不会发生 TTTS,当双侧胎儿血流不均衡,供血儿的血更多流入受血儿时即可引起本病。

一般认为本病经典的发病机制是供血儿的动脉血经胎盘绒毛叶、脐静脉流入受血儿。发生双胎输血的重要条件是双胎胎盘间有共同的血管床,只有吻合的血管存在血压差时才会发生 TTTS。吻合支动脉侧的胎儿为供血儿,静脉侧胎儿为受血儿。但若胎盘中同时存在动脉间血管吻合,受血儿因血压升高,可通过动脉间的吻合支反流给供血儿,抵消动静脉间吻合所致的胎盘血流不均衡。若动静脉血管吻合支多且在大血管间吻合,则不能被代偿而导致血液循环明显不均衡,出现 TTTS。

【临床表现】

供血儿心脏泵血除要满足自身需要外,还要担负向受血儿输血,逐渐地处于低血容量,临床以贫血、胎儿生长受限为主要表现,低血容量导致肾脏的灌注减少,出现尿少、羊水少,查体可见供血儿个体小、贫血貌,重者还会出现水肿、心力衰竭,甚至死于宫内。受血儿由于血容量过多导致心脏的负荷增加,临床以心衰、水肿为主要表现,出现尿多、羊水多,查体可见受血儿个体大、多血貌,重者可出现胸腔积液、腹腔积液、心包积液、心力衰竭等。比较少见的是受血儿血液流向死亡的供血儿,发生低血压、贫血,继发缺氧缺血脑损伤及其他脏器如肝、肾损伤等。

TTTS 临床表现因双胎输血发生时间分为急性和慢性型。

1. **急性型**　常在分娩时急性大量失血,特别是发生在第一个胎儿出生过程中,压力和胎儿位置改变引起急性输血及失血;引起受血儿高循环负荷,失血儿循环不良、心动过速、低血压等急性失血表现。

2. **慢性型**　胎儿期即发生,供血儿有贫血、生长落后、水肿等,受血儿可能发生 DIC。

【辅助检查】

1. **产前超声检查**　可确定是单绒毛膜双胎(单个胎盘,双胎同性别,胎儿间有很薄的隔膜);双胎体重相差 >20%;双胎腹围相差 >20mm;胎儿脐动脉多普勒速率测定,观察双胎间有收缩 / 舒张比率的差异;在超声引导下穿刺脐血管取血样本可发现双胎间 Hb 水平的差别及供血儿的贫血程度,此外尚可除外染色体异常、先天性宫内感染等引起的宫内生长迟缓。

2. **血常规**　供、受血儿 Hb 水平相差在 50g/L 以上。但不能以此来确诊,无此差异亦不能排除,因供血儿可代偿性造血使两者 Hb 无明显不同。

3. **肝肾功能检查**　双胎之一发生宫内死胎的,存活儿应完善肝肾功能检查。

【诊断与鉴别诊断】

1. **诊断依据**

(1)临床表现:主要为双胎,羊水容量差异(受血儿羊水过多,供血儿羊水过少),可能存在 Hb 水平及体重差异。

(2)产前超声诊断标准:单绒毛膜双羊膜囊双胎(单胎盘,双胎同性别,胎儿间有很薄的隔膜);羊水容量差异(羊水多的最大垂直暗区 ≥ 8cm,羊水少的最大垂直暗区 ≤ 2cm)。按严重程度分 5 级:Ⅰ级可见被分隔的双胎的羊水量不等;Ⅱ级供血儿不见填充有尿液的膀胱;Ⅲ级供血儿脐动脉舒张末期血流消失或反向,或受血儿脐静脉多普勒图像异常如静脉血流反向或出现搏动性脐静脉血流;Ⅳ级出现胎儿水肿;Ⅴ级 1 个或 2 个胎儿死亡。

(3)产后诊断:①胎盘及羊膜:供血儿胎盘苍白、水肿、萎缩,羊水过少,羊膜上有羊膜结节;受血儿胎盘色泽红、充血。②新生儿:主要依据双胎体重差异 ≥ 20%,血红蛋白相差

50g/L 以上,以及受血儿、供血儿生长差异、贫血多血等临床表现。

2. 鉴别诊断 重度新生儿溶血病:也可出现贫血、水肿、肝脾大,但生后 24 小时内出现黄疸,特异性血型抗体检查可以确诊溶血病。

【治疗】

1. 出生前处理 ①重复羊膜穿刺减压法可解除羊水过多,改善胎盘循环使妊娠期延长;②孕早期胎儿大量失血并导致胎儿水肿者可经腹腔注射白蛋白或输血,改善水肿及预后;③通过胎盘镜用激光阻断胎盘间血管吻合枝的血流或直接照射无心脏胎儿的脐血管使之凝结;④经胎盘给予地高辛,用于受血儿有充血性心力衰竭而致水肿者或心脏负担过重者;⑤选择性减胎术,目前存在技术方法及伦理问题。

2. 出生后处理

(1)轻症患儿无需特殊处理。

(2)供血儿急慢性失血处理:急性失血:供血儿如有循环不良、心动过速、低血压时,可给机械通气供氧,扩容最好采用压缩红细胞或生理盐水静注,剂量为 20~30ml/kg;慢性失血:供血儿根据贫血程度给予输血或早期补铁。

(3)受血儿如有红细胞增多症,应行部分换血,处理低血糖症,低血钙症及高胆红素血症。

(4)如有胎儿水肿,需进行心肺监护及支持,抽出胸腔,心包、腹腔积液以改善心肺功能,胸腔积液压迫引起的肺发育不良是围产期死亡的主要原因。

(5)宫内双胎之一死亡,存活者需要进行头颅 CT 或 MRI 扫描,确定神经系统损伤,检查泌尿系超声及肾功能以除外肾皮质坏死,并随访生长、智能和运动的发育情况。

【预后】

双胎输血综合征发生愈早,预后愈差,在孕 28 周前诊断并进行处理,其围产儿病死率 20%~45%。脑损伤是 TTTS 存活儿的常见并发症,发生率达 18%,造成患儿智力发育障碍,因此存活儿要进行神经系统检查并密切随访。

(母得志)

第六节　新生儿弥散性血管内凝血

弥散性血管内凝血(disseminated intravascular coagulation,DIC)是由各种原发或继发因素,引起以全身性血管内凝血系统激活为特征的综合征。特点是大量微血栓形成导致凝血因子、血小板和抗凝蛋白的消耗,导致全身出血、组织缺血坏死以及溶血性贫血等。新生儿 DIC 常并发于窒息、缺氧、酸中毒、休克、血管瘤或严重感染。

【病因和发病机制】

任何与缺氧、酸中毒、组织损伤、坏死、休克和 / 或内皮损伤相关的危及生命的病理过程均可触发 DIC。与其他年龄段相比,新生儿 DIC 发生更为常见。因为新生儿免疫力低下,易患重症感染;各种凝血因子生理性下降,普遍水平偏低,尤以凝血酶原下降最为明显;血液黏稠,呈高凝状态,纤溶活动较弱;自我反馈调节功能低下,易发生低体温、呼吸循环衰竭、缺氧、酸中毒等病理情况;容易受母亲疾病及产科因素影响。

新生儿期引起 DIC 的常见原因包括母亲脓毒症、B 组溶血链球菌感染、胎盘早剥、严重呼吸窘迫综合征、坏死性小肠结肠炎、先天性病毒感染(如巨细胞病毒、单纯疱疹病毒等)、新生儿红细胞增多症、以及双胎之一胎儿死亡等。

尽管 DIC 发病机制因病因或原发疾病而有所不同,但其核心机制都是致病因素损伤微血管体系,诱导凝血活化,凝血酶持续大量生成,导致全身微血管血栓形成;凝血因子大量消耗并继发纤溶亢进,引起出血及微循环障碍。

【临床表现】

轻重不一,凝血系统处于高凝或低凝状态,重症患儿可 1~2 日内死亡,轻症患儿有时诊断困难。除个别为慢性 DIC(见于 Rh 血型不合溶血病、未处理的新生儿红细胞增多症、小于胎龄儿、新生儿双胎输血综合征及唐氏综合征等),新生儿 DIC 绝大多数为急性、重症、全身性,主要临床表现如下:

1. 出血 最常见的症状,血小板和凝血因子大量消耗,继发性纤溶亢进所产生的纤维蛋白降解产物(FDP)具有强抗凝作用。可见皮肤瘀斑、瘀点,穿刺部位或手术操作部位渗血,消化道或泌尿道出血、肺出血、颅内出血等。

2. 栓塞 广泛性微血管内血栓形成,产生栓塞,使受累器官(肾、肝、脑、肺、消化道等)缺血、缺氧而致功能障碍,甚至坏死,容易发生大面积皮肤、皮下组织梗死或肾脏梗死。

3. 微循环障碍和休克 由于广泛微血栓形成,致使微循环通路受阻,血液淤滞在微循环内,回心血量和心排血量不足,血压下降,出现休克。另外,被激活的 XII 因子可激活扩张血管系统,促使缓激肽释放,使血管扩张,加重低血压和休克。休克又可加重 DIC,二者形成恶性循环。

4. 溶血 由于微血管内广泛凝血所产生的纤维蛋白(原)与红细胞膜相互作用,使红细胞变形受损,甚至破裂发生溶血性贫血(又称微血管病性溶血性贫血)。急性溶血时可见血红蛋白尿、黄疸、发热等。

【辅助检查】

1. 血常规 ①血涂片检查:可见红细胞呈盔形、三角形、扭曲形及红细胞碎片;②网织红细胞增多;③血小板计数:约 93% 出现血小板减少,呈进行性下降,$<100 \times 10^9/L$,严重时 $<50 \times 10^9/L$,常较早出现。

2. 凝血检查

(1)凝血时间(试管法):正常为 7~12 分钟,在 DIC 高凝期缩短(≤6 分钟),进入消耗性低凝期则明显延长。

(2)凝血酶原时间(PT):DIC 时 90% PT 延长。DIC 诊断标准:日龄 <4 天者≥20 秒,日龄 >5 天者≥15 秒。

(3)白陶土部分凝血活酶时间(APTT):年长儿正常值 42 秒,新生儿 44~73 秒,早产儿范围更宽。APTT 比正常对照延长 10 秒才有意义。

(4)纤维蛋白原测定:新生儿正常值为 1.17~2.25g/L(117~225mg/dl),小于 1.17g/L(117mg/dl)为诊断标准,纤维蛋白原极度低下则提示预后不良。

3. 纤溶检查

(1)血浆凝血酶时间(TT):新生儿正常值为 19~44 秒(年长儿 16.3 秒),易受 FDP 及其他抗凝物的影响。FDP 有抗凝血酶作用,纤溶亢进时 FDP 增多,使 TT 延长,比对照组超过 3 秒有诊断意义。

(2)血浆鱼精蛋白副凝(3P)试验:DIC 时,因继发性纤溶亢进,FDP 与纤维蛋白单体形成的复合物增多。但应注意约 65% 婴儿出生后 24 小时内纤溶活力增加,可有 FDP 而出现 3P 试验阳性,因此 24 小时以后 3P 试验仍阳性才有病理意义。

(3)FDP 测定:是目前 DIC 实验诊断中应用较为广泛,发展比较快的免疫试验。常用的方法有:①乳胶凝集试验,正常值 <10μg/ml;②红细胞血凝抑制试验,正常值 1~5mg/L,≥10mg/L 有诊断意义;③葡萄球菌聚集试验正常值 0~2mg/L;④ ELISA 法检测 FDP 灵敏度高,可测得尿中微量 FDP。对早期诊断 DIC 有指导意义,正常时尿中 FDP 量为(28 ± 17)μg/L。

(4)抗凝血酶Ⅲ(AT- Ⅲ)检测:AT- Ⅲ 水平降低是反映血液高凝状态的指标之一,可测定其活性或抗原含量。正常值 AT- Ⅲ 活性成人 80%~100%,早产儿 40%~70%;AT- Ⅲ 抗原成人 8~11IU/ml,早产儿 4~7IU/ml,DIC 时降低,慢性 DIC 异常率为 70%,急性 DIC 异常率为 97%,非 DIC 仅 6%。

(5)D 二聚体检测:是交联纤维蛋白的一种降解产物,其升高特异性表明体内有凝血酶和血栓形成,血浆正常值 0~0.5mg/L,DIC 时明显升高。

【诊断与鉴别诊断】

1. 诊断依据

(1)临床特点:患有严重疾病的新生儿出现自发性出血如胃肠出血、血尿、穿刺部位持续渗血或血止后又重新出血。组织、器官发生栓塞的表现,出现溶血性黄疸、血红蛋白尿或休克等。

(2)实验室检查:① DIC 筛选试验:血小板减少、PT 延长、APTT 延长、血浆纤维蛋白原减少。②有助于 DIC 确诊的试验:FDP 增多、Ⅷ及 V 因子减少、凝血时间延长(不为鱼精蛋白纠正)、AT- Ⅲ 降低。

上述实验指标中三项阳性可疑为 DIC,四项指标阳性即可确诊。

2. 鉴别诊断　维生素 K 缺乏所致新生儿出血症:临床以出血为主要表现,但患儿一般情况好,血小板计数、纤维蛋白原、FDP 均正常,PT、APTT 延长,维生素 K 治疗出血倾向很快纠正。严重肝病时常有出、凝血检查异常,也可合并血小板明显下降(若同时脾功能亢进),但一般 FDP 无明显增加。

【治疗】

1. 病因治疗　治疗引起 DIC 的原发疾病,去除诱发因素。

2. 改善微循环和纠正电解质紊乱　通过纠正休克、酸中毒和缺氧来恢复正常的内稳态。

3. 抗凝疗法　目的是阻断血管内凝血的进展。

(1)肝素疗法:包括普通肝素和低分子量肝素。普通肝素一般不超过 200U/(kg·d),每 6 小时用量不超过 2 500U,静脉或皮下注射,根据病情决定疗程,低分子量肝素(伊诺肝素)常用剂量为每次 0.75~1.5mg/kg,每 12 小时 1 次,皮下注射,根据病情决定疗程,调整剂量来维持抗凝因子 X a 在 0.1~0.4U/ml 之间。APTT 是普通肝素使用的最常用血液学监测指标,肝素治疗使其延长为正常值 1.2~2.0 倍时即为合适剂量。普通肝素过量可用鱼精蛋白中和,1mg 鱼精蛋白中和 1mg 肝素。低分子量肝素常规剂量下,无需严格监测血液学指标。

(2)替代疗法:以控制出血风险和临床活动性出血为目的。①输注新鲜冰冻血浆:常用剂量 10~20ml/kg,也可使用冷沉淀,纤维蛋白原水平较低时也可输入纤维蛋白原。②血小板:

未出血患者的血小板计数低于 $30 \times 10^9/L$,或者存在活动性出血且血小板计数低于 $50 \times 10^9/L$,需紧急输入血小板。③凝血因子制剂:在严重肝病合并 DIC 时可考虑输入凝血酶原复合物以及凝血因子Ⅷ等。

4. 其他治疗

(1)纤溶抑制药物:一般不使用,仅适用于DIC的病因去除或控制后,仍有明显纤溶亢进,继发性纤溶亢进成为迟发性出血主要或唯一原因时。

(2)糖皮质激素:不常规使用,仅适用于当基础疾病需糖皮质激素时。如并发肾上腺皮质功能不全;感染性休克并发 DIC,在有效抗感染基础上可以考虑使用。

第七节　新生儿输血

输血(transfusion)是指给严重贫血患者补充血液成分,恢复血容量,恢复机体血液循环的平衡和正常的生理功能。是新生儿严重贫血常用的治疗手段之一。

【新生儿输血指征】

1. 血容量不足　失血性贫血导致失血量超过总血容量的 10%,失血 30~50ml,发生低血容量性休克早期表现。

2. 贫血性疾病　中重度贫血,出现临床表现,如呼吸增快、心率增快等。输注浓缩红细胞 3ml/kg 可以提高外周血 Hb 10g/L,提高 Hct 5%。

【输血类型】

成分输血是将血液中的有效成分分离出来,制成高纯度和高浓度的制剂,然后根据患儿的需要,针对性地单一输注。成分输血优点多:制剂容量小、浓度和纯度高,治疗效果好;使用单一成分可避免不必要输入,减少输血相关传染病等并发症的发生,使用安全;综合利用,节约血源;便于保存、使用方便等。

1. 红细胞输注

(1)浓缩红细胞:将新鲜全血或保存不久的库存血离心或静置待红细胞下沉后,移走上层血浆剩下的即为浓缩红细胞。由 200ml 全血制备得每单位总量为 110~120ml,其中约 30ml 血浆及 15ml 抗凝剂,Hct 为 75%。

(2)洗涤红细胞:全血经离心去除血浆和白细胞,再用无菌生理盐水洗涤红细胞 3~6 次,可去除 80% 以上的白细胞,95% 的血小板和 99% 的血浆。每单位洗涤红细胞的总量为 110~120ml,其中含 60~70ml 红细胞。

(3)去白红细胞:全血经离心去除血浆和白细胞,去除 80%~95% 白细胞后的红细胞。

(4)辐照红细胞:是剂量 25~30Gy 的 γ 射线辐照的红细胞制品,可以灭活有免疫活性的淋巴细胞,对红细胞和血小板无明显损伤。

2. 血小板输注　输注指征:新生儿 PLT<$50 \times 10^9/L$ 时,伴出血征象或新生儿 PLT<$30 \times 10^9/L$ 时,不伴出血征象。机采血小板每单位 200ml,含血小板 $2.5 \times 10^{11}/L$,白细胞和红细胞很少,纯度高。

3. 粒细胞输注　输注指征:免疫缺陷病、严重感染、中性粒细胞缺乏伴严重新生儿感染,经抗生素治疗 48 小时以上无效者。应首选粒细胞集落刺激因子(G-CSF),无效时才予以粒细胞输注。浓缩粒细胞:由 200ml 全血制备,含粒细胞 $0.5 \times 10^9/L$,还含有数量不等的红细胞、淋巴细胞及血小板。

4. 血浆及血浆成分输注　①新鲜冰冻血浆:将新鲜抗凝血 6~8 小时内在 4℃离心分离得血浆,并迅速在 -30℃以下冰冻成块制备,使用前加以融化。含有正常血浆活性水平的所有凝血因子、白蛋白及免疫球蛋白,适用于各种凝血因子缺乏的疾病。②普通冰冻血浆:是指由保存超过 6~8 小时的全血中分离得到的血浆,或保存期超过 1 年的冰冻血浆。比新鲜冰冻血浆缺少不稳定的凝血因子 V 和Ⅷ。

5. 其他血制品

(1)白蛋白:是维持人体血浆胶体渗透压的重要因素,每克白蛋白可增加循环血容量 20ml。适应证:低蛋白血症、新生儿高胆红素血症、血浆置换、脑水肿、休克、营养不良等。

(2)静脉注射免疫球蛋白:含有正常人体内所有的 IgG、少量 IgM 和 IgA,适用于先天性体液免疫缺陷症、获得性体液免疫缺陷、严重感染、自身免疫性疾病等。

(3)纤维蛋白原:是从新鲜冰冻血浆分离制备的纤维蛋白原浓缩剂。适应证:因合成减少或分解消耗增加引起的低纤维蛋白原血症。

(4)冷沉淀物:每单位 20~30ml,含纤维蛋白原 200~300mg,凝血因子Ⅷ和ⅩⅢ约 100IU。适用于血友病、纤维蛋白原缺乏等疾病。

(5)凝血酶原复合物:富含凝血因子Ⅱ、Ⅶ、Ⅸ、Ⅹ等。适用于这些因子缺乏的出血性疾病。

(6)凝血因子制剂:重组凝血因子Ⅷ和Ⅸ因子制剂。适应证:血友病甲和乙的治疗。

【输血方法】

1. 输血量计算　输血量计算公式:所需全血量(ml)= 体重(kg)×[预期达到的 Hb 水平(g/L)- 实际 Hb 水平(g/L)]×0.6。根据公式计算得到的数据与临床有一定差异。也可采用更为简单的估算法,即输注 3ml/kg 浓缩红细胞或 6ml/kg 全血可使患儿 Hb 水平提高 10g/L,每次输血目标将患儿 Hb 水平提高 30g/L,不要一次输注过多红细胞。

2. 输血速度　新生儿循环系统代偿能力不足,输血过快容易引起循环负荷过重,引发急性心功能衰竭,输血速度要严格控制,多数采用从 2ml/(kg·h)的速度开始,可缓慢增加,一般在 4 小时内输注完。必要时可使用呋塞米利尿,控制血容量。严重贫血可采用浓缩红细胞部分换血,既可有效提高 Hb 水平,也不会增加血容量。

【新生儿输血注意事项】

1. 新生儿心肺功能尚不成熟,输血量计算不当或速度过快容易引起心衰。

2. 新生体温调节功能差,容易发生低体温,输血时要将血液加温至室温为宜。

3. 新生儿肾脏排钾和保钠及维持酸碱平衡功能差,输入保存时间过久的库存血容易出现高血钾、低血钙和酸中毒。

4. 新生儿红细胞与氧的亲和力大,氧解离困难,Hb 需维持在相对较高水平才能足够携氧,满足生理需要。

【输血不良反应及处理】

1. 发热　发热是最常见的输血反应,常发生于输注开始后 15 分钟到 1 小时内,最高温度可达 38~41℃。原因:输入致热原和白细胞、血小板及血浆抗体等成分引起,新生儿输入血温度过低会代偿性反应。处理:暂停输血或减慢输血速度,使用抗过敏药,寒战高热者可使用地塞米松。预防:输血时应无菌操作,加用白细胞滤器等措施。

2. 过敏反应　常见的过敏反应有荨麻疹、血管神经性水肿,重者可出现支气管痉挛、喉头水肿、呼吸困难、发绀、过敏性休克等表现。机制不清,可能与白细胞活化产生活性物质如白三烯、组胺等有关。处理:单纯荨麻疹可以减慢输血速度,肌注抗组胺药物;重症反应者应立即停止输血,使用肾上腺素,输注地塞米松,喉头水肿者需气管切开、休克者应进行抗休克治疗。预防:过敏体质者,输血前可先于地塞米松静脉滴注。

3. 循环负荷过重　常发生于输血后 1~24 小时内,表现为烦躁不安,进行性加重,呼吸困难,脉搏增快,双肺底出现中细湿啰音。处理:立即停止输血输液,静注利尿剂,地高辛或毛花苷 C 静脉注射,镇静,吸氧。预防:正确估算输血量及患儿对输血的耐受性。新生儿输血时宜少量、多次、慢速输注。

4. 溶血反应　常在输血 10~15ml 开始,表现为烦躁、发热、黄疸、血红蛋白尿,甚至休克、急性肾损伤、DIC 等,多由血型不合导致溶血引起。处理:立即停止输血,重新鉴定血型及测定抗体,防治肾衰竭,利尿,碱化尿液,短期内给与地塞米松或甲基泼尼松龙。预防:严格配血、输血前确认受者的输血资料。

5. 输血相关移植物宿主病　原因:供血者血中含有免疫活性细胞,供血者与受血者间存在组织相容性差异,受血者免疫力低下。严重者可出现皮肤广泛大疱性表皮松解坏死、水电解质紊乱、体重下降、全身衰竭,常直接威胁生命。

6. 输血后紫癜　是输血或输富含血小板的血浆后引起的急性、免疫性和暂时性血小板减少综合征。机制可能与受血者体内人类白细胞抗原(human leukocyte antigen,HLA)抗体或血小板抗体有关。多在输血后 5~12 天急性发病,发热,荨麻疹,重者出现呼吸困难、支气管痉挛甚至休克。血常规显示血小板减少,出血时间延长,血清中可检测到 HLA 抗体或血小板抗体。通常在紫癜发作后 40 天内恢复正常。严重者予以糖皮质激素、丙种球蛋白治疗。

7. 输血传播疾病　输血可传播乙型及丙型肝炎、艾滋病、CMV、单纯疱疹、EB 病毒和疟疾等感染性疾病。预防:严格掌握输血指征,严格筛选供血者,采用不含白细胞的血液制品可以减少传染机会。

(母得志)

第十二章 新生儿神经系统疾病

第一节 神经系统发育与解剖生理特点

一、胚胎期神经系统发育

神经系统的胚胎发育主要包括几个特殊的发育过程：神经细胞的增殖、神经元移行、分化、突触生成和成髓鞘。基因、环境和神经细胞之间互相影响相互作用影响着神经系统的发育及功能。

(一) 神经管的形成和分化

神经系统发育始于胚胎第 2~3 周,首先是外胚层折叠和融合形成神经管。神经管的闭合由头至尾进行,孕 4 周时,神经管喙部形成了三个囊泡,分别是前脑、中脑和背脑小泡,之后分别形成前脑、中脑和后脑。前脑小泡形成了两个囊泡,一个形成间脑(丘脑、下丘脑和其他结构),一个形成端脑(大脑皮层)。神经管的两侧外胚层细胞形成神经嵴,由此形成周围神经系统。神经管的尾部保持较细的直管状,逐渐发育成脊髓。

神经管形成时在神经沟壁的单层神经上皮细胞开始形成新的细胞,即成神经细胞,后者不断形成并迁移,在神经上皮的外面出现了细胞核密集排列的外套层,后期发育成脑干及脊髓的灰质。神经上皮细胞还分裂成胶质母细胞,当神经上皮细胞分裂能力下降时,原处剩余的细胞则转变为室管膜细胞。神经管的组织结构由内向外发育成三层：室管膜层(由室管膜细胞组成)、中间层(由成神经细胞和成胶质细胞组成)、边缘层(由中间层的细胞树突或轴突组成)。成神经细胞发育为神经元,成胶质细胞分化为星形胶质细胞等。

当此阶段神经管的形成和分化异常,可导致脊膜膨出、脊髓裂、脊柱裂等先天畸形,其中脊膜膨出发生率高,存活患儿多,是临床中常见的疾患。

（二）脑的发育

胚胎第4周,神经管前端形成原始的前脑、中脑和背脑,第5周原始前脑发育为间脑和端脑,中脑不变,背脑发育为后脑和末脑(延髓)。

1. 前脑的发育　胚胎第5周,前脑发育为前部的端脑和较后的间脑。端脑泡两侧扩大形成两个大脑半球和侧脑室,基部发育为纹状体,中间区域形成大脑镰。间脑形成丘脑和下丘脑,主要接受眼视神经的传入。

2. 中脑的发育　中脑并不进一步分化,其腔形成中脑导水管。中脑由3个区域组成:①位于中脑腹侧面的被盖,由基板发育而成;②位于背侧的顶盖,由翼板发育而成;③位于腹侧面的大脑脚,由来自大脑的纤维组成。

3. 背脑的发育　分化为前部的后脑和末脑,后脑将来形成小脑,末脑形成延髓。末脑在发育过程中由于中间层的细胞群被许多上下行纤维束穿过,中间层向边缘带迁移出大量神经细胞以及脑干神经核的构成,使灰质和白质混杂形成网状结构。脑桥的背部在发育过程中逐渐形成6对神经核。脑桥的腹部,即脑桥的基底,有上行、下行及终止于此的神经纤维。

4. 脊髓的发育　胚胎第4周末,神经管的上皮细胞不断增生、迁移和分化,神经管的下段分化为脊髓,其管腔演化为脊髓中央管,套层分化为脊髓的灰质,边缘层分化为白质。

二、新生儿神经系统解剖特点

足月儿脑的平均重量约为370克(相当于体重的1/9~1/8),胎龄越小,脑的重量占体重的比例越大。随着年龄的增加,脑的重量占体重的比例不断减少,至成人时,脑重约为1 500克,相当于体重的1/40~1/35。新生儿脊髓在出生时已具备功能,重2~6克。新生儿脊髓相对细长,其下端位于第二腰椎下缘,故腰椎穿刺选择穿刺位点时应注意下移。

新生儿大脑已有主要的沟回,但较成人浅;皮质较薄,细胞分化不成熟,树突少。早产儿脑沟浅、脑回少、脑外间隙宽、脑室系统大,同时早产儿脑白质含水量多及含有大量未髓鞘化的神经纤维束,往往容易被误认为弥漫性脑白质水肿。

胚胎10~18周,是神经元增殖的旺盛时期,增殖的神经细胞分别移行到大脑皮层、基底神经节和小脑。出生时大脑皮层已具有6层结构,各皮层细胞的发育遵循着由内向外的规律,即最早迁移并成熟的神经细胞位于最深部,最晚迁移并成熟的居于最浅层。如果致病因素影响了神经细胞的增殖、移行、凋亡等过程,就会导致一系列脑发育畸形,如巨脑回、无脑回、多微脑回、脑裂畸形、灰质异位、脑皮质发育不良等。

髓鞘化是神经系统发育成熟的重要标志。孕26周,中枢性脑部结构,如脑干和丘脑髓鞘化形成,接近足月时,内囊后肢的髓鞘化形成。脑的大部分髓鞘化发生在生后2年内,了解髓鞘化形成的时间节点有助于我们理解脑组织损伤的易感性特点。早产儿易发生脑白质损伤,特别是罹患脑室周围白质软化时,晚期出现髓鞘化的发育延迟。

三、新生儿神经系统生理特点

新生儿期神经系统的生理功能尚未成熟,出生时神经元数量虽已接近成人,但大脑半球的灰白质尚未分化,突触及髓鞘的发育尚未完善,故神经系统功能的大部分由脑干及脊髓水平控制。新生儿尚不能主动控制运动,各种感觉器官已初具功能,但脑的分辨、感知及记忆等能力尚处于初级水平。随着脑发育的不断成熟及外界的各种刺激,新生儿的神经系统生理功能逐渐成熟。

新生儿的神经生理功能特点主要体现在感觉系统和运动系统的生理发育,同时,新生儿也具有一定的神经行为能力。

1. 感觉系统的生理特点

(1)视觉:新生儿出生后即存在完整的视觉传到通路,但尚处于初级形成阶段,随机体的全面发育而不断完善。正常新生儿可以注视人脸,生后 3~4 周可追随红球,当水平方向移动红球时,头部可转动 90°,即视觉定向反应。

(2)听觉:足月儿出生后具备听觉定向能力,对声音的反应逐渐敏感而明确。胎龄 28 周的早产儿对噪声有眨眼和惊跳反应。

(3)嗅觉:新生儿的嗅觉发育较早,出生后即存在。将新生儿抱在怀中,可自行寻找母亲乳房,对强烈气味表示不悦。生后 1 个月可形成香味引起的食物性条件反射。

(4)味觉:新生儿出生后,数天即有味觉形成,喜欢甜味,当接触苦味或酸味时,即可表现出皱眉、闭眼或拒绝吸吮等不悦动作。

(5)触觉:新生儿生后即有触觉,口唇周围最为敏感,遇到奶头刺激即出现吸吮反射;触及手心和足心时,会出现指趾屈曲;遇冷时,会大哭或寒战。痛觉一般不敏感且定位不准确。

2. 运动系统的生理特点　运动需在锥体系、锥体外系、小脑和周围神经的协同作用下才能完成,是神经发育成熟程度的重要检查指标。新生儿由于大脑皮层的发育较脑干和脊椎更不成熟,故会出现一些不受大脑约束的暂时性神经反射,如拥抱反射、握持反射、踏步反射等。屈肌张力较高,呈两手紧握、四肢屈曲状。这些反射和肌张力增高的改变,将随着日龄的增加而逐渐消失,如拥抱反射 4 个月消失。

3. 行为能力　新生儿行为能力全面反映新生儿神经系统的发育水平和功能状态。新生儿出生时具有一定的视听和运动功能,故具备了相应的行为能力,这是新生儿对周围环境的适应、与人交往的能力及情绪情感的体现。新生儿能够对面前的人脸做出反应,表明新生儿已初步具备了与人交流的能力,大部分新生儿能够注视及追随移动并说话的人脸。对不同的面部表情表现出不同的反应,更易亲近微笑的、和蔼的面孔。新生儿潜意识里会倾向性地偏好母亲。当新生儿哭闹时,听到熟悉的人的声音或者被人抚触,能够逐渐平静下来。反复多次接受外界同一刺激后,会逐渐适应,表明了其具有一定的短期记忆能力。

(薛辛东)

第二节　新生儿颅内出血

新生儿颅内出血(intracranial hemorrhage)是新生儿期最常见的脑损伤形式,与围产期的窒息、产伤、胎龄及出生体重均相关。出生体重 <1 500g 的早产儿发病率为 17.5%,而足月儿仅为 2%~3%。严重颅内出血死亡率高达 27%~50%,存活者常留有不同程度的神经系统后遗症,如脑性瘫痪、癫痫、感觉运动障碍及行为、认知障碍等。早产儿以脑室周围 - 脑室内出血多见,胎龄越小,发生率越高,足月儿以蛛网膜下腔出血和硬膜下出血多见,多数预后

良好。

【病因和发病机制】

1. **早产**　是常见的原因,特别是胎龄 32 周以下的早产儿。由于该胎龄的脑处于发育的特殊阶段,在脑室周围的室管膜下及小脑软脑膜下的颗粒层均存留胚胎生发层基质(germinal matrix,GM),GM 是神经元增殖的部位,具有以下几个特点:① GM 是由一未成熟的毛细血管网组成,其血管壁仅含一层内皮细胞,缺乏胶原和弹力纤维的支撑,易于破裂;② GM 血管壁的内皮细胞富含线粒体,耗氧量大,对缺氧及酸中毒非常敏感,当发生窒息缺氧、酸中毒时,易发生细胞坏死、毛细血管破裂、出血;③基质区域的小静脉系统呈 "U" 字回路汇聚于 Galen 静脉,这种特殊的血流走行,容易因血流动力学的变化而发生血流缓慢或停滞,导致毛细血管床压力增加而破裂出血。因此,早产儿特有的脑室管膜下胚胎生发层基质的解剖学结构是早产儿容易发生脑室内出血的主要原因。32 周以后 GM 逐步退化,至足月时基本消失,形成神经胶质细胞,是构成出生后脑白质的基础。

2. **缺血缺氧**　窒息时缺氧或酸中毒均可损害脑血流的自主调节功能,形成"压力被动性脑血流",导致血管内压增加,使得末端毛细血管破裂而出血。低氧和高碳酸血症可使脑血管扩张,静脉淤滞,压力增高引起栓塞和出血。此外,早产儿血管自主调节能力差,当存在动脉导管未闭、先心病、气胸、严重酸中毒、抽搐等疾病时,或者在治疗过程中动静脉穿刺、快速扩充血容量、吸痰、高参数的机械通气、人机对抗等情况,均可使血压大幅度的波动,造成毛细血管破裂,导致脑出血的发生。

3. **产伤**　主要为产伤所致。如胎位不正、胎儿过大、急产或产程延长等、或使用高位产钳、胎头吸引、臀牵引等操作,均可导致天幕、大脑镰撕裂和脑表浅静脉破裂而导致硬膜下出血等。此外,使用面罩加压通气、头皮动静脉穿刺、气管插管等操作可使头部过分受压或脑血流动力学突然改变,均可导致颅内出血的发生。

4. **其他**　新生儿患有凝血功能障碍或血小板减少性疾病;母孕期患绒毛膜羊膜炎,以及服用苯妥英钠、苯巴比妥、利福平等药物可引起新生儿血小板或凝血因子减少;新生儿不恰当的输入某些高渗溶液(如碳酸氢钠、葡萄糖酸钙、甘露醇等)等均可导致血管破裂出血;此外,少数患儿存在脑血管发育畸形。

【临床表现】

主要与出血部位和出血量有关。轻者可无症状,重者可在短期内病情迅速恶化、甚至死亡。常见的症状和体征如下:①神志改变:烦躁不安、激惹、嗜睡,重者昏迷;②呼吸改变:呼吸节律不规则,增快或减慢,甚至呼吸暂停;③颅高压改变:前囟隆起,血压增高,抽搐,角弓反张,脑性尖叫;④眼征:凝视、斜视、眼球震颤等;⑤瞳孔改变:不等大或对光反应消失;⑥肌张力改变:增强、减弱或消失;⑦原始反射:减弱或消失。此外,若患儿不明原因的低体温、苍白、贫血、黄疸、频繁呼吸暂停及休克等,应注意颅内出血的发生。

新生儿颅内出血,根据出血部位不同,临床上分为以下几种类型:

1. **脑室周围 - 脑室内出血**(periventricular-intraventricular hemorrhage,PVH-IVH)　是早产儿颅内出血最常见的类型,也是引起早产儿死亡和致残的主要病因之一。多见于胎龄 <32 周、体重 <1 500g 的早产儿,文献报道发生率 15%~40%,且胎龄、体重越小,发病率越高。胎龄在 26~30 周的发生率 42.5%,出生体重在 500~750g 的发生率为 42.9%。50% 的出血发生在生后的第一个 24 小时,90% 发生在生后 72 小时内。临床表现包括呼吸

暂停、嗜睡、惊厥、肌张力减低等,还可伴有心动过缓、体温降低、代谢性酸中毒、低血压等,但有 25%~50% 患儿可无明显症状。依据头颅影像学,按 Papile 分度法,将 PVH-IVH 分为 4 级: Ⅰ级:室管膜下生发层基质出血;Ⅱ级:生发层基质出血破入脑室,引起脑室内出血,但无脑室扩大;Ⅲ级:脑室内出血伴脑室扩大;Ⅳ级:脑室内出血伴脑实质出血,见图 12-1~ 图 12-4。一般Ⅰ级预后良好,Ⅱ级绝大多数预后良好,但需要动态随访,Ⅲ和Ⅳ级,常留有不同程度的神经系统后遗症。

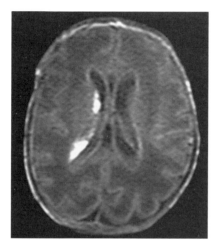

图 12-1 脑室周围 - 脑室内出血Ⅰ级 MRI 图(室管膜下出血)

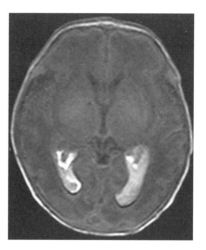

图 12-2 脑室周围 - 脑室内出血Ⅱ级 MRI 图(脑室内出血不伴脑室扩大)

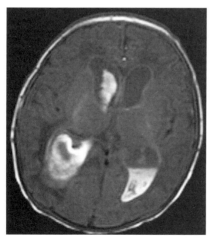

图 12-3 脑室周围 - 脑室内出血Ⅲ级 MRI 图(脑室内出血伴脑室扩大)

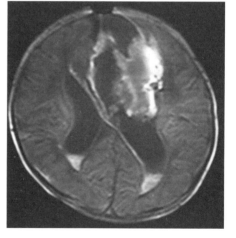

图 12-4 脑室周围 - 脑室内出血Ⅳ级 MRI 图(脑室内出血伴脑实质出血)

2. 蛛网膜下腔出血 是指原发于蛛网膜下腔出血(primary subarachnoidhemorrhage,SAH),见图 12-5,出血部位在蛛网膜下腔内,不包括继发性的蛛网膜下腔出血,如硬膜下、脑室内或小脑等部位出血后向蛛网膜下腔扩展所致。SAH 是新生儿颅内出血的最常见形式,多源于小静脉,如蛛网膜下腔内的桥静脉,常位于大脑表面和颅后窝内。足月儿常由产伤引起,早产儿多与窒息、缺氧、酸中毒、产伤等因素有关。大多数 SAH 患儿,由于出血量较少,无明显临床表现,预后良好,仅极少数出血量较大者表现为惊厥、意识障碍、肌张力减低和中枢性呼吸衰竭,甚至于短期内死亡,存活者可因脑脊液的循环通路受阻或吸收障碍而导致交通性或阻塞性脑积水。

3. 硬膜下出血(subdural hemorrhage,SDH)　多由于机械性损伤使上矢状窦附近的大脑镰或小脑幕撕裂,静脉窦和大脑表浅静脉破裂引起的出血,是产伤性颅内出血的常见类型。多见于足月巨大儿、胎位异常难产、高位产钳助产儿,见图 12-6。少量出血可无临床表现,出血量较多者一般在出生 24 小时后出现惊厥、偏瘫和斜视等神经系统症状。严重的小脑幕、大脑镰撕裂和大脑表浅静脉破裂导致严重后颅凹出血,可压迫脑干,患儿可在出生后数小时内死亡。也有 SDH 在新生儿期症状不明显,数月后发生慢性硬膜下积液。

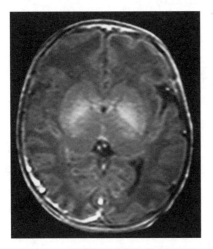

图 12-5　蛛网膜下腔出血 MRI 图

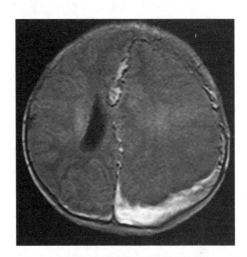

图 12-6　硬膜下出血 MRI 图

4. 脑实质出血(intraparenchymal hemorrhage,IPH)　常见于足月儿,多由于小静脉栓塞后,毛细血管内压力增高、破裂而出血。临床表现与出血部位和出血量有关。出血量较多者,可迅速出现惊厥、意识障碍及颅高压等神经系统表现,此外,还可发生失血性贫血,甚至休克。若出血位于脑干,早期可发生瞳孔变化、呼吸不规则和心动过缓等,但前囟张力可不高。出血灶最终可液化形成囊腔,若囊腔较大,可与脑室相通,可形成脑穿通性囊肿。IPH 常留有不同程度的神经系统后遗症,如脑性瘫痪、癫痫、智力或运动发育迟缓等。

5. 小脑出血(intracerebellar hemorrhage,ICH)　包括原发性小脑出血、脑室内或蛛网膜下腔出血扩散至小脑、静脉出血性梗死以及产伤引起小脑撕裂和血管破裂。常见于胎龄小于 32 周或出生体重低于 1 500g 的早产儿,足月儿多有产伤史。临床症状与出血量及病因有关,严重者表现为脑干受压的症状,如屏气、呼吸不规则、心动过缓、眼球偏斜、面瘫、间歇性肢体张力增高、角弓反张等,病情可迅速恶化,可在发病后短时间内死亡,尤其是早产儿。

【诊断】

1. 详细询问病史,了解患儿窒息及复苏等情况。观察患儿临床表现,尤其是进行详细的神经系统体格检查。

2. 检查化验需注意凝血功能的异常,动态观察血红蛋白及血细胞比容有无进行性下降。

3. 确诊需依靠头颅影像学检查。头颅 B 超对 IVH-PVH 诊断较灵敏,可床边进行,简单无创;美国神经学会推荐胎龄 ≤ 30 周的早产儿生后应常规性头颅 B 超筛查,至 7~14 天,必要时矫正胎龄 36~40 周时复查。CT 对蛛网膜下腔、小脑和脑干部位的出血较为敏感;MRI 是目前确诊各种类型颅内出血,明确出血部位及严重程度,以及评估预后的最敏感检测手段。此外,对于不明原因的颅内出血,必要时可进行脑血管成像的检查,以明确有无先天的脑血管畸形。

4. 腰穿有助于脑室内出血或蛛网膜下腔出血的诊断,也能及时排除颅内感染,常表现为脑脊液压力升高,可呈血性、镜下可见红细胞或皱缩红细胞,淋巴细胞数可轻度增高。但少量蛛网膜下腔出血和脑实质部位出血脑脊液可无异常发现。

【治疗】

1. 支持治疗 保持患儿安静,尽可能避免搬动、尽量减少刺激性操作;维持正常、稳定的血气、血压,防止病情进一步加重。保证足够的热量供给,注意液体量的调整。

2. 止血 可选择使用维生素 K_1、止血药等,视情况输注新鲜冰冻血浆。

3. 控制惊厥 有惊厥时可用苯巴比妥、咪达唑仑或地西泮等抗惊厥药。详见本章第 3 节。

4. 降颅压 有颅内压增高症状者,首选呋塞米,剂量为每次 0.5~1mg/kg,每 8 小时一次或每 12 小时一次,静脉注射。可用小剂量甘露醇,每次 0.25~0.5g/kg,每 6 小时一次或每 8 小时一次,静脉注射。

5. 脑积水 有学者主张脑室出血后脑积水早期可采用连续腰穿放液治疗,但疗效尚有争议。Ⅲ级以上 PVH-IVH、梗阻性脑积水、侧脑室进行性增大者,可作侧脑室置管外引流或储液囊皮下埋置引流,如侧脑室进行性增大不能改善,可行脑室 - 腹腔分流术。

【预防】

做好孕妇保健工作,避免早产;提高产科技术,减少围产期窒息和产伤的发生;及时纠正异常的凝血状况;防止血压波动过大;避免快速大量输液;纠正酸碱失衡;慎用高渗液体。提高医护质量,避免各种可能导致医源性颅内出血的因素。

(薛辛东)

第三节　新生儿缺氧缺血性脑病

新生儿缺氧缺血性脑病(hypoxic-ischemic encephalopathy,HIE)是指围产期窒息导致脑的缺氧缺血性损害,包括特征性的神经病理及病理生理改变,临床表现为一系列脑病的症状,部分患儿可留有不同程度的神经系统后遗症。HIE 约占我国足月活产儿的 3‰~6‰,其中 15%~20% 在新生儿期死亡,存活者 20%~30% 留有不同程度的神经系统后遗症。尽管近年来围生医学已取得巨大进展,但本病仍是我国目前导致新生儿死亡及小儿致残的主要疾病之一。

【病因】

缺氧是 HIE 发病的核心,其中围产期窒息是引起 HIE 的最主要原因,凡能引起窒息的各种因素均可导致 HIE。此外,出生后因肺部疾病、心脏疾病、大量失血或重度贫血等严重影响机体氧合状态而导致低氧血症也可引起 HIE。

【病理改变】

病变的范围、分布和类型主要取决于损伤时脑组织的成熟度、损伤程度及持续时间,目前认为 HIE 至少有 5 种基本类型的病理改变:①脑水肿:早期主要的病理改变;②选择性神经元死亡,包括凋亡、坏死和梗死等,主要累及大脑和小脑皮质的神经元,重者累及脑干及延髓的神经元;③基底节丘脑损伤:是 HIE 的最严重形式,主要累及基底神经节和丘脑损伤,常呈双侧对称性,外观如大理石样,故又称大理石样变;④大脑矢状旁区损伤:常见于足月儿,多累及大脑额中回,经旁中央区至枕后部位;⑤脑梗死:由于大脑动脉及其分支阻塞,或血管的功能不全而引起该供血区域的缺血坏死,大脑中动脉最易受累,左侧较右侧多见;⑥脑室周围白质软化症(periventricular leukomalacia,PVL):是脑白质损伤的最严重形式,包括囊性和弥漫性 PVL,囊性 PVL 多见于早产儿,囊腔主要位于侧脑室额部、体部和三角部白质;弥漫性 PVL,早期未形成形态学软化灶,后期表现为脑白质的容积减少。

【发病机制】

1. **脑血流改变** 当机体缺氧缺血时,全身血流重新分配,以保证血液优先供应心、脑、肾上腺等重要器官。尽管脑血流量增加,但并非脑内各区域的供血都均匀增加,首先保证代谢最旺盛的部位,如基底神经节、丘脑、脑干和小脑等,而在脑动脉终末供血区域,如大脑皮质矢状区及其下面的白质容易受损。由于脑组织内在特性不同而具有对损害特有的高危性,称为选择性易损区,且处于发育早期的脑组织更易受损。足月儿的易损区在大脑矢状旁区,早产儿易损区位于脑室周围白质,发生 PVL。

2. **脑血管自动调节功能障碍** 脑血管具有自主调节功能,以维持相对稳定的脑血流,但是新生儿,尤其是早产儿,这种自主调节的能力较差,轻微的血压波动即可导致脑的过度灌注或缺血。缺氧缺血和高碳酸血症时,导致脑血管的自动调节功能障碍,形成"压力被动性脑循环",即脑血液灌注随全身血压的变化而波动。若血压增高,可因脑血流的过度灌注导致颅内血管破裂而发生出血,若血压下降,可因脑血流的减少而发生缺血性脑损伤。

3. **脑组织代谢改变** 葡萄糖占人体脑组织能量氧化供能的 95%,但脑组织储存的糖原很少。且新生儿相对于成人来说,脑组织重量占体重的百分比高,耗氧量和耗能量占全身的比例更高。缺氧时,脑组织的无氧酵解增加,组织中乳酸堆积、能量产生减少,细胞膜上钠 - 钾泵、钙泵功能不足,使 Na^+、Ca^{2+} 与水进入到细胞内,导致细胞毒性脑水肿。目前认为氧自由基、兴奋性氨基酸、一氧化氮和炎症因子等也与 HIE 的发生有关,最终导致脑细胞发生水肿、凋亡和坏死。

【临床表现】

临床表现与窒息的严重程度及持续时间有关。主要表现为意识障碍、兴奋或抑制、肌张力及原始反射改变、惊厥和颅内高压等神经系统表现,重者可出现中枢性呼吸衰竭。惊厥常发生在出生后 12~24 小时,脑水肿则在 36 ~ 72 小时内最明显。根据新生儿的意识、肌张力、原始反射改变、有无惊厥、病程及预后等将 HIE 分为轻、中、重度(表 12-1)。

表 12-1　新生儿 HIE 临床分度

分度	轻度	中度	重度
意识	兴奋抑制交替	嗜睡	昏迷
肌张力	正常或稍增加	减低	松软或间歇性伸肌张力增高
拥抱反射	活跃	减弱	消失
吸吮反射	正常	减弱	消失
惊厥	可有肌阵挛	常有	有或持续状态
中枢性呼吸衰竭	无	有	明显
瞳孔改变	正常或扩大	缩小,对光反射迟钝	不对称或扩大
EEG	正常	低电压痫样放电	爆发抑制,等电位
病程及预后	症状在 72 小时内消失,预后好	症状在 14 天内消失,可能有后遗症	症状可持续数周,病死率高,存活者多有后遗症

【辅助检查】

1. **实验室检查**　新生儿出生时取脐动脉血行血气分析,了解患儿的宫内缺氧状况,pH 减低可反映胎儿宫内缺氧和酸中毒程度,BE 值和 $PaCO_2$ 可判断酸中毒的性质。血清肌酸激酶的同工酶 CK-BB 主要存在于脑和神经组织中,神经元特异性烯醇化酶(NSE)主要存在于神经元和神经内分泌细胞中,故 HIE 时血浆中 CK-BB(正常值 <10U/L)及 NSE(正常值 <6μg/L)活性升高,可帮助判定脑损伤的程度。

2. **影像学检查**　①超声:具有无创价廉的优点,可在床旁进行操作,并可进行动态随访,对脑水肿早期诊断较为敏感,可以了解基底核、丘脑、颅内出血、脑白质损伤等,但对矢状旁区的损伤难以识别。② CT:有助于了解颅内出血的部位和程度,有助于识别基底节丘脑损伤、脑梗死、脑室周围白质软化,但不能进行床旁检查,且辐射量大。③磁共振成像(MRI):是目前明确 HIE 病理类型(特别是 B 超和 CT 难以识别矢状旁区损伤)、判定病变程度及评价预后的重要检测技术,见图 12-7,特别是弥散加权成像(DWI)对出生早期缺血脑组织的诊断更敏感,甚至生后第 1 天即可显示病变部位。

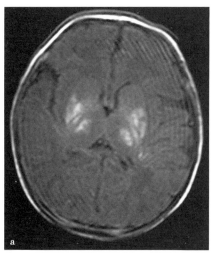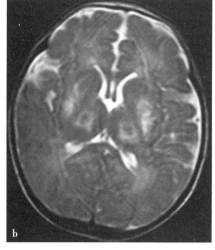

图 12-7　丘脑、基底节损伤 MRI 图

a. T_1WI 示丘脑和基底节高信号;b. T_2WI 示丘脑、基底节高信号

3. 脑电生理检查　①脑电图:表现为脑电活动延迟(落后于实际胎龄)、异常放电(棘波、尖波等),背景活动异常(低电压、爆发抑制等)。生后早期检查能够反映脑损伤的程度,对判断预后有很大的帮助。②振幅整合脑电图(aEEG):近年来被逐渐应用于新生儿临床,特别是 NICU。aEEG 是常规脑电图的一种简化形式,可在床旁连续监测患儿的脑功能,方便、快捷,易于掌握,能够评估 HIE 的程度和评估预后。

【诊断】

中华医学会儿科学分会新生儿学组制定了足月儿 HIE 的诊断标准,具体如下:①有明确的可导致胎儿宫内窒息的异常产科病史,以及严重的胎儿宫内窘迫表现(胎心 <100 次,持续 5 分钟以上;和 / 或羊水Ⅲ度污染);②出生时有重度窒息,指 Apgar 评分 1 分钟 ≤ 3 分,并延续至 5 分钟时仍 ≤ 5 分;或者出生时脐动脉血气 pH ≤ 7.00;③出生后 24 小时内出现神经系统表现,如意识改变(过度兴奋、嗜睡、昏迷),肌张力改变(增高或减弱),原始反射异常(吸吮、拥抱反射减弱或消失),惊厥,脑干症状(呼吸节律改变、瞳孔改变、对光反应迟钝或消失)和前囟张力增高;④排除低钙血症、低血糖、感染、产伤和颅内出血等为主要原因引起的抽搐,以及遗传代谢性疾病和其他先天性疾病所引起的神经系统疾患。若同时具备上述 4 条者可确诊,第 4 条暂时不能确定者可作为拟诊病例。目前尚无早产儿 HIE 的诊断标准。

【治疗】

1. 支持疗法　①维持良好的通换气功能是重点,保持 PaO_2 在 50~70mmHg,$PaCO_2$ 和 pH 在正常范围。根据血气结果和经皮血氧饱和度可给予不同的氧疗方式或辅助通气模式;②维持良好循环功能,使心率、血压维持在正常范围,以保证各脏器的血流灌注,尤其要避免脑灌注过低、过高或波动。必要时可使用多巴胺、多巴酚丁胺等血管活性药物维持血压在正常范围;③维持血糖水平在正常值,以保证脑内代谢所需能源。

2. 控制惊厥　惊厥是重度 HIE 的常见症状,控制惊厥有助于降低脑细胞的代谢。首选苯巴比妥,负荷量 20mg/kg,于 15~30 分钟内缓慢静脉推注,若惊厥不能控制,1 小时后再加用 10mg/kg,12~24 小时后给维持量,3~5mg/(kg·d)。对顽固性惊厥,可加用地西泮,每次剂量 0.1~0.3mg/kg,静脉滴注;或咪达唑仑,每次剂量 0.1~0.3mg/kg,静脉滴注,2~4 小时重复 1 次或持续静脉滴注 0.4~0.6μg/(kg·min),最大量为 6μg/(kg·min)。也可用 10% 水合氯醛 50mg/kg 灌肠。应注意地西泮和咪达唑仑对呼吸的抑制作用,应严密监测患儿的生命体征。

3. 降低颅内压　适当控制液体量是预防和治疗脑水肿的基础,每日液体总量不超过 60~80ml/kg。有颅内压增高症状时,首选呋塞米,每次 0.5~1mg/kg 静脉推注。如应用呋塞米后颅高压无明显改善,可用 20% 甘露醇,每次 0.25~0.5g/kg 静注,每 6~12 小时给药 1 次,疗程 3~5 天。不主张使用糖皮质激素。

4. 亚低温治疗　是指利用人工诱导方法将体温维持在 33~35℃的范围内,以降低能量消耗、达到脑保护的作用。目前多项高质量临床研究证据表明,亚低温对降低中、重度 HIE 病死率及改善 HIE 神经发育结局有一定作用。亚低温包括头部和全身亚低温两种,治疗开始时间应选择在生后 6 小时之内,也有学者主张放宽至 12 小时,越早开始疗效越好,一般持续时间 72 小时。

5. 新生儿期后的治疗及早期干预　对 HIE 的新生儿,待病情稳定后,根据患儿的具体

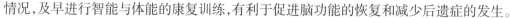

情况,及早进行智能与体能的康复训练,有利于促进脑功能的恢复和减少后遗症的发生。

【预防】

预防围产期窒息,以及科学及时的复苏抢救是预防本病的关键。应形成新生儿复苏技能培训的制度化,确保每次分娩时至少有 1 名熟练掌握新生儿复苏技术的医护人员在场,增加产儿科的密切协作。

(薛辛东)

第四节　早产儿脑病

早产儿脑病(encephalopathy of prematurity,EOP)是由于产前、产时或出生后各种原因引起的脑组织病理性损害,主要表现为合并有神经元与轴突损伤的脑室周围白质软化症(periventricular leukomalacia,PVL),临床可出现意识异常、呼吸暂停、惊厥及喂养困难等症状。在早产儿发病率约为 12.5%,其中 5%~10% 的患儿为中 - 重度脑损伤。严重的脑病可导致脑瘫、精神发育迟滞、听力和视力损害及认知障碍等神经系统后遗症。

【病因和发病机制】

缺氧缺血和感染是导致早产儿脑病的主要病因。此外,高氧暴露、低碳酸血症或高碳酸血症亦可引起早产儿脑病。

1. **脑缺血**　脑组织缺血可导致细胞能量衰竭,兴奋性氨基酸过度释放和钙离子内流,激活一氧化氮合酶,诱导细胞损伤。缺血再灌注可释放大量氧自由基,导致脑组织氧化损害。

2. **脑血管自主调节功能差**　脑血流不足是导致早产儿脑病的重要因素。早产儿脑内小动脉血管壁肌层发育不完善,脑血管自主调节能力差,脑血流为“压力被动性血流”,脑血流容易受瞬间全身血流动力学变化的影响,发生缺氧缺血性损伤。

3. **少突胶质细胞前体细胞易感性**　PVL 病变主要的靶细胞为晚期少突胶质细胞前体细胞。少突胶质细胞主要参与髓鞘的形成和维持,它从神经干细胞发育至成熟的少突胶质细胞经历了 4 个阶段:早期少突胶质细胞前体细胞,晚期少突胶质细胞前体细胞,未成熟少突胶质细胞和成熟少突胶质细胞。晚期少突胶质细胞前体细胞处于快速发育阶段,对能量需求很高,对缺血缺氧、氧自由基、兴奋性氨基酸和炎症细胞因子高度敏感,容易发生损害。在晚期少突胶质细胞前体细胞阶段,神经轴突髓鞘化尚未完成,故损伤后可发生脑白质软化,还可导致髓鞘化障碍。

4. **感染、炎症反应的损伤作用**　出生前和出生后感染可激活多种细胞因子,介导炎症反应,直接损伤神经元、少突胶质细胞前体细胞及轴突,感染、炎症反应亦可通过促进兴奋性氨基酸释放、刺激一氧化氮合成、诱导小胶质细胞活化及星形胶质细胞增生等途径损伤胎儿和新生儿神经细胞。

5. **产科高危因素**　血栓或羊水栓塞、孕母合并症 / 并发症如高血压、心脏病、糖尿病、严重贫血及不良嗜好,异常分娩史如急诊剖宫产、胎盘早剥、产钳 / 胎头吸引助产、难产、急产、滞产等。

【病理变化】

早产儿脑病的病理学主要改变为 PVL、神经元和轴突损害。病变易发部位与脑血管的分布具有相关性,主要好发于脑终末血管供血区,包括脑室周围的白质和位于顶 - 枕叶内的旁矢状区皮质。PVL 包括两种主要病理改变:局灶性和弥漫性损伤。前者主要位于脑白质深部,以细胞坏死和空洞形成为特征,为较严重的病变;后者在病理上为相对较轻的改变,主要表现为晚期少突胶质细胞前体细胞特异性损害。PVL 最终结果为继发于髓鞘缺失的脑白质容积减少,脑室扩大。神经元和轴突损害主要包括脑白质轴突和板下层神经元、丘脑、基底神经节及大脑皮层损害,另外,小脑和脑干也可受累。

【临床表现】

早产儿脑病缺乏特异性临床症状和体征,可能出现中枢性呼吸暂停、抑制状态、心动过缓、低血压、高血压或血压波动、意识改变、惊厥、颅内压增高、肌张力异常、原始反射异常等表现,也可无明显临床症状。对于高危早产儿,特别是小孕周的早产儿,应警惕该病的发生。

【辅助检查】

1. 头颅影像学检查 头颅超声或 MRI 检查早期可发现严重脑水肿、各种类型的颅内出血、脑梗死、脑白质损伤等改变,晚期可见多囊脑软化、脑空洞、脑穿通畸形、严重脑室扩张或脑积水及脑萎缩等改变。由于头颅 CT 不能敏感反映脑组织含水量的变化,对判断脑细微结构、脑发育和神经系统远期预后的可靠性较差,故考虑早产儿脑病时不建议行头颅 CT 检查。

(1)超声检查:①脑水肿:在病变早期可见弥漫性脑实质回声增强,侧脑室显著变窄呈裂隙状或消失,脑结构模糊。②脑室周围白质软化:早期病变部位呈粗糙、球形或大范围的回声增强区,回声高于脉络丛;随后脑实质回声可转为相对正常;但随病程进展,原回声增强部位可形成多发性小囊肿;以后小的囊肿可消失而遗留脑室扩大或相互融合形成较大的囊腔,并可与侧脑室相通形成穿通性脑囊肿。出生后存在各种高危因素(如宫内感染、机械通气治疗、血流动力学不稳定等)患儿,一次检查无异常不能除外脑损伤的存在。建议出生后 24 小时、3 天、7 天和 14 天各做一次头颅超声检查,以后定期复查,病情发生变化时随时检查,动态监测(图 12-8)。

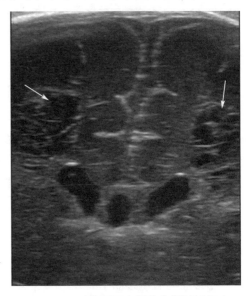

图 12-8 脑室周围白质软化(箭头所示)
(头颅超声检查)

(2)MRI 检查:早期可发现严重脑水肿、脑白质损伤等改变,晚期可见多囊脑软化、脑空洞及脑萎缩等改变。常规 MRI 脑白质损伤早期 T_1WI 表现为白质区域的高信号,T_2WI 为低信号或等信号(图 12-9);后期 T_1WI 异常信号消失、低信号或白质容积减少,T_2WI 为高信号或弥漫性过度高信号(图 12-10)。在生后 4 ~14 天可做首次颅脑 MRI 检查,纠正胎龄 36 ~40 周或出院前做第 2 次检查,此时的 MRI 检查对判断脑发育和评估预后价值较大。

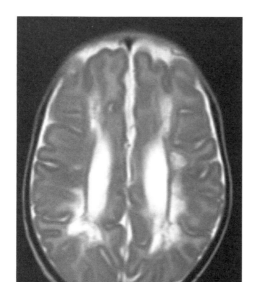

图 12-9 脑室周围白质软化:MRI T$_2$WI 像

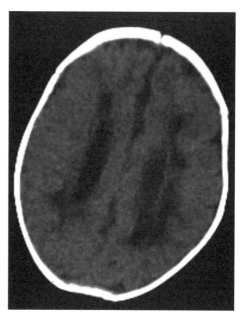

图 12-10 脑室周围白质软化:MRI T$_1$WI 像

2. 神经电生理检查

(1)脑电图:分为急性期异常(acute-stage abnormalities,ASAs)和慢性期异常(chronic-stage abnormalities,CSAs)两种,其中 ASAs 的标准为连续性中断背景活动振幅减低。CSAs 的标准为频谱紊乱,具体表现为:①δ 波畸形伴或不伴额叶 >100μV 的正向尖波或枕叶 >150μV 的负向尖波;②中央区 >100μV 的正向尖波。EEG 可在生后 48 小时内(发现 ASAs)和第 7～14 天(发现 CSAs)各做一次,后者对判断神经系统预后有重要价值。

(2)振幅整合脑电图(amplitude integrated electroencephalography,aEEG):主要表现为缺乏睡眠周期、窄带下界电压过低、窄带带宽加大、连续性低电压、癫痫样波形和爆发抑制等,aEEG 需在生后 1 周内检测。

(3)脑氧代谢检测:可通过近红外光谱技术实时检测脑组织中氧的变化,发现脑氧血流动力学异常。

【诊断与鉴别诊断】

1. 诊断依据 依据可能导致早产儿脑病的高危因素、临床表现及影像学检查可明确诊断,其中头颅影像学检查是确诊的主要依据,如影像学检查明确为 PVL 改变即可确诊。

2. 鉴别诊断 早产儿脑病临床表现不典型,颅内出血、颅内感染及脑卒中临床表现与早产儿脑病相似,需结合头颅影像学检查明确诊断。

【治疗】

早产儿脑病无特殊治疗,一旦发生主要采用支持对症治疗为主。维持充分氧合,预防低血糖,维持水电解质平衡,防止脑血流量波动,患儿出现惊厥时给予抗惊厥治疗,出现呼吸暂停时予以呼吸支持。

【预防】

早产儿脑病重在预防,应采取综合性防治原则。优化呼吸管理,合理使用机械通气;纠正缺氧和酸中毒,避免低或高碳酸血症。维持血压在正常范围,避免血压波动,以维持脑血流正常灌注和脑血流动力学稳定。维持电解质、血糖、血浆渗透压在正常范围和最佳的营养状态。维持体温正常,避免低体温。

（母得志）

第五节　新生儿脑卒中

新生儿脑卒中(neonatal stroke)也称为新生儿脑梗死(neonatal infarction),指生后 28 天内新生儿脑血管的一个或多个分支因各种原因发生梗死,导致相应区域的脑组织损伤。根据神经影像学或神经病理学,新生儿脑卒中分为动脉缺血性卒中(arterial ischemic stroke, AIS)和大脑静脉窦血栓形成(cerebral sinus venous thrombosis,CSVT)两种类型,其中以 AIS 多见。足月儿 AIS 发病率约为 1/5 900~1/2 300,小于 34 周的早产儿发病率可达 7/1 000。新生儿 CSVT 发生率约为 0.6/100 000~12/100 000。多数新生儿脑卒中患儿在新生儿期无特异性临床症状,通常在一些常规检查中偶然发现,或者在脑卒中发生 4~5 个月后,出现偏瘫、运动发育落后、惊厥等表现时通过回顾性分析才做出诊断,因此脑卒中患儿早期易漏诊,治疗往往滞后,对新生儿危害极大。

【病因】

多种因素可导致新生儿脑卒中,包括产前、产时及产后等诸多因素,发生于不同时期的脑卒中各有特点,如几种病因相互作用可使其发病风险增加。

1. 产前因素　包括母亲、胎盘和胎儿因素。母亲因素包括合并凝血功能异常、自身免疫性疾病、妊娠合并高血压及妊娠合并糖尿病等;胎盘因素包括胎盘血栓形成、胎盘早剥、胎盘出血、胎盘感染及胎盘老化等;胎儿因素包括胎儿水肿、多胎妊娠、胎-胎输血综合征、宫内发育生长迟滞、先天性感染等。

2. 产时因素　包括出生时产钳、胎头吸引助产、窒息等。

3. 产后因素　包括新生儿心脏及血管异常、脑缺氧缺血、易栓症(包括凝血因子 V Leiden 突变、凝血酶原 G20210A 突变、蛋白 C 缺陷症、蛋白 S 缺陷症、同型半胱氨酸、脂蛋白或亚甲基四氢叶酸还原酶突变、抗磷脂抗体等)、败血症、动静脉导管的应用、红细胞增多症、体外膜肺治疗等。

【病理变化】

新生儿脑卒中临床上以 AIS 最为常见,AIS 大多为单侧卒中,左侧大脑中动脉梗塞最为常见。不同胎龄儿 AIS 发生部位有差异,早产儿倾向于大脑中动脉皮质或豆状核纹状体分支的多灶性损伤,而足月儿主要是大脑中动脉主干梗死导致的损伤。新生儿发生 CSVT 时,大脑静脉流出道堵塞,静脉充血,继发毛细血管压力增高,导致脑水肿及出血性脑梗死。

脑梗死初期病变部位充血水肿,界限不明显,24 小时后病灶周围水肿明显,压迫周围组织,48 小时后出现组织坏死,2~3 周后水肿消失,坏死灶软化形成囊腔。

【临床表现】

58%~68% 的新生儿脑卒中在新生儿期有临床表现,40% 在新生儿期后出现临床表现,经追溯后可能为胎儿或新生儿期脑卒中所致。

1. 新生儿惊厥　惊厥是新生儿脑卒中最常见的临床症状,69%~90% 的足月儿脑卒中最初临床表现为惊厥,惊厥多发生在出生后 3 天内。与缺氧缺血性脑病相比,新生儿脑卒中所引起的惊厥多为病灶对侧躯体局灶性抽搐,部分患儿可表现为无肢体抽搐的反复呼吸暂停/低氧血症,脑电监测显示为慢性惊厥放电,多数患儿惊厥反复发作,1/3 患儿可出现惊厥持续状态。

2. 其他临床表现　包括持续肌张力改变,意识水平下降,喂养困难等,临床表现同其他类型的新生儿脑病难以鉴别。早产儿脑卒中惊厥发作较少,临床表现多不典型,通常是在常规头颅 B 超筛查中发现。

3. 新生儿期后的临床表现　40% 患儿在新生儿期后出现临床症状,大多表现为进行性运动功能障碍。这些患儿主要的临床特征为单侧手功能障碍,患儿多使用健侧手,父母往往在为患儿穿衣或玩耍时发现症状。

【辅助检查】

1. 影像学检查　神经影像学检查是新生儿脑卒中的重要辅助检查手段,包括头颅超声、CT、MRI 等,其中 MRI 是诊断脑卒中最安全、最可靠的方法。

(1)头颅超声:头颅超声是新生儿期特有的颅内病变检查方法,可进行早期床旁检查,其优势在于无创、无辐射、方便、经济。头颅超声表现通常为以皮层为基底的三角形异常回声,超声亦可显示脑血管异常(图 12-11)。头颅超声无法准确地界定脑卒中的位置及梗死范围,成像完整性不如 CT 及 MRI,其准确率也与操作者的经验有关。此外,头颅超声可能会遗漏一些小的边缘性损害,在某些情况下区分脑卒中与脑出血较为困难。

(2)CT:CT 对脑组织和血管的时间和空间分辨、病理和生理组织界限分辨的能力较强。早期典型 CT 表现为局灶性低密度影,脑结构界限模糊,晚期则可出现典型的楔形病灶(图 12-12)。头颅 CT 缺乏早期脑梗死特异指标,缺血性脑卒中后 12~24 小时内 CT 可无阳性发现,早期诊断价值受限。CT 易于发现直径 1cm 以上的脑卒中病灶,但对于病灶直径 <0.6cm 的静脉栓塞和动脉缺血性梗死不容易早期发现,容易导致漏诊。同时由于 CT 有辐射性,目前不作为新生儿脑卒中影像学诊断的首选方法,仅在危重新生儿不能完成 MRI 检查时,选用 CT 检查。

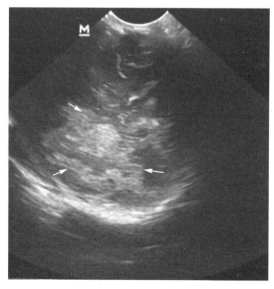

图 12-11　新生儿脑卒中(头颅超声)
(箭头所示为枕叶脑卒中)

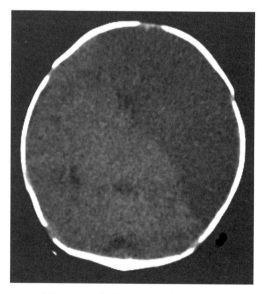

图 12-12　新生儿脑卒中(头颅 CT)

（3）MRI：MRI 是诊断新生儿脑卒中的金标准，具有敏感性高，无辐射的优点。常用的包括 T_1 加权（T_1-weighted imaging，T_1WI）、T_2 加权（T_2-weighted imaging，T_2WI）、弥散加权成像（diffusion-weighted imaging，DWI），近年来一些 MRI 新技术如磁共振血管成像（magnetic resonance angiography，MRA）、功能磁共振成像（functional MRI，fMRI）也逐渐应用于新生儿脑卒中的诊断。脑卒中发生的 7 天内，受损的皮质及白质在 T_1WI 表现为低信号（图 12-13），T_2WI 表现为高信号，灰白质分界不清，7 天后，受损皮质在 T_1WI 表现为高信号，T_2WI 表现为低信号（图 12-14）。DWI 是早期诊断新生儿脑卒中的重要手段，对早期病灶极为敏感，可以发现被常规 MRI 检查所遗漏的病灶，但在损伤发生 6~10 天后，在 DWI 上可表现为假阴性，因此 DWI 适用于早期诊断。MRA 可以显示脑内各血管及其分支，可以帮助确定病变位置及累及的范围（图 12-15）。功能磁共振成像可以帮助评估脑损伤及其恢复情况。

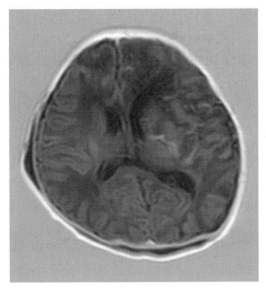

图 12-13　脑卒中（头颅 MRI T_1 像）

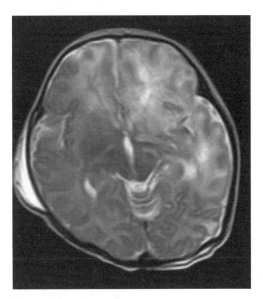

图 12-14　脑卒中（头颅 MRI T_2 像）

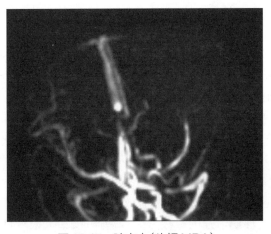

图 12-15　脑卒中（头颅 MRA）

2. 脑电图　包括振幅整合脑电图及全脑电图两种,脑电图可以帮助监测惊厥的发生及定位病灶,病灶侧持续的背景波异常往往提示预后不佳。脑卒中患儿脑电图的特征性改变为背景波正常基础上的局限于一侧脑半球的反复异常放电现象。

3. 心脏超声检查　如果临床查体发现心脏病理性杂音或高度怀疑先天性心脏病,或头颅 MRI 提示多发血栓形成,应行心脏超声检查以明确是否存在心内血栓,或导致血栓形成的结构异常。

4. 其他检查　对有血栓或血液病家族史的患儿,应行凝血相关的实验室检查,包括抗凝血酶、蛋白 C 和蛋白 S 活性、凝血因子 V Leiden 或凝血酶原 G20 210A 突变检测,以及抗心磷脂抗体(如母亲合并抗心磷脂抗体综合征)或血浆同型半胱氨酸等检测。胎盘病理检查可为新生儿脑梗死的病因诊断提供重要线索。

【诊断与鉴别诊断】

1. 诊断　新生儿脑卒中急性期无特异性临床症状,确诊依赖神经影像学检查。存在新生儿脑卒中高危因素的患儿出现惊厥,特别是单侧肢体抽动者,应考虑新生儿脑卒中。头颅 MRI 是新生儿诊断的优选方法。

2. 鉴别诊断　新生儿脑卒中临床症状和体征缺乏特异性,易与新生儿缺氧缺血性脑病、中枢神经系统感染、遗传代谢病等相混淆,单纯依赖临床表现易造成漏诊及误诊。因此,对具有高危发病因素的新生儿,尤其是早产儿,生后应常规进行头颅超声筛查,并借助其他影像学检查,方可对新生儿脑卒中作出早期诊断。

【治疗】

急性期主要以去除病因及对症支持,必要时给予抗凝治疗。

1. 去除病因　感染致脑卒中者应积极抗感染治疗;中心血管导管血栓形成致脑卒中者应及时拔除导管;红细胞增多症导致血液黏滞度增高者可进行部分换血疗法;血糖过低应积极纠正低血糖。

2. 抗惊厥　由于惊厥可引起进一步脑损伤,早期积极有效的控制惊厥是减轻脑损伤的重要措施。苯巴比妥作为一线抗惊厥药物:负荷剂量 20~40mg/kg,维持剂量每日 5mg/kg。单用苯巴比妥无法控制的惊厥,可使用二线抗惊厥药物。惊厥持续状态时可使用咪达唑仑,负荷量 0.15mg/kg,静脉推注,维持剂量每分钟 1~7μg/kg。

3. 抗凝药物　由于新生儿脑卒中复发率非常低,没有足够的资料支持在新生儿发生脑卒中后预防性使用抗凝药物。美国胸科医师学会对于新生儿动脉缺血性脑卒中抗凝治疗有以下建议:不推荐在首次发作的动脉缺血性脑卒中患儿使用抗凝药或阿司匹林治疗;如考虑患儿存在心源性血栓所致脑卒中时,建议使用肝素或低分子肝素治疗;对于复发的新生儿动脉缺血性脑卒中,建议使用抗凝药物或阿司匹林进行治疗。

4. 溶栓疗法　由于新生儿动脉缺血性脑卒中血栓形成的时间很难确定,目前尚无临床实验报道新生儿溶栓疗法的安全性和有效性。

5. 对症支持治疗　维持血糖、水电解质等内环境稳定。保持良好的通气及氧合。维持心率、血压在正常范围内。促红细胞生成素(erythropoietin,EPO)。亚低温疗法对新生儿脑卒中具有一定疗效,但这些疗法的安全性和有效性尚待进一步研究证实。

6. 慢性期治疗　慢性期治疗的目标是减轻后遗症,最大限度恢复运动功能,改善患儿生活质量,强调早期进行康复治疗。

【预后】

新生儿动脉缺血性脑卒中约有 2% 的新生儿会发生复发性脑卒中,这些复发者大多合并有导致血液高凝状态的基础疾病,如先天性心脏病或动脉疾病。远期的后遗症包括运动、认知、行为障碍及癫痫等。

(母得志)

第六节　新生儿化脓性脑膜炎

新生儿化脓性脑膜炎是由于各种化脓细菌感染所导致的脑膜炎症,发达国家发病率约为 0.3‰,发展中国家约为 0.8‰~6.1‰,常继发于新生儿败血症。临床主要以体温异常、惊厥、意识障碍及脑脊液化脓性改变为特征。新生儿化脓性脑膜炎可导致脑损伤,存活者常遗留神经系统后遗症。

【病因和发病机制】

1. 致病菌　新生儿化脓性脑膜炎常见致病菌与新生儿败血症相似。生后 7 天内发生的化脓性脑膜炎称为早发型化脓性脑膜炎,通常由母亲垂直传播引起,主要致病菌为大肠埃希菌、B 组链球菌(group B streptococcal,GBS)和其他革兰氏阴性肠杆菌,足月儿以 GBS 为常见,早产儿通常由大肠埃希菌感染所致。出生 7 天以后获得的感染称为晚发型化脓性脑膜炎,常为社区获得性感染,此时定植于新生儿母亲体内的细菌仍可能是感染源。晚发型新生儿脑膜炎致病菌常见为肺炎克雷伯菌、大肠埃希菌、凝固酶阴性葡萄球菌及金黄色葡萄球菌等。

2. 发病机制　致病菌可通过多种途径侵入脑膜,最常见的途径是通过血流抵达脑膜微血管,通过血脑屏障到达中枢神经系统;也可以通过脑膜邻近组织感染,如乳突炎扩散至脑膜;当患儿合并脑外伤、神经外科术后或先天性缺陷(如脊髓脊膜膨出)时,细菌可通过直接与颅腔存在的通道进入蛛网膜下腔导致感染。

细菌侵入脑膜并大量繁殖,释放细菌毒素和多种炎症因子,形成软脑膜、蛛网膜和表层脑组织为主的炎症反应,导致脑水肿,可并发脑室膜炎、硬脑膜下积液或积脓及脑积水。严重者可合并血管壁坏死和灶性出血或脑梗死。

【临床表现】

新生儿化脓性脑膜炎临床表现通常无特异性,主要表现为:

1. 感染中毒症状　反应差、少吃、少哭、少动等。体温不稳定:足月儿可能出现发热,早产儿可能出现低体温或体温不升。

2. 神经系统症状　可表现为嗜睡、激惹、肌张力低下、震颤或惊厥。与革兰氏阳性菌感染相比较,革兰氏阴性菌感染者更易发生惊厥,通常为局灶性发作。患儿可出现颅内压增高表现,如前囟隆起、吐奶或尖叫等,部分患儿可有颈强直表现。

【辅助检查】

1. 脑脊液检查　是确诊新生儿化脓性脑膜炎的重要依据,在使用抗生素之前进行。包括常规、生化、涂片革兰氏染色查细菌及细菌培养。化脓性脑膜炎脑脊液外观浑浊,白细胞计数 $\geq 20 \times 10^6/L$,分类以中性粒细胞为主;蛋白增高,足月儿 >1.7g/L,早产儿 >1.5g/L;葡萄糖含量降低,足月儿 <1.7mmol/L,早产儿 <1.1mmol/L。脑脊液细菌涂片阳性或从脑脊液中分离出细菌病原体即确诊为化脓性脑膜炎,但细菌涂片或培养阴性不能排除化脓性脑膜炎。

2. **其他实验室检查**　①血培养:对所有怀疑化脓性脑膜炎患儿应常规做血培养以及药敏,以帮助寻找病原菌。②血常规:白细胞总数增高或明显降低,分类以中性粒细胞为主,未成熟中性粒细胞 / 中性粒细胞总数(immature/total neutrophils,I/T) $\geqslant$ 0.2,患儿可伴有血小板计数 <100 × 10^9/L。③ C- 反应蛋白(CRP):在急性感染 6~8 小时后上升,8~60 小时达高峰,感染控制后可迅速下降。④血清降钙素原(PCT):细菌感染后 PCT 出现较 CRP 早,具有更高的特异性和敏感性,有效抗生素治疗后 PCT 水平迅速降低。

3. **神经影像学检查**　神经影像学检查能清晰地反映脑组织病变情况,及时明确新生儿化脓性脑膜炎的并发症,并且可以为预后评估提供参考。

(1)超声检查:头颅超声可在床旁进行动态观察,可评估脑室大小,是否存在脑室内出血,有无脑沟回声增强、异常实质回声和脑外积液。

(2)CT 检查:CT 对颅内出血及钙化灶显示较敏感,但 CT 有辐射,不作为新生儿化脓性脑膜炎影像学检查的首选方法。

(3)MRI 检查:可显示脑膜表面的炎症渗出性改变,有助于发现脑脓肿、持续性脑炎、脑梗死或脑软化区域,以及脑皮质和白质的萎缩程度。枸橼酸杆菌、黏质沙雷菌、奇异变形杆菌等感染所致脑膜炎可形成脑脓肿,建议行增强 MRI 检查。

【并发症】

1. **脑室管膜炎**　脑室管膜炎是新生儿化脓性脑膜炎常见的并发症,在革兰氏阴性菌脑膜炎患儿中,发生率可达 20%。脑室管膜炎常见颅内压增高,神经影像学检查和侧脑室穿刺可协助诊断。

2. **硬膜下积液**　新生儿化脓性脑膜炎硬膜下积液发生率约为 11%,临床可表现为囟门隆起、头围异常增大等,大部分硬膜下积液可自行消退。如发生硬膜下积脓需外科手术治疗。

3. **脑积水**　发生率约为 24%。GBS Ⅲ 型及大肠埃希菌 K1 株所致脑膜炎中脑积水发生比例高于其他 GBS 亚型和其他大肠埃希菌非 K1 株所致脑膜炎。临床表现为颅内压增高症状及头围异常增大。头颅影像学检查可协助诊断。

4. **脑脓肿**　发生率约为 13%,某些细菌,如枸橼酸杆菌、黏质沙雷菌及奇异变形杆菌等引起的脑膜炎患者发生脑脓肿的风险增加。当化脓性脑膜炎患儿出现新发惊厥或显著的局灶性脑部体征,或抗生素治疗的效果差时,应考虑发生脑脓肿,应行头颅影像学检查协助诊断。

5. **脑卒中**　新生儿化脓性脑膜炎可导致脑血管炎症,继发脑血栓形成,临床可表现为局灶性惊厥发作和偏瘫,头颅 MRI 可协助诊断。

【诊断与鉴别诊断】

1. **诊断依据**　临床上任何出现脓毒症或脑膜炎表现和 / 或血培养阳性的新生儿应高度怀疑新生儿化脓性脑膜炎,应进一步进行脑脊液检查明确诊断。

2. **鉴别诊断**　病毒、寄生虫、真菌、梅毒螺旋体等病原体可导致颅内感染,临床表现与新生儿化脓性脑膜炎相似,应注意鉴别,脑脊液检查,尤其是病原学检查是鉴别诊断的关键。

(1)病毒性脑膜炎:单纯疱疹病毒、巨细胞病毒、肠道病毒及风疹等病毒感染可引起脑膜炎,脑脊液较为清亮,白细胞数为(0~数百)×10⁶/L,分类以淋巴细胞为主,糖含量正常,脑脊液检查分离到病毒或特异性抗体检查有助于诊断。先天性病毒感染导致的中枢神经系统感染头颅 CT 可发现脑室周围钙化或脑发育不全改变。

(2)先天性弓形虫病:先天性弓形虫病通过母体经过胎盘传播,母亲孕期通常有猫或其他动物接触史,中枢神经系统是先天性弓形虫感染最常见的部位,可发生脑膜脑炎,头颅影像学检查可发现脑皮层钙化灶。根据母亲孕期感染史、患儿脑脊液中弓形虫相应的抗原抗体检测有助于诊断。

(3)真菌性脑膜炎:假丝酵母菌、球孢子菌病和隐球菌可导致脑膜炎,临床和脑脊液改变与化脓性脑膜炎相似,但此类患儿通常有广谱抗生素使用史,脑脊液培养可协助明确诊断和治疗。

(4)梅毒性脑膜炎:通常由先天性梅毒感染所致,脑脊液检查以淋巴细胞增多为主,蛋白呈中度增高,糖正常,脑脊液性病研究实验室(venereal disease research laboratory,VDRL)试验阳性可协助诊断。

【治疗】

1. **抗菌药物治疗原则** 临床考虑化脓性脑膜炎患儿应尽早经验性使用抗菌药物治疗,抗菌药物宜选大剂量可充分渗入脑脊液的广谱杀菌药物,从静脉途径给药。抗感染治疗 48 小时后应复查脑脊液,如果选择了敏感抗生素,复查的脑脊液细菌培养可转阴,继续原有方案治疗。如果培养阳性,则根据培养结果选择敏感抗生素。如果培养结果为阴性,患儿临床症状改善,则继续经验性抗感染治疗。抗菌药物治疗应足疗程,至少使用 2~4 周。

2. **抗菌药物选择**

(1)经验性治疗:对于疑似化脓性脑膜炎的新生儿,初始抗生素药物的选择取决于婴儿年龄、可能的病原体以及该区域常见的病原菌。对于早发型化脓性脑膜炎,常见的致病菌为大肠埃希菌、其他革兰氏阴性肠杆菌及 GBS,单核细胞性李斯特菌也是导致早发型感染的重要细菌,选择氨苄青霉素 + 头孢三代抗生素可覆盖大多数致病菌。晚发型化脓性脑膜炎,应结合本区域院内感染或社区获得性常见病原菌经验性选择抗菌药物治疗。

(2)致病菌明确抗感染治疗:①革兰氏阴性肠杆菌:首选头孢三代,通常为头孢噻肟或头孢他定。对于多重耐药菌,选用美罗培南治疗,剂量 40mg/kg,每 8 小时 1 次,疗程 3~4 周。②葡萄球菌:首选万古霉素,剂量为每次 20mg/kg,给药间隔随胎龄不同而变化,胎龄 30 周以下:每 18 小时 1 次;胎龄 30~37 周:每 12 小时 1 次;胎龄 37 周以上:每 8 小时 1 次。如果脑脊液检查持续呈阳性,可考虑联合利福平,5mg/kg,每 12 小时 1 次。③ GBS:选择大剂量青霉素加头孢三代联合治疗,直到血培养和脑脊液培养阴性,疗程 14~21 天。青霉素剂量:≤ 7 日龄,25 万 ~45 万 U/(kg·d),静脉给药,分成每 8 小时给药 1 次;>7 日龄,45 万 ~50 万 U/(kg·d),静脉给药,分成每 6 小时给药 1 次。④李斯特菌:头孢菌素天然耐药,通常选择氨苄西林联合美罗培南治疗,疗程 2~4 周。

3. **并发症治疗** 出现脑室管膜炎时,抗生素疗程需延长至 6~8 周,合并脑积水或脑脓肿时,需联合外科手术治疗。

4. **对症支持治疗** 所有患化脓性脑膜炎的新生儿都应在重症监护病房接受初始治疗,维持充分氧合,预防低血糖,维持水电解质平衡,控制颅内压增高和防止脑血流量波动,患儿出现惊厥时给予抗惊厥治疗。由于地塞米松对新生儿神经发育可能有不良影响,不推荐使用。

【预后】

新生儿化脓性脑膜炎死亡率约为10%,存活者中20%患儿合并严重的神经系统后遗症,包括智力障碍、严重听力或视力障碍、癫痫、运动障碍等。合并脑实质病变者,如脑梗死、脑软化,患儿出现神经发育结局不良可能性较大。对于新生儿化脓性脑膜炎患儿应进行长期随访,出院后4~6周完善视觉及听力诱发电位评估,并长期监测听力、视力和神经发育状况,必要时康复治疗。

(母得志)

第十三章　新生儿泌尿系统疾病

学习目标

1. **掌握**　新生儿急性肾损伤的病因、临床特点和处理原则。掌握新生儿泌尿系统感染的临床特点、诊断和治疗原则。
2. **熟悉**　新生儿常见肾脏和泌尿系统畸形。
3. **了解**　新生儿泌尿系统发育与肾功能的生理特点。

第一节　泌尿系统发育与解剖生理特点

【泌尿系统发育】

泌尿系统的发育是一个复杂的过程,包括肾小球、肾小管、肾血管、细胞外基质、尿道上皮的发育和成熟。许多编码转录因子、生长因子、结构蛋白、黏附分子等基因都参与发育过程的调控。

肾脏起源于中胚层,胚胎发育过程中先后经历前肾、中肾和后肾三个阶段。

1. **前肾**　胚胎第4周初,在生肾节内出现7~10对前肾小管。前肾小管内侧端开口于胚内体腔,外侧端通入前肾管。前肾没有泌尿功能。至第4周末,前肾小管相继退化,前肾管向尾部延伸。

2. **中肾**　胚胎第4周末中肾开始发育,先后出现80对中肾小管,向尾部延伸的前肾管则改称为中肾管。至胚胎第8周末,大部分中肾都发生退化,少数残留的中肾管(Wolffian管)形成男性的附睾管、输精管、精囊和射精管,在女性则演变成卵巢。

3. **后肾**　为人体的永久肾,从胚胎第5周开始发育,由中肾管末端近泄殖腔处膨大形成输尿管芽,输尿管芽伸入中肾嵴尾端,诱导间充质细胞聚集、包绕形成生后肾组织。输尿管芽末端不断延伸、分支,逐渐形成肾盂、肾盏和集合管。覆盖于集合管末端之上的生后肾组织由"逗号"形状逐渐延长,演变为"S"形状,在输尿管芽的诱导下,生后肾组织的间质细胞分化为上皮细胞,最终形成肾小球和肾小管。生后肾组织的外周部分形成肾被膜。孕3个月起,后肾开始产生尿液,随着孕周增加尿量逐渐增多,成为羊水的主要来源。胎儿肾脏肾单位的形成在孕34周左右就已经完成,此时肾单位的数量为80万~120万,接近成人。

以后不再形成新的肾单位,肾单位受损后也无法再生。在正常的肾脏发育过程中,胶质细胞衍生的神经营养因子(glial cell derived neurotrophic factor,GDNF)的信号通路非常关键。其他还有多种蛋白质和信号通路对肾脏发育起着重要的调控作用,如转录因子 WT-1、成纤维细胞生长因子(fibroblast growth factor,FGF)、整合素 α8 等,如果这些调控因子出现异常,将使肾脏发育受阻,肾单位数量减少,最终导致肾缺如、发育不良、先天畸形等。

随着胎儿体曲的伸展和腰骶部的发育,后肾在体内的位置逐渐从盆腔上移至腰部。在盆腔时,后肾的血供来源于主动脉的盆腔支。肾脏位置上移后,后肾的血供来源于更高位置的主动脉分支。

胚胎第 4~7 周,位于尿囊近端的泄殖腔被尿直肠隔分成两部分,腹侧为原始尿生殖窦,背侧为原始直肠管。原始尿生殖窦分为三段:上段发育为膀胱,其顶部与脐尿管相连;中段发育为男性尿道的前列腺部和膜部,以及女性的尿道;下段发育为男性的尿道海绵体部,以及女性的阴道前庭。

【肾功能的生理特点】

通过胎盘的作用,胎儿肾脏并不需要承担排泄体内代谢废物和调节水电解质平衡的功能。胎儿肾脏最重要的功能是产生尿液,维持足够的羊水量,促进胎儿肺的发育并避免胎儿在宫内受到挤压。若孕期发现羊水过少,需警惕肾发育异常。虽然肾脏发育在胎儿第 34 周就已经完成,此后不再产生新的肾单位,但其各项功能的成熟仍在继续进行。

1. 肾血流　胎儿的肾血流及肾血流占心输出量的百分比随着胎龄的增加而增加。胎儿期肾血管阻力很高,流经肾脏的血流较少,出生以后,肾血管阻力下降,心输出量增加,使肾血流急剧上升。足月儿出生时肾血流约占心输出量的 6%,1 周以后上升至 8%~10%,2 岁时达到成人水平,占心输出量的 20%~25%。

2. 肾小球滤过率(glomerular filtration rate,GFR)　胎儿 GFR 和肾血流一样随着胎龄的增加而增加。胎龄 27 周时,胎儿 GFR 只有足月儿的一半左右,胎龄 32~34 周时,GFR 达到 $14ml/(min \cdot 1.73m^2)$,到足月时,GFR 进一步增加至 $21ml/(min \cdot 1.73m^2)$。出生后,GFR 继续增加,至 2 岁时达成人水平,约 $120ml/(min \cdot 1.73m^2)$。

常用血清肌酐(serum creatinine,SCr)水平评估 GFR。SCr 水平随着出生胎龄和生后日龄而变化,刚出生时 SCr 水平约 88μmol/L,生后 1~2 周内,足月儿 SCr 迅速下降至 18~35μmol/L,此后一直稳定在这一水平。早产儿出生后,由于发育不成熟,SCr 水平下降较慢,需要 1~2 个月才达到谷值。

3. 肾小管功能

(1)浓缩和稀释功能:新生儿肾脏浓缩能力十分有限,新生儿排出 1mOsm 溶质需要 1.4~2.4ml 水,而成人只需要 0.7ml 水。足月儿最多只能将尿液浓缩至 800mOsm/kg,2 岁时尿液浓缩能力方可接近成人水平的 1 400mOsm/kg。新生儿肾脏浓缩能力受限的原因包括:肾皮质 - 髓质渗透梯度较低、环腺苷单磷酸水平较低、对抗利尿激素不敏感、髓袢短导致转运钠、氯的功能不足、较高的前列腺素水平对浓缩功能产生干扰。新生儿肾稀释功能则较为成熟,可将尿液稀释至 50mOsm/kg,与成人相似。即使早产儿,也可以将尿液稀释至 70mOsm/kg。但由于新生儿 GFR 较低,排尿量较少,在大量水分进入体内时仍容易出现水肿和稀释性低钠血症。

(2)钠平衡的调节:胎儿肾脏自胎龄 24 周开始具有重吸收钠的功能,但效率很低,直到胎龄 34 周,该功能才成熟,钠离子重吸收率可达 99%,钠排泄分数(fractional excretion of sodium,FENa)<1%。因此胎龄 34 周以前出生的早产儿容易出现低钠血症。

(3)钾平衡的调节:由于早产儿较低的 Na^+-K^+-ATP 酶活性和 GFR,以及对醛固酮不敏感,使得早产儿远端肾小管排钾的能力较弱,容易出现高钾血症。

(4)酸碱平衡的调节:新生儿近端肾小管碳酸氢盐的肾阈值较低,足月儿为 18~21mEq/L,早产儿可低至 14~16mEq/L,而成人为 25~27mEq/L。另外,新生儿远端肾小管产氨的能力也较差,尿中排泄磷较少,缓冲能力弱,易发生代谢性酸中毒。

总之,新生儿肾脏在出生时已经具备一定的排泄代谢产物,调节体液和酸碱平衡的能力,但各项功能尚未完全成熟,尤其早产儿,储备能力差、代偿能力有限,容易出现内环境紊乱。

(马晓路)

第二节　新生儿泌尿系统感染

新生儿泌尿系统感染(urinary tract infection,UTI)是病原体侵入泌尿道后在黏膜和组织中生长繁殖所导致的炎性损伤,可累及上、下尿路,包括肾盂肾炎,膀胱炎及尿道炎等,是新生儿时期常见的感染性疾病。反复上尿路感染可引起肾实质瘢痕,甚至以后导致高血压和慢性肾脏疾病,影响肾功能。新生儿 UTI 中,男婴约占 3/4,发生率显著高于女婴,这与年长儿不同,原因可能与男婴泌尿系统畸形发生率较高有关。新生儿 UTI 患者泌尿系症状不明显,常以全身症状为主要表现,容易漏诊误诊。

【病因和发病机制】

新生儿发生 UTI 的高危因素包括:早产、免疫功能低下、存在菌血症、泌尿系存在解剖结构畸形和功能异常。NICU 住院的早产儿 UTI 发生率增加,且胎龄越小,发生率越高。研究报道,未行包皮环切术的男婴 UTI 发生率比包皮环切后的男婴高 10 倍。因此,局部细菌定植和移行也是 UTI 的高危因素。母乳喂养则对新生儿具有保护作用,使 UTI 发生率减低。

超声检查发现在年龄 <3 个月婴儿或新生儿 UTI 中,伴发肾脏和泌尿系统畸形的比例高达 35%~50%,其中最常见的畸形为肾盂扩张和轻度肾积水。泌尿系统畸形容易导致 UTI 的原因主要包括:尿流受阻或缓慢、膀胱未完全排空、污染的尿液反流等。

新生儿 UTI 病原约 80% 为大肠埃希菌,其次为克雷伯菌和其他革兰氏阴性杆菌,革兰氏阳性球菌相对较少。长期在 NICU 住院的早产儿,则 UTI 病原以凝固酶阴性葡萄球菌更为常见。在出生体重 <1 500 克极低出生体重儿中,真菌引起的 UTI 也并不少见。可能和 NICU 住院患儿接受较多侵入性操作(如深静脉置管、脐静脉置管、留置导尿管)及肠道内致病菌的定植等有关。

细菌能否造成 UTI 的一个重要因素是细菌能否黏附于尿道上皮。大肠埃希菌菌毛顶端或细菌表面产生的黏附素可有效促进细菌黏附于尿道上皮,使输尿管蠕动功能下降,同时细菌分泌的内毒素穿过黏膜造成输尿管平滑肌瘫痪,增加细菌上行感染的风险。

新生儿 UTI 的感染途径主要包括:①血行播散:新生儿泌尿系统感染的最常见途径,常同时伴有菌血症的过程。大约 1/3 上尿路感染的患儿血培养和尿培养同时获得相同细菌的阳性结果。早产儿由于自身免疫功能低下,血行播散的机会较足月儿更高。②上行感染:新生儿尿路的特点是肾盂和输尿管较宽,输尿管管壁肌肉和弹力纤维发育不良,易受压和扭转,引起尿潴留而致感染。另外,新生儿膀胱输尿管连接处的瓣膜功能较弱,当膀胱充盈压力增高时,尿液易向上逆流而感染。如果男婴未经包皮环切,包皮处污垢容易积聚,引起病原菌定植,从而造成上行感染。女婴尿道短,外口暴露,距离肛门较近,也易污染后上行感染。③直接感染:比较少见,由邻近器官或组织的化脓性感染灶扩散而来。

【临床表现】

临床表现轻重不一,可以是无症状性菌尿,也可以表现为多种全身症状,如发热或体温不升、吃奶差、呕吐、反应差、体重不增或增长缓慢、腹泻、黄疸持续不退等,早产儿还可表现为反复呼吸暂停、腹胀、喂养不耐受。对于没有发热的患儿,黄疸延迟消退或直接胆红素升高可能是唯一的早期症状。合并尿道梗阻的患儿,腹部可触及胀大的膀胱或肾盂、输尿管积水后形成的肿块。由于这些症状缺乏特异性,极易漏诊、误诊。因此对出现上述各种全身症状、怀疑感染的新生儿应提高警惕性,及时行 UTI 的相关实验室检查。但应注意的是,出生3 天内的新生儿 UTI 非常罕见,因此早发型败血症(<72 小时)的患儿并不需要常规行尿培养。

【辅助检查】

1. 尿液检查　新生儿尿液标本的采集方法有以下几种:①将清洁的集尿袋粘贴于会阴部获得尿液标本虽然易于操作,但标本极易污染,而引起误诊或不必要的检查和治疗,因此不用于 UTI 的诊断。②通过放置导尿管获得尿液标本是较为可靠的标本收集方法,虽然存在一定的损伤和污染的可能。采集标本过程中,弃去导尿管置入时流出的最初几毫升尿液,留取后半段标本送培养,以尽量避免污染。③耻骨上膀胱穿刺采集标本具有一定的创伤性,可能造成损伤,但不易污染,是最可靠的标本获取方法。有条件可在超声引导下进行穿刺,以增加穿刺成功率。收集的尿液标本应尽快送检尿常规和尿培养,以避免标本中的病原菌进一步生长。若标本无法及时处理,应先放置于冰箱内冷藏。虽然尿常规很快就能得到结果,白细胞数量增加等发现可能有助于 UTI 的诊断,但因其缺乏敏感性和特异性,并不能用于确诊。膀胱穿刺标本的阳性培养结果则可明确诊断 UTI。

2. 血培养　所有怀疑 UTI 的新生儿都应该常规行血液培养。即使是非症状性菌尿也应送血标本进行培养。

3. 超声检查　通过超声检查观察肾脏大小和位置、尿道扩张、膀胱大小和厚度、结构畸形(如孤立肾、多囊性肾发育不良、输尿管重复畸形等)、真菌性脓肿和结石等。所有怀疑 UTI 的新生儿在病情稳定后都应接受超声检查。

4. 排泄性膀胱尿道造影(voiding cystourethrogram,VCUG)　通过导尿管,在膀胱内注入造影剂,排尿时观察有无反流或下尿路异常,有助于诊断后尿道瓣膜和膀胱输尿管反流,评估返流的严重程度。缺点是射线暴露、插管操作的痛苦和增加感染的风险。超声检查异常的新生儿应行 VCUG 检查。至于超声未发现异常的 UTI 新生儿是否需要 VCUG 检查,专家意见并不统一。

【诊断与鉴别诊断】

1. 诊断根据　临床症状和实验室检查。对新生儿原因不明的发热或体温不升、精神萎靡者,除了常规的败血症筛查外还应及时做尿液检查,及早明确诊断。

(1)尿液常规检查:尿液沉淀后沉渣镜检,如白细胞 >10 个 / 高倍视野,或不离心尿标本的镜检,白细胞 >5 个 / 高倍视野,即应考虑 UTI。

(2)尿培养及菌落计数:清洁尿标本菌落计数大于 10^5/ml 有阳性意义。

(3)膀胱穿刺尿细菌培养阳性即可确诊。

(4)膀胱穿刺或导尿管收集的标本见到酵母细胞高度提示真菌性 UTI。

2. 鉴别诊断　新生儿 UTI 的症状和体征都是非特异性的,需与其他感染性疾病相鉴别,如通过血培养和败血症鉴别,通过脑脊液检查和化脓性脑膜炎鉴别。同时,应当注意漏诊和误诊的出现。

【治疗】

1. 一般治疗　保证足够的液体和营养素摄入,注意外阴部的局部清洁,避免尿道口污染。

2. 抗生素治疗　一旦完成尿液、血液,必要时还包括脑脊液标本的采集并送培养后,经验性抗生素治疗应立即开始,不能因为等待培养结果而延误。由于新生儿 UTI 的病原以大肠埃希菌或其他革兰氏阴性杆菌占大多数,因此首选派拉西林,第三代头孢菌素等广谱抗生素。若患儿为 NICU 住院期间获得性感染的早产儿,其病原菌还有可能是凝固酶阴性葡萄球菌、金黄色葡萄球菌或肠球菌等革兰氏阳性细菌,可考虑联用万古霉素。

一旦尿液或血液、脑脊液等培养获得了阳性结果,则应根据培养的药敏结果对抗生素进行调整。

抗生素疗程:一般全程用敏感抗生素静脉治疗 10~14 天,真菌感染通常需要更长的治疗。如果抗生素治疗后复查尿培养,培养结果反复阳性,应考虑耐药菌感染,并需要进一步检查,包括静脉肾盂造影、膀胱尿路造影、泌尿系超声、核素肾扫描等,以了解是否存在局部感染灶、有无泌尿系统畸形或功能异常。

(马晓路)

第三节　新生儿急性肾损伤

新生儿急性肾损伤(acute kidney injure,AKI)是指各种原因所致的肾小球滤过率急剧下降,尿量减少,肾功能减退及肌酐、尿素等代谢产物蓄积、液体电解质平衡紊乱等。以前也称为急性肾功能衰竭,肾损伤的程度轻重不一,可以没有任何临床表现,仅在肾功能检查时无意中发现,也可以肾功能衰竭,需要肾脏替代治疗。新生儿 AKI 发生率差异较大,为 15%~40%,造成这种差异的主要原因是不同研究中使用的新生儿 AKI 诊断标准不一致,但总体来说,AKI 是新生儿,尤其 NICU 住院新生儿常见的临床问题,新生儿 AKI 可增加患儿并发症发生率及死亡率,显著延长住院时间,增加治疗费用。

【病因和发病机制】

新生儿尤其早产儿由于肾脏功能尚未完全成熟,出生时又经历了血流动力学的剧变,因此比儿童和成人更易受到各种高危因素的损伤。导致新生儿 AKI 的病因很多,按照肾损伤的性质及部位,大致可分为肾前性、肾性和肾后性三大类(表 13-1),肾前性因素是最主要的,约占所有病例的 80%,其次为肾性因素,肾后性因素所占比例最低。新生儿 AKI 可导致慢性肾病等近期和远期不良预后,早期识别并给予及时治疗,则显著改善患儿预后,因此尽早明确 AKI 的病因非常重要。

1. **肾前性因素** 主要指有效循环量不足所致的肾脏低灌注。出血、腹泻、呕吐及光疗时不显性失水大量增加等都可以使血容量减少,心功能不全时心输出量降低,严重感染时发生毛细血管渗漏导致大量液体进入第三间隙,先天性心脏病如主动脉弓缩窄使降主动脉血流减少,这些都是常见的导致肾脏低灌注的肾前性因素。新生儿为了促进动脉导管关闭需要应用非甾体类抗炎药物(如吲哚美辛、布洛芬),这些药物可导致肾脏血流减少,也是较为常见的肾前性因素。肾前性 AKI 增加肾性 AKI 发生的危险,持续的肾脏低灌注可引起肾脏不可逆的损伤,产生肾性 AKI。

2. **肾性因素** 包括直接造成肾小球、肾小管和肾间质损伤的因素及肾血管病变。围产期窒息和长时间严重的肾脏低灌注、缺血所致的急性肾小管坏死是最常见的肾性因素。其他肾性因素包括肾毒性药物(如氨基糖苷类抗生素)、造影剂的应用、肾脏先天发育畸形、双侧肾静脉或肾动脉血栓、先天性肾病综合征等。肾性因素和肾前性因素的鉴别见表 13-2。

3. **肾后性因素** 尿道梗阻导致双侧肾脏产生的尿液均发生潴留,最常见的是发生于男婴的后尿道瓣膜,其他如肿瘤压迫、输尿管结石所致的梗阻则较为罕见。

表 13-1 引起新生儿急性肾损伤的原因

分类	病因	举例
肾前性	有效循环量减低	失血;脱水;坏死性小肠结肠炎;先天性心脏病;低白蛋白血症
	肾血管阻力增加	红细胞增多症;药物(如吲哚美辛)
	缺氧/窒息	
肾性	持续低灌注导致急性肾小管坏死	
	先天性肾脏发育畸形	肾缺如;肾发育不良;多囊肾
	血栓性疾病	双侧肾静脉血栓;双侧肾动脉血栓
	肾毒性物质	氨基糖苷类抗生素;造影剂;母亲孕期接受血管紧张素转换酶抑制剂(ACEI)或吲哚美辛
肾后性		后尿道瓣膜;肾盂输尿管梗阻膀胱输尿管梗阻;神经源性膀胱;外源性肿瘤压迫

表 13-2 肾前性和肾性 AKI 的鉴别

指标	肾前性	肾性
尿钠(mmol/L)	<20	>25
尿渗透压(mOsm/kg·H_2O)	>350	<300
FENa(%)*	<2.5	>3
对容量挑战的反应	尿量增加	无反应

* 尿排钠分数(FENa)(%)= [尿 Na(mmol/L)× 血 Cr(g/L)]/ [血 Na(mmol/L)× 尿 Cr(g/L)]×100%

【临床表现】

典型的少尿型 AKI 临床表现分为三期：少尿或无尿期、多尿期和恢复期。但新生儿有尿液排出并不能完全排除 AKI，部分 AKI 尿量是正常的，称为"非少尿性 AKI"。和少尿性 AKI 相比，非少尿性 AKI 的预后相对较好。

1. 少尿或无尿期　尿量减少是 AKI 最常见的症状。正常新生儿至少 50% 在出生后 8 小时内开始排尿，几乎所有的正常新生儿在出生 24 小时内排尿，平均尿量 3~4ml/(kg·h)。若每小时尿量 <1ml/(kg·h) 定义为少尿，<0.5ml/(kg·h) 则为无尿。如果新生儿出生 48 小时仍未排尿，或者少尿，应考虑 AKI，需要进一步评估。少尿期持续时间长短不一。

尿量排出减少、液体潴留导致患儿水肿，严重者甚至出现心力衰竭、肺水肿、胸腔积液、腹腔积液。引起 AKI 的基础病因，如毛细血管渗漏、心功能衰竭、低白蛋白血症等也是造成水肿的原因。

2. 多尿期　随着部分肾小球和肾小管功能的恢复，尿量逐渐增多。

3. 恢复期　患儿一般情况好转，尿量恢复正常。

体格检查：除了明显的水肿以外，如果导致 AKI 的原因为严重脱水所致的血容量不足，患儿可表现心率增快、血压降低、脉搏细弱、前囟凹陷、黏膜干燥、毛细血管再充盈时间延长等征象。若双肾不发育或发育不良所致的 AKI 在胎儿期就出现羊水过少，患儿可有特殊面容、肢体挛缩、呼吸困难等症状（Potter 综合征）。严重肾积水或肾静脉血栓时腹部触诊可能会触及肿大的肾脏。

【辅助检查】

1. 血气分析　因肾小球滤过功能下降，酸性代谢产物排泄障碍而出现代谢性酸中毒。

2. 生化与电解质　由于水分潴留，常见稀释性低钠血症。因为少尿钾离子排出减少、代谢性酸中毒时细胞内钾离子转移至细胞外，常见高钾血症。体内蛋白质分解产物从肾脏排泄障碍，出现血清肌酐和尿素氮水平上升。因肾脏排磷减少，出现高磷血症，进一步可引起低钙血症。

3. 生物标记物检查　近年来发现了多个 AKI 生物标记物。这些标记物的敏感性高于 SCr，有望在 SCr 出现改变前就利用这些标记物对 AKI 进行早期诊断。鉴于这些生物标记物常由特定的部位产生，可能还有助于判断 AKI 的相关病变部位及病因。目前研究较多的标记物有中性粒细胞明胶酶相关脂质运载蛋白（neutrophil gelatinase-associated lipocalin，NGAL）、半胱氨酸蛋白酶抑制剂 C、肾损伤分子 -1（kidney injury molecule-1，KIM-1）、白细胞介素 -18 等。这些生物标记物在新生儿 AKI 的诊断和评估中或许有很好的应用前景，但其影响因素、参考范围及临床意义还需进一步研究确定。

4. 影像学检查

（1）肾脏和泌尿系超声检查：最常用的无创性检查手段，可以在床旁完成，可反复检查，动态观察肾脏大小、形状、皮质厚度及回声强度、肾盂和输尿管内径粗细，明确是否存在肾脏和泌尿系的畸形、肾血管病变等。

（2）CT、磁共振、排泄性膀胱尿路造影（voiding cystourethrogram，VCUG）：有助于明确是否存在肾后性梗阻。

【诊断】

目前，还没有一个非常统一的新生儿 AKI 诊断标准。SCr 是最常用的评价新生儿肾功能的指标。传统上 AKI 被定义为 SCr>1.5mg/dl（133μmol/L）或从基础水平每天至少增加

0.2~0.3mg/dl（17~27μmol/L）。但单凭 SCr 水平来诊断新生儿 AKI 并不合适。因为新生儿刚出生时的 SCr 水平反映的其实是母体的水平；大多数新生儿 SCr 的基础水平是未知的；且SCr 显著升高时，肾功能可能已经下降 25%~50%，肾损伤已经发生数天之久。因此用 SCr 评估肾功能时必须综合考虑婴儿胎龄、出生后日龄以及母亲的影响因素。

　　以往新生儿 AKI 的诊断主要参考成人标准。但由于新生儿自身肾功能的特点，这些标准可能并不适合新生儿。2012 年，改善全球肾脏病预后组织（Kidney Disease：Improving Global Outcomes，KDIGO）重新定义了 AKI 的诊断，即 48 小时内 SCr 增高≥ 0.3mg/dl（27μmol/L）；或 SCr 增高至基础水平的 1.5 倍以上；或持续 6 小时尿量 <0.5ml/（kg·h）。2012 年，在此基础上又提出了更适用于新生儿的"改良的 KDIGO 标准"（表 13-3），将 SCr 的基础水平定义为"评估前 SCr 的最低值"，将 AKI 根据 SCr 水平和尿量分为轻重程度不同的 3 期。该标准对新生儿 AKI 诊断的敏感性更高，目前已在多个新生儿 AKI 研究中得到应用。

表 13-3　新生儿 AKI 诊断标准

分期	血清肌酐水平	尿量
1 期	上升≥ 0.3mg/dl，或上升为基础水平的 150%~199%	0.5ml/（kg·h）< 尿量≤ 1ml/（kg·h）
2 期	上升为基础水平的 200%~299%	0.1ml/（kg·h）< 尿量≤ 0.5ml/（kg·h）
3 期	上升为基础水平的 300% 以上（≥ 300%），或≥ 2.5mg/dl，或需要透析	尿量≤ 0.1ml/（kg·h）

注：血清肌酐基础水平指评估前的最低值

【治疗】

　　治疗原则：治疗原发病和并发症，维持水电解质平衡，防止肾脏功能进一步受损。肾前性 AKI 首先应增加血容量，肾后性 AKI 以解除梗阻为主，肾性 AKI 常需要利尿、限液、纠正电解质紊乱等。

　　1. 一般治疗　密切监测体重变化、血压、血电解质，仔细记录液体出入量。留置导尿不仅可以对尿量进行准确计量，还可以排除下尿道梗阻。避免使用肾毒性药物。

　　2. 液体管理

　　（1）容量挑战试验：作为试验性治疗的第一步，有助于鉴别 AKI 原因。在 1~2 小时内输注生理盐水 10~20ml/kg，如果患儿尿量增加至 >1ml/（kg·h），提示患儿对容量挑战试验具有良好的反应，少尿为血容量过低的肾前性因素所致。

　　（2）若容量挑战试验后尿量没有增加，提示患儿为肾性 AKI，后续应根据"量出为入"的原则限制补液量（今日补液量 = 不显性失水量 + 昨日尿量 + 昨日其他液体丢失量）。

　　（3）纠正代谢性酸中毒。

　　（4）纠正高钾、低钠等电解质紊乱，纠正低钙血症，维持稳定的血糖。

　　3. 药物治疗　呋塞米：是最常用的袢利尿剂，一般剂量为 1mg/kg，虽然可增加尿量，但不能预防也不能缩短 AKI 的自然病程。长时间应用还可导致电解质紊乱，并产生耳毒性。多巴胺：小剂量多巴胺［2~3μg/（kg·min）］通过扩张肾血管来增加肾脏血流，改善尿量，但没有证据支持其能够有效降低 AKI 患儿的透析率或死亡率。

　　4. 肾脏替代治疗　若上述保守治疗下患儿症状无改善，仍存在严重的水肿、心功能衰竭或肺水肿、严重高钾血症或血钾水平迅速上升、严重代谢性酸中毒和氮质血症，应考虑肾脏替代治疗。新生儿 AKI 常用的肾脏替代治疗包括：

（1）腹膜透析：以自身腹膜作为透析膜，向腹腔内注入透析液，借助透析液中的溶质化学浓度梯度和渗透压梯度，通过弥散和超滤原理，清除体内毒素及多余水分，同时纠正代谢性酸中毒和电解质紊乱（图 13-1）。新生儿腹膜透析每次所用的透析液量为 20~30ml/kg，透析液的糖浓度为 1.5%~4.25%，通过定期更换保留在腹膜腔内的腹透液达到肾脏替代治疗的目的。在新生儿 AKI 治疗中，腹膜透析安全、有效、操作简单、费用低于血液透析和血液滤过，透析过程中不需要肝素化，对患儿的凝血功能和血流动力学影响较小，即使无法耐受血液滤过的患儿也能接受腹膜透析，但清除液体和血液溶质的效率低于血液净化模式。并发症主要包括腹膜炎、透析管路堵塞、透析液渗漏等。

（2）持续肾脏替代治疗（continuous renal replacement therapy，CRRT）：近年在新生儿 AKI 的应用日渐增多，最常用的模式为持续性静脉 - 静脉血液滤过（continuous veno-venous hemofiltration，CVVH）（图 13-2）和持续静脉 - 静脉血液透析（continuous veno-venous haemodialysis，CVVHD）。该技术让血液通过高通透性膜制成的滤器，在压力的作用下，大量水分子和中小分子溶质被滤出，再通过输液装置补充置换液，置换液的电解质成分和细胞外液成分相似，以此来模拟肾脏功能。该技术可以准确地控制超滤量，且持续性滤出，对血流动力学影响较小，避免电解质水平的快速变化。在合并败血症或多脏器功能衰竭的患儿，还有助于细胞因子的清除。CRRT 常见的并发症包括出血、血栓形成、导管相关感染、电解质酸碱平衡紊乱等。

肾脏替代治疗过程中，需要注意的是如何正确评估肾脏功能。虽然 AKI 的诊断标准用尿量和 SCr 水平将 AKI 的严重程度进行分级是肾功能评估的重要进步，但在肾脏替代治疗时，尿量会因超滤量的变化而变化，肌酐也会被排出体外，因此尿量和肌酐的应用价值受到很大的挑战。一些不受血液净化影响的生物标记物，如 NGAL 水平可能更有价值。

对于不可逆的肾功能损伤或严重的多脏器功能衰竭患儿是否进行肾脏替代治疗是一个棘手的伦理问题。在作出决定前，新生儿科医生应与肾病科医生、家长等进行慎重的讨论。

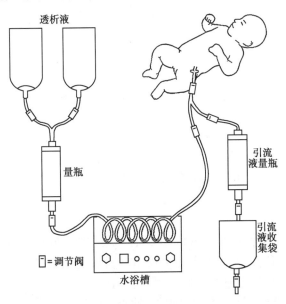

图 13-1　腹膜透析示意图

（引自：邵肖梅，叶鸿瑁，丘小汕 . 实用新生儿学 .5 版 . 北京：人民卫生出版社，2019：832）

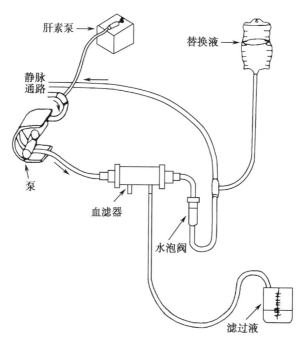

图 13-2　持续性静脉 - 静脉血液滤过示意图
(引自:邵肖梅,叶鸿瑁,丘小汕.实用新生儿学.5 版.北
京:人民卫生出版社,2019 :833)

【预后】

AKI 使新生儿的死亡率和发病率显著增加。预后和原发病密切相关,极低出生体重儿、需要肾脏替代治疗、曾有围产期窒息史、需要接受心脏手术、伴有泌尿系统畸形的 AKI 患儿死亡率更高。存活患儿存在发展为慢性肾功能衰竭的风险,因此长期随访十分重要。

(马晓路)

第四节　新生儿泌尿系统常见先天畸形

肾脏和泌尿系的先天畸形(congenital anomalies of the kidney and urinary tract,CAKUT)约占产前诊断的所有畸形的 20%~30%。病变可能累及双侧,也可能单侧,同一患儿可能同时存在一种以上的畸形。鉴于儿童终末期肾病约 30%~50% 是由肾脏和泌尿系的先天畸形所致,因此及时诊断并尽早开始治疗对于保全肾功能、防止进展为终末期肾病非常重要。

CAKUT 总体发生率为 0.3‰~1.6‰,在具有 CAKUT 家族史或母亲有肾脏疾病或糖尿病的婴儿中,发生率更高。CAKUT 患儿中约 30% 伴有肾脏以外的其他畸形。目前报道的伴有 CAKUT 的综合征已经超过 200 种。

CAKUT 病因:①肾单位正常发育受阻:导致肾实质发育异常,如肾发育不良、肾缺如、肾小管发育不良等。多种基因或表观遗传学因素参与其中,如 *PAX2* 基因突变引起肾 - 视神经乳头缺损综合征(renal-coloboma syndrome)、*EYA1* 和 *SIX1* 基因突变引起腮 - 耳 - 肾综合征(branchio-oto-renal syndrome)、*TRAP1* 基因突变引起 VACTERL 综合征等。②环境因素:产前胎儿暴露于致畸物或维生素 A 等营养物质缺乏会导致肾脏发育异常。产前暴露于血管紧张素转换酶抑制剂或血管紧张素 II 受体阻断剂可导致球旁细胞增生、皮质和髓质纤维化增加和近曲小管分化受阻。③肾脏胚胎移行异常:导致肾脏异位。集合系统发育异常:导致集合系统重复畸形、后尿道瓣膜和肾盂输尿管连接处梗阻等。

一、肾不发育

肾不发育是指胎儿后肾在发育早期出现发育受阻,导致肾实质先天性缺失,也称肾缺如(renal agenesis)。男性发生肾缺如的比例是女性的 1.7 倍,单侧肾缺如约占所有肾脏发育畸形的 5%。大部分患儿没有症状,只在超声检查时无意中发现。单侧肾缺如患儿约 1/3 伴有其他泌尿系统畸形,其中膀胱输尿管返流最常见。还有部分患儿伴有肾外畸形,包括心脏、生殖系统、骨骼、消化道畸形等。因此对于肾缺如的患儿应重点筛查其他泌尿系统畸形和肾外畸形,评估是否符合某综合征的特征,如腮 - 耳 - 肾综合征(branchio-oto-renal syndrome)、肾 - 视神经乳头缺损综合征(renal-coloboma syndrome)等。单侧肾缺如的患儿由于孤立肾一直处于代偿性肾小球高滤过状态,远期发展为慢性肾损伤的风险较高,因此需长期随访监测其肾功能。双侧肾缺如的患儿,由于宫内胎儿不能产生尿液,羊水量少,发育受限而出现 Potter 综合征和肺发育不全,约 40% 为死产,活产儿生后不久即出现呼吸困难,很快因呼吸衰竭、肾衰竭而死亡。

二、多囊性肾发育不良

多囊性肾发育不良(multicystic dysplastic kidney,MCDK)是囊性肾发育不良最严重的类型,肾脏由大量相互分隔的大小不等的囊性结构组成,丧失了正常的肾组织和肾功能,常伴有同侧输尿管缺如或闭锁。MCDK 发生的原因目前尚不明确,可能和 *CHD1L*、*ROBO2*、*HNF1B*、*SALL1* 基因突变有关。随着产前超声技术的发展,更多的 MCDK 在宫内就被发现。MCDK 可累及双侧,但大多数情况下为单侧,且多见于左侧。MCDK 在男性的发生率高于女性。目前估计发生率为 1/4 300~1/3 600 活产儿。

如果对侧肾脏是正常的,从宫内开始就可出现代偿性增生,其大小显著超过正常水平。对侧的输尿管常伴有位置异常、膀胱输尿管返流、肾盂输尿管连接处梗阻等畸形。部分患儿还可能伴有肾外畸形,如先天性心脏病、消化道闭锁、脊髓脊膜膨出等。

若产前超声未发现 MCDK,出生后,婴儿经常在常规体格检查时被触及腹部肿块而得以诊断。MCDK 在超声下表现为多发的大的囊性结构,看不到正常的肾实质,很容易和肾积水相鉴别。

MCDK 并发症非常罕见,对于 MCDK 患儿是否有必要行 VCUG 是有争议的。虽然 MCDK 的对侧肾脏常伴有膀胱输尿管反流,但返流程度一般较轻,且大多能自行缓解。只有当对侧肾脏存在严重肾积水时才考虑 VCUG。

大部分 MCDK 可以在没有任何干预的情况下发生退化,完全退化的平均年龄为 5 岁,因此无需手术。对侧肾脏存在异常的患儿远期可能出现肾功能损害,因此需要长期随访,随访内容包括定期的超声、尿常规、肾功能检查。

三、多囊肾

多囊肾(polycystic kidney disease)属于遗传性肾囊性病变,由相关基因突变所致。可分为两种类型:

1. **常染色体隐性遗传性多囊肾**(autosomal recessive polycystic kidney disease,ARPKD) 以前也称婴儿型多囊肾,是由位于 6p21 染色体上的编码纤维囊蛋白(fibrocystin)的 *PKHD1* 基因突变所致的隐性遗传性疾病,发病率约为 1/20 000 活产儿。该疾病主要受累的脏器包括肾脏和肝胆系统。肾脏的病理特征为大量从髓质向皮质放射状排列的微小的囊样结构,肾集合管也呈囊状扩张,双侧肾脏均累及。肝胆管也存在发育缺陷,导致不同程度的肝内胆管扩张和肝纤维化,后期大多患者出现肝肿大和门静脉高压。临床表现取决于发病年龄和肝肾受累的程度。严重受累的患儿在新生儿期即出现症状。由于肾功能不全,宫内羊水量显著减少造成胎儿肺发育不全、活动受限,生后即表现为呼吸困难、肢体挛缩、少尿、肾功能不全、高血压等,预后极差。

2. **常染色体显性遗传性多囊肾**(autosomal dominant polycystic kidney disease,ADPKD) 以前也称成人型多囊肾,其发生率高于 ARPKD,主要由位于 16 号染色体上的编码多囊蛋白(polycystin)的 *PKD1* 基因突变所致的显性遗传性疾病。其特征是肾单位各部分的囊性扩张,同时肝脏、胰腺和其他器官也常见囊样病变。一般于成人期起病,肾功能进行性恶化,少数儿童期即出现症状。

四、肾积水

肾积水是由于尿液无法从肾脏正常排出,在肾脏中积聚所致。产前超声检查最容易发现的胎儿异常就是肾积水,特征为肾盂和肾盏扩张,严重者输尿管和膀胱也可能扩张。男性的发生率是女性的 2 倍。大部分为暂时性或生理性情况,并无临床意义,但也可能继发于膀胱输尿管反流、肾盂输尿管连接处梗阻、后尿道瓣膜、梅干腹综合征等肾脏和泌尿系统畸形。因此出生后尽早对肾积水患儿进行评估,识别引起肾积水的原因,对于患儿的预后十分重要。

序贯的超声检查、VCUG、肾脏核素扫描等是临床常用的检查手段。肾脏超声可以评估肾脏长度、肾盂扩张程度、肾实质厚度和有无输尿管扩张。美国胎儿泌尿外科协会制定的标准根据肾脏长轴肾皮质和肾盂肾盏系统的超声表现,将肾积水按严重程度分为 Ⅰ~Ⅳ 级。Ⅰ级:仅肾盂扩张;Ⅱ级:肾盂扩张,肾盏可见;Ⅲ级:肾盂肾盏均扩张;Ⅳ级:肾盂肾盏均扩张,伴有肾皮质变薄。大多数需要手术处理或泌尿科长期随访的泌尿系统畸形表现为 Ⅲ~Ⅳ 级肾积水。

常见的引起肾积水的肾脏和泌尿系统畸形:

1. **先天性肾盂输尿管连接部**(ureteropelvic junction,UPJ)**梗阻** 是引起胎儿肾积水的最常见的解剖异常,发生率大约 1:500 活产儿,男婴发生率显著高于女婴,左侧梗阻多于右侧,双侧梗阻约占 10%。

由于解剖原因或功能障碍所致的 UPJ 梗阻使肾脏产生的尿液无法顺利进入输尿管,尿液潴留导致肾盂扩张、严重肾积水。内源性梗阻是较常见的原因,外源性压迫所致的梗阻相对少见。大部分内源性梗阻的输尿管上段在与肾盂的连接处变狭窄,从而导致尿流受阻。

虽然其潜在的发病机制尚未明确,但认为是由于近端输尿管的胚胎发育过程受阻,输尿管的环形肌、胶原纤维以及肌肉细胞之间的组织发育异常所致。外源性压迫则往往由异位的肾血管、外膜组织或粘连等导致输尿管受压、成角或扭曲。

大部分 UPJ 梗阻在胎儿期就可以经超声检查发现肾积水。若孕母产前未接受超声检查,新生儿出生后常表现为腹部肿块。新生儿腹部肿块约 50% 为肾源性,其中 40% 是由 UPJ 梗阻所致。其他临床表现还包括泌尿系统感染、血尿、体重增长缓慢等,肾功能不全非常少见,除非双侧输尿管都存在梗阻。UPJ 梗阻也可以合并其他畸形存在,如马蹄肾、CHARGE 综合征、VACTER 综合征等。

UPJ 梗阻的诊断主要依赖于影像学。产前诊断肾积水的患儿出生后必须超声随访。确诊可通过放射性核素扫描。首选的放射性同位素是锝 -99m- 巯基乙酰三甘氨酸(Tc-99m MAG3),它由肾皮质吸收,通过肾小球基底膜过滤到肾小管,从肾小管分泌到肾盂。通过利尿性肾图可测量示踪剂从肾盂进入输尿管的时间,以此来评估是否存在 UPJ 梗阻。一般将肾盂内的示踪剂超过 20 分钟的半衰期仍未排出作为梗阻的指征,提示需要手术矫正。另外,如果单侧病变,也可以通过和对侧的比较来判断患侧病变的严重程度,决定是否需要手术。传统的示踪剂 Tc-99m DTPA 完全由肾小球滤过,在新生儿期,由于肾小球滤过率较低,容易出现假阳性结果,因此如果采用 Tc-99m DTPA 作为扫描示踪剂,应等到出生 6~8 周肾小球滤过功能更加成熟以后进行。

磁共振尿路造影(magnetic resonance urography,MRU)在诊断上尿路梗阻中的价值越来越受到肯定。MRU 能清晰地显示梗阻部位的解剖结构,可以同时和对侧肾脏进行比较,使诊断的准确性明显提高,且可以让患儿避免电离辐射。

先天性 UPJ 梗阻的治疗目前还缺乏有力的循证依据。一般症状性患儿伴肾功能进行性恶化者需要手术干预,通过肾盂成形术解除梗阻。值得一提的是,近年有应用达芬奇机器人辅助婴儿肾盂成形术的报道,取得了很好的效果。

2. 膀胱输尿管反流　膀胱输尿管反流(vesicoureteral reflux,VUR)指尿液从膀胱逆流进入上尿路的过程,是常见的泌尿系异常,男孩发生率高于女孩,白人发生率高于黑人。在泌尿系统感染的患儿中,30%~50% 存在 VUR。正常情况下,输尿管末端位于膀胱壁内,在膀胱收缩排尿时,膀胱壁内的输尿管受压后关闭,形成活瓣效应,有效防止尿液反流。若膀胱输尿管连接部异常,膀胱壁内输尿管变短,开口外移,膀胱收缩排尿时输尿管末端无法关闭,就引起尿液反流。VUR 时,膀胱内的细菌将返流进入上尿路,使患儿容易发生急性肾盂肾炎。反复的上尿路感染可导致肾瘢痕形成、高血压和终末期肾病。

VUR 早期诊断非常重要,产前超声怀疑 VUR 的病例,应在出生后复查超声,若肾积水持续存在,或存在可能引起 VUR 的泌尿系统畸形,需行 VCUG 检查。VCUG 是诊断 VUR 的可靠方法,假阴性率低,可以清晰地显示解剖细节,进行反流分级诊断。其缺点为侵入性检查、需要插入导尿管、需要暴露于造影剂和较大剂量的射线。

VUR 根据反流的程度可分为五级(图 13-3),Ⅰ级:仅反流至输尿管,无输尿管扩张;Ⅱ级:尿液反流至输尿管、肾盂肾盏,但没有扩张;Ⅲ级:输尿管轻度扩张,肾盂轻度扩张,肾盏杯口稍钝;Ⅳ级:输尿管中度扩张和扭曲,肾盂肾盏中度扩张,肾盏杯口消失;Ⅴ级:输尿管极度扩张和扭曲,肾盂肾盏极度扩张,肾乳头消失,出现肾实质内反流。VUR 越严重,发生肾瘢痕的风险越高。

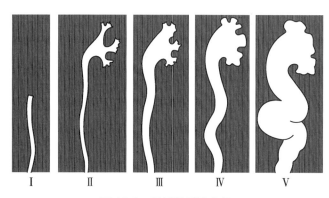

图 13-3　输尿管反流分级

（引自：郑珊．实用新生儿外科学．北京：人民卫生出版社，2013：594）

VUR 治疗目的主要为预防反复的上尿路感染、预防肾瘢痕形成。对于 Ⅰ～Ⅱ 级 VUR，随着膀胱尿道发育成熟，自行缓解的可能性很大，且发展为肾瘢痕的机会很小，可不给予任何干预，仅观察随访，对于 Ⅲ级及Ⅲ级以上的 UVR 需给予预防性抗生素应用。Ⅲ级～Ⅴ级 VUR 若 2 岁后仍未缓解，可考虑外科干预消除反流。

3. 后尿道瓣膜　后尿道瓣膜（posterior urethral valves）是男婴下尿路梗阻的最常见原因，也是儿童期慢性肾脏疾病的重要原因之一，新生儿期就需要紧急处理。后尿道瓣膜形成的确切机制尚未完全明确，可能由于孕 9～14 周期间男性尿道的正常发育受阻，未消退的尿生殖膜残留或过于肥大的尿道黏膜皱襞突入尿道形成梗阻，使胎儿及出生后的新生儿一直排尿不畅，引起的一系列临床表现。男性胎儿超声检查若发现双侧明显肾积水、输尿管扩张、膀胱增大、膀胱壁增厚，均提示后尿道瓣膜。严重梗阻时还可表现为羊水量减少，梗阻近端尿道压力过高可导致尿液外渗形成尿性腹腔积液。产前未得到诊断的患儿，出生后在新生儿早期就可出现临床症状，表现为排尿不畅、排尿时哭吵、少尿等，有时耻骨上可及扩张的膀胱，尿性腹腔积液可引起腹胀，若羊水过少引起肺发育不良还可表现为呼吸困难。VCUG 可显示尿道形态、瓣膜位置、膀胱形态，尿液反流的程度，不仅可以确诊后尿道瓣膜，还可以明确膀胱和上尿路继发性受损的情况。注入造影剂后，拔除导尿管，可见排尿时后尿道显著扩张、拉长。另外造影下可见特征性的膀胱壁增厚、大量小梁结构和憩室。若患儿同时存在单侧或双侧 VUR，也可通过 VCUG 明确。

出生后一旦怀疑或诊断后尿道瓣膜，就应积极治疗。解除梗阻是治疗的首要原则，同时还需关注肺发育不良、肾功能不全、泌尿系统感染等内科问题。可先行插入导尿管进行尿液引流，减轻上尿路压力。膀胱镜检查可直接明确后尿道瓣膜的诊断，同时可在镜下完成瓣膜切除术，创伤小，能保护膀胱的功能，是首选的治疗方法，但受制于患儿尿道内径的大小、整体状况以及对手术的耐受性。若没有条件行膀胱镜下瓣膜切除术，可行膀胱造口或输尿管造口等尿流改道手术，以减轻上尿路压力，减轻进一步的肾损害。

大多数患儿切除瓣膜后尿道梗阻得以缓解，随后 VUR 也逐渐减轻或消退。若切除瓣膜后仍持续存在肾积水，需考虑膀胱功能异常。即使进行早期手术治疗，后尿道瓣膜患儿仍有半数持续存在膀胱功能障碍，30% 发展为慢性肾脏疾病及终末期肾病，因此需要对肾功能进行长期的随访，必要时复查尿流动力学和 VCUG。

五、脐尿管瘘

正常情况下,脐尿管在孕晚期逐渐退化闭锁,成为位于脐部和膀胱之间的脐正中韧带。若脐尿管未发生退化,在脐部和膀胱之间维持一个开放的通路,则成为脐尿管瘘。临床主要表现为脐部间歇性尿液渗出,周围皮肤受尿液刺激后常有炎症,容易并发感染。自瘘口注入造影剂后摄片或自瘘口注入亚甲蓝观察尿液是否蓝染即可明确诊断。可行瘘管切除术治疗。

（马晓路）

第十四章 新生儿内分泌和遗传代谢性疾病

 学习目标

1. **掌握** 新生儿低血糖的诊断、鉴别诊断和治疗;新生儿甲状腺功能减退症的筛查、诊断和治疗;掌握 PKU 分类、诊断和饮食治疗;掌握甲基丙二酸血症的诊断和急性期治疗。
2. **熟悉** 新生儿遗传代谢病的分类、临床表现和一般特点、遗传病的分类,以及新生儿常见的遗传病;熟悉新生儿甲状腺素合成和调节。
3. **了解** 新生儿内分泌系统的特点;新生儿疾病筛查内容以及新生儿高血糖的诊断和处理。

第一节 内分泌系统发育与解剖生理特点

内分泌系统由独立的内分泌腺和散在于组织的内分泌细胞组成,主要功能是促进和协调人体生长、发育、性成熟和生殖等生命过程。内分泌系统与神经系统、免疫系统共同协调,稳定机体整体功能,使机体保持代谢稳定、对环境变化适应等功能,既维护生物自身的生存,又维系种族的延续。人体内的主要内分泌腺有:脑垂体、松果体、甲状腺、甲状旁腺、肾上腺、胰腺、胸腺及性腺等。此外,人体许多组织如心、肺、肝、肾、胃肠、皮肤、脂肪组织等均存在具有内分泌功能的细胞,参与人体内分泌功能。

内分泌细胞分泌的激素以旁分泌和远距离分泌的方式发挥作用,旁分泌即分泌的激素通过组织液直接作用于邻近靶细胞或靶组织;远距离分泌即激素通过血液循环达到远处靶器官、组织或细胞。广义的内分泌系统由三个部分组成:下丘脑、垂体和内分泌靶腺。下丘脑分泌促释放或抑制激素,该激素继而促进或抑制垂体前叶的腺垂体分泌或抑制各种内分泌释放激素的分泌,后者通过远分泌方式到达内分泌组织,促进内分泌组织分泌各种相关的内分泌激素,发挥生理作用。

在正常生理状态时,各种激素凭借下丘脑-垂体-靶腺轴的各种反馈机制及其细胞间相互的调节作用而处于动平衡状态,促进细胞的增殖、分化和凋亡,促进器官的成熟和胚胎发育,维持机体稳态。人体生长发育与内分泌功能有着密切联系,从胚胎形成至青春发育期,整个机体均处于动态生长、发育、成熟的过程,机体内分泌系统参与维系该程序的自稳机制。

内分泌系统起源于胚胎发育中由外胚层来源的神经脊。对幼儿生长发育影响较大的内分泌腺主要有脑垂体和甲状腺。

1. 下丘脑和垂体　人胚胎第4周,原始口腔的外胚层向间脑底壁外突形成Rathke's囊,以后分化为腺垂体;同时,第三脑室底部向腹侧外突,形成垂体漏斗囊,以后分化成神经垂体。二者在第5~7周时融合,形成垂体原基,第12~17周垂体门脉系统建立并完善。第15~18周下丘脑中的各种神经核开始可以分辨。成熟的腺垂体中的5种分泌细胞(促性腺激素、促肾上腺皮质激素、生长激素、促甲状腺素和催乳素)均来源于一种多能远祖细胞。第8~10周分泌生长激素和促肾上腺皮质激素的细胞出现,第10~12周促甲状腺激素开始分泌。第9周时促性腺激素分泌细胞从胚胎的嗅觉板沿神经通路移行到下丘脑,且这种移行过程受 KAL1 基因控制,该基因突变患者出现促性腺激素缺乏、嗅觉完全或部分缺失,称为 Kallmann 综合征。胚胎第12周,神经垂体开始分泌精氨酸加压素(AVP)和催产素。

2. 甲状腺和甲状旁腺　甲状腺起源于内胚层,胚胎第4周,甲状腺原基借助甲状舌管与原始咽底壁相连,此管在6周龄时退化,若出生时该管不闭锁则会开口于胸骨上部正中线,成为一残留囊肿,称为甲状舌管囊肿。第7周时,甲状腺到达最终位置即第4咽弓,并逐渐演变为两个侧叶。此时,来自第3、4咽弓的甲状旁腺原基细胞侵入正处在发育中的甲状腺,并开始增殖。甲状腺组织迁移过程受阻称为异位甲状腺和先天性无甲状腺。

第7周龄时,甲状腺已可合成甲状球蛋白;第10周龄时,由肝脏合成的甲状腺结合球蛋白进入胎儿血液循环;第11周龄时甲状腺开始浓集并合成甲状腺素,同时垂体开始分泌TSH,第18~26周龄时垂体-甲状腺功能轴建立。孕母血液循环中的甲状腺素可以通过胎盘进入胎儿,这是胎儿脑发育所必需的。母体中的甲状腺自身免疫性抗体亦可以通过胎盘,因此,孕母的自身免疫性甲状腺病可损及胎儿的甲状腺组织。

甲状旁腺在孕早期发育较慢,为实心的结节状结构。至孕中期,腺体明显增大,分化出各型细胞,出现分泌甲状旁腺素的主细胞;来自第5咽囊的分泌降钙素的细胞被甲状腺融入后形成滤泡旁细胞。在孕中、晚期,甲状腺和甲状旁腺的功能日趋成熟。胎儿的血钙和降钙素水平高于母体,以利于胎儿的骨盐沉积。

生后甲状腺位于颈部气管的前下方,分左右两叶及峡部,多数人在峡部偏左尚残存锥状叶,是人体最大的内分泌腺之一。甲状腺主要组织成分是滤泡和滤泡旁细胞,并含有丰富的淋巴管和血管。甲状腺的血供来自颈外动脉,神经支配包括肾上腺能和胆碱能神经系统,神经纤维来自颈神经节和迷走神经,主要控制血流,而非直接控制激素的释放。滤泡是甲状腺的功能单位,是由一层滤泡上皮细胞围绕形成的腔,腔内充满浓缩的甲状腺球蛋白。甲状腺的滤泡旁细胞又称C细胞,分泌降钙素。

完整的甲状腺功能有赖于下丘脑-垂体-甲状腺轴的反馈调节。下丘脑的神经元分泌促甲状腺素释放激素(TRH),经其轴突进入下丘脑正中的神经末梢,并在此释放入垂体门静脉而进入腺垂体。腺垂体细胞分泌促甲状腺素(TSH),TSH通过血液循环进入甲状腺,促进甲状腺分泌甲状腺素(T_3、T_4);甲状腺素本身的负反馈是下丘脑-垂体-甲状腺轴的主要负性调节者。甲状腺素功能主要包括促进中枢神经系统发育和调节产能。促进钙磷在骨质中的合成代谢和骨、软骨的生长;促进糖吸收和蛋白质合成,促进脂肪分解和利用。促进肠道蠕动和增强β-肾上腺素能受体对儿茶酚胺的敏感性。

3. 肾上腺 肾上腺位于肾的上端,左右各一,由皮质和髓质构成。肾上腺皮质和髓质的胚胎起源不同,皮质是由后腹壁体腔中胚层组织衍生发育而成,髓质则来自神经外胚层。在胚胎第5周,少数位于中肾头端附近的中胚层细胞移行浸入肠系膜根部和生殖脊之间的基质并迅速增殖;至第8周时,形成肾上腺皮质的胎儿层。稍后,第二簇细胞再次浸入增殖,排列入胎儿层的外围,形成较薄的永久皮质层,是日后肾上腺皮质层分化发育的基础。胎儿肾上腺皮质层在第10~15周时生长迅速,在第10周左右即具有合成和分泌类固醇激素的功能。胎儿肾上腺皮质的生长发育主要受其自身的ACTH调控,促进胎儿肾上腺皮质细胞的有丝分裂和增殖。

出生后,胎儿肾上腺皮质的细胞凋亡率迅速加剧,与此同时,永久皮质层细胞向中心移行以取代胎儿皮质层,并进一步发育和分化。1.5岁时,胎儿皮质层消失,肾上腺重量逐渐增加,至成人期达到8~12g。

肾上腺髓质的出现比皮质稍晚,约在胚胎第7周时,源自外胚层神经脊的交叉神经原细胞移行到肾上腺皮质层,向皮质中心集中、形成肾上腺髓质原基,并分化为嗜铬母细胞,进而演变为嗜铬细胞瘤,胎龄20周时,在肾上腺的中心形成髓质。

出生时胎儿皮质层占肾上腺的大部分,生后第2周,胎儿皮质层退化,出生后第1年末,胎儿皮质层消失。永久性皮质层在出生时仅为很薄的一层,胎儿皮质层退化时,永久性皮质层开始分化,至出生后第3年分化完成,形成由外而内的3层:球状带、束状带和网状带。球状带主要功能是合成盐皮质激素,束状带是贮存胆固醇的重要场所,网状带主要功能是协调糖皮质激素和性激素的合成,参与髓质的功能。

肾上腺髓质是交感神经系统的构成部分,主要由嗜铬细胞排列成巢状或条索状组成,细胞质中富含电子致密的儿茶酚胺贮存颗粒。

4. 胰岛 胎儿胰腺的内外分泌细胞均源于内胚层,胰腺中的平滑肌细胞来自中胚层。胎龄8~10周分泌胰高糖素的α细胞、分泌胰岛素的β细胞和分泌生长抑素的δ细胞已经出现。在胎龄20周时,这些细胞增殖形成细胞团,分散存在于胰腺中,即胰岛。在整个胎儿期中,α细胞和β细胞已有分泌胰高糖素和胰岛素的功能,但对葡萄糖、精氨酸等的反应水平都较低下。

胎儿葡萄糖完全由母体经胎盘提供,此过程通过易化弥散方式,不受胰岛素调节,即母体与胎儿血糖梯度是胎盘葡萄糖转运的主要决定因素。暂时高血糖或低血糖不会显著影响胎儿胰岛素或胰高血糖素的分泌,而母亲长期高血糖或因慢性饥饿至目前低血糖可促进或抑制胰岛素分泌并抑制胰高血糖素分泌。

出生数分钟至数小时内,胰高血糖素升高3~5倍,胰岛素在开始通常降低,随后数天内维持在基础水平。糖代谢的重要酶活性在围产期亦发生显著改变,如糖异生的关键酶磷酸烯醇丙酮酸羧激酶的活性在生后显著上升。婴儿、儿童的糖代谢和调控机制与成年人大致相同,但对糖原分解、糖异生及脂肪酸氧化的依赖性高于成人,而此时大脑对低血糖非常敏感,易致脑损伤。

(罗小平)

第二节　新生儿低血糖症与高血糖症

一、新生儿低血糖症

新生儿低血糖症(hypoglycemia of newborn)指新生儿血葡萄糖浓度低于 2.6mmol/L。因低血糖可导致不可逆性脑损伤,低血糖治疗阈值存在争议。据美国儿科内分泌学会指南,出生不到 48 小时且血浆葡萄糖水平低于 2.8mmol/L;或出生超过 48 小时且血浆葡萄糖水平低于 3.3mmol/L,需要医学干预。国内新生儿低血糖的发生率为 13%~14%。

新生儿低血糖根据低血糖持续时间及预后可分为暂时性低血糖和持续性低血糖。暂时性低血糖多继发于早产、糖尿病母亲、延迟开奶、窒息及感染等,经去除病因及补充少量葡萄糖即可迅速纠正。持续性低血糖指经过干预后仍反复发生的低血糖,多持续 7 天以上,多由遗传代谢病或先天性内分泌疾病引起。

【病因和发病机制】

1. 糖原和脂肪贮存量不足　人体基础能量的 50% 以上由糖代谢提供,在体内以糖原和脂肪形式储存。低出生体重儿包括早产儿和小于胎龄儿(SGA)的糖原和脂肪贮存量少,生后代谢所需的能量相对又高,因而易发生低血糖症。糖原异生限速酶发育延迟,导致糖原贮备减少糖原异生障碍,易发生低血糖。

2. 葡萄糖消耗过多　新生儿患严重疾病如窒息、呼吸窘迫、寒冷损伤、硬肿症、败血症等均容易发生血糖低下。疾病时发生应激反应,代谢增加,糖需要量增加,而新生儿糖原和脂肪贮存少,糖异生酶发育延迟,极易发生不足。

3. 糖摄入不足　新生儿尤其是早产儿生后延迟开奶、糖摄入减少,或因各种疾病如感染、寒冷、窒息、消化系统疾病等不能及时进食,引起低血糖。

4. 糖代谢疾病　一些涉及糖代谢途径的疾病如高胰岛素血症也可以引起低血糖。糖尿病母亲婴儿易出现暂时性高胰岛素血症;严重溶血病的胎儿由于红细胞破坏,红细胞内谷胱甘肽游离在血浆中可对抗胰岛素的作用,也可使胎儿的胰岛 β 细胞代偿性增生而发生高胰岛素血症。引起持续性高胰岛素血症的疾病还包括胰岛细胞腺瘤、胰岛细胞增生症、先天性高胰岛素血症及 Beckwith-Wiedemann 综合征等。

某些遗传代谢性疾病也可引起低血糖如糖原贮积病重症者在新生儿期即可出现严重低血糖、酸中毒和肝大等。脂肪酸氧化过程中酶缺陷导致在饥饿时出现严重低血糖发生。氨基酸代谢障碍如甲基丙二酸血症、枫糖尿症和丙酸血症等也是新生儿期常见引起新生儿低血糖的遗传代谢病。

5. 反调节激素缺乏症　反调节激素缺乏症主要包括 ACTH 缺乏、生长激素缺乏症以及全垂体激素缺乏症等。低血糖症可以是新生儿期全垂体功能减退的首发表现。反调节激素缺乏时患儿除低血糖外,尚有激素缺乏的特异性表现如 ACTH 缺乏时,患儿还有电解质紊乱如低钠血症和高钾血症等。肾上腺素缺乏可能导致低血糖。胰高血糖素缺乏亦与低血糖症有关,但临床报道病例较少。

【临床表现】

大多数新生儿低血糖缺乏典型的临床症状。少数有症状者可表现为反应低下、多汗、苍白、阵发性发绀、喂养困难、嗜睡、肌张力低下、呼吸急促、呼吸暂停、激惹、哭声异常、颤抖、震颤、甚至惊厥等。严重低血糖可引起脑损伤,称为低血糖脑病。

【辅助检查】

1. 血糖监测 常规对所有高危新生儿出生 30 分钟内进行血糖监测,随后每 3 小时复查 1 次,血糖稳定后延长监测时间。

容易发生低血糖的高危新生儿应常规监测血糖:①胰岛素依赖型糖尿病或妊娠糖尿病母亲新生儿;②早产儿和低出生体重儿;③巨大儿、大于胎龄儿、小于胎龄儿或宫内生长受限新生儿;④延迟喂养或肠内喂养未足量;⑤已有低血糖症状的新生儿;⑥所有患病新生儿。

2. 病因检查 对持续性低血糖患儿,需进行病因检查。如疑诊高胰岛素血症者,需进行胰岛素监测、胰岛影像学检测(胰腺 PET 检查)。疑诊遗传代谢性疾病者进行串联质谱、血尿有机酸和氨基酸检查及酶活性测定等。疑诊垂体内分泌疾病者,及时进行相关激素测定。

【诊断与鉴别诊断】

1. 诊断依据 主要根据高危病史、临床表现和血糖水平监测结果确定诊断。

2. 鉴别诊断 主要根据病因检查结果做出病因诊断。

【治疗】

治疗原则包括对所有新生儿尤其是高危新生儿均需尽早开始母乳或配方奶喂养,不能经口喂养者及时鼻胃管喂养或静脉补液。治疗过程中密切监测血糖直至血糖稳定,经干预后症状无改善,考虑存在原发疾病者,积极进一步检查明确诊断,针对原发病进行治疗。

1. 根据血糖监测结果,采取不同的处理流程

(1)血糖<1.7mmol/L 者:立即 10% 葡萄糖 2ml/kg 在 1~2 分钟内静脉推注,并以 5~6mg/(kg·min)葡萄糖维持,积极喂养。30 分钟后复查血糖,如果:①血糖 >2.5mmol/L,每 3 小时复测血糖,第 2 次复测血糖 >2.5mmol/L,第 3 次复测血糖 >2.8mmol/L,则正常哺乳。②血糖 <2.5mmol/L,静脉推注葡萄糖速度 6~8mg/(kg·min)。如血糖 <2.2mmol/L 则需再次静脉推注葡萄糖,并 30 分钟后复查血糖。每 3 小时复测血糖,第 2 次复测血糖 ≤ 2.5mmol/L 或第 3 次复测血糖 ≤ 2.8mmol/L,则逐渐增加输注葡萄糖至 10~12mg/(kg·min)并寻找病因。

(2) 血糖在 1.7~2.2mmol/L 之间者:立即给予 10ml/kg 配方奶或母乳经奶瓶或管饲,30 分钟后复查血糖,如果:①血糖 >2.5mmol/L,每 3 小时复测空腹血糖,第 2、3 次复测血糖 >2.5mmol/L,则正常哺乳。②任一次复查血糖 ≤ 2.5mmol/L,除静脉补充葡萄糖外常寻找病因。

(3) 血糖 2.2~2.5mmol/L 之间者:积极母乳喂养或人工喂养。30 分钟后复查血糖,如果:①血糖 >2.5mmol/L,每 3 小时复测空腹血糖,第 2、3 次复测血糖 >2.5mmol/L,则正常哺乳。②任一次复查血糖 ≤ 2.5mmol/L,除静脉补充葡萄糖外常寻找病因。

(4)血糖 >2.5mmol/L 者:监测空腹血糖每 3 小时 1 次,共 2 次,至少连续监测 6 小时,如果:①空腹血糖在喂哺后 24 小时内 >2.5mmol/L,24 小时后 >2.8mmol/l,按正常新生儿处理。②如果空腹血糖在喂哺后 24 小时内 <2.5mmol/L,24 小时后 <2.8mmol/L,需查找持续低血

糖的原因。

2. **升血糖药物**　受糖浓度及液体量的限制,静脉补充葡萄糖仍不能维持血糖水平,可加用氢化可的松 5~10mg/(kg·d)静滴,至症状消失、血糖恢复后 24~48 小时停止。激素疗法可持续数日至一周。持续性低血糖者可用胰高血糖素 0.1~0.3mg/kg 肌内注射,必要时 6 小时重复应用。

3. **原发病的治疗**　对持续低血糖者,积极寻找原发病,针对原发病进行治疗。高胰岛素血症者给予二氮嗪 5~20mg/(kg·d),分 3 次口服;或给予奥曲肽 5~25μg/(kg·d),皮下注射。

【预后】

低血糖患儿预后取决于是否伴有原发病及对原发病治疗的效果。持续反复低血糖可以造成新生儿中枢神经系统不可逆损伤并导致不同程度的后遗症。

二、新生儿高血糖症

新生儿高血糖症(hyperglycemia)是指血葡萄糖水平 >7.0mmol/L(126mg/dl)。新生儿高血糖发生率比较高,需及时防治。

【病因和发病机制】

1. **血糖调节功能不成熟**　对糖耐受力低,尤其是早产儿、SGA 等,缺乏成人所具有的 Staub-Traugott 效应(即重复输入葡萄糖后血糖水平递降和葡萄糖的消失率增加),与胰岛素 β 细胞功能不完善,对输入葡萄糖反应不灵敏和胰岛素的活性较差有关,葡萄糖清除率较低。胎龄、体重、生后日龄越小,此特点越明显。

2. **疾病因素**　应激状态下,如处于窒息、感染或寒冷时易发生高血糖。应激状态下,胰岛反应差、分泌减少,反调节激素如儿茶酚胺、胰高血糖素、皮质醇等升高,血糖增高。

3. **医源性高血糖**　常见于早产儿,由于静脉补液时输入葡萄糖量过多,速度过快引起;或应用糖皮质激素、肾上腺激素等。也见于母亲分娩前短时间内应用糖和糖皮质激素。

4. **新生儿暂时性糖尿病**　病因和发病机制不明,可能与胰岛 β 细胞功能暂时低下有关,又称新生儿假性糖尿病。约 1/3 患儿有糖尿病家族史,多在生后 6 周内发病,病程呈暂时性,并出现消瘦、脱水和尿糖阳性,尿酮体常为阴性或弱阳性。治愈后不复发,不同于真性糖尿病。

5. **真性糖尿病**　新生儿少见,但如出现糖尿病症状,血糖明显高,并持续存在,仍需考虑新生儿糖尿病。

【临床表现】

高血糖不严重者可无临床症状,血糖持续显著增高者可发生高渗性利尿,出现脱水、多尿、烦渴、体重下降等表现。患儿呈现特有面貌,眼闭合不严,伴惊恐状。新生儿因颅内血管壁发育较差,出现高血糖时,因高渗使颅内血管扩张,甚至发生颅内出血。有报道早产儿血糖 >33.6mmol/L 时易发生颅内出血。

【诊断】

由于新生儿高血糖常无特异性临床表现,诊断主要依据血糖和尿糖检测。新生儿糖尿病诊断应及时明确引起高血糖的原因,以利治疗。

【治疗】

治疗原则在于积极寻找病因,解除病因,维持血糖稳定。

1. 去除病因 积极寻找引起高血糖的病因,纠正窒息、缺氧,控制感染,恢复体温。医源性高血糖时及时减少甚至停止葡萄糖输入,严格控制输液速度。因激素应用所致者停止激素。

2. 胰岛素治疗 当葡萄糖输注速度降低至 4mg/(kg·min)时,血糖仍然 >14mmol/L 或高血糖持续不见好转时可使用胰岛素:①间歇胰岛素输注:0.05~0.1U/kg,皮下注射,每 4~6 小时一次,必要时可胰岛素泵输注 15 分钟。②持续胰岛素滴注:滴注速度为一般为 0.01~0.2U/(kg·h),可从 0.05U/(kg·h)开始,新生儿对胰岛素的滴注速度极为敏感,应每 30 分钟监测一次,以调节胰岛素的输注速度,直至稳定。

3. 其他 持续高血糖,尿酮体阳性者,应监测血气和电解质,及时纠正电解质紊乱和酮症酸中毒。

(罗小平)

第三节 先天性甲状腺功能减退症

先天性甲状腺功能减退症(congenital hypothyroidism,CH)是指因甲状腺激素合成不足或受体缺陷导致的以智力落后、身材矮小和低代谢率为主要表现的一组疾病的总称。我国先天性甲状腺功能减退症的发生率为 1/2 050。

【病因和发病机制】

1. 病因

(1)甲状腺不发育、发育不全或异位,占先天性甲状腺功能减退症病因的 90% 以上。

(2)各种原因所致的甲状腺素合成障碍。

(3)其他:因碘缺乏、母亲服用损害甲状腺药物如丙基硫氧嘧啶、他巴唑、碘剂等。

2. 发病机制 原发性病变在甲状腺,又称 TSH 依赖性,其特点为血促甲状腺激素(thyroid stimulating hormone,TSH)升高,游离甲状腺激素(free thyroxine,FT)降低。继发性病变在下丘脑和/或垂体,使 TSH 分泌不足,较为少见。

甲状腺激素(T_3 和 T_4)具有广泛的生理功能,甲状腺激素水平下降将引起一系列多脏器功能障碍。①甲状腺激素促进中枢神经系统发育,促进髓鞘化的形成,甲状腺功能减退时出现智力低下。②甲状腺激素促进钙磷在骨质中的合成代谢和骨、软骨的生长,甲状腺功能不足时骨和软骨的生长受阻。③甲状腺激素促进肠道蠕动、促进蛋白合成、糖吸收和组织对糖的利用,缺乏或不足导致肠蠕动减慢,蛋白合成减少,患儿出现腹胀便秘,新生儿因肠道胆汁排出减慢出现生理性黄疸延迟等。④甲状腺激素加速体内细胞氧化反应的速度,从而释放热量,增加肌肉对应激的反应,激素不足时出现怕冷及对外界反应下降。

【临床表现】

临床表现出现时间取决于甲状腺功能不足的程度。甲状腺缺如、酶缺陷者常在新生儿期、婴儿早期出现症状;甲状腺发育不良者常在生后 3~6 个月出现症状;异位甲状腺者常在生后数年后出现症状。

新生儿期出现症状者以非特异性生理功能低下主要表现为:

1. 三超 过期产、巨大儿、生理性黄疸延迟。

2. 三少 少吃、少哭和少动。

3. **五低**　体温低、哭声低、血压低、反应低、肌张力低。

患儿还表现为腹胀和脐疝，心率缓慢和心音低钝。这些非特异性症状往往被忽略，尤其是轻症患儿常会因延误诊断而影响预后。如果中枢性甲状腺功能减退合并其他垂体促激素缺乏，还可表现为低血糖、小阴茎、隐睾以及面中线发育异常，如唇裂、腭裂等。

【辅助检查】

1. **新生儿筛查**　新生儿筛查是新生儿早期诊断的重要手段。国家卫生健康委员会制定了《新生儿疾病筛查技术规范》，根据规范新生儿先天性甲状腺功能减退筛查方法为足月新生儿出生 72 小时后，7 天之内，并充分哺乳，足跟采血，滴于专用滤纸片上寄送中心实验室，测定干血滤纸片 TSH 值。如 TSH>20mIU/L，需要召回患儿抽静脉血查 T_3、T_4 和 TSH 以进一步确诊。但因下丘脑垂体病变所致甲状腺功能减退和 TSH 延迟升高者，无法检查，容易漏诊。

2. **甲状腺功能检测**　对任何新生儿筛查结果可疑者及有临床症状者均可进行甲状腺功能检测。如 TSH 明显升高，T_4 降低者可确诊；如 TSH 正常或降低，T_4 降低者提示中枢性甲状腺功能减退。部分婴儿 TSH 轻度增高，T_4 在正常范围者，提示高 TSH 血症。

3. **基因检测**　对高度怀疑遗传性甲状腺功能减退者，可进行下丘脑垂体甲状腺轴的相关基因检测。

4. **其他检查**　对于合并先天性心脏病者，还应行心脏彩超检查。

【诊断与鉴别诊断】

1. **诊断依据**　根据病史、新生儿筛查、临床表现、甲状腺功能检测结果可明确诊断。但由于技术及个体差异，约 5% 的先天性甲状腺功能减退患儿无法通过新生儿筛查系统检出。因此，对甲状腺功能减退筛查阴性病例，如有可疑症状，临床医生仍然应该采血再次检查甲状腺功能。

早产儿、低或极低出生体重儿由于下丘脑垂体甲状腺轴反馈建立延迟，可能出现 TSH 延迟升高，为防止新生儿筛查假阴性，可在生后 2~4 周或体重超过 2 500g 时重新采血复查测定甲状腺功能。

2. **鉴别诊断**　该病在新生儿期主要与以下疾病进行鉴别。

(1)先天性巨结肠：二者在新生儿期的共同点为腹胀和便秘，甲状腺功能检测和钡餐灌肠可用于鉴别。

(2)新生儿病理性黄疸：二者共同点为黄疸持续时间长，甲状腺功能检查可以鉴别。

【治疗】

治疗原则为早期确诊，早期治疗，一旦确诊，立即治疗。尽可能在新生儿期治疗，使之能避免智能受损，延迟治疗者可有不可逆性中枢神经系统发育缺陷。

1. **治疗药物**　主要是 L-甲状腺素，含 T_4，半衰期为 1 周，血清浓度较稳定，在体内转变成三碘甲腺原氨酸(T_3)而活性增强，每日口服一次即可。治疗过程中应根据甲状腺功能结果采取个体化治疗原则。通常起始剂量为每日 10~15μg/kg，治疗过程中应维持血 T_4 浓度高于正常值的均值，一般宜维持在第 97 百分位数上限，TSH 维持在正常范围以内，并维持临床症状改善和保持正常的生长发育。对于伴有严重先天性心脏病患儿，初始治疗剂量应减少。药物应避免与豆奶、铁剂、钙剂、考来烯胺、纤维素和硫糖铝等可能减少甲状腺素吸收的食物或药物同时服用。

2. 治疗监测 治疗过程中应定期监测甲状腺功能,治疗开始时每2周随访一次;待血清 TSH 和 T_4 正常后,每3个月监测一次;服药2年后,每6个月监测一次。剂量改变后应在1个月后复查,并同时进行体格发育评估,在1岁、3岁、6岁时进行智力发育评估。过量者常表现有甲状腺功能亢进症状,如心动过速,易激惹和烦躁不安、多汗腹泻等。剂量过小者影响智力及体格发育,达不到治疗目的。

3. 特殊甲状腺功能状态下的治疗 对于 TSH 大于 10mU/L,而 T_4 正常的高 TSH 血症,复查后 TSH 仍然增高者应予治疗,L-甲状腺素起始治疗剂量可酌情减量,4周后根据 TSH 水平调整。对于 TSH 始终维持在 6~10mU/L 的婴儿的处理方案目前仍存在争议,对这种情况的婴儿,需密切随访甲状腺功能。对于 FT_4 和 TSH 正常,而总 T_4 降低者,多见于早产儿或新生儿感染时,一般不需要治疗,定期随访。

【预后】

患儿预后主要取决于治疗开始时间和治疗过程中是否维持甲状腺功能在正常范围。新生儿期开始治疗者,大部分患儿的神经系统发育和智力水平可接近正常。晚发现、晚治疗者的体格发育有可能逐步赶上同龄儿童,但神经、精神发育迟缓不可逆。严重的先天性甲状腺功能减退患儿,即使早期治疗者,仍有发生神经系统后遗症的风险。部分治疗延迟者即使智力发育落后不明显,也有可能存在程度不等的听、说、操作及认知反应方面的缺陷。

(罗小平)

第四节 新生儿常见遗传代谢性疾病

遗传代谢性疾病(inherited metabolic disease,IEM)是由遗传基因突变导致酶(蛋白质)的生物合成障碍、受体缺陷或细胞膜功能障碍等,使体内的代谢过程不能正常进行,代谢产物或旁路代谢途径在体内堆积,引起的生化异常的一类疾病的总称。遗传代谢病大部分在新生儿期起病或新生儿期已经出现生化异常,是 NICU 患儿死亡的主要原因之一。

遗传代谢性疾病种类多,虽然每种疾病在人群中发病率低,但总体发病率高,随串联质谱及二代测序技术不断应用,越来越多的遗传代谢病被人们所认识。遗传方式多为常染色体隐性遗传,也有性染色体隐性遗传和线粒体遗传。遗传代谢病临床表现多样,发病年龄跨度大,本节重点讲述新生儿期起病的遗传代谢病。

遗传代谢性疾病根据累及的生化物质,可分为:①氨基酸代谢病:如苯丙酮尿症、酪氨酸血症、枫糖尿症等;②有机酸代谢病:新生儿期起病常见的有甲基丙二酸血症、异戊酸血症、丙酸血症等;③脂肪酸代谢缺陷:如肉碱棕榈酰酶缺乏症、短链乙酰辅酶 A 脱氢酶缺乏症、中链乙酰辅酶 A 脱氢酶缺乏症和长链乙酰辅酶 A 脱氢酶缺乏症等;④碳水化合物代谢病:如糖原贮积病;⑤尿素循环障碍及高氨血症;⑥溶酶体贮积病;⑦线粒体病如 Leigh 综合征和 MELAS 综合征。另外还包括核酸代谢异常和金属元素代谢病等。

人体正常生长发育以及酸碱平衡维持离不开碳水化合物、蛋白、脂肪等各种物质的合成分解,各种酶和辅酶功能的维持等。当编码这类蛋白的基因发生突变,不能合成或合成了无活性的产物时,就会导致有关的代谢途径不能正常运转,造成具有不同临床表型的各种代谢缺陷病。其病理生理改变大致可以分为3类:①该代谢途径的某些终末产物缺乏,缺乏终末产物相关功能缺陷所引起的症状;②受累代谢途径的中间和/或旁路代谢产物大量蓄积,如苯丙酮尿症、甲基丙二酸血症等,通常都呈现累积物导致的中毒症状;③因代谢途径受阻引起重要脏器如肝、脑、肌肉等组织的供能不足,引起相关组织的功能障碍。

部分遗传代谢病在新生儿期已经发病,甚至生后数小时或数天内,大多数患儿病情进展快,病死率高,易猝死。新生儿期发病的临床代谢病主要有脂肪酸氧化缺陷、氨基酸代谢病和有机酸代谢病。大部分遗传代谢病在新生儿期临床表现不典型,如喂养困难、拒奶、嗜睡、反应差、肌张力低下及哭声低弱等。常规检查主要有低血糖、代谢性酸中毒、高乳酸血症、高氨血症、贫血及不易解释的心脏增大、心力衰竭、肝脾肿大等。

一、苯丙酮尿症

苯丙酮尿症(phenylketonuria,PKU)是一种常染色体隐性遗传病,因苯丙氨酸羟化酶(phenylalanine hydroxylase,PAH)或其辅酶四氢生物蝶呤(tetrahydrobiopterin,BH$_4$)缺乏,导致苯丙氨酸(phenylalanine,Phe)及其代谢产物在体内蓄积所导致,是最常见的氨基酸代谢病。主要临床特征为智力低下、皮肤毛发色素浅淡和鼠尿臭味。本病发病率有种族和地区差异,我国总体发病率为1∶10 397。随着新生儿筛查、疾病诊断和治疗技术进展,苯丙酮尿症已成为可治疗可预防的疾病。

【病因和发病机制】

苯丙氨酸是人体必需氨基酸之一,进入体内的苯丙氨酸一部分用于蛋白质的合成,一部分通过肝细胞中的 PAH 的作用转化为酪氨酸,以供给合成肾上腺素、多巴胺、甲状腺素及黑色素等,其代谢途径见图14-1。在苯丙氨酸羟化过程中,除了 PAH 之外,还必须有辅酶 BH$_4$的参与,上述任一关键酶编码基因的突变都有可能导致使体内苯丙氨酸代谢发生紊乱。

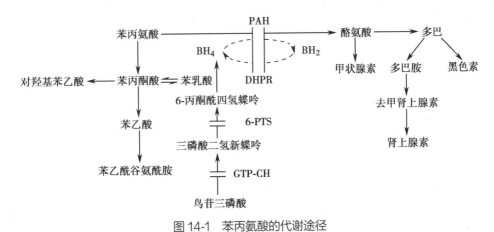

图 14-1　苯丙氨酸的代谢途径

本病按照酶缺陷的不同分为经典型 PKU 和 BH$_4$缺乏型两种,绝大多数为经典型,大约12.9%属于 BH$_4$缺乏型。经典型 PKU 由于肝细胞缺乏 PAH,使苯丙氨酸不能转化为酪氨酸,在血液、脑脊液及各种组织液中的浓度极度增高,通过代谢旁路产生大量的苯丙酮酸、苯乙酸、苯乳酸和羟基苯丙酮酸等,并从尿液中大量排出。另外,高浓度的苯丙氨酸及其旁路代谢产物在脑组织中大量蓄积,竞争性抑制脑细胞正常神经递质的合成,扰乱脑组织中蛋白合成和髓鞘形成,导致脑细胞受损。由于酪氨酸来源减少,因而甲状腺素、肾上腺素及黑色素等合成不足。

BH$_4$ 缺乏型是由于三磷酸鸟苷环化水解酶(GTPCH)、6-丙酮酰四氢蝶呤合成酶(PTPS)或二氢生物蝶啶还原酶(DHPR)等酶缺乏所致,大多数因 PTPS 缺陷所致。BH$_4$ 是苯丙氨酸、酪氨酸和色氨酸等芳香氨基酸在羟化过程中所必需的共同辅酶,缺乏时不仅苯丙氨酸不能转化为酪氨酸,还造成多巴胺、5-羟色胺等重要神经递质合成受阻,加重神经系统功能损伤,故 BH$_4$ 缺乏型 PKU 的临床症状更重。

【临床表现】

新生儿期多无临床症状,通常在 3~6 个月开始出现症状,1 岁左右症状最明显,主要表现为:

1. 早期出现呕吐、易激惹及生长迟缓等。

2. 神经系统　智力发育落后最为突出,智商低于正常。常有行为异常,如兴奋不安、抑郁、多动、孤僻等。可有癫痫小发作,少数呈现肌张力增高和腱反射亢进。

3. 外观表现　90% 患儿在生后毛发逐渐变成黄色,皮肤白皙,虹膜色素减少,约 1/3 患儿皮肤干燥,皮肤湿疹较常见。

4. 体味异常　由于患儿尿液和汗液中排出较多苯乙酸,身体有特殊的鼠尿气味。

由于全国范围内开展新生儿筛查,绝大部分患儿在新生儿期通过筛查获得早期诊断,干预早,典型临床表现者已少见。

【辅助检查】

1. 新生儿筛查　生后 72 小时(哺乳 6~8 次以上),采足跟血,滴于专用采血滤纸片上寄送至筛查实验室进行苯丙氨酸测定,多采用荧光法或串联质谱法测定。早产儿因肝功能不成熟可导致暂时性高苯丙氨酸血症(HPA),发热、感染、肠道外营养或输血等也可导致血苯丙氨酸增高,蛋白摄入不足可导致假阴性,有上述情况时判断需谨慎,有必要进行复查。筛查原标本血苯丙氨酸 >120μmol/L,或同时伴有苯丙氨酸/酪氨酸 >2.0 为阳性,需召回复查,复查仍阳性,需进一步鉴别诊断(图 14-1)。

2. 血苯丙氨酸测定　正常值 <120μmol/L(2mg/dl),经典型 PKU 患儿 >1 200μmol/L,中度 PKU 患儿在 360~1 200μmol/L 之间,轻度高苯丙氨酸血症指血苯丙氨酸浓度在 120~360μmol/L 之间。

3. 尿蝶呤分析　用于 BH$_4$ 缺乏症的鉴别诊断。采用高效液相色谱分析法,测定新蝶呤(neopterin,N)、生物蝶呤(biopterin,B)浓度,并计算生物蝶呤比例 B%〔B/(B+N)×100%〕。各种酶缺乏患儿呈现不同的尿蝶呤谱,见表 14-1。

表 14-1　不同病因导致的 HPA 生化特点

检测项目	血 Phe	尿新蝶呤(N)	尿生物蝶呤(B)	B%	血 DHPR 活性
PKU	↑	正常或↑	正常或↑	正常	正常
PTPS 缺乏症	↑	↑	↓	↓	正常
DHPR 缺乏症	↑	正常	正常或↑	正常或↑	↓
GTPCH 缺乏症	↑	↓	↓	正常	正常
PCD 缺乏症 *	↑	↑	正常或↓	↓	正常

注:↑增高,↓降低,*尿中出现 7-生物蝶呤

4. **红细胞 DHPR 活性测定**　是 DHPR 缺乏症的确诊方法。需采用双光束分光光度计测定干滤纸血片中红细胞 DHPR 活性。DHPR 缺乏症患儿 DHPR 活性显著降低。

5. **BH_4 负荷试验**　为 BH_4 缺乏症的辅助诊断方法及 BH_4 反应性 PKU 的判断方法,需在留取尿蝶呤标本后进行。试验前及试验过程中正常饮食。具体方法及判断如下:

(1)24 小时 BH_4 负荷试验:是 BH_4 缺乏症较可行的辅助诊断方法。当新生儿基础血 Phe>360μmoL/L,可在喂奶前 30 分钟直接口服 BH_4 片(20mg/kg)(BH_4 片溶于水中),服 BH_4 前,服后 2、4、6、8、24 小时分别采血测定 Phe 浓度,服后 4~8 小时可留尿重复尿蝶呤谱分析。

大多数经典型 PKU 患者因苯丙氨酸羟化酶缺乏,血 Phe 浓度无明显变化。PTPS 缺乏所致 BH_4 缺乏者,血 Phe 浓度在服用 BH_4 后 4~6 小时下降至正常。DHPR 缺乏症患儿血 Phe 下降缓慢。

(2)2 天或更长时间的 BH_4 负荷试验:对于尿蝶呤及 DHPR 活性正常患儿,此试验有助于鉴别 BH_4 反应性 PKU/HPA。口服 BH_4 片 20mg/kg 至最长 28 天,在服后第 1、7、14 和 28 天取血作 Phe 测定。

6. **基因诊断**　是 PKU 病因的确诊方法,建议常规进行,尤其对上述诊断试验仍不能明确诊断者更需及早进行基因诊断。包括 *PAH* 基因及 BH_4 相关基因。

【诊断与鉴别诊断】

1. **诊断依据**　PKU 新生儿期症状不典型,新生儿筛查是苯丙酮尿症早期诊断的主要手段。

2. **PKU 主要与以下疾病进行鉴别:**

(1)早产儿因肝功能不成熟可导致暂时性 HPA,发热、感染、肠道外营养或输血等也可导致的血 Phe 浓度增高,进行鉴别诊断。

(2)排除其他原因所致的继发性血 Phe 增高,如酪氨酸血症、希特林蛋白缺乏症等。

【治疗】

本病是少数可治性遗传代谢病之一,应力求早诊断、早治疗,以避免神经系统的不可逆性损伤,开始治疗年龄越小,预后越好。在患儿出现症状之前开始治疗,可使智力发育接近正常,但仍低于该家族预期智商。

1. **低苯丙氨酸饮食**　原则是使 Phe 摄入量既能保障生长发育和体内代谢的最低需要,又不使血 Phe 浓度过高,治疗过程中定期检测血 Phe 水平并注意生长发育情况。PKU 患者 PAH 酶活性不同,导致对 Phe 耐受量的个体差异,需个体化治疗。

新生儿及婴儿期喂养以乳类饮食为主,对治疗依从性较好。经典型 PKU 患儿可暂停母乳或普通婴儿奶粉,给予无 Phe 特殊奶粉,治疗 3~7 天后血 Phe 浓度下降接近正常后,逐步添加少量天然乳品,首选母乳(Phe 含量为牛乳的 1/3),或普通婴儿奶粉或低 Phe 辅食。轻度 PKU 根据血 Phe 浓度按 3:1 或 2:1 配制无 Phe 特殊奶粉与普通奶粉,根据血 Phe 浓度调节饮食配伍。1 岁以下血 Phe 理想浓度为 120~240μmol/L。

2. **BH_4 治疗**　对 BH_4 反应型 PKU 患儿,尤其是饮食治疗依从性差者,国外报道口服 BH_4 5~20mg/(kg·d),分 2 次,或联合低 Phe 饮食,可提高患儿对 Phe 的耐受量,适当增加天然蛋白质摄入,改善生活质量及营养状况。

3. **神经递质前体等治疗**　绝大多数 PTPS 缺乏症及 DHPR 缺乏症都需要神经递质前体多巴(左旋多巴)及 5- 羟色氨酸联合治疗。轻型 PTPS 缺乏症可不服用神经递质前体。左旋多巴、5- 羟色氨酸宜从 1mg/(kg·d)开始,每周递增 1mg/(kg·d)(表 14-2);有条件时可根据脑脊液神经递质代谢产物水平或临床表现调节药物治疗剂量。血清催乳素可作为多巴剂量调节的参考指标,多巴剂量不足也可导致催乳素浓度增高。

表 14-2 各年龄段患儿神经递质前体治疗剂量[mg/(kg·d)]

药物	新生儿期	<1~2 岁	>1~2 岁
左旋多巴	1~3	4~7	8~15
5- 羟色氨酸	1~2	3~5	6~9

【预后】

PKU 预后与疾病轻重、胎儿期脑发育、治疗早晚、血 Phe 浓度、营养状况、治疗依从性等多种因素有关。经新生儿筛查诊断、在新生儿期即开始治疗的多数患者,智力及体格发育可以达到或接近正常水平。合理的个体化饮食治疗是改善患儿远期预后的关键。但是,少数患者即使早期筛查诊断、早期治疗,智能发育仍落后于正常儿童,成年期存在认知、精神异常或社交能力落后等问题。

二、甲基丙二酸尿症

甲基丙二酸尿症(methylmalonic acidemia,MMA)是因甲基丙二酰辅酶 A 变位酶(methylmalonyl-coA mutase,MCM)及钴胺素(维生素 B$_{12}$)代谢缺陷所致的先天性有机酸代谢疾病,属常染色体隐性遗传病,是我国最常见的有机酸代谢病。患病率不同人种之间不同,我国根据新生儿串联质谱筛查结果估算出生患病率约 1/28 000,北方有些地区发病率高于1/10 000,我国台湾地区约为 1/86 000。

根据酶缺陷类型分为 MCM 缺陷型(mut 型)和钴胺素缺陷型(cbl 型)。cbl 型包括线粒体钴胺素还原酶(mitochondrial cobalamin reductase,cblA)缺乏和线粒体钴胺素腺苷转移酶(mitochondrial cobalamin adenosyltransferase,cblB)缺乏及 3 种由于细胞质和溶酶体钴胺素代谢异常引起的腺苷钴胺素和甲基钴胺素合成缺陷(cblC、cblD 和 cblF)。根据是否伴有同型半胱氨酸增高分为单纯型 MMA 和合并型 MMA。临床病例中,30% 为单纯型,70% 合并同型半胱氨酸血症。

【病因和发病机制】

正常情况下,甲基丙二酰辅酶 A 在 MCM 及钴胺素的作用下生成琥珀酰辅酶 A,参与三羧酸循环。甲基丙二酰辅酶 A 代谢障碍时导致 4 种氨基酸(缬氨酸、苏氨酸、异亮氨酸和蛋氨酸)、胆固醇、奇数碳脂肪酸的代谢受阻,使体内甲基丙二酸、丙酸、甲基枸橼酸等代谢物异常蓄积,机体在排泄甲基丙二酸过程中游离肉碱消耗增加,导致继发性肉碱缺乏、线粒体能量代谢障碍,引起脑、心、肝、肾以及骨髓等多器官损伤。

目前已知与合并型 MMA 相关的基因有 1 个(MMACHC),与单纯型 MMA 相关的基因有 5 个(MUT,MMAA,MMAB,MCEE,MMADHC)。还有一些基因可致不典型 MMA 或少见疾病并发 MMA,包括 HCFC1,ACSF3,ALDH6A1,TCblR,CD320,LMBRD1,ABCD4,SUCLG1,SUCLG2 等。

【临床表现】

MMA 在各年龄段中的临床表现不尽相同。通常发病年龄越早,急性代谢紊乱和脑病表现越严重。临床表现主要包括消化系统症状如呕吐、喂养困难、肝大等及神经系统症状如运动障碍、意识障碍、抽搐、发育迟缓或倒退、小头畸形等。病情反复多与感染和应激相关。

新生儿期发病者多在生后数小时至 1 周内出现急性脑病样症状，表现为喂养困难、呕吐、肌张力低下、脱水、严重代谢性酸中毒、高乳酸血症、高氨血症、贫血、血细胞减少及昏迷和惊厥等，病死率高。随着新生儿筛查的普及，无症状时期得到诊断的 MMA 患儿逐渐增多。

有些出生时正常，多在 1 岁以内发病，首次代谢危象的诱因常为感染、饥饿、疲劳、疫苗注射等应激因素刺激或高蛋白饮食和药物，如果不及时诊治，可导致智力发育和运动发育迟缓、落后和倒退，可伴发血液系统、肝脏、肾脏、皮肤和周围神经受累。

【辅助检查】

1. 常规检查　血常规、血气分析、肝肾功能、电解质、血糖、血脂、白蛋白及尿酮体测定等常规实验室检查可辅助本病诊断，评估病情，指导治疗。常见的生化异常有代谢性酸中毒、贫血、白细胞减少、血小板减少、高氨血症、肝功能异常、蛋白尿等。

2. 血氨基酸、串联质谱分析及总同型半胱氨酸测定　串联质谱分析可见血液丙酰肉碱（C3）增高，游离肉碱（C0）降低，C3/C0 比值增高，C3/C2 比值增高。部分合并型 MMA 患者血蛋氨酸降低，C3/蛋氨酸比值增高。合并同型半胱氨酸血症者血中同型半胱氨酸水平增高，单纯型血液总同型半胱氨酸浓度正常。

3. 尿有机酸分析　尿或血中均有大量甲基丙二酸、β- 羟基丙酸和甲基枸橼酸。严重者尿乳酸、丙酮酸、3- 羟基丙酸、3- 羟基丁酸增高。

4. 维生素 B_{12} 负荷试验　可鉴别维生素 B_{12} 有效型和无效型。连续肌内注射维生素 B_{12} 1mg/d，共 7 天。若症状好转，血液 C3/C2 比值及尿甲基丙二酸下降 50% 以上，判断为维生素 B_{12} 有效型，无改善者为无效型。有些患者对维生素 B_{12} 部分有效，血液 C3/C2 及尿液甲基丙二酸有所降低（<50%）。

5. 头颅磁共振成像（MRI）　常见表现包括双侧基底神经节区受损、皮质萎缩或发育不良、脑白质异常等。

6. 基因突变分析　可采用 Sanger 测序、MMA 相关基因 *Pannel* 或高通量测序对患儿及其父母进行 MMA 相关基因的突变分析，检出两个等位基因致病突变具有确诊价值。

【诊断与鉴别诊断】

患儿缺乏特异性症状和体征，临床诊断困难，需要通过生化代谢及基因分析才能确诊。因新生儿筛查应用和推广，部分患儿在无症状时得以诊断，但部分重症患儿在新生儿筛查前或等结果时已经发病，因此当患儿出现原因不明的反复呕吐、喂养困难、肌张力低下、惊厥、酸中毒、呼吸困难、生长发育落后等症状时均应考虑到本病的可能，部分病例可有明显家族遗传史。

在临床怀疑甲基丙二酸血症时，血氨基酸、酯酰肉碱谱分析示丙酰肉碱 C3 增高，C3/C0 比值增高，C3/乙酰肉碱 C2 比值增高，或伴有游离肉碱 C0 降低；尿有机酸分析示甲基丙二酸和甲基枸橼酸显著增高，即可临床诊断 MMA。

本病应与新生儿期其他原因引起的酮症酸中毒、钴胺素缺乏、单纯同型胱氨酸尿症及其他有机酸、氨基酸代谢缺陷病相鉴别，如丙酸血症患者，串联质谱均表现为 C3 增高，C3/C0 比值增高，C3/乙酰肉碱 C2 比值增高，或伴有游离肉碱 C0 降低，但丙酸血症尿有机酸谱尿 3- 羟基丙酸及甲基枸橼酸增高为主，其尿甲基丙二酸正常，可鉴别。

【治疗】

1. 急性期治疗 以生命支持、纠正代谢紊乱、稳定内环境和保护脏器为主。静脉滴注左卡尼丁、碳酸氢钠、葡萄糖，肌内注射维生素 B_{12}，同时提供充足的液体量和热能，促进毒性代谢产物的排出，控制外源性毒性物质的摄入。若高氨血症和/或代谢性酸中毒难以控制时，还需通过腹透或血液透析去除毒性代谢物。

(1) 饮食控制：急性期应回避含天然蛋白质膳食，经口或鼻饲给予无异亮氨酸、蛋氨酸、缬氨酸和苏氨酸的特殊配方奶粉，以减少甲基丙二酸的产生。合并高同型半胱氨酸血症患者一般无需严格限制天然蛋白质。在急性失代偿期，若血氨 >300μmol/L，不仅需要限制天然蛋白，也应停用上述不含缬氨酸、异亮氨酸、蛋氨酸、苏氨酸的特殊配方营养粉，完全限制蛋白质的时间不应超过 48 小时，24 小时后需逐渐开始补充含蛋白质的食物，以蛋白质 0.5g/(kg·d) 起始，口服葡萄糖 5~10g/(kg·d)、麦芽糊精 10~20g/(kg·d)、中链脂肪酸 2~3g/(kg·d)，以补充能量。MMA 患者常伴有吞咽或喂养困难，容易呛咳，适时联合胃管喂养以保证能量摄入。

(2) 液体治疗：急性期需静脉滴注葡萄糖和电解质以维持内环境稳定。主要包括：①葡萄糖输注速度建议 4~10mg/(kg·min)，可同时使用静脉泵滴注胰岛素 0.01~0.02U/(kg·h)。②为保证能量需求，静脉给予脂肪乳，起始量 1~2g/(kg·d)，同时监测甘油三酯水平。③纠正代谢性酸中毒，给予碳酸氢钠纠正代谢性酸中毒，纠酸过程中注意避免低钾和低钙血症，必要时及时补充。

(3) 药物治疗：患者常合并继发性肉碱缺乏。左卡尼汀可与有机酸结合，形成水溶性代谢物，从尿液排出体外，促进有机酸的排泄。急性期静脉滴注左卡尼丁（每天 2~4 次，每次 50~300mg/kg）。症状缓解后改为口服 50~200mg/(kg·d)。血氨高于 100μmol/L 时，需使用降血氨药物精氨酸 100~500mg/(kg·d) 或精氨酸谷氨酸 100~500mg/(kg·d)。

(4) 透析治疗：如患儿血氨 >500μmol/L，且限制蛋白、静脉滴注左卡尼丁及降血氨药物治疗 3~4 小时后血氨无下降，或伴昏迷、脑水肿表现时，可进行血液透析治疗。

2. 长期治疗

(1) 饮食治疗：原则是低蛋白、高能饮食。一旦确诊，应尽早开始限制饮食中蛋白质的摄入，饮食中天然蛋白的摄入应控制在 0.8~1.5g/(kg·d)。新生儿可使用限制异亮氨酸、甲硫氨酸、苏氨酸、缬氨酸的特殊奶方奶粉。

(2) 药物治疗：维生素 B_{12}：用于维生素 B_{12} 有效型的长期维持治疗，使用量为 1mg 每周 2 次至每 2 周一次肌内注射，一些维生素 B_{12} 反应良好者可口服维生素 B_{12}(2~8mg/d)。左卡尼丁：补充肉碱可促进酯酰肉碱排泄，增加机体对天然蛋白的耐受性。

3. 疗效评估与监测 治疗过程中定期监测患儿营养发育、身高、体重、头围等体格发育指标，评估精神运动发育情况。病情稳定者 1~3 个月进行相关代谢指标的监测。避免感染、长时间饥饿和高蛋白饮食。

【预后】

预后主要取决于疾病类型、发病早晚以及治疗的依从性。维生素 B_{12} 有效型预后较好，维生素 B_{12} 无效型预后不佳。新生儿期发作型病死率达 80%，迟发型患儿临床进程较稳定且程度较轻。随着新生儿疾病筛查的普及，诊断越来越早，有利于早期有效的治疗并改善长期预后。

（罗小平）

第五节　新生儿遗传代谢性疾病筛查

新生儿遗传代谢性疾病筛查(neonatal screening)是在新生儿时期进行遗传代谢病筛查,用快速、简便、敏感的检验方法,对一些危及生命、危害生长发育、导致智能障碍,并且能够早期防治的一些遗传代谢性疾病进行群体筛检,从而使患儿在未出现临床表现,而体内生化、激素水平已有明显变化时作出早期诊断,结合有效治疗,避免患儿重要脏器出现不可逆性的损害,保障儿童正常的体格发育和智能发育的系统服务。目前我国常见新生儿筛查疾病主要有先天性甲状腺功能减退症、苯丙酮尿症、先天性肾上腺皮质增生症及地中海贫血。

新生儿代谢病筛查已经在全世界范围内推广,成为人类卫生保健重要内容之一,是提高出生人口素质的一种有效方法。经过近半个世纪的发展,新生儿疾病筛查的疾病病种逐步增多,由最初苯丙酮尿症一种增加到几十种,新生儿疾病筛查逐步由发达国家向发展中国家普及,实时新生儿疾病筛查的国家和地区逐渐增多,新生儿疾病筛查的社会效益和经济效益得到广泛认可。

一、新生儿疾病筛查标本采集和检测

2010 年,国家卫生与计划生育委员会发布了《新生儿疾病筛查技术规范》,对血片采集、实验室检测技术规范进行了详细的规定。

1. 血片的采集和运送

(1)血片采集前的准备:血片采集前应充分告知新生儿监护人,并取得书面同意,认真填写采血卡片。

(2)采血时间:正常采血时间为生后 72 小时后,7 天内,并充分哺乳。对各种原因(早产儿、低体重儿、正在治疗疾病的新生儿、提前出院者等)未采血者,采血时间一般不超过出生后 20 天。

(3)血片采集:75% 乙醇消毒皮肤后,使用一次性采血针刺足跟内侧或外侧,深度小于3mm,从第 2 滴血开始采样,使血液自然浸透至滤纸背面,至少采集 3 个血斑,且每个血斑直径大于 8mm。自然晾干后密封于密封袋内,2~8℃保存。并在规定时间内递送至新生儿遗传代谢病实验室进行检查。

(4)患者召回与样本保存:对可疑阳性病例,应协助新生儿遗传代谢病筛查中心及时通知复查,以便确诊或采取干预措施。并做好资料登记和存档保管工作。

2. 常规新生儿筛查疾病

(1)苯丙酮尿症:以苯丙氨酸(Phe)作为筛查指标,Phe 浓度阳性切割值根据实验室及试剂盒而定,一般大于 120μmol/L(2mg/dl)为筛查阳性。

新生儿筛查阳性者需及时召回进行 Phe 测定,Phe 持续大于 120μmol/L 为高苯丙氨酸血症(HPA),所有 HPA 患者均需进行尿蝶呤谱分析、血二氢蝶啶还原酶(DHPR)活性测定,以鉴别苯丙氨酸羟化酶缺乏症和四氢生物蝶呤缺乏症。

高苯丙氨酸血症除外四氢生物蝶呤缺乏症后,Phe 浓度 >360μmol/L,诊断为苯丙酮尿症;Phe 浓度在 120~360μ mol/L 之间时诊断为高苯丙氨酸血症。

（2）先天性甲状腺功能减退症:以促甲状腺素（TSH）作为筛查指标,TSH 浓度阳性切割值根据实验室及试剂盒而定,一般大于 10~20μIU/ml 为筛查阳性。对于筛查阳性患儿应及时召回,进行 TSH 和 FT$_4$ 浓度测定,以进一步明确诊断。

（3）先天性肾上腺皮质增生症:以 17- 羟孕酮（17-OHP）作为筛查指标。推荐足月儿和正常体重儿（≥ 2 500g 者）17-OHP 切割值为 30nmol/L;早产儿或低体重儿（< 2 500g 者）为 50nmol/L。对筛查阳性者均需召回复查,如复查仍高于切割值,需通知患儿监护人尽早带患儿至筛查中心或遗传代谢内分泌专科进行确诊。对于召回复查 17-OHP 浓度较筛查下降,尤其是早产儿或低体重儿以及临床无症状或体征者应继续随访,每 2 周至 1 个月复查 17-OHP,以排除假阳性,必要时仍需要做诊断性检查。对筛查阳性者,均需进一步进行诊断性检查确诊。

二、串联质谱技术在新生儿遗传代谢病筛查中的应用

经典新生儿疾病筛查属一种方法检测一种疾病。串联质谱技术（MS/MS）是近年来发展起来的一种直接分析复杂混合物的新技术,样品可以不经特殊预处理而直接分析。MS/MS 技术能在 2~3 分钟内对一个标本进行几十种代谢产物分析,筛查包括氨基酸代谢缺陷、有机酸代谢缺陷和脂肪酸氧化障碍等 30 多种遗传代谢病,真正实现了"一种实验检测多种疾病"的要求,且具有高特异性、高选择性的特点,极大提高了新生儿疾病筛查效率,降低了筛查费用,提高了成本效益。

MS/MS 可以筛查的新生儿遗传代谢病包括:

1. 氨基酸代谢病　包括苯丙酮尿症（PKU）、枫糖尿病（MSUD）、同型胱氨酸尿症（HCY）、高甲硫氨酸血症（MET）、非酮性高血糖症、酪氨酸血症 I 型（TYR I）、酪氨酸血症 II 型（TTYR II）、暂时性酪氨酸血症、组氨酸血症、高脯氨酸血症 I 型、高脯氨酸血症 II 型、高鸟氨酸血症、瓜氨酸血症（CIT）、精氨琥珀酸尿症（ASA）、精氨酸酶缺乏、磷酸氨甲酰合成酶缺乏 CPS）。

2. 有机酸代谢紊乱　包括丙酸血症（PROP）、异戊酸血症（IVA）、戊二酸血症 I 型（GA I）、戊二酸血症 II 型（GA II）、甲基丙二酸血症（MMA）、甲基丙二酸辅酶 -A 变异酶缺乏症（MUT）、腺苷钴胺合成酶缺乏症（ACSD）、3- 羟 3 甲基戊二酰辅酶 A 裂解酶缺乏症、多种辅酶 A 羧化酶缺乏症、3- 酮硫解酶缺乏症、3- 甲基戊二酰辅酶 A 羟化酶缺乏症、3- 甲基巴豆酰辅酶 A 羧化酶缺乏症、异戊辅酶 A 脱氢酶缺乏症。

3. 脂肪酸氧化缺陷病　包括短链乙酰辅酶 A 脱氢酶缺乏症（SCAD）、中链乙酰辅酶 A 脱氢酶缺乏症 MCAD）、长链乙酰辅酶 A 脱氢酶缺乏症（LCAD）、极长链乙酰辅酶 A 脱氢酶缺乏症（VLCAD）、长链羟化乙酰辅酶 A 脱氢酶缺乏症（LCHAD）、肉碱棕榈酰酶缺乏症、肉碱棕榈酰转移酶缺乏症（CPT）、肉碱转运体缺乏症、2,4 二烯酰辅酶 A 还原酶缺乏症、肉碱 / 乙酰肉碱转位酶缺陷症。

MS/MS 筛查结果还受一些因素的影响,进行解读时要尤其注意:静脉全肠外营养可引起氨基酸增多或支链氨基酸增高,此时可通过氨基酸比值如苯丙氨酸 / 酪氨酸、甲硫氨酸 / 苯丙氨酸以及亮氨酸 / 丙氨酸等进一步区分真假阳性;药物如抗生素可引起酰基肉碱增高;特殊饮食:高蛋白饮食时总氨基酸、蛋氨酸、酪氨酸增高;低体重婴儿食用含中链甘油

三酯奶粉时,可导致 C6、C8、C10 和 C12 浓度升高。窒息昏迷和组织缺氧时,长链脂肪酸升高。

三、二代基因测序技术与新生儿筛查

二代基因测序技术(next generation sequencing,NGS)是近年诞生的全新的 DNA 测序技术,与传统的一代基因测序技术相比,可以同时对几十万至几亿的 DNA 分子进行平行测定,具有高通量、高敏感性等优势。随 NGS 技术的逐步成熟、费用的降低和实验周期的缩短,使其在大规模人群中的应用成为现实。NGS 目前越来越广泛地应用于罕见病和遗传代谢病的临床分子诊断中,如婴儿性线粒体疾病、糖原贮积症以及遗传性癫痫等。NGS 在新生儿遗传代谢病筛查中的应用尚在起步阶段,并受伦理、法律法规、质量控制以及如何解释海量变异等限制。因此,NGS 应用于新生儿筛查是未来发展的方向,也面临巨大的挑战。

(罗小平)

第六节　新生儿常见遗传性疾病

遗传性疾病(genetic disease)是指由于生殖细胞或受精卵的遗传物质在结构或功能上发生改变所致的一类疾病的总称,并按一定方式在上下代之间传递,具有先天性、终身性和家族性的特点。新生儿常见的遗传病主要是指新生儿期起病或新生儿期就有临床表现的遗传病。

【分类】

根据遗传物质结构和功能改变的不同可分为染色体病、单基因病、多基因病、线粒体遗传病和体细胞遗传病。

1. 染色体病　由于各种原因引起的染色体数目异常或结构畸变所致的疾病。根据所涉及染色体不同可分为染色体数目异常和染色体结构畸变,还可分为常染色体异常和性染色体异常。染色体数目异常是指整条染色体的丢失或增加;染色体结构异常主要是指染色体大片段结构的改变。

2. 单基因遗传病　指由单个基因突变所致的遗传性疾病。按不同的遗传模式分为以下 5 类遗传方式:常染色显性遗传、常染色体隐性遗传、X 连锁显性遗传、X 连锁隐性遗传和 Y 连锁遗传。

3. 多基因遗传病　由多对致病基因及环境因素共同作用的遗传病。每对基因作用甚微,但有累积效应,多对致病基因共同作用的总和加上环境因素的影响超过阈值导致发病。

4. 线粒体遗传病　指来源于线粒体中 DNA 的致病基因突变所引起的疾病。由于精子不含细胞质,因此线粒体病按母系遗传。

5. 体细胞遗传病　遗传性疾病起病自新生儿期至成人期均可发病,新生儿期常见的遗传性疾病见表 14-3。

表 14-3　新生儿期起病遗传性疾病

分类	常见疾病
染色体病	唐氏综合征,18 三体综合征,猫叫综合征,13 三体综合征,Turner 综合征
单基因病	
常染色体显性遗传	软骨发育不全,并指,多指,先天性白内障
常染色体隐性遗传	白化病,苯丙酮尿症,血友病,严重联合免疫缺陷,进行性家族性肝内胆汁淤积症,Cirtin 缺陷导致的新生儿肝内胆汁淤积症 (NICCD)
X 连锁显性遗传病	X 连锁显性遗传性 Alport 综合征
X 连锁隐性遗传病	慢性肉芽肿病,中央核疾病
多基因疾病	先天性唇裂,先天性腭裂
线粒体遗传病	Leigh 综合征,MELAS 综合征
基因组印记	Prader-Willi 综合征

【体格检查】

大部分在新生儿期诊断的遗传病来自完善的体格检查。因此严格细致的体检为新生儿遗传病早期诊断必备。体格检查首先要注意畸形类别,如微小畸形、单发、多发畸形等。注意有无特殊面容、体型,上部量和下部量的比例和肌张力等。

1. 皮肤和毛发　皮肤白见于白发病。大理石样花纹除外预冷等外界因素所致者,需考虑 Cornelia de Lange 综合征(主要表现为连眉、手脚小、皮肤花纹)、甲状腺功能减退症、唐氏综合征及同型胱氨酸尿症。牛奶咖啡斑多见于神经纤维瘤、Albright 综合征、Bloom 综合征以及 Silver-Russel 综合征。多发性不规则色素纹提示色素失调症。面部一侧毛细血管扩张可能是 Sturge-Weber 综合征或 Klippel-Trenaunay 综合征。

毛发稀疏提示外胚层发育不良,代谢异常如 Menkes 综合征。多发见于 Cornelia de Lange 综合征、18 三体综合征等。发际线低和颈蹼见于 Turner 综合征及 Noonan 综合征。顶枕部头皮病变是典型 13 三体综合征的表现。

2. 头颈部　头围增大除见于脑积水,也见于一些代谢性骨病如软骨发育不全。小头可为家族性,也见各种综合征,造成智力低下。颅缝早闭见于 Apert 综合征(颅缝早闭伴并指畸形)和 Crouzon 综合征(颅缝早闭、眼球突出)。方颅见于各种骨骼病如软骨发育不全、GM-1 神经节苷脂贮积症以及 I-cell 病。前囟大且低多见于过氧化物酶体病,前囟大也可见于先天性甲状腺功能减退、骨质病以及唐氏综合征、18 三体综合征、13 三体综合征。

眼距增宽、内眦赘皮可见于正常儿,多见于一些染色体疾病如唐氏综合征。眼裂下斜、下眼睑切迹见于 Treacher Colin 综合征(伴下颌骨发育不全)。眉毛连接见于 Cornelia de Lange 综合征。

耳异常可为单一畸形。耳位低常见于一些染色体疾病以及 Noonan 综合征。巨耳见于 Melnick-Needles 综合征。鼻梁低平见于唐氏综合征、先天性甲状腺功能减退症,也可见于多种骨发育不良。鼻梁突出见于发、鼻、指综合征。长"人中"见于 William 综合征,"人中"平滑是胎儿酒精综合征的表现。小下颌见于 Pierre-Robin 综合征、韦弗综合征。大舌见于克汀病、黏多糖病及 Beckwith-Wiedemann 综合征(舌大、脐疝、低血糖)。颈蹼常见于 Turner 综合征等。

3. 胸腹部　桶状胸及双乳间距增宽见于 Turner 综合征或 Noonan 综合征。胸骨短见于 18 三体综合征。胸廓的其他畸形还见于骨代谢性疾病及影响骨骼发育的遗传病。脐疝见于先天性甲状腺功能减退和 Beckwith-Wiedemann 综合征。

4. 四肢与关节　四肢细长见于马方综合征、同型胱氨酸尿症。四肢过短见于软骨发育不全。一侧肢体肥大见于神经纤维瘤、Beckwith-Wiedemann 综合征、Silver-Russel 综合征。手足淋巴水肿和肘外翻见于 Turner 综合征。由于骨骼改变造成的手足畸形如多指、并指、短指等见于多种综合征。部分或全部指节缺如见于血液性遗传病如 Blackfan-Diamond 综合征。手指尺侧缺损见于 Cornelia de Lange 综合征。关节过伸见于 Ehlers-Danlos 综合征。关节弯曲见于肝脑综合征。

【辅助检查】

1. 常规生化检查　主要指串联质谱、气相色谱以及液相色谱等检查,此类检查结果受影响因素见多,如早产、窒息、药物以及感染等。结果分析和判断需要有较高生化基础知识的专业人员与临床工作者紧密合作。

2. 染色体核型分析　是诊断染色体疾病的首选诊断手段,如唐氏综合征、18 三体综合征、13 三体综合征,以及 Turner 综合征、猫叫综合征等。

3. 基因测序　包括一代基因测序(Sanger 测序)和二代测序(NGS)。对于一个患儿需要根据临床诊断和遗传方式等采取不同的基因检测方法。

【治疗和预防】

大部分遗传性疾病无特效治疗方法,重在预防,仅很少部分遗传性有治疗方法,包括酶替代治疗、基因治疗等。对目前无特效治疗方法者,加强护理,预防并发症,提高生活质量和存活率。

(罗小平)

第十五章　新生儿感染性疾病

 学习目标

1. **掌握**　新生儿 B 族溶血性链球菌感染的临床表现；新生儿败血症的常见病原菌、临床表现、诊断要点及治疗原则；新生儿院内感染的防控措施。
2. **熟悉**　先天性梅毒的治疗方法；新生儿 TORCH 感染的临床表现；新生儿早发型与晚发型败血症的差异；新生儿败血症的实验室检查；新生儿化脓性脑膜炎的临床特点及诊治；新生儿院内感染的危险因素、感染途径和病原。
3. **了解**　宫内感染的定义、感染途径及临床特点；新生儿破伤风的临床表现；水痘的临床表现和皮疹特点；新生儿病毒感染的诊断和治疗。

第一节　新生儿宫内感染

宫内感染(intrauterine infection)可发生于妊娠各个时期,可由多种病原体感染所致,包括病毒、原虫及细菌。最常见的感染途径是产道上行感染,病原微生物进入羊膜腔引起羊水、胎盘、羊膜、绒毛膜、脐带或胎儿的感染。宫内感染可发生于妊娠各个时期,对胎儿造成严重后果,引起流产、死胎、先天畸形、早产、新生儿感染等。

【病因和感染途径】

(一)主要病原体

1. **病毒**　如巨细胞病毒、风疹病毒、单纯疱疹病毒、人乳头瘤病毒、人类微小病毒 B19、乙肝病毒、丙肝病毒、柯萨奇病毒、人类免疫缺陷病毒、带状疱疹病毒、腮腺炎病毒、流行性感冒病毒等。

2. **细菌**　如 B 族溶血性链球菌等。

3. **其他病原**　如弓形虫、沙眼衣原体、解脲支原体、肺炎支原体、梅毒螺旋体等。

通常将指弓形虫、风疹病毒、巨细胞病毒、单纯疱疹病毒以及其他病原体合并简称为 TORCH。T 指弓形虫(toxoplasma,gondii),R 指风疹病毒(rubella virus),C 指巨细胞病毒(cytomegalovirus,CMV),H 指单纯疱疹病毒(herpes simplex virus,HSV),O 指其他病原(others),包括柯萨奇病毒(Coxsackie virus,Cox V)、乙肝病毒、微小病毒 B19(human parvovirus B19,HPV-B19)、人免疫缺陷病毒（human immuno deficiency virus,HIV）、梅毒螺旋体（treponema pallidum）等，近年还不断有一些病原体如寨卡病毒（Zika virus）等。

（二）感染途径

1. **产道上行感染**　是最常见的宫内感染途径，特别是在孕妇发生胎膜早破时，定植于母亲产道内的病原微生物，如 B 族链球菌、革兰氏阴性肠杆菌、肠球菌、解脲支原体及病毒可以经阴道上行污染羊水感染胎儿。

2. **血源性感染**　母亲感染病原微生物通过血流穿过胎盘屏障感染胎儿，导致胎儿宫内感染。大多数病毒感染通过此途径感染胎儿。少部分细菌，如单核细胞性李斯特菌可通过血源性途径导致胎儿感染。

3. **绒毛膜羊膜炎**　引起宫内感染绒毛膜羊膜炎是一种急性的胎盘绒毛或胎膜的炎症，大多数是由于胎膜早破后多种病原微生物上行感染所致，部分绒毛膜羊膜炎也可以在完整胎膜的情况下发生，如解脲支原体等感染所致。

4. **其他途径**　如孕期接受羊膜腔穿刺、胎儿宫内采血、绒毛活检等侵袭性操作，可导致宫内感染。母亲合并腹腔感染时病原微生物可通过输卵管进入宫内导致感染。

【临床表现】

孕妇感染后，多数无特殊症状或症状轻微，部分患者可以发生胎膜早破、绒毛膜炎羊膜炎，引发早产、产后出血等产科并发症，但母婴垂直性感染有可能对胎儿造成严重后果，引起流产、早产、死胎、先天畸形、新生儿感染等。在胎儿发育异常中，主要以中枢神经系统受损为主，可以有多脏器受累的临床综合征，包括小头畸形、脑积水、白内障、视网膜脉络膜炎、迟发性中枢神经系统障碍、耳聋、先天性心脏病、肝脾肿大、骨髓抑制等。

【辅助检查】

1. **病原学检查**　包括母亲和新生儿血培养、宫颈分泌物培养及羊水和胎盘培养。如考虑病毒感染，可行病毒培养分离、病毒分子生物学或血清学检查明确诊断。

2. **影像学检查**　产前和出生后可行头颅超声和 MRI 检查明确颅内病变。先天性病毒感染导致的脑损伤典型表现为脑室周围钙化或脑发育不全。

【诊断】

1. 病史

2. **临床表现**　早发型 B 族溶血性链球菌感染（GBS）主要临床疾病为新生儿肺炎和脓毒症，少部分患儿出现脑膜炎。晚发型 GBS 感染主要临床疾病为脑膜炎，死亡率高。

3. **病原学检查**　根据母亲 GBS 感染病史、新生儿临床表现结合血常规、血培养及脑脊液培养结果综合分析，细菌培养检出 GBS 阳性可诊断。

【预防与治疗】

宫内感染重点在于预防，加强孕期保健，避免胎膜早破，积极防治母亲细菌性阴道炎，对高危孕妇行病原学筛查，发生胎膜早破时应合理使用抗生素预防感染。

一、先天性弓形虫病

先天性弓形虫病（toxoplasmosis）通过胎盘传播。妊娠早期感染症状较重，常引起流产、早产和死胎。妊娠中期和晚期感染，新生儿可为隐性感染，也可在出生时或生后数周出现先天感染的症状。

【临床表现】

1. 显性感染 先天性弓形虫感染以中枢神经系统受累和眼部症状最为常见。中枢神经系受损可引起脑积水、脑钙化、脑膜脑炎和各种脑畸形等；眼部病变最常见表现为脉络膜视网膜炎，其次为眼肌麻痹、虹膜睫状体炎、白内障、视神经萎缩，偶尔整个眼球被侵犯，以致眼球变小、畸形及失明。脑积水、脑钙化灶和脉络膜视网膜炎被称之为"先天性弓形虫感染三联症"。全身表现包括早产、胎儿生长受限、发热、黄疸、贫血、发绀、呕吐、水肿、皮疹、紫癜、体腔积液、肝脾肿大、肺炎、心肌炎、肾炎和淋巴结肿大等。

2. 隐性感染 部分患者出生时可无症状，但在神经系统或脉络膜视网膜有弓形虫包囊寄生，出生后数周、数月、数年或甚至成人才出现神经系统或脉络膜视网膜炎症状。

【辅助检查】

1. 弓形虫相关检测 ①血清抗体检测：血清弓形虫特异性 IgG、IgM 双阳性，IgM 阳性或 IgG 有 4 倍以上增高者均提示近期感染。②弓形虫 DNA 检测：应用探针技术或 PCR 技术检测弓形虫特异性 DNA。③病原学检查：患儿血液、胸腹水、脑脊液或其他病变组织直接涂片或沉淀涂片，找到原虫（滋养体和假包囊）即确诊。

2. 其他 头颅 MRI 可发现皮质钙化，脑积水和各种畸形等。X 线检查可见肺部病变，超声检查可见肝脾肿大。眼底检查可发现视网膜脉络膜炎等改变。脑脊液检查可发现蛋白增高，脑脊液细胞数增高，以淋巴细胞增高为主。

【诊断】

诊断需结合孕母感染史、临床表现和实验室检查。其中血清弓形虫特异性抗体测定、DNA 检测和病原学检查是确诊先天性弓形虫感染的重要依据。此外，影像学检查、脑脊液分析及眼底检查在发现器官病变时具有重要意义。

【治疗】

确诊为先天性弓形虫感染患儿，无论有无症状，均应给予治疗。首选为乙胺嘧啶和磺胺嘧啶联合用药。若发生眼弓形虫病，应加用克林霉素。也有用阿奇霉素治疗先天性弓形虫病取得较好效果的报道。

二、先天性风疹综合征

先天性风疹综合征（congenital rubella syndrome，CRS）是指孕妇在妊娠早期风疹病毒通过胎盘感染胎儿，可患先天性心脏畸形、白内障、耳聋、发育障碍等多器官病变。风疹病毒（rubella，RV）是一种 RNA 病毒，可在人胚胎组织中繁殖。

【临床表现】

妊娠早期感染风疹重症可导致死胎、流产。出生的存活儿常为早产儿或小于胎龄儿，常见的由风疹病毒感染所致的临床表现如下：

1. 心脏畸形 动脉导管未闭发生率最高，约占先天性心脏畸形的 30%。此外可见肺动脉及其分支狭窄、房间隔缺损、室间隔缺损、法洛四联症以及更加复杂的畸形。

2. 眼部表现 约 35% 合并眼部病变，最常见为白内障，发生率高达 54.5%~66%，约 70% 为双侧，常同时并发小眼球畸形或青光眼。

3. 耳聋 程度可轻可重，可为单侧，亦可为双侧，部分导致继发性语言障碍。

4. 中枢神经系统 约 20% 病例生后数周出现脑膜脑炎。脑脊液中淋巴细胞和蛋白增高。可分离出风疹病毒。颅脑 CT 早期可出现钙化影像。其他有头小畸形,亦可出现智力、语言、精神发育迟滞,运动障碍及脑性瘫痪。

5. **骨骼生长障碍** 软骨毛细血管不生长,10%~20%X 线可见股骨远端及胫骨近端的骨骺端密度减低,类似先天性梅毒改变。

6. **其他表现** 50% 以上有肝脾大、黄疸,持续时间较短。亦可表现为血小板减少性紫癜、间质性肺炎等。

【辅助检查】

1. **病毒分离** 母孕期风疹病毒血症的快速诊断可采用流式细胞分离技术。胎儿宫内感染的诊断可早期采集羊水或绒毛膜作病毒分离。临床疑似 CRS 患儿可取咽分泌物、尿、脑脊液及其他组织做病毒分离。

2. **血清学检测** 采用免疫荧光试验、血凝抑制试验、酶联免疫、补体结合试验及中和试验等检测特异性抗体。

(1)风疹病毒 IgG 抗体测定:新生儿血 RV-IgG 抗体持续阳性,超过母亲被动传递给婴儿的抗体滴度 4 倍以上有意义。母亲传递给胎儿的 RV-IgG 抗体生后 2~3 个月消失,如生后 5~6 个月婴儿风疹 IgG 抗体仍阳性,且滴度高,又有先天性风疹的临床表现,可诊断为先天性风疹病毒感染;

(2)风疹病毒 IgM 抗体:新生儿脐血测得风疹病毒 IgM 抗体阳性,可诊断为先天性风疹病毒感染。

【诊断】

母亲妊娠早期有风疹感染史,新生儿出现如先天性心脏病、白内障及耳聋等三大典型缺陷或肝脾肿大、黄疸、紫癜、脑膜炎等非典型临床表现时,应疑及 CRS。确诊有赖于病毒学及血清学的检查。

【治疗】

无特殊治疗,主要为对症处理。CRS 新生儿在生后 6~12 个月内仍可继续排泄病毒,需要隔离,防治相关并发症。

关键在于防止孕妇在妊娠期内,尤其是在妊娠早期发生风疹病毒感染。减毒活疫苗接种。

三、先天性梅毒

先天性梅毒(congenital syphilis)是孕母感染梅毒后,梅毒螺旋体经胎盘进入胎儿血液循环引起胎儿感染,又称胎传梅毒。受累胎儿约有 50% 发生流产、早产、死胎或在新生儿期死亡。存活者发病年龄不一,发病可出现于新生儿期、婴儿期和儿童期。2 岁以内发病者为早期梅毒,2 岁以上发病者为晚期梅毒。

【临床表现】

根据胎儿感染程度不同,临床表现呈多样化,从无症状感染到致死性并发症,可累及一个或多个脏器。出现时间早晚不定,大多数新生儿刚出生后症状和体征不明显,于 2~3 周后逐渐出现。先天性梅毒常见以下症状。

1. **一般表现** 多为早产儿或小于胎龄儿,营养障碍、消瘦,皮肤黏膜松弛,貌似老人。可有发热,贫血、体重不增、烦躁、易激惹。

2. **肝脾大及淋巴结肿大**　几乎所有患儿存在肝肿大,1/3 伴有梅毒性肝炎,可持续需数月至半年之久。部分患儿脾肿大,滑车上淋巴结肿大具有诊断价值。

3. **皮肤黏膜损害**　常见为梅毒性鼻炎,表现为鼻塞,可有脓血样分泌物,鼻前庭皮肤湿疹样溃疡。如损及鼻软骨及鼻骨,致日后鼻根下陷成马鞍鼻。侵犯喉部发生喉炎。皮肤损害常于生后 2~3 周左右出现。皮疹为散发或多发性,呈圆形、卵圆形或彩虹状、紫红或铜红色浸润性斑块,外围有丘疹,带有鳞屑。分布比外观更具特征性,多见于口周、臀部、手掌、足跖,重者分布全身。掌跖部损害多表现为大疱或大片脱屑,称为梅毒性天疱疮(pemphigus syphiliticus)。口周病损呈放射状裂纹,可持续多年,愈合后遗留放射状瘢痕,有一定诊断价值。

4. **骨损害**　受累者占 20%~95%,多发生于生后数周,多数无临床体征,肢体剧烈疼痛可导致假性瘫痪。X 线以长骨改变明显,表现为骨、软骨炎、骨膜炎。上肢最易受累,且以单侧为主。

5. **其他**　累及血液系统可出现贫血、白细胞数减少或增多和血小板减少等,也可以出现非免疫性溶血性贫血。中枢神经系统症状罕见,多出现在生后 3 个月以后。表现类似急性化脓性脑膜炎(发热、呕吐、前囟饱满、颈强直、惊厥等),但脑脊液蛋白增加,淋巴细胞增加,但糖正常,可与化脓性脑膜炎鉴别。少见的还有先天性肾病、梅毒性肾炎、青光眼、脉络膜视网膜炎等。

【辅助检查】

1. **病原学检查**　取胎盘、脐带或皮肤黏膜病损的渗出物或刮取物涂片,在暗视野显微镜下查找螺旋体。亦可采用免疫荧光技术检查梅毒螺旋体。

2. **血清学试验**　①非特异性血清学试验:梅毒螺旋体感染 48 小时后,机体可产生特异性抗体和非特异性抗心脂反应素。反应素的性质与抗体相似,可以和心磷脂发生抗原抗体反应。常用性病研究实验室(venereal disease research laboratory,VDRL)试验和快速血浆反应素(rapid plasma reagin,RPR)试验。用心肌类脂作抗原,与病儿血清中抗心脂反应素结合后发生凝集,生成絮状物为阳性反应。该法快速、简便、敏感性极高,但由于其他疾病也可能出现阳性反应,仅作为梅毒的筛查试验。②特异性血清学试验:用梅毒螺旋体或其成分作抗原的试验,包括螺旋体荧光抗体吸附(fluorescein treponema antibody-antibody absorption,FTA-ABS)试验,梅毒螺旋体血凝试验(treponema pallidum hemagglutination assay,TPHA)和血清特异性 IgM。敏感性及特异性高,阳性提示活动性梅毒存在,为梅毒的确诊试验。③分子生物学技术:应用 PCR 选择性扩增梅毒螺旋体 DNA 序列或蛋白印迹试验分析,敏感性及特异性极高,是国际公认确诊试验中的金标准。

【诊断】

主要根据母亲病史、临床表现和实验室检查进行诊断。

1. **病史**　母亲有梅毒病史或不洁性生活史,梅毒血清学试验阳性。

2. **临床表现**　①皮疹及脱皮(尤其指端掌趾脱皮);②低体重、肝脾肿大和病理性黄疸;③梅毒性假麻痹(骨损害);④贫血、血小板减少和水肿。部分患者出生时无任何临床表现。

3. **辅助检查**　RPR 和 / 或 VDRL 阳性,TPHA 阳性。新生儿具有 2 项及以上早期梅毒临床特征者可诊断。

【治疗】

首选青霉素。为避免因大量螺旋体被杀灭而释放出异种蛋白质所致的不良反应，应从小剂量开始。每次 5 万 U/kg，静脉滴注，每 12 小时 1 次；7 天后改为每 8 小时 1 次，剂量同前，疗程 10~14 天。也可选用普鲁卡因青霉素，每日 5 万 U/kg，肌内注射，共 10~14 天。对青霉素过敏者，可用红霉素每日 15mg/kg，连用 2 周，口服或注射均可。已证实头孢曲松钠可很好通过血-脑屏障，可减少治疗的失败率和/或神经梅毒的可能性。疗程结束后，应在 2、4、6、9、12 个月追踪观察血清学试验，直至 VDRL 滴度持续下降最终阴性。神经梅毒 6 个月后再复查脑脊液。若临床复发现象可重复治疗。

四、B 族溶血性链球菌感染

B 族溶血性链球菌（group B streptococcus，GBS）为需氧革兰氏阳性链球菌，正常寄居于阴道和直肠，属于条件致病菌。GBS 感染可引发胎膜早破、流产、早产、宫内感染、产褥期感染、死胎等不良妊娠结局，也是导致新生儿感染的重要病原菌，有较高的致死率。

【临床表现】

1. 病史　母亲产时发热，体温一般 ≥ 38℃，在短时间内体温迅速升高，末梢血白细胞计数 >20 × 10⁹/L，中性粒细胞明显升高，子宫压痛和羊水有臭味可不明显。胎儿心动过速，胎心率持续 >160 次 /min。一般有胎膜早破或人工破膜的病史。

2. 早发型感染　早发型 GBS 感染（early-onset GBS disease，GBS-EOD）是指出生后7 天内的感染，通常发生在出生后 24 小时内，新生儿死亡 5%~20%，主要通过母婴垂直传播致病。早发型 GBS 感染的高危因素包括母亲分娩时发热、胎膜早破时间 >18 小时，母体GBS 定植阳性、母体抗生素预防治疗不充分等。临床疾病主要为新生儿肺炎和脓毒症，少部分患儿出现脑膜炎。早期症状往往不典型，可有肤色苍白、体温不升、拒奶等，如未能及时治疗，进展快，可导致呼吸衰竭、脓毒症及严重的神经系统后遗症等，甚至新生儿死亡。胸部 X线平片检查以炎症浸润片状阴影及云絮状改变为主，严重者胸部 X 线平片表现与 RDS 不易区分，也可发生新生儿持续肺动脉高压或急性呼吸窘迫综合征。

3. 晚发型 GBS 感染　晚发型 GBS 感染（late-onset GBS disease，GBS-LOD）指生后7 天至 3 个月内发生的感染，可由产时垂直传播，也可由出生后水平传播，主要临床表现为脑膜炎的症状，病死率为 20%，在存活的婴儿中 15%~30% 留有严重的后遗症，主要包括皮质盲、运动障碍、智力障碍、脑室炎、偏瘫或全身瘫痪、语言障碍、耳聋等。

【诊断】

根据母亲 GBS 感染病史、新生儿临床表现结合血常规、血培养及脑脊液培养结果综合分析，细菌培养检出 GBS 阳性可诊断。需进一步评估血常规、血培养及脑脊液培养。PCR方法比细菌培养具有更高的敏感度和特异度，结果准确，可提高 GBS 的检出率。

【治疗】

新生儿一出生立即行咽、耳、鼻、脐血等细菌培养及药敏试验，并应转入新生儿科观察和治疗，原则上不等细菌培养结果，羊膜腔 GBS 感染者的新生儿通常应用青霉素作为首选药物。但对于严重 GBS 感染，需根据细菌培养及药敏结果选用万古霉素或美洛培南等抗生素抗感染。

（史　源）

第二节　新生儿破伤风

新生儿破伤风(neonatal tetanus)系破伤风杆菌由脐部侵入,产生痉挛毒素侵袭神经系统,引起全身以肌肉痉挛为主的疾病,常在生后 7 天左右发病,临床上以全身骨骼肌强直性痉挛、牙关紧闭为特征,故有"脐风""七日风""锁口风"之称。由于无菌接生法的推广,发病率极大下降,但在边远农村、山区及私人接生者仍不罕见。

【病因和发病机制】

1. 病原菌　为破伤风梭状杆菌(clostridium tetani),革兰氏染色阳性、梭形、厌氧菌,长 2~5μm、宽 0.3~0.5μm,无荚膜、有周身鞭毛,能运动。本菌广泛分布于自然界,在土壤、尘埃、人畜粪便中都有存在。其芽孢圆形、位于菌体的一端,形似鼓槌状,抵抗力极强。在无阳光照射的土壤中可几十年不死,能耐煮沸 60 分钟、干热 150℃ 1 小时,5% 石炭酸 10~15 小时,需高压消毒,用碘酒等含碘的消毒剂或其他消毒剂环氧乙烷才能将其杀灭。

2. 感染方式　用未消毒的剪刀、线绳来断脐、结扎脐带;接生者的手或包盖脐残端的棉花纱布未严格消毒时,破伤风杆菌即可由此侵入。新生儿破伤风偶可发生于预防接种消毒不严之后。

3. 发病机制　坏死的脐残端有利破伤风杆菌芽孢发芽生长,并产生破伤风痉挛毒素,经淋巴液中淋巴细胞入血附于球蛋白到达中枢神经系统,也可由肌神经接合处吸收通过外周神经的内膜和外膜间隙或运动神经轴上行至脊髓和脑干。毒素与灰质中突触小体膜的神经节苷脂结合后,使它不能释放抑制性神经介质(甘氨酸、氨基丁酸),以致运动神经系统对传入刺激的反射强化,导致屈肌与伸肌同时强烈地持续收缩。活动越频繁的肌群,越先受累,故咀嚼肌痉挛使牙关紧闭,面肌痉挛而呈苦笑面容,腹背肌痉挛因后者较强,故呈角弓反张。毒素亦可兴奋交感神经,导致心动过速、高血压、多汗等表现。

【临床表现】

本病潜伏期大多 4~8 天(2~14 天)。出生后出现症状及首次抽搐的时间越短,预后越差。一般以哭吵不安起病,患儿想吃,但口张不大,吸吮困难。随后牙关紧闭,眉举额皱,口角上牵,出现"苦笑"面容,双拳紧握,上肢过度屈曲,下肢伸直,呈角弓反张状。强直性痉挛阵阵发作,间歇期肌肉收缩仍继续存在,轻微刺激(声、光、轻触、饮水、轻刺等)常诱发痉挛发作。呼吸肌与喉肌痉挛引起呼吸困难、青紫、窒息,咽肌痉挛使唾液充满口腔,膀胱及直肠括约肌痉挛可导致尿潴留和便秘。

患儿神志清醒,早期多不发热,以后体温升高可因为全身肌肉反复强直痉挛引起,亦可因肺炎等继发感染所致。经及时处理能度过痉挛期者,其发作逐渐减少、减轻,数周后痊愈。否则越发越频繁,缺氧窒息或继发感染死亡。

【诊断与鉴别诊断】

根据消毒不严接生史,出生后 4~8 天发病,牙关紧闭,"苦笑"面容,刺激患儿即诱发痉挛发作,一般容易诊断,早期尚无典型表现时,可用压舌板检查患儿咽部,若越用力下压,压舌板反被咬得越紧,压舌板试验阳性可确诊。本病与其他惊厥性疾病鉴别,该病抽搐时意识清楚。

【治疗】

本病重在预防,严格执行无菌接生。如果有不洁接生史,生后24小时内破伤风抗毒素(TAT)1 500~3 000IU立即肌内或静脉注射,或人体破伤风免疫球蛋白(tetanus immunoglobulin,TIG)75~250IU肌内注射即可。控制痉挛,预防感染,保证营养是治疗中的三大要点,疾病初期的控制痉挛尤为重要。

1. 控制痉挛 控制痉挛是治疗本病的成败关键。

(1)地西泮:为首选药物,因其松弛肌肉及抗惊厥作用均强而迅速,初次止惊时可按每次0.3~0.75mg/kg缓慢静注,5分钟内即可达有效浓度,但其半衰期有时仅30分钟,不适合作维持治疗,可静脉持续点滴但效果不如口服。痉挛好转后再由胃管给药,可每次0.5~l mg/kg,每4~6小时1次。痉挛控制不好可加大剂量,口服地西泮的半衰期长达10余小时至3天,根据痉挛情况调整剂量及用药间隔时间。

(2)苯巴比妥:止惊效果好,维持时间长。半衰期长达20~200小时,负荷量15~20mg/kg,维持量5mg/(kg·d)。

(3)水合氯醛:止惊作用快,不易引起蓄积中毒,常用10%溶液每次0.5ml/kg,仅用于临时止惊,可灌肠或由胃管注入。

(4)泮库溴铵(pancuronium):对重症患儿在使用人工呼吸机的情况下可以采用。可用0.05~0.1mg/kg,每2~3小时1次。

2. 抗毒素 只能中和尚未与神经节苷脂结合的毒素。TAT 1万~2万 IU肌注或静脉注射。TIG不会产生血清病等过敏反应,其血浓度较高,半衰期长达30天,故更理想,常不易得到,新生儿肌注500IU即可。

3. 抗菌药 青霉素能杀灭破伤风杆菌,可用10万~20万/kg,每日2次。甲硝唑首剂15mg/kg,维持量7.5mg/kg,每12小时1次。疗程7~10天。

4. 护理营养 保持室内安静,禁止一切不必要的刺激,必需的操作如测体温、翻身等尽量集中同时进行。及时清除痰液,保持呼吸道通畅及口腔、皮肤清洁。病初应暂时禁食,静脉营养,痉挛减轻后再胃管喂养,每次喂奶要先抽尽残余奶,残余奶过多可暂停一次,以免发生呕吐窒息。

5. 其他治疗 用氧化消毒剂(3%过氧化氢或1:4 000高锰酸钾溶液)清洗脐部,再涂以碘酒以消灭残余破伤风杆菌。

(史 源)

第三节 新生儿脐炎

脐炎(omphalitis)通常由断脐时或出生后处理不当,脐残端被细菌入侵、繁殖所引起的急性炎症。

【病因】

新生儿出生断脐后,脐带残端为开放性创口,逐渐干枯硬化,最后自然脱落,脱落时间一般在7天左右,创口愈合一般在10~14天。脐带脱落前创口容易感染而发生脐炎。脐炎可由任何化脓菌引起,但最常见的是金黄色葡萄球菌,其次为大肠埃希菌,铜绿假单胞菌,溶血性链球菌或混合细菌感染。

【临床表现】

根据脐部的炎症表现即可做出诊断。轻者脐轮与脐周皮肤轻度红肿,可伴少量浆液脓性分泌物,严重时脐周红肿发硬,脓性分泌物较多常有臭味,可向其周围皮肤扩散,形成腹壁蜂窝组织炎、皮下坏疽,或向邻近腹膜蔓延而导致腹膜炎。也可沿尚未闭合的脐动脉管腔蔓延,引起败血症或沿动脉近端蔓延,发展为阴囊或者大腿深部囊肿。若沿脐静脉蔓延,则可引起脐静脉炎,局部皮肤及皮下组织发红、发硬,可造成多发性肝脓肿、化脓性血栓性门静脉炎。慢性脐炎常可形成脐肉芽肿,表现为樱红色肿物,表面可有脓性溢液,经久不愈。病情危重者伴有全身中毒症状,如发热、反应差、烦躁不安,可有白细胞数增高。

【治疗】

轻症局部用 75% 酒精或碘伏清洗,涂抹莫匹罗星软膏或红霉素眼膏,每日 2~3 次。脐部蜂窝组织炎,特别是合并败血症者应住院治疗,应行血培养,选用适当抗生素进行治疗。若脐周或腹壁软组织形成脓肿者,应积极引流脓液,慢性肉芽肿可用 10% 硝酸银溶液或激光治疗、电灼或手术切除。

断脐应严格无菌,断脐后进行正确的脐部护理,保持清洁。

(史 源)

第四节 新生儿水痘

水痘(varicella,chickenpox)是由水痘带状疱疹病毒(VZV)感染所致的疱疹性损害。是一种急性、高传染性的呼吸道传染病,VZV 第一次感染通常表现为水痘,疱疹往往呈全身性分布。水痘是具有高传染性的流行性疾病,96% 呈显性感染,有明显的临床症状,隐性感染仅 4%。感染后可获终生免疫,一般很少发生第二次水痘感染。

【病因和发病机制】

VZV 属疱疹病毒 α 亚科,为 DNA 病毒。VZV 不含血凝素或溶血素,仅有一种血清型。人是唯一的自然宿主,分类属人类疱疹病毒 3 型。VZV 对体外环境的抵抗力较弱,在干燥的疱疹痂壳内很快失去活性,但在疱疹液中,−65℃下可长期存活。人类对 VZV 普遍易感,从水痘发病前 1~2 天至疱疹结痂为止,为 7~8 天,都有很强的传染性。VZV 主要通过患者口鼻飞沫及气溶胶经空气从呼吸道传播,也可通过接触患者疱疹内的疱浆而直接传播,处于潜伏期的供血者,也可通过输血传播。

妊娠妇女感染 VZV 后,可通过胎盘传播给胎儿和新生儿。在妊娠期的前 20 周 VZV 感染可引起胎儿先天性畸形,称为先天性水痘综合征(congenital varicella syndrome,CVS)。在妊娠期的最后 3 周母亲感染水痘,大约 1/4 的新生儿发生感染,决定新生儿疾病严重性的重要因素是从母亲开始患水痘到分娩之间的时间,如果母亲感染发生在分娩前 5 天和分娩后 2 天之间,新生儿水痘的皮疹通常出现于生后 5~10 天,疾病轻者可仅有少量皮肤损害,重者可伴发热、出血性皮疹及全身内脏受累,病死率高达 30%。如果母亲水痘发生在分娩前的 5~21 天,新生儿皮肤损害出现于出生后 4 天之内,预后良好。

【临床表现】

水痘潜伏期约为 12~21 天,平均 14 天。发病急,前驱期很短,可有轻度或中度发热、全身不适、食欲不振等,24 小时即出疹,经历红色斑疹、丘疹、水疱、结痂,然后脱落,呈向心性分布。皮疹分期分批出现,也可以同时出现,这是水痘皮疹的特点。发热一般随着出疹的停止而逐渐降至正常。典型疱疹呈卵圆形,壁薄易破,周围绕以红晕,疱疹之间有正常皮肤。疱疹液最初透明后渐转混浊,若继发感染可形成典型的脓疱。

根据孕产妇 VZV 感染的时间不同,新生儿 VZV 感染有以下三种形式孕早期感染、临产前 5 天至生后 2 天内感染和生后感染。

1. **胎儿早期感染**　孕妇在妊娠前 20 周感染水痘后胚胎和胎儿感染率约为 2%。胎儿可出现多个器官系统的缺陷,即先天性水痘综合征,表现为肢端发育不良或萎缩,肌肉萎缩性麻痹,指趾发育不良或缺失;神经系统缺陷包括小头畸形、脑皮质萎缩、脑发育不全、运动和感觉缺陷、惊厥及智力障碍等;眼部畸形可有小眼球畸形、白内障、视神经萎缩、脉络膜视网膜炎、霍纳氏综合征、失明等;亦可有皮肤瘢痕损害、大疱性皮肤损害、耳聋等。

2. **临产前 5 天至生后 2 天内感染**　孕产妇在临产前 5 天内至产后 48 小时内感染 VZV,可经胎盘传染给胎儿,新生儿常在生后 5~10 天出现症状。病情轻者表现为皮肤小疱疹,严重者可导致新生儿全身性水痘,出现 DIC、肺炎和肝炎,病死率高达 30%。严重病例均可见肺部病变,通常在出疹后 2~4 天发生,表现出发热、青紫、肺部啰音和咯血等,胸部 X 线片显示弥漫性结节状或颗粒状阴影、以肺门周围更明显。如孕妇在分娩前 5 天以前感染水痘,新生儿出生后水痘发生率和病死率明显减低,因为母亲感染后 5 天体内已有抗体形成,可通过胎盘进入胎儿体内,起到保护作用。带状疱疹常与母亲体内病毒再激活有关,孕妇体内有一定水平抗体,故带状疱疹对胎儿和新生儿影响较小。

3. **生后感染**　新生儿生后 10~28 天发生的 VZV 感染主要经呼吸道飞沫传播,不包括母亲经胎盘传播所致的感染。由于有来自母体抗体的保护,患儿病情通常较轻微,症状以皮疹为主,皮疹从躯干开始,逐渐延及头面部和四肢,可经历红色斑疹、丘疹、水疱、结痂,然后脱落,各阶段的皮疹可以同时存在。此型水痘并发症少见,但亦可发生继发性细菌感染或水痘性肺炎。

【辅助检查】

对于非典型的水痘疑似患者,可通过以下实验室检查辅助诊断:

1. **疱疹刮片**　检查新形成的水痘,刮取其基底组织碎屑涂片,经吉姆萨或瑞氏染色后,显微镜下可见多核巨细胞及核内包涵体。

2. **电子显微镜检查**　可直接在电镜下观察疱疹液里的病毒颗粒。

3. **病毒分离培养**　可从水痘及带状疱疹患者水疱液中分离到 VZV 进行细胞传代培养,但该方法费时,阳性率低。

4. **免疫学检查**　可用直接免疫荧光法检查疱疹基底刮片或疱疹液中病毒抗原;也可检测患者血清中的 VZV-IgG 抗体,若病程中抗体滴度升高 4 倍以上,具有诊断意义。

5. **分子生物学检查**　应用 PCR 检测 VZV-DNA,具有高敏感性和特异性。

【诊断与鉴别诊断】

1. 根据水痘皮疹典型的特征,一般诊断不难。新生儿围产期感染水痘的诊断依据主要有以下几点:①母亲孕期曾有 VZV 感染。②新生儿皮肤病损符合水痘皮疹区域分布。③血清学检查阳性。④出生后数月内出现带状疱疹而无水痘病史。

2. 鉴别诊断

(1)脓疱疮:好发于鼻唇周围或四肢暴露部位,初为疱疹,然后形成脓疱,然后结痂。无分批出现的特点,黏膜处不常见,无全身症状。

(2)丘疹性荨麻疹:系梭形水肿性红色丘疹,丘疹中心有针尖或粟粒大小的丘疱疹或水疱,扪之较硬。分布于四肢或躯干,不累及头皮或口腔黏膜,不结痂,瘙痒明显。

(3)其他病毒感染:近年来发现肠道病毒,尤其是柯萨奇病毒 A 组引起的手、足、口病,通常发生于肠道病毒高发的夏末和初秋时,常伴有咽痛、口腔疮疹溃疡,皮疹较小,质稍硬,以手掌和足底部为多,这一点有助于与水痘鉴别。

【治疗】

对水痘感染尚无特效药物治疗,无合并症的水痘患者不需特殊处理,仅需对症治疗,预防皮疹继发细菌感染。应隔离患者,加强护理,对重症水痘或水痘肺炎的新生儿,可给予抗病毒治疗,常用药物为静脉阿昔洛韦。

抗病毒治疗对预防或治疗先天性水痘综合征的疗效研究还在进行之中。由于 VZV 的病毒血症典型地发生在特征性的皮疹出现前 1~2 天,应用抗病毒治疗感染水痘的孕妇仅能缩短感染的病程 1 天左右,不能预防胎儿感染、因此不推荐在先天性水痘综合征的预防和治疗中应用阿昔洛韦。

【预防】

隔离水痘患者是预防 VZV 传播的关键,对水痘患者的隔离包括呼吸道隔离和接触隔离,隔离期从出疹开始到出疹后 6 天,或隔离至全部水痘疱疹干燥结痂为止。新生儿应呼吸道隔离 28 天或直至出院,因为供给 VZIG 后可能延长水痘的潜伏期。

易感人群的保护也是预防 VZV 感染的重要一环。对于未感染过 VZV 的孕妇,可根据不同情况采取适当的免疫保护措施,避免发生胎儿畸形、新生儿水痘或重症水痘感染等。例如,对未患过水痘而近期有水痘接触史的孕妇在接触后 72 小时内注射 VZIG 可减轻病情、保护胎儿和避免患严重水痘。对分娩前 5 天到产后 2 天内感染 VZV 的母亲所分娩的新生儿应常规注射 VZIG。另外,所有 28 周之前出生的接触水痘的早产儿,无论母亲以前是否患过水痘,都应注射 VZIG。对足月妊娠孕妇感染 VZV 者,最好推迟分娩至出疹(水痘)5~7 天以后。如无特异的 VZIG 制剂,IVIG 也可应用。

近年来,在水痘高危易感者试用 VZV 灭活疫苗或减毒活疫苗,有一定的预防效果。水痘疫苗接种后抗水痘免疫力至少可持续 10~20 年,但应避免对孕妇接种 VZV 活疫苗。

(史 源)

第五节　新生儿败血症

新生儿败血症(neonatal sepsis)是指病原体侵入新生儿血液循环,并在其中生长繁殖、产生毒素引起的全身性感染。在我国,新生儿败血症发生率为 1‰~10‰,在早产儿发生率更高,胎龄或出生体重越小,发生率越高,病死率达 13%~50%。引起新生儿败血症的常见病原体为细菌,也可以为真菌、病毒或原虫等。根据发病时间,新生儿败血症又被分为早发败血症

(early-onset sepsis，EOS）及晚发败血症（late-onset sepsis，LOS）。EOS 一般发病时间≤生后3 天，LOS 一般＞生后 3 天。EOS 与 LOS 在高危因素、致病菌乃至治疗上都有明显差别。

【病因和危险因素】

（一）病原菌

在世界范围内，导致新生儿细菌性败血症的病原菌因不同地区而异，在西方发达国家或地区，早发型败血症最常见为 B 族溶血性链球菌及大肠埃希菌，而在我国则以肠杆科菌属为主（如大肠埃希菌），但近年来 B 族溶血性链球菌有逐渐增多的趋势，李斯特菌虽然检出率不高，但致死率及并发症发生率较高。晚发型败血症，国外以凝固酶阴性葡萄球菌（coagulase negative staphylococcus，CONS）表皮葡萄球菌为最多，多见于早产儿，尤其长期动静脉置管者。我国晚发型败血症以 CONS 为主，金黄色葡萄球菌主要见于皮肤化脓性感染，气管插管机械通气患儿以革兰氏阴性菌如铜绿假单胞菌、肺炎克雷伯菌、沙雷菌等多见。

（二）危险因素

早发型败血症（EOS）：大多系母体病原菌垂直传播（产前和／或产时感染）所致，危险因素如下：

1. 早产和低出生体重儿　早产和低出生体重儿是 EOS 最重要的危险因素。胎龄越小、出生体重越低，风险越大。在美国，出生体重 >2 500g 新生儿，EOS 罹患率为 0.57‰，出生体重 1 500~2 500g 新生儿，EOS 罹患率升至 1.38‰，而出生体重 <1 500g 极低出生体重儿罹患率高达 10.96‰。

2. 胎膜早破（premature rupture of fetal membranes，PROM）　PROM（≥ 18 小时）常常伴随着早产，79% 的 EOS 产妇有 PROM ≥ 18 小时病史。PROM 可能是孕母绒毛膜羊膜炎的表现，或为病原菌的入侵提供了机会，PROM 产妇羊膜腔微生物检出率是胎膜完整的羊膜腔微生物检出率的 2.3 倍。若羊膜腔内检出 B 族溶血性链球菌（GBS），罹患早发型败血症的概率为 20%，若伴发 PROM 且孕母没有产时预防性使用抗生素，罹患 EOS 概率将上升到 33%~50%。

3. 羊膜腔内感染　羊膜腔内感染包括羊水、胎盘、绒毛膜感染，临床上主要是指绒毛膜羊膜炎。患绒毛膜羊膜炎产妇的新生儿患 EOS 的概率是未患绒毛膜羊膜炎产妇新生儿的 4.5 倍。绒毛膜羊膜炎最主要的临床表现是产妇发热，临床通常以体温 >38℃为基本诊断条件，常伴子宫触痛，羊水浑浊或发臭。

晚发败血症（LOS）：主要系院内感染和社区获得性感染所致，主要病因如下：

1. 早产和低体出生重儿　与 EOS 相似，早产和低出生体重儿是 LOS 最首要的危险因素。出生胎龄小于 28 周早产儿 LOS 的罹患率超过 30%，胎龄越小，体重越低，罹患率越高。

2. 有创诊疗措施　机械通气、中心静脉置管、脐动静脉置管及肠外营养等都是 LOS 明确的危险因素，这些有创操作增加了细菌进入新生儿血液循环的可能性。

3. 不合理使用抗生素　延长经验性使用抗生素疗程也是导致 LOS 的高危因素。

4. 护理中的陋习　在中国部分欠发达地区，仍有不当的新生儿护理措施如不洁处理脐带、挑"马牙"、挤乳房、纱布擦洗新生儿口腔、艾灸（"烧灯火"）致新生儿皮肤黏膜破损等，也是败血症重要的高危因素。

【发病机制】

1. 非特异性免疫功能　新生儿非特异性免疫功能不成熟，表现为：①屏障功能差：皮肤角质层薄,黏膜柔嫩易损伤;脐部残端未完全闭合,细菌容易由此进入血液;呼吸道纤毛运动差,胃液酸度低,胆酸少,杀菌能力弱,肠黏膜通透性高,容易发生细菌移位入血,同时分泌性IgA 含量低,易发生消化道和呼吸道感染,有利于细菌侵入血液循环,血 - 脑屏障功能发育不全,易并发细菌性脑膜炎。②淋巴结发育不全,缺乏吞噬细菌的过滤作用,感染难以局限在淋巴结。③补体系统(经典和替代途径)中,C3、C5 以及调理素等补体成分少,对细菌抗原调理作用差。④中性粒细胞产生及储备均少,趋化和黏附功能差;溶菌酶、备解素、纤维结合蛋白等成分含量低,吞噬和杀菌能力不足。⑤单核细胞产生粒细胞 - 集落刺激因子(G-CSF)、白细胞介素 -8(IL-8)等因子能力低下。

2. 特异性免疫功能　新生儿特异性免疫功能不成熟,表现为:①新生儿 IgG 主要来自母体,且与胎龄相关,即胎龄越小,IgG 含量越低,因而早产儿更容易发生感染。②母体 IgM和 IgA 分子量较大,不能通过胎盘,胎儿 / 新生儿本身产生 IgM 和 IgA 极少,因此易发生革兰氏阴性杆菌感染。③由于未曾接触过特异性抗原,T 细胞处于初始状态,细胞因子产生低下,对外源性抗原产生特异性应答能力低下。④自然杀伤细胞、巨噬细胞活性低,难以发生抗体依赖性细胞毒性作用,清除病原感染能力弱。

【临床表现】

因细菌在血液循环中生长繁殖、产生毒素,可危害新生儿多个器官及系统,因此,新生儿败血症既可有全身性感染的临床表现,也可合并 / 并发各器官、系统的特有表现。

1. 全身症状　新生儿(尤其是早产儿)败血症早期临床表现和体征多不典型,患儿早期常表现为少吃、少哭、少动;患儿反应低下、拒乳、哭声减弱、嗜睡或烦躁不安等。病情进展则进一步表现为不吃、不哭、不动、体温不升、体重不增、面色苍白或灰暗等;足月儿或体壮儿可出现发热,而早产儿或体弱儿常体温不升或不稳定;有时黄疸是败血症的唯一表现,常为生理性黄疸消退延迟、黄疸迅速加深或退而复现而用其他原因难以解释。病情严重者可发生感染性休克(septic shock)和弥散性血管内凝血(DIC),表现为面色苍灰,四肢厥冷,脉搏细数,皮肤大理石样花斑纹,毛细血管充盈时间延长,血压下降,尿少或无尿,皮肤黏膜出现瘀点、瘀斑,针刺部位流血不止,甚至呕血、便血和肺出血。

2. 各系统表现　新生儿败血症往往累及各个系统,出现相应的临床症状,这些症状体征可以是败血症后系统受累的非特异性表现,也可以是合并症的特异表现,各系统受累常见临床表现如下:

(1)呼吸系统:窒息,呼吸困难、呼吸不规则或呼吸暂停,发绀等;其中 EOS 可以呼吸窘迫为首要表现且持续超过 6 小时。

(2)消化系统:厌食、腹胀、呕吐或胃潴留、腹泻及黄疸,严重时可出现中毒性肠麻痹或坏死性小肠结肠炎,后期可出现肝脾大。

(3)循环系统:面色苍白,四肢冷,心动过速、过缓,皮肤大理石样花纹、低血压或毛细血管充盈 >3 秒。

(4)中枢神经系统:易合并化脓性脑膜炎。表现为嗜睡、激惹、惊厥、前囟张力及四肢张力增高等。

(5)血液系统:可合并血小板减少、出血倾向,可有瘀点、瘀斑,甚至 DIC(抽血针孔处渗血,呕血、便血、血尿或肺出血等),贫血迅速加重提示有溶血或出血。

(6)泌尿系统:尿少及肾功能衰竭等。

（7）皮肤、黏膜：可表现为硬肿症、皮下坏疽、脓疱疮、脐周或其他部位蜂窝织炎、甲床感染、皮肤烧灼伤，瘀斑、瘀点。

（8）其他：骨关节化脓性炎症及深部脓肿等。

3. 早发型败血症特点　①生后 3 天内发病；②感染一般发生在出生前或出生时，多存在引起感染的围产期高危因素如胎膜早破（≥ 18 小时）、孕妇患绒毛膜羊膜炎、阴道炎等；③主要由母婴垂直传播引起，以大肠埃希菌等革兰氏阴性杆菌感染为主；④常呈暴发性，可导致多系统器官受累，最常出现进行性加重的呼吸困难等呼吸系统临床表现以及休克，病死率高。

4. 晚发型败血症特点　①生后 3 天后发病；②感染多发生在出生时或出生后，常有脐炎、皮肤感染或肺炎等局灶性感染存在；③多由水平传播引起，以葡萄球菌及机会性致病菌感染为主；④与早发型败血症相比，病情较轻，病死率较低。

【辅助检查】

（一）病原学检查

1. 血培养　细菌培养仍然是诊断败血症的"金标准"，可留取血、脑脊液和尿液等体液进行细菌培养和药敏试验。细菌培养时应注意事项：①尽量在使用抗生素之前采血，血量不少于1ml，以提高培养阳性率，严格执行无菌操作程序，避免血样污染。②除需作氧菌培养外，疑为肠源性感染者或母亲有较长时间应用 β- 内酰胺类抗生素者，应同时进行厌氧菌或 L 型细菌培养。由于血培养阳性率较低，存在假阴性，故阳性结果有助于诊断，而阴性结果不能完全排除败血症。

2. 其他体液培养及涂片　怀疑合并化脓性脑膜炎时，应进行脑脊液细菌培养；怀疑泌尿系感染者，最好从耻骨上膀胱穿刺采集尿液标本进行培养；怀疑产前感染者，可在生后 1 小时内留取胃液培养。脑脊液、尿液、分泌物或导管头培养到与血样一致的细菌，则更具有临床意义。上述体液也可进行涂片及革兰氏染色找细菌，阳性结果对新生儿败血症早期诊断有一定参考价值。

3. 细菌抗原及核酸检测　采用酶联免疫吸附试验（ELISA）、对流免疫电泳（CIE）或乳胶凝集试验（LA）等免疫学方法，用已知抗体检测体液（血液、脑脊液或尿液等）中未知抗原（如 GBS 和大肠埃希菌 K1 抗原等），尤其适合临床怀疑存在败血症但已用抗生素治疗的患儿。采用质粒分析、限制性内切酶分析（REA）或 DNA 探针等分子生物学技术进行细菌核酸检测，以鉴别病原菌的生物型和血清型，有助于败血症感染源的寻找。

（二）非特异性检查

1. 白细胞（WBC）　外周血 WBC 计数测定的时间很关键，由于未成熟中性粒细胞数和成熟中性粒细胞数的变化需要一定的炎症反应时间，所以生后 6~12 小时检测更有意义，因此采血时间一般应等到生后 6~12 小时后或起病 6~12 小时后，WBC 在生后 3 天内 ≥ 25×10^9/L，或 3 天后 ≥ 20×10^9/L，或任何日龄 <5×10^9/L，均提示异常。WBC 减少比增高更有价值。

2. 不成熟中性粒细胞　包括早、中、晚幼粒细胞和杆状核细胞 / 总中性粒细胞（immature/total neutrophil，I/T）比值，存在感染时，可出现中性粒细胞核左移现象，不成熟中性粒细胞增多，故 I/T 比值在诊断 EOS 的价值较大，I/T ≥ 0.2 有重要诊断价值。

3. 血小板计数　血小板计数 <100×10^9/L 有诊断价值。但血小板计数反应较慢，不能

作为抗生素效果及时评判的指标,但血小板持续减低与预后不良有关。

4. C反应蛋白(C-reactive protein,CRP) 为急相反应蛋白,主要由肝脏产生,急性感染早期即可增加。CRP在感染后12~24小时升高,48小时达到高峰。

5. 血清降钙素原(procalcitonin,PCT) 细菌感染时,PCT由细菌内毒素诱导产生,与感染严重程度呈明显正相关,有效抗生素治疗后可迅速下降。

6. 其他细胞因子测定 研究表明白细胞介素(interleukin,IL)家族成员如IL-6、8、18及肿瘤坏死因子-α、可溶性细胞间黏附分子-1、α-间抑制蛋白、可溶性CD14分子亚型(presepsin)等在新生儿败血症的诊断中具有一定价值,但需要大样本多中心研究进一步证实。

由于感染后需要一定的反应时间,因此上述生物标记物在感染后可以在不同时间处于不同水平,其变化趋势图见文末彩图15-1。

【诊断】

根据病史中存在高危因素、临床表现、外周血象改变、CRP或PCT增高等可考虑败血症诊断,但确诊有赖于病原菌或病原菌抗原的检出。中华医学会儿科学分会新生儿学组将新生儿败血症诊断分为确诊败血症和临床诊断败血症两个层次。

1. 确诊败血症 具有临床表现并符合下列任何一条:①血培养或无菌体腔内培养出致病菌。②如果血培养出条件致病菌,则必须与另次(份)血、无菌体腔内或导管头培养出同种细菌。

2. 临床诊断败血症 血培养阴性,但患儿具有临床表现且具备以下任何一条:①非特异性检查(外周血象、CRP或PCT等)异常≥2条。②血标本病原菌抗原或DNA检测阳性。

【治疗】

1. 抗生素应用原则 ①及早用药:对临床高度疑似败血症的患儿,不必等待血培养结果,应及早使用抗生素,一旦临床排除败血症则必须立即停用。②联合用药:病原菌未明确前,可根据病原菌可能来源,结合当地菌种流行病学特点和耐药菌株情况经验性选择两种抗生素联合使用;明确病原菌后,根据药敏试验结果调整或更换抗生素;对临床有效但药敏试验不敏感者也可暂不换药。③足疗程静脉用药:一般采用静脉途径给予抗生素,血培养阴性者经抗生素治疗病情好转后继续治疗5~7天;血培养阳性者至少需10~14天;有并发症者(如GBS及革兰氏阴性菌所致的化脓性脑膜炎)应延长至3周以上。④注意药物不良反应:日龄1周以内新生儿(尤其是早产儿)肝肾功能不成熟,给药次数宜减少,每12~24小时给药1次,1周后每8~12小时给药1次。

2. 新生儿常用抗生素 主要应用于新生儿败血症的抗生素包括青霉素类、头孢菌素类及呋西地酸钠、亚胺培南-西司他丁、万古霉素等。

(1) EOS:在血培养和其他非特异性检查结果出来前,经验性选用广谱抗生素组合,尽早针对革兰氏阳性菌、革兰氏阴性菌,用青霉素+第三代头孢菌素作为一线抗生素组合。

(2) LOS:在血培养结果明确前,考虑到凝固酶阴性葡萄球菌(CONS)及金黄色葡萄球菌较多,经验性选用苯唑西林、萘夫西林(针对表皮葡萄球菌)或万古霉素代替氨苄西林联用第三代头孢。如怀疑铜绿假单胞菌感染则用头孢他啶。

3. 支持疗法 包括保暖、供给足够热卡和体液,维持血糖稳定,纠正缺氧及酸中毒,减轻脑水肿,积极治疗休克和DIC等。

4. 清除感染灶 局部有脐炎、皮肤感染灶或其他部位化脓病灶时,应及时予以相应处理。

(史 源)

第六节 新生儿病毒感染

新生儿病毒感染是造成新生儿发病率和死亡率增高的主要原因,尤其是宫内感染可引起死胎、流产、先天畸形。常见病原体有巨细胞病毒(CMW)、风疹病毒(rubella virus,RV)、单纯疱疹病毒(HSV)、人类免疫缺陷病毒(HIV)、肝炎病毒(hepatitis virus,HV)、水痘-带状疱疹病毒(VZV)、肠道病毒(柯萨奇病毒B、埃可病毒、轮状病毒)、呼吸道合胞病毒(respiratory syncytial virus,RSV)等。近年来EB病毒、细小病毒B19等感染事件在国内新生儿病室不断有报道。

一、新生儿巨细胞病毒感染

新生儿巨细胞病毒感染是人巨细胞病毒(HCMV)引起的一种全身性感染综合征,是胎儿及新生儿最为常见的病毒性感染疾病之一。母亲妊娠期间感染CMV可以传播到胎儿并引起症状性先天性CMV感染(CMV病,又称巨细胞包涵体病,cytomegalic inclusion disease,CID)或无症状的亚临床型。

【临床表现】
临床表现有多种类型,与病毒的数量、胎龄、体重、免疫状态以及合并症不同而各异。

1. 先天性CMV感染 为胎儿宫内感染所致,约10%表现为多系统、多脏器受损的严重先天性症状性CMV病(CID),其余90%为无症状的亚临床感染。

(1)发育落后:主要特征为早产儿、低出生体重儿及小于胎龄儿,出生后发育迟缓。

(2)肝脏损害:主要表现为黄疸,肝脾大及肝功能损害。黄疸可在生后24小时以内发生或者在生理性黄疸消退后退而复现,以结合性胆红素增高为主,占总胆红素50%以上。90%出现肝脾肿大,肝功能异常,严重时可伴肝功能衰竭,并可引起胆道闭锁。

(3)血液系统损害:多数患儿有轻-中度贫血,少数有血小板减少紫癜,发生在新生儿期或生后数月以内,个别病儿可因肝脏损害导致继发性凝血因子生成不足而导致出血,尤以消化道出血常见。

(4)肺部感染:部分可无明显临床症状,而由胸部X线检查发现。有症状者起病缓慢,刺激样咳嗽、呼吸急促、呼吸暂停、发绀、偶闻双下肺啰音。有报告20%的先天性CMV感染有间质性肺炎。

(5)中枢神经系统感染:胎儿早期感染可引起小头畸形、脑积水、脑组织钙化、抽搐、脑发育迟缓以及智力发育落后。

(6)其他损害:心肌炎、关节炎、膀胱炎、肾炎、胃肠炎、视网膜脉络膜炎等均可出现。

2. 新生儿出生时及出生后CMV感染 出生时多无感染症状,2~4个月后发病,多数表现为与先天性感染相同的黄疸、肝脾肿大、肝功能损害。亦可表现为单核细胞增多症、间质性肺炎、血小板减少性紫癜。

【辅助检查】

1. 病毒分离　CMV 感染,最可靠的直接证据是从尿、唾液、脑脊液、乳汁及活检组织中分离病毒,阳性即可确诊。

2. 病毒抗原检测　主要是针对即刻早期抗原、早期抗原、晚期抗原进行 CMV 检测。CMV-pp65 抗原血症是最常用于判断 CMV 症状性感染的重要指标。

3. 血清特异抗体检测　①血清 CMV-IgG 抗体检测从阴性转为阳性表明原发性感染,单纯阳性不能排除母亲抗体的影响;②血清 CMV-IgM、IgA 抗体检测阳性可确定为 CMV 近期活动性感染,如同时抗 CMV-IgG 阴性,则表明为原发性感染。脐血检测出这两种抗体对诊断先天性 CMV 感染有价值;③双份血清抗体滴度呈 ≥ 4 倍增高,表明活动性感染;④新生儿产生 IgM 能力较弱,可出现假阴性。严重免疫缺陷者,亦可出现假阴性。

【诊断与鉴别诊断】

1. CMV 感染　具有下列四项之一的阳性结果即可进行实验室确诊,包括:①病毒分离阳性;②检测出病毒抗原;③检测出 CMV-mRNA:④血清 CMV-IgM 抗体阳性。由 CMV 感染母亲新生儿,于出生后 14 天内证实,为宫内感染所致,即先天性感染。在出生 14 天内没有证实 CMV 感染而在生后 3~12 周内证实,为围产期感染;生后 12 周后才发现感染为生后感染。

2. CMV 病　确诊 CMV 病需有 CMV 感染的相关症状、体征及 CMV 感染实验室证据,并排除其他病因。受损超过 2 个或 2 个以上器官和系统为 CID。仅集中损害某一器官或系统,称为某一器官、系统 CMV 病,如肝脏,则称之为 CMV 肝炎等。

3. 鉴别诊断　先天性 CMV 感染与其他先天性感染极相似,包括风疹病毒感染、单纯疱疹病毒感染、弓形虫病以及先天性梅毒等,这些先天性感染常不易通过临床表现鉴别。可根据病原学、临床及血清学等鉴别。

【治疗】

尚无特异性治疗方法。抗病毒药物治疗新生儿 CMV 感染的应用指征主要是:①有中枢神经系统损伤的症状性先天性 CMV 感染,以预防听力损害继续恶化。②有明显活动期症状的 CMV 感染,如肺炎、肝炎、脑炎和视网膜脉络膜炎等。

更昔洛韦(ganciclovir,GCV)为是目前治疗症状性先天性 CMV 感染的首选药物。推荐采用早期、足剂量、足疗程的个体化治疗方案,每次 7.5mg/kg,每 12 小时 1 次,疗程 6~12 周。用药期间应予密切监测血常规和肝、肾功能。如果黄疸明显加重和肝功能恶化或血小板下降至 $\leq 25 \times 10^9/L$、粒细胞下降至 $\leq 0.5 \times 10^9/L$ 或减少至用药前水平的 50% 应立即停药。

【预防】

对于生后感染,母亲为 CMV 感染或携带者,可以给予母乳喂养,但早产儿有较高被感染风险,应将母乳进行特别处理(如巴氏消毒、-20℃冷藏等)灭活病毒。

二、单纯疱疹病毒感染

单纯疱疹病毒(HSV)为双股 DNA 病毒,可经胎盘或产道感染胎儿或新生儿。发病者常累及全身多数器官而引起全身感染,预后差,病死率高。最常见为单纯疱疹病毒 II 型经产道所致的感染。

【临床表现】

1. 播散性HSV病　约占新生儿HSV感染的1/4,主要为多器官受侵,表现为肝功能衰竭(血清转氨酶升高、黄疸、肝脾大)、呼吸衰竭(呼吸困难、发绀)、弥散性血管内凝血(紫癜、血小板减少、自发性出血倾向)以及全身中毒症状(精神萎靡、吸乳差、呕吐、腹泻、惊厥、昏迷)等。

2. 中枢神经HSV病　约占新生儿HSV感染的1/3。临床表现为脑膜脑炎,激惹、拒乳、惊厥、昏睡、体温不稳定、前囟饱满及张力增高,脑脊液检查细胞数增高,以淋巴细胞为主,蛋白增高,甚至可分离出HSV。

3. SEM病　约占新生儿HSV感染的1/2左右,感染局限于皮肤黏膜、眼睛和/或口腔,不伴有神经系统受累。最常见为皮肤疱疹,多为头皮及面部以成串疱疹出现。口腔黏膜损害多为反复出现的疱疹、溃疡。眼受损表现为角膜炎、结膜炎、视网膜炎等,严重者可出现失明。

4. 先天性HSV感染　最少见,仅占所有新生儿HSV感染的5%,但后果严重。其特征性的标志为出生时即存在的或在出生后不久出现的水疱样皮疹。伴随的异常包括先天畸形、脉络膜视网膜炎和小眼畸形。疱疹多为全身分布。其他皮肤损害包括大疱和皮肤瘢痕。

【辅助检查】

1. 病毒学检查　细胞培养分离HSV是最可靠的方法。分离标本可采用疱疹液、脑脊液、咽拭子或病理组织标本。使用酶联免疫吸附试验(ELISA法)或聚合酶链反应(PCR)技术进行HSV-DNA检测。用荧光抗体染色进行HSV抗原检测。

2. 病理学检测　疱疹液、皮损处涂片或组织切片染色后可发现典型的多核巨细胞与核内嗜酸性包涵体,有助于临床诊断。

3. 血清HSV抗体检测　IgG抗体可因母亲血中IgG通过胎盘进入胎儿体内,故诊断价值不大,恢复期血清中1gG抗体效价高于急性期4倍以上,方有诊断价值。IgM抗体可反映新生儿HSV感染情况,但阴性不能排除新生儿HSV感染。

【诊断】

临床诊断:新生儿期出现HSV感染的全身症状,同时具有典型疱疹性皮疹,诊断并不困难。如双亲具有生殖器疱疹的历史有助于诊断。但当侵犯中枢神经系统及其他内脏器官,而又不具典型皮肤损害则诊断困难。为明确诊断,应做相应的HSV感染的实验室检查。

【治疗】

1. 一般治疗　加强护理,保持皮肤损害部位清洁,防止继发细菌感染。伴有结膜炎、角膜炎时局部可用1%碘苷或阿糖腺苷滴眼。防治及处理脱水、酸中毒及电解质紊乱。

2. 抗病毒治疗　①阿昔洛韦(acyclovir):是目前推荐治疗新生儿HSV感染的主要药物。60mg/(kg·d),分3次静脉用药(20mg/kg,每8小时1次),皮肤、黏膜、口腔损害疗程14天,全身播散及中枢神经系统损害疗程21天。②阿糖腺苷(Ara-A):可阻止HSV-DNA的合成,早期使用效果好,剂量10~25mg/(kg·d),静脉滴注,每日一次,疗程5~15天。由于其毒性比阿昔洛韦大,耐受性差,20世纪80年代后临床已较少应用。

预防:①孕妇临产前均应进行生殖器疱疹的检测:如确定有生殖道HSV感染,且有病损宜采用剖宫产,避免经阴道分娩。剖宫产应在胎膜未破时进行,胎膜破裂4~6小时后,新生儿有被上行感染的可能性。②新生儿出生后应避免和有活动性HSV感染的医护人员、亲属及新生儿接触。

三、人类免疫缺陷病毒感染

新生儿人类免疫缺陷病毒（human immunodeficiency virus，HIV）感染是由人免疫缺陷病毒感染所致，表现不典型，主要传播途径为母婴传播。

【临床表现】

HIV 感染临床经过包括急性感染期（窗口期）、潜伏期（无症状期）和晚期（艾滋病，AIDS）。HIV 感染新生儿出生时可无临床表现，即使存在也无特异、不典型，包括：①生长迟缓：最常见，表现为营养不良和体重不增；②发育异常和各种畸形：如小头畸形、鼻梁塌陷、短鼻、眼距增宽、眼裂缩小或前额方形等；③口腔炎：以反复口腔假丝酵母菌感染（鹅口疮）最多见，其次为单纯疱疹病毒感染；④贫血、白细胞和血小板减少；⑤肝、脾、淋巴结肿大和腮腺肿大等；⑥肺部感染：最常见为卡氏肺孢子虫肺炎（pneumocystis carini pneumonia，PCP），为死亡主要原因。此外还有淋巴间质性肺炎和肺淋巴样增生等；⑦其他：持续发热、慢性腹泻、神经系统损害引起的脑病和恶性肿瘤等及其他机会性感染（败血症、中耳炎、蜂窝织炎和黏膜皮肤感染）等。

【诊断】

新生儿 HIV 感染确定主要根据母亲及新生儿流行病学史和实验室检查（HIV 抗体及 P_{24} 抗原检测等）进行综合分析，临床表现仅有参考价值。国际艾滋病临床小组儿科病毒学委员会对新生儿 HIV 感染的诊断作如下定义：

1. 宫内感染　HIV 感染母亲所分娩的新生儿在非母乳喂养的情况下，若生后 48 小时 HIV-RNA 和 / 或 P_{24} 抗原阳性，可以诊断为宫内感染。

2. 产时感染　新生儿生后 7 天内 HIV-RNA 和 / 或 P_{24} 抗原阴性而 7~90 天阳性则为产时感染。

3. 产后感染　HIV 感染母亲所分娩的新生儿在母乳喂养或混合喂养的情况下，生后 90 天内 HIV-RNA 和 / 或 P_{24} 抗原阴性，90~180 天转阳者则为产后（母乳喂养）感染。

HIV 感染母亲所分娩的新生儿当年龄在 18 个月以上，HIV 抗体阴性，可以完全排除 HIV 感染。

【治疗】

1. 抗病毒治疗　①核苷类反转录酶抑制剂（nucleoside analogue reverse transcriptase inhibitor，NRTI）：如齐多夫定、拉米夫定和双脱氧肌苷等，主要通过竞争性抑制 HIV-RNA 的反转录，阻止病毒双链 DNA 合成而达到抑制病毒复制的目的。②非核苷类反转录酶抑制剂（non nucleoside analogue reverse transcriptase inhibitor，NNRTI）：如耐韦拉平、阿替韦定和地拉夫定等，主要通过直接结合反转录酶活性位点，使酶蛋白构象改变而导致酶失活。③蛋白酶抑制剂（protease inhibitor，PI）：如利托那韦和奈非那韦等，主要通过氢键与蛋白酶的氨基酸残基结合，抑制蛋白酶活性，导致病毒不能正常装配，阻止 HIV 复制。

新生儿首选方案为：2 种 NRTI+1 种 PI，或 2 种 NRTI+1 种 NNRTI

2. 控制机会性感染　①卡氏肺孢子虫肺炎：甲氧苄啶 - 磺胺甲噁唑（TMP-SMZ）是首选预防药物，HIV 感染母亲所生新生儿应于 4~6 周时接受 TMP-SMZ 治疗；以后若证实新生儿未感染 HIV，则停用。②念珠菌病及隐球菌病：严重 HIV 感染者接受氟康唑治疗可减少念珠菌及隐球菌感染的危险。重度复发性皮肤、黏膜、口咽、食管黏膜念珠菌感染新生儿应采用氟康唑或伊曲康唑等治疗。③CMV病：所有感染或暴露于HIV婴儿，在出生时或出生后早期即应进行尿CMV培养，以确认有无先天性CMV感染，确认有CMV感染新生儿应进行抗CMV治疗。

3. 增强机体免疫功能　存在低丙种球蛋白血症(IgG<400mg/dl)者，应静脉注射人血免疫球蛋白(IVIG)，对反复发生严重感染的HIV感染新生儿，在接受抗生素治疗的同时，也应考虑给予IVIG。

【预防】

阻断母婴传播，有效措施为：产科干预、药物干预、人工喂养。

四、柯萨奇病毒 B 感染

柯萨奇病毒B(coxsackie virus B，CVB)为RNA病毒，肠道病毒群，主要侵犯新生儿心、脑、肝等脏器，临床表现为心肌炎、心包炎、病毒性脑炎等。新生儿病房曾出现严重的暴发流行，病死率高达69.4%，对新生儿危害较大。

【临床表现】

轻型新生儿CVB感染可无特异性症状，而严重者临床表现如下：

1. 发热及败血症样表现　轻症患儿会出现发热，体温多在38℃以上，热型不规则，持续数日甚至长达10余日。发热期间伴有激惹、吃奶差、呕吐、腹泻等症状，随体温恢复而好转，多数自愈。重症患儿发病1~2日后病情急剧进展，出现休克、黄疸、肝脾肿大、呼吸困难、抽搐等败血症样表现，病死率很高。

2. 心血管系统表现　主要表现为严重的心肌损害，多在生后5~9天后发病，出现心动过速、心脏扩大、奔马律，面色苍白、呼吸困难、血压下降等心力衰竭表现。

3. 多器官功能损害　多见于重症感染病例，常累及脑、肺、肝、肾、血液等脏器系统。脑损害主要为惊厥、昏迷、肌张力改变等脑膜脑炎症状。肝损害主要为转氨酶增高、黄疸、肝功障碍等。肾损害出现尿少、无尿、血尿、蛋白尿、氮质血症等。肺损害主要为肺炎和肺出血。血液系统损害包括出血倾向、皮肤淤点、淤斑以及血小板计数下降等。

【诊断】

1. 临床诊断　新生儿CVB感染确定主要根据临床特点和流行病学资料进行综合分析，确诊有赖于实验室检查。

2. 实验室检查　是早期和确定诊断的主要依据，主要包括病毒分离、血清学特异性抗体的检测。①病毒分离：早期选择患儿的分泌物、血液、脑脊液等标本进行CVB分离培养，以提高病原的阳性检出率。②血清学特异性抗体检测：主要方法有中和试验和间接免疫荧光技术。中和试验适宜流行学调查，而间接免疫荧光为临床上有效而快速的血清学诊断手段。

【治疗】

尚无特异性治疗方法。主要治疗原则为加强隔离、护理，积极予以对症支持治疗，保护心脏功能，维持水、电解质平衡，防治继发感染。

1. 加强隔离、护理　对疑诊或确诊新生儿CVB感染的患儿，均应给予单间隔离，生活用品和医疗用品均应单独清洗消毒。

2. 对症处理　脑膜炎型出现惊厥时应给予苯巴比妥、地西泮等镇静处理;出现脑水肿、颅压高时给予甘露醇、呋塞米等脱水剂;有脱水、休克、酸中毒应及时扩充血容量、纠正酸中毒,必要时加用血管活性药物;出现 DIC 可早期给予低分子肝素,输注新鲜血浆、冷沉淀、血小板等治疗。

3. 治疗心肌炎,保护心功能　果糖二磷酸钠、磷酸肌酸对恢复心肌亦有帮助。

4. 防治继发感染　继发细菌感染时,应给予有效抗生素治疗。

【预后】

轻症患儿预后良好,重症患儿多在发病一周内死亡,存活者合并各系统损害,其中心血管受累者恢复最为缓慢。

五、乙型肝炎病毒感染

新生儿乙型肝炎(hepatitis B)感染是由乙型肝炎病毒(HBV)所致,主要来源于母婴传播,HBV 持续存在发展成慢性肝炎,这与日后肝硬化及肝癌的发生有着相关性,HBV 相关抗原包括 HBsAg、HBcAg 和 HBeAg。

【临床表现】

新生儿 HBV 感染多无临床症状,很多感染的新生儿成为慢性携带者,是日后发生肝癌或肝硬化的潜在危险。少数病例出现黄疸、发热、肝肿大、粪色变浅、纳差等症状。极少数病例呈暴发型,黄疸出现后迅速加重短期内发展到肝性脑病、出血等肝功能衰竭症状,预后差。

【诊断】

1. 病史及临床表现　孕母为 HBsAg 和 / 或 HBeAg 阳性者的婴儿和 / 或出生后有食欲欠佳、发热、黄疸、肝大等表现时应考虑到此症。

2. 实验室辅助诊断　血清 HBsAg 阳性示 HBV 现正在感染。HBsAg 阳性比肝脏受损指标更早出现。抗 HBc-IgG 阳性提示原已感染,需查 HBc-IgM,确定存在活跃的感染。HBeAg 阳性见于 HBV 复制活跃时。HBV-DNA 阳性是病毒复制和传染性的直接标志。

【治疗】

无特效治疗方法。加强营养,补充维生素。可试用干扰素、干扰素诱导剂、转移因子、免疫核糖核酸等激活免疫功能的药物。

【预防】

阻断母婴传播是减少及最终消灭 HBsAg 慢性携带的关键措施,对 HBsAg 阳性合并 HBeAg 阳性或 HBV-DNA 阳性的母亲所生的新生儿推荐主动免疫和被动免疫联合进行。

(史　源)

第七节　新生儿院内感染

院内感染(nosocomial infection,NI)是指在入院时既不存在、又不处于潜伏期,而在住院过程中获得的感染,临床上将患者入院 48 小时后发生的感染称为院内感染,又称医院获得性感染(hospital acquired infection)。随着新生儿救治技术的不断提高,越来越多的极低出生体重儿和危重患儿在新生儿重症监护室(NICU)接受治疗而得以存活,但由于新生儿特别是早产儿免疫系统不成熟,对外界环境的适应能力差及对疾病的抵抗力弱,NI 发生率高,感染一旦发生,疾病进展迅速,病死率高。NI 已成为威胁新生儿特别是早产儿死亡的重要原因之一。

【感染环节及危险因素】

NI 发生的危险因素与宿主、环境、暴露情况等有关。其中早产是 NI 发生最重要因素,且感染的发生率与胎龄及体重成反比。美国新生儿协作网调查显示 20%~25% 存活超过 3 天的极低出生体重儿发生以凝固酶阴性葡萄球菌为主的阳性菌感染,其中 50% 发生胎龄小于 25 周,体重小于 750g 的超早产儿,而晚期早产儿和足月儿晚发型败血症发病率仅为 6.3‰ 和 2.7‰。肠内营养延迟、长时间静脉营养、静脉置管、长时间机械通气、胃肠道手术、广谱抗生素的使用、手卫生不规范、消毒隔离不严格、病房空气质量差、病房空间小、患者密度高和质量控制管理不健全等均是发生院内感染的高危因素。

【感染途径】

新生儿常见 NI 途径的首位为以呼吸机相关性肺炎为代表的呼吸道感染,其次是以导管相关性血流感染为代表的血源性感染和外科手术部位感染。

1. 呼吸机相关性肺炎(ventilator associated pneumonia,VAP)　VAP 是新生儿最为常见的院内感染。相关危险因素包括:机械通气时间长、仰卧体位 >24 小时、经鼻或口插管、呼吸机管路消毒不严、极低出生体重儿及患儿疾病状态等。机械通气患儿两肺有湿啰音、气管内吸引物培养阳性、X 线检查肺部有渗出影。

2. 导管相关性血流感染(catheter-related bloodstream infection,CRBSI)　CRBSI 是指带有血管内导管或者拔除血管内导管 48 小时内的患者出现菌血症或真菌血症,除血管导管外没有其他明确的感染源。实验室微生物学检查显示:外周静脉血培养细菌或真菌阳性,或者从导管段和外周血培养出相同种类、相同药敏结果的致病菌。危险因素主要包括:导管留置的时间、置管部位及其细菌定植情况、无菌操作技术、置管技术、患者免疫功能和健康状态等。

3. 外科手术部位感染　手术部位的感染包括切口感染和手术涉及的器官或腔隙的感染,手术部位感染的危险因素包括:胎龄体重、营养状况、免疫功能、住院时间、备皮方式及时间、手术部位皮肤消毒、无菌操作、手术持续时间等。

4. 其他　皮肤、软组织、导尿管和心室分流等所致感染。

【病原学】

1. 细菌　美国调查显示,晚发性败血症的 NI 最常见的病原菌为革兰氏阳性球菌,依次分别为凝固酶阴性的葡萄球菌、金黄色葡萄球菌、肠道溶血链球菌和 B 族溶血链球菌等,其次为革兰氏阴性菌包括肠杆菌属、大肠埃希菌、克雷伯菌和铜绿假单胞菌等。而欠发达国家的晚发性败血症的 NI 以革兰氏阴性杆菌为主,包括大肠埃希菌、克雷伯菌、不动菌属和铜绿假单胞菌,耐药菌多。瑞士调查资料显示血源性 NI 前三位病原菌分别为大肠埃希菌、金黄色葡萄球菌和凝固酶阴性的葡萄球菌。我国资料显示 NICU 院内血源性感染的病原菌以凝固酶阴性葡萄球菌为主,其他常见病原菌依次为金黄色葡萄球菌、表皮葡萄球菌、革兰氏阴性杆菌。国外报道 NICU 中 VAP 的常见病原菌为革兰氏阴性杆菌、金黄色葡萄球菌等;国内报道 VAP 的常见病原菌依次为肺炎克雷伯菌、铜绿假单胞菌、阴沟肠杆菌、金黄色葡萄球菌、鲍曼不动杆菌等。

2. **病毒** 院内病毒感染的病原主要包括呼吸道合胞病毒、流感病毒、轮状病毒和副流感病毒,其他有鼻病毒、腺病毒、诺如病毒和人微小病毒也可引起院内感染暴发。

3. **真菌** 新生儿侵袭性真菌感染的发病率呈上升趋势,早产儿最常见的真菌感染以念珠菌属为主,其次是曲霉菌属。念珠菌属中以白色念珠菌最为常见,其次为近平滑假丝酵母菌、光滑念珠菌、季也蒙假丝酵母菌、热带酵母菌、克柔念珠菌等。其中近平滑假丝酵母菌多通过医务人员的手传播,可引起真菌 NI 暴发。

【防控措施】

新生儿 NI 受多个因素影响,贯穿诊疗的全过程,其防治是一项综合工程,任何一个环节的不当处理和疏漏均可导致 NI 的发生,甚至 NI 暴发。

1. **严格执行手卫生** 手卫生是预防 NI 最简单也是最为重要的措施。一个健康医护人员手上细菌计数约为 $(3.9 \times 10^4) \sim (4.6 \times 10^6)$ cfu/cm^2,可包括肺炎克雷伯菌、金黄色葡萄球菌、不动杆菌属、念珠菌属等致病菌定植。大量研究证明严格执行手卫生可以降低 50% 的院内感染发生率。医务人员在接触患儿前后均应认真实施手卫生,接触血液、体液、分泌物、排泄物等操作时应当戴手套,操作结束后应当立即脱掉手套并洗手。

2. **严格执行消毒隔离制度** 新生儿病室应保持空气清新与流通,有条件者可使用空气净化设施设备。工作人员进入工作区要换室内工作服、工作鞋,使用器械、器具及物品应严格消毒,应遵循以下原则:①手术及各种操作使用的医疗器械、器具及物品必须达到灭菌标准。②一次性使用的医疗器械、器具应符合国家有关规定,不得重复使用。③蓝光箱和暖箱应每日清洁并更换湿化液,一人用后一消毒;同一患儿长期连续使用暖箱和蓝光箱时,应每周消毒一次,用后终末消毒。④接触患儿皮肤、黏膜的器械、器具及物品应一人一用一消毒。⑤患儿使用后的奶嘴用清水清洗干净,高温或微波消毒;奶瓶由配奶室统一回收清洗、高温或高压消毒;盛放奶瓶的容器每日必须清洁消毒;保存奶制品的冰箱要定期清洁与消毒。⑥新生儿使用的被服、衣物等应当保持清洁,每日至少更换一次,污染后及时更换,患儿出院后床单元要进行终末消毒。发现特殊或不明原因感染患儿,要按照传染病管理有关规定实施单间隔离、专人护理,并采取相应消毒措施。所用物品优先选择一次性物品,非一次性物品必须专人专用专消毒,不得交叉使用。

3. **加强院内感染的监测** 建立医院感染监控和报告制度,开展必要的环境卫生学监测和医院感染目标性监测。除了常规的微生物培养监测环境外,还应从分子水平上监测和追踪环境的微生物情况。国外研究采用 DNA 指纹技术证明人工指甲是铜绿假单胞菌、肺炎克雷伯菌等致病菌的"藏身所"。这些先进的技术的采用,有助于针对监测结果,对 NI 的原因进行分析并进行整改。当监测结果显示存在严重医院感染隐患时,应当立即停止接收新患儿,并将在院患儿转出。

4. **尽早开奶和母乳喂养** 研究表明生后早期(2~3 天内)肠内喂养可以降低 NI 的发生率。母乳含有分泌型抗体、吞噬细胞、乳铁蛋白和益生元,可增强机体免疫力和促进肠道功能。20 世纪 80 年代以来,多项研究表明母乳喂养可降低早产儿和极低出生体重儿败血症和 NEC 发生率,母乳比牛乳更易于耐受,可缩短肠外营养时间。但是,如母乳储存器一旦被污染,可能引起 NICU 院感暴发。

5. **中心静脉置管的管理** 置管前后操作均应严格执行无菌技术操作规程,应定期更换置管穿刺点覆盖的敷料。如果纱布或敷料出现潮湿、松动、可见污染时应立即更换。紧急状态下的置管,若不能保证有效的无菌原则,应在 48 小时内尽快拔除导管,更换穿刺部位后重新进行置管,并作相应处理。怀疑患者发生导管相关感染,或者患者出现静脉炎、导管故障时,应及时拔除导管。必要时应进行导管尖端的微生物培养。应每天对保留导管的必要性进行评估,不需要时应尽早拔除导管。导管不宜常规更换,特别是不应为预防感染而定期更换中心静脉导管和动脉导管。

6. **机械通气管理** 呼吸机湿化瓶、氧气湿化瓶、吸痰瓶应当每日更换清洗消毒,呼吸机管路消毒按照有关规定执行。因仰卧时可能发生胃食管反流,且液体和炎症在肺底部的坠积,机械通气时仰卧体位 >24 小时为发生 VAP 的高危因素,改变体位,抬高早产儿上身 30°~40° 和经常转换向左右侧卧位,可减少 VAP 发生率。

7. **合理使用抗生素** 经验性使用抗生素在 NICU 广泛应用,然而长时间经验性抗生素使用可增加晚发性败血症发生率,与使用时间正相关,增加耐药菌株产生和深部真菌感染发生。围产期及生后早期抗生素的使用可降低新生儿发育中的微生态细菌多样性,使潜在的致病肠道菌群定植增加。应积极寻找病原学证据,根据病原菌种类、感染部位、感染严重程度和新生儿的生理特点制订抗生素治疗方案。

8. **严格限制预防性使用抗真菌药物** 真菌感染是新生儿 NI 发生的第三大病原。早产和低出生体重、使用广谱抗生素、抗生素使用大于 2 周、使用 H2 受体拮抗剂、外科手术、静脉营养 >5 天、使用脂肪乳 >7 天、禁食和使用中心静脉置管可增加侵袭性念珠菌感染的风险。

(史 源)

第十六章　新生儿分娩损伤

> 🎓 **学习目标**
>
> 1. **掌握**　新生儿臂丛神经损伤、锁骨骨折的临床表现、诊断和治疗原则。
> 2. **熟悉**　新生儿内脏损伤、头颅血肿和胸锁乳突肌血肿临床表现、诊断和治疗原则。
> 3. **了解**　新生儿分娩损伤的病因和发病机制。

新生儿分娩损伤(birth injury/birth trauma)是指新生儿在分娩过程中发生的损伤。其发生与胎儿的大小、胎位、骨盆的形态及分娩方式等有关。近年来随着围产医学的发展和产科技术的进步,分娩损伤的发生率已大幅度下降,但仍然是危害新生儿健康的常见问题。

第一节　新生儿头颅血肿

新生儿头颅血肿(cephalohematoma)多由分娩时损伤引起的头骨骨膜下血管破裂出血导致血液积聚于骨膜下,又称骨膜下血肿。血肿边缘清晰,不超过颅缝,局部头皮正常,有波动感,多见于头颅顶部。头颅血肿常在生后数小时至数天逐渐增大,发生率为1%~2%。

【病因和发病机制】

常由分娩时胎儿头颅在产道受压、牵拉、器械助产等所致。

1. **头盆不称或胎位不正**　在分娩过程中胎头抵达骨盆壁时头部受产道的骨性突起部位(如骶骨岬或耻骨联合)的压迫。

2. **器械助产**　产钳助产牵引而受伤。

3. **易发因素**　胎儿本身体质因素如凝血功能较差(如凝血因子Ⅱ、Ⅶ、Ⅸ、Ⅹ浓度的下降)、血管壁弹力纤维发育不完善等。

【临床表现】

多发生于足月儿,体重 >2 500 克。头颅血肿部位以头顶部多见,枕、颞和额部少见,常为一侧性,少数为双侧,偶见额骨、枕骨及颞骨三处同时发生。由于骨膜下出血缓慢,出生时血肿不明显,血肿多在生后数小时至数天才逐渐增大,1 周内达最大范围,以后逐渐吸收缩小。因颅缝处骨膜与骨粘连紧密,故血肿边界清楚,不超越骨缝。血肿初起时中部紧张,其后中部触诊有波动感;表面皮肤颜色正常,如由产钳牵拉或胎头吸引所致,皮肤常有溃破或呈紫红色。血肿机化从边缘开始,在基底部形成隆起、参差不平的骨化硬环(石灰盐沉积),逐渐至血肿中央部,血肿吸收常需 6~8 周,血肿较大者需 3~4 个月,坚硬不平的边缘亦能逐渐消失但需时更长。

偶有头颅血肿较大波及眼睑及前额,患儿出现苍白、休克,可因突然循环衰竭而死亡。由于血肿内红细胞破坏增多,常致黄疸加重,严重者可发生胆红素脑病。约半数头颅血肿合并脑损伤,如新生儿缺氧缺血性脑病(HIE)、颅内出血等,因此,对头颅血肿新生儿应注意观察临床表现并仔细查体,必要时进行相应的影像学检查。

【辅助检查】

1. 实验室检查 血常规:因失血可有红细胞计数、血红蛋白下降。血生化、胆红素增高以间接胆红素增高为主,肝功能检查正常。

2. 影像学检查 颅骨 X 线片:需要除外颅骨骨折时作颅骨 X 线片;脑膜膨出者头颅 X 线片可见局部颅骨有缺损可助鉴别。颅脑 B 超、CT、MRI 等除明确诊断外,可以明确颅内出血、HIE 等颅内病变。

【诊断与鉴别诊断】

1. 诊断 根据新生儿生后数小时出现逐渐增大的头颅肿块,边缘不超过颅缝,局部头皮正常,有波动感,结合必要的辅助检查本病诊断不难。

2. 鉴别诊断

(1)先锋头(caput succedaneum):又称产瘤,是由于分娩时头皮受压、血管渗透性改变及淋巴回流受阻引起的皮下水肿,多发生在头先露部位,出生时即可发现,肿块边界不清、不受骨缝限制,头皮红肿、柔软,压之凹陷而无波动感,生后 2~3 天即消失。有时与血肿并存,待头皮水肿消退后才显出血肿。

(2)帽状腱膜下出血(subaponeurotic hemorrhage):出血发生在头颅帽状腱膜与骨膜之间的疏松组织内,因无骨缝限制,故出血量较大,易于扩散。头颅外观呈广泛性肿胀,有波动感,但可超过骨缝。出血量大者,眼睑、耳后和颈部皮下可见紫红色瘀斑,常伴有高胆红素血症、贫血,甚至失血性休克。

【治疗】

较小的无并发症的头颅血肿无需治疗。一般不主张血肿穿刺放血,巨大血肿伴中度以上高胆红素血症者,应在严格无菌操作下抽吸血肿,并加压包扎 2~3 天,以避免胆红素脑病的发生,同时肌内注射维生素 $K_1$1mg,每日 1 次,共 3 次。巨大头颅血肿或帽状腱膜下出血伴严重贫血者应给予输血治疗。怀疑感染时,应穿刺以确定诊断。继发感染时头颅血肿迅速增大则需切开引流。

(霍开明)

第二节 新生儿内脏损伤

新生儿内脏损伤(visceral injury)是在分娩过程中多种原因导致的新生儿内脏或其附件受损。内脏损伤较常见的为腹腔内脏器的破裂及脏器包膜下出血,如肝破裂(rupture of liver)或肝包膜下出血、脾破裂(rupture of spleen)或脾包膜下出血和肾上腺出血(adrenal hemorrhage)等。内脏损伤以肝脏最常见。有报道新生儿及死胎尸解肝出血发病率为1.2%~5.6%,其中一半是肝包膜下出血,其余的则为出血穿破肝包膜致腹腔积血,肝破裂病死率高达80%。

【病因和发病机制】

有产科并发症、急产、围产期窒息、肝脾肿大、胎膜早破、严重感染、继发循环障碍如休克及凝血障碍(如严重血友病、维生素K缺乏等)等高危因素时,腹腔内脏损伤发病率增高。肝脾破裂原因主要有:①新生儿肝脏体积相对较大、质脆,胸腹壁肌肉薄弱。②直接损伤:在头位产时,特别是急产,产道尚未松弛,如外力较大,胎儿头部娩出后,如果骨盆狭窄或胎儿过大,耻骨联合直接压迫胎儿右肋缘,易引起肝破裂,以肝右叶最易损伤;臀位产时头部压迫肝脏;在复苏抢救中,行人工呼吸时挤压胸腹部等。③脾脏因受膈肌的保护,脾破裂发生率相对低,在臀位产中常见。脾破裂也有无明确外伤史的自发性脾破裂,以病理性脾破裂多见,如脾多发性海绵状血管瘤、严重新生儿溶血病亦可因脾巨大导致破裂。

超声检查普及后,肾上腺出血并不罕见,发生率为1.7/1 000活产儿。病因尚不十分清楚,主要有:①新生儿肾肾上腺为肾脏的1/3大小(成人占肾脏的1/30),毛细血管极其丰富、壁薄且周围无间质,同时通透性高(约为成人的6倍)。在促发因素存在时,极易发生微循环障碍导致肾上腺缺血,形成弥漫性出血、变性和坏死。②巨大儿、臀位产儿和糖尿病、高血压病母亲婴儿容易发生。③肾上腺出血90%为单侧性,75%为右侧,这是因为右侧肾上腺静脉甚短(右侧约4mm,左侧2~4cm),直接注入下腔静脉,当下腔静脉压突然升高时,首先影响右肾上腺静脉,使其内压上升、小血管破裂而致出血。

【临床表现】

临床表现与出血量大小及出血速度相关,早期诊断往往不易。

1. 肝脾破裂 肝、脾破裂时多表现为突然出现苍白、呼吸促、急剧性进行性贫血甚至失血性休克、上腹膨隆及腹壁变色、脐周可出现暗蓝色(Cullen征),与肝脾相邻处可扪及包块,腹部叩诊有移动性浊音。出生后新生儿鞘状突大多未闭合,腹腔积血沿鞘状突进入阴囊鞘膜形成积血,故对出生后阴囊肿胀呈暗紫色,透光试验阴性者,应考虑可能有腹腔出血。

本病初期可能仅有包膜下出血形成包膜下血肿,发病比较缓慢,临床表现隐匿,可出现进行性加重的贫血、黄疸、吃奶差、烦躁不安、呼吸增快及心动过速;当血肿逐渐增大至一定程度而破裂,发生腹腔内大出血,病情急剧恶化才出现明显症状。症状可出现在生后1周内,常在2~5天。

2. 肾上腺出血 临床表现多样,缺乏特异性,以黄疸多见,其他表现有贫血、腹部包块、HIE、阴囊出血肿胀、头皮出血、颅内出血等,尤其睾丸血肿可能是肾上腺出血的唯一征象。大量出血时患儿可突然出现烦躁不安、尖叫或抽搐、休克、苍白或青紫、松软、呼吸不规则或暂停、体温增高或低体温等,腰部或腹部可扪及包块。

【辅助检查】

1. 腹腔穿刺 抽出不凝新鲜血液或血性液体具有诊断价值。

2. 影像学检查

(1)腹部超声:是首选检查,可以区分肝破裂和肿瘤,可见出血的实质脏器增大,有挫裂征象、边缘模糊,腹腔内可有游离液体。

肾上腺出血超声：早期肾上腺呈现无回声或低回声的圆形或类圆形团块,边界清楚锐利;血凝块形成后,转变为强回声团块;随着血肿发生液化,又表现为无回声囊性肿块;最后血肿缩小呈三角形,并逐渐恢复正常肾上腺形态。

(2)腹部 X 线:可显示非特异性腹腔积液和肝、脾肿大及边缘模糊,膈肌升高。出血后 2~6 周 X 线检查可见肾上腺部位钙化影。

(3)CT 和 MRI 检查:需要搬动处于病重的患儿,故其应用受到限制。CT 是内脏破裂的重要诊断方法,定位准确,能清楚显示血肿的形态、大小、密度、有否钙化及邻近脏器改变等,但在观察血肿血凝块状态的改变及血流信号等方面不如超声,且有放射性。MRI 对于肾上腺血肿的亚急性和慢性期显示较 B 超和 CT 敏感。MRI 的 T_1WI 和 T_2WI 均显示肾上腺囊肿内部与亚急性血肿一致的高信号区。

【诊断与鉴别诊断】

根据分娩史、新生儿出现贫血、黄疸、休克和腹部体征时应考虑有腹腔内脏损伤可能,应及时进行必要的辅助检查,腹腔穿刺抽出不凝新鲜血液或血性液体具有诊断价值。

【治疗】

1. 保守治疗　血流动力学稳定和包膜下血肿患儿,应积极扩容补充循环血量,纠正凝血障碍。

2. 手术治疗　如经保守治疗无效或已伴有失血性休克时则需立即剖腹探查行缝合修补止血术或部分脏器切除术以控制出血。

3. 对症治疗　极少数双侧肾上腺出血可有肾上腺功能不全的并发症,则需要激素替代治疗,在积极抗休克、补充血容量和纠正贫血治疗的同时,给予氢化可的松 5mg/(kg·d)静脉滴注或醋酸可的松肌注,及时补充血浆及含钠电解质液体。病情稳定后逐渐调整剂量,部分患儿须用醋酸去氧皮质酮(deoxycortone acetate)和/或氟氢可的松(fludrocortisone)口服激素替代治疗。

【预后】

新生儿肝破裂死亡率高达 80%,应及早诊断治疗;极少数双侧肾上腺出血可有肾上腺功能不全的并发症;婴儿脾切除后易发生致命性感染,因此要尽量做部分脾切除术。

(霍开明)

第三节　新生儿胸锁乳突肌血肿

新生儿胸锁乳突肌血肿(sternocleidomastoid hematoma)亦称先天性肌性斜颈(congenital muscular torticollis),是由于分娩时胎头过度旋转或牵拉,轻者仅有胸锁乳突肌的血管破裂,造成肌鞘内出血;重者肌纤维部份或全部断裂,同时有血管破裂,形成血肿。血肿吸收机化局部组织可发生纤维性变而硬化,致使该侧头颈部受到牵拉,头颈部向患侧偏斜及活动受限。多见于臀位产的新生儿,临床上比较多见。

【病因和发病机制】

本病的病因目前仍不清楚,有多种学说。

1. 产伤出血　以往多认为产伤出血致病的可能性大。部分患儿为臀位产,如在分娩过程中患侧胸锁乳突肌受到挤压、牵拉,发生出血,形成血肿,血肿吸收机化引起肌肉纤维化,出现挛缩。

2. 供血不足　部分宫内臀位的胎儿,某侧胸锁乳突肌受到挤压、压迫等各种机械力的影响,出现缺血,引起肌肉纤维化导致挛缩。

3. 其他病因　有人认为斜颈与胸锁乳突肌先天性畸形、先天发育不良、炎症或中枢神经病变有关。

【病理变化】

本病的病理特征是胸锁乳突肌间质增生及纤维化。在患侧的胸锁乳突肌的中、下段,出现质硬的梭形肿块或整个中下段的肌肉出现条状硬块。显微镜下可见肿块的肌肉组织减少、肌肉结构消失,表现为纤维细胞或瘢痕组织的结缔组织。

【临床表现】

一般在出生后1周左右出现症状,主要表现为头颈偏斜、颈部活动受限和颈部肿块。

1. 头颈偏斜　患儿头向患侧倾斜,与身体中心轴线形成一定夹角,而下颌部则偏向健侧,下颌抬高。

2. 颈部活动受限　患儿头颈部出现旋转运动受限。

3. 颈部肿块　出生后1周左右出现颈部肿块,个别患儿在出生后即发现,也有在出生后1个月左右才由家长无意中发现颈部条索状硬肿者。肿块在胸锁乳突肌中下1/3部位,呈梭形或椭圆形,无压痛,质较硬如软骨,可随肌肉移动,局部皮肤无异常,以右侧多见。出生后2~4周内逐渐增大,2~4cm长,0.5~1.0cm宽或如橄榄大小,往往从2个月开始缩小,在3~6个月后逐渐吸收消失。

如病情发展,胸锁乳突肌发生挛缩,成为无弹性的纤维带,随时间的推移,面部出现不对称,患侧面部上下径变短,横径加宽,短而扁,健侧则较直,长而瘦。患侧眼裂狭小,眉向下,眼出现斜视。患侧耳垂接近锁骨,两眼及两耳不在同一水平线上。触诊胸锁乳突肌呈条索状。更严重者深部肌膜增厚短缩,前斜角肌、中斜角肌变短,颈动脉鞘和静脉均可发生短缩,形成明显的斜颈畸形。

【辅助检查】

1. 超声　超声检查能够直观的呈现出胸锁乳突肌的结构,并可与肿大的颈部淋巴结、淋巴管瘤以及肿瘤相鉴别。

2. 颈椎X线片　可排除因颈椎病变和骨折引起的颈部偏斜。

【诊断与鉴别诊断】

根据生后不久发现颈部肿块和颈部活动受限,年龄较大患儿同时合并头面部畸形,多可做出诊断。同时因先天性斜视、远视和近视也可使患儿表现为斜视,应加以鉴别。一些习惯性体位也可引起类似先天性肌性斜颈的表现,此类患儿胸锁乳突肌无挛缩,头可自由倾斜,稍加注意可避免出现头颈部偏斜。

【治疗】

早发现、早治疗,效果显著。晚期斜颈畸形需手术矫正,合并其他组织异常(如面部畸形、颈椎侧凸)则难以恢复正常。

1. 保守治疗　主要包括手法矫正治疗、物理治疗和针刺治疗等,可在新生儿期便开始进行。①手法矫正治疗:出生确诊后,可轻柔按摩热敷,适度向健侧牵拉头部,睡眠时可用沙枕固定。随着患儿生长,手法矫正力度增加,枕部旋向健侧,下颌旋向患侧,每日数次矫正,坚持不懈,多数可获满意疗效。②物理、针刺治疗:是配合手法矫正的辅助疗法,多用于发病早、病情轻的患儿。

2. **手术治疗**　适用于 1 岁以上或保守治疗疗效不满意患儿。1 岁以下胸锁乳突肌挛缩明显者,手术可提前进行。超过 12 岁的患儿,面部及骨骼畸形常难矫正。手术一般采用基础加颈丛麻醉,手术注意事项:①避免误伤膈神经、颈外静脉、颈总动脉和颈内静脉;②松解彻底;③适当的固定。

【预后】

90% 病例可在 1 岁左右治愈,少数病例需手术治疗,极少部分患儿治疗后复发。

(霍开明)

第四节　新生儿臂丛神经损伤

新生儿分娩性臂丛神经损伤(brachial plexus injury)又称为臂丛神经麻痹(brachial plexus palsy)是分娩过程中多种原因导致臂丛神经纤维撕伤或断裂,引起完全性或不完全性肌麻痹。发生率为 0.1/1 000~6.3/1 000 活产儿,本病大多数与产伤有关,如肩难产是本病的重要原因,也可能与胎儿的发育异常、胎儿在子宫内的体位等有关。

【病因和发病机制】

1. 分娩损伤原因

(1)肩难产:是本病的重要原因。肩难产发生率约占全部阴道产的 0.6%,肩难产臂丛神经损伤发生率为 8%~23%,是肩难产最常见的并发症。高危因素有巨大儿、妊娠合并糖尿病及骨盆解剖异常;其他包括高龄产妇、母亲肥胖、初产、过期妊娠、中位产钳助产、第 2 产程延长和持续性枕后位等。可能机制为:巨大儿、糖尿病母亲胎儿双肩径增加,使胎肩不能旋转进入骨盆入口斜径而持续保持在前后径上,前肩嵌顿于耻骨弓处,随着胎头下降,臂丛神经在宫内被动牵拉。另外,在胎头娩出后正常向下的牵拉亦可牵拉臂丛神经,耻骨弓对胎儿臂丛的压迫也可能是损伤的原因。

(2)正常分娩:其机制可能是胎儿后肩受阻于骶岬时,使臂丛神经过度牵拉出现损伤。另外,母亲的产力过强致第 2 产程过短,可使发生臂丛神经麻痹的概率比正常高出 4~7 倍。

2. 宫内原因

(1)与胎儿发育异常、胎儿在子宫内的体位等有关。荣辉等报道臂丛神经损伤 112 例,胎位不正、头盆不称(胎儿大)占 42.9%;顺产、宫内窘迫、滞产等占 33.9%,低出生体重儿占 18.8%。

(2)子宫异常:异常宫内受压如子宫前壁下段肌瘤或子宫纵隔,也可能是臂丛神经损伤的病因。

(3)感染因素:如单核细胞增多症、弓形体病、柯萨奇病毒、流行性腮腺炎、百日咳、支原体肺炎与新生儿臂丛神经病变有关;另外,新生儿肩关节炎也可导致臂丛神经麻痹。

【临床表现】

患儿常在出生后不久发现一侧上肢运动障碍。根据神经损伤部位及临床表现,臂丛神经麻痹共分 3 型:

1. 上臂型 -Erb 瘫　损伤颈 5~7 神经,此型临床最多见。患侧肢体呈现为"服务员指尖(waiter tip)"位,肩外展及屈肘不能,肩关节内收及内旋,肘关节伸展,前臂旋前,手腕及手指屈曲。二头肌肌腱反射消失,拥抱反射不对称,握持反射存在。上臂型 -Erb 瘫可伴有膈神经损伤。

2. 下臂型 -Klumpke 瘫　累及颈 7、8 及胸 1,致使手内肌及手腕与手指长屈肌无力。握持反射消失,肱二头肌肌腱反射可被引出。下臂型导致胸 1 交感神经能纤维损伤时可伴发同侧 Horner 综合征,除上述表现外还有眼睑下垂、瞳孔缩小及半侧面部无汗。

3. 全臂型 - 全上肢瘫　为所有臂丛神经根均受损伤。临床表现为全上肢松弛,反射消失。可同时存在胸锁乳突肌血肿、锁骨或肱骨骨折。

臂丛神经损伤根据损伤程度可分为 4 种类型:①神经功能性麻痹(neuropraxia)伴暂时性传导阻滞;②轴突断伤(axonotmesis)伴重度轴突损伤,但周围神经元成分完整;③神经断伤(neurotmesis)伴完全性节后神经破坏;④撕脱(avulsion)伴伤及与脊髓节前的连接。神经功能性麻痹与轴突断伤预后较好。

【辅助检查】

1. 磁共振检查　可确诊神经损伤的部位及确定有无臂丛神经先天发育异常。

2. 肌电图及神经传导试验　肌电图可以帮助确定损伤的程度并对神经损伤后的再生和预后进行判断。目前,与肩难产和臂丛神经损伤有关的资料均是回顾性的,缺乏前瞻性研究。正常新生儿受臂丛神经支配的肌肉群的详细肌电图资料非常有限。

【诊断与鉴别诊断】

根据肩难产及巨大儿和 / 或产钳助产史,出生后立即出现一侧上肢部分或完全软瘫的特殊体位,结合神经 - 肌电图检查结果,一般不难诊断。应对肩胛及上肢摄 X 线片以排除骨性损伤。若无其他相应的神经症状可以除外脑损伤。存在呼吸窘迫提示伴有膈神经损伤。损害波及臂丛下部时注意同侧 Horner 综合征。

【治疗】

起始治疗为保守治疗。第 1 周将前臂固定在上腹部以减少不适。出生 1 周以后为了避免挛缩,对肩关节、肘关节及手腕关节进行移动度活动(range-of-motion)训练。指导父母亲进行移动度活动练习。2~3 个月不恢复,应转诊到专科中心进行进一步检查。3~6 个月不恢复,考虑手术探查,修补损伤神经。对手术作用的评价尚未统一。当考虑手术时,电生理学诊断及影像诊断如 CT 脊髓造影术(myelography)或 MRI 有一定帮助。

【预后】

90% 臂丛神经损伤会自动恢复。局限于颈 5、颈 6 神经根损伤者预后最好。完全性臂丛损伤及下部臂丛损伤的预后差。如在生后 3 个月内出现二头肌抗重力运动及肩外展运动,预后良好。近年来,采用神经显微修补技术使臂丛神经麻痹预后有了明显改善。

(霍开明)

第五节　新生儿骨折

新生儿产伤性骨折(birth fracture)是分娩时无法预测和很难避免的一种少见的分娩并

发症,在产程延长、巨大儿、胎位异常(如臀位产)、剖宫产及难产、助产方式不当或胎儿窘迫需要快速娩出时,容易发生产伤性骨折,国内外报道其发生率差异较大,为 0.1%~0.7%。骨折常见于长管状骨(如锁骨、肱骨、股骨等)和颅骨。锁骨骨折约占产伤性骨折的 90% 以上。多发性骨折应考虑为先天性成骨不全等引起的病理性骨折。产伤性骨折预后较好。

一、锁骨骨折

锁骨骨折(fracture of clavicle, fracture of collar bone)是产伤性骨折中最常见的一种。发生率为 0.43%~0.84%,占产伤的 1%~2%。因症状及体征不明显,容易漏诊,男女比例为 2∶1。

【病因和发病机制】

锁骨骨折多为单侧性,左右两侧发生的机会相近。病因与发病机制:

1. **解剖特点**　锁骨位于胸部前上方,细长而弯曲,呈横"S"形,其内侧 2/3 较粗向前凸出而外侧 1/3 向后上方凸出,中外 1/3 处锁骨较细,无肌肉附着,受挤压时易发生骨折。

2. **分娩方式**　国内报道阴道难产组、阴道顺产组和剖宫产组新生儿锁骨骨折发生率分别为 2.94%、0.34% 和 0.04%,难产尤其是肩娩出困难时,胎儿前肩胛部挤向产妇的骨盆耻骨联合处,使脆弱的锁骨极度弯曲而发生骨折。

3. **出生体重**　国内报道 ≥ 3 500g 者与 <3 500g 者发生率分别为 0.68% 与 0.27%。

4. **接生手法不当**　接产时若胎儿前肩未充分娩出就过早抬后肩,势必造成前肩锁骨压于耻骨弓下,受力过度造成骨折;或助产时不利用产力,而单靠接生者进行外旋转,另一手又过度用力保护会阴,使肩部锁骨压在耻骨弓下造成骨折;或由于助产手法粗暴,用力过大等。

【临床表现】

大部分患儿无明显症状,故极易漏诊,多因其他情况摄胸片时或伤后 2~3 周局部骨痂生成隆起才被发现。但仔细观察可发现:

1. 患儿患侧上臂活动减少,或完全失去运动能力,或被动活动时哭闹。

2. 锁骨触诊可发现双侧锁骨不对称,患侧有增厚模糊感,锁骨上窝可消失,胸锁乳突肌可呈痉挛状态,使骨折向上向后移位,造成重叠或成角畸形。

3. 局部软组织肿胀,有压痛、骨摩擦感,甚至可扪及骨痂硬块,患侧拥抱反射减弱或消失。

4. 如为青枝骨折则易漏诊,至骨折愈合、局部骨痂隆起时才被发现。

【诊断与鉴别诊断】

根据难产病史及临床表现可考虑新生儿锁骨骨折,认真仔细体检是及早发现锁骨骨折的关键,确诊依靠 X 线片,X 线片可证实骨折及移位情况(图 16-1)。

鉴别诊断须与臂丛神经麻痹和肩关节脱位相鉴别,5% 新生儿锁骨骨折合并臂丛神经损伤,X 线摄片可明确诊断。

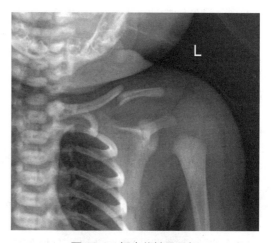

图 16-1　新生儿锁骨骨折

【治疗和预后】

青枝骨折一般不需处理;对完全性骨折,可请小儿外科医生处理。随着婴儿生长发育,肩部增宽、错位及畸形可自行消失;也可在患侧腋下置一软垫,患肢以绷带固定于胸前,2周左右可形成骨痂。

二、肱骨骨折

【病因和发病机制】

肱骨骨折(fracture of humerus)多发生于难产、臀位分娩、剖宫产、低出生体重儿或进行内倒转术操作时,骨折多发生在中段和中上 1/3 处,以横形或斜形骨折多见。肱骨中下 1/3 段交界处后外侧有一桡神经沟,沟内桡神经紧贴,此处发生骨折可损伤桡神经。

【临床表现】

在娩出胎儿时可听到骨断裂声及感觉断裂。娩出后患侧上肢出现明显活动受限,被动活动患儿哭闹,局部肿胀、有缩短弯曲变形、骨擦感或骨擦音。可并发桡神经受损,出现腕下垂及伸指障碍。

【辅助检查】

X 线检查常见骨折严重移位或成角畸形。在严重病例,骨膜大片剥离,周围形成大的血肿,且很快发生钙化。

【诊断】

根据难产史和临床表现,以及 X 线检查可以明确诊断。

【治疗】

1. 绷带固定法 多用于肱骨中上段骨折。将上臂在躯干侧固定,于胸廓与上臂之间置一棉垫,肘关节保持屈曲 90°,3 周后即有明显骨痂形成。一般愈合良好,若遗留骨折重叠和成角畸形,短期内可自行矫正。

2. 小夹板固定法 多用于肱骨下段或尺桡骨骨折。患儿仰卧,患肢上臂外展,前臂旋前位,掌心向上,助手拉住患儿的腋窝作相对牵引,术者一手拉住患肢肘部渐渐向远心牵拉,使骨折端重叠处拉开,并进行骨折按揉整复,矫正移位,然后在上臂用 4 块小夹板前后左右固定;内侧置一软垫,外侧板置 2 软垫,固定及矫正移位,用布条绷紧,并屈肘 90° 悬挂,固定 2~3 周。

3. 其他固定法 严重移位者需作闭合复位及上筒形石膏。

三、股骨骨折

分娩性股骨骨折(fracture of femur)是比较少见的分娩并发症,发生率 0.13/1 000 活产儿,包括股骨干骨折和股骨近端、远端骨骺损伤。一般采用保守治疗,新生儿股骨骨折预后良好,一般不会遗留畸形。

【病因和发病机制】

是分娩损伤中较常见且较重的下肢骨折之一,经产道分娩及剖宫产均可发生,原因包括:

1. 解剖因素 新生儿股骨中段仅 0.6cm 厚,骨质薄脆,易发骨折。

2. 机械因素 系分娩时由于产道挤压胎儿或牵引胎儿所致。一旦胎儿面临窒息、颅内出血等危急状态,尽早将胎儿娩出是挽救其生命的有效措施,牵拉胎儿的肢体则是一种不可避免的操作。分娩性骨折与产科医师的技术操作无必然的联系,但一般认为可以降低这种并发症的发生率。

3. **易发因素** 臀位难产、巨大儿或婴儿本身疾病、产妇骨盆狭窄和软组织僵硬及急产时。

4. **宫内骨折** 另有妊娠中期因臀位行胎头外倒转引发股骨干骨折的报道(可能在胎头倒转的过程中,股骨受到挤压和扭转应力所致)以及正常胎儿子宫内骨折的报告。

【临床表现】

股骨骨折多见于股骨上中段,呈斜形和螺旋形骨折。局部有剧烈疼痛及肿胀,当抱起或拉动患侧下肢换尿布时或改变体位时,常有不明原因的突然啼哭,出现假性瘫痪。两断端间出现骨摩擦感,患肢短缩,因新生儿习惯于屈膝屈髋姿势,使骨折近端极度屈曲外展,远端严重向上内移位,向前成角畸形。

【辅助检查】

X 线检查可见股骨骨折移位或成角畸形情况。因为新生儿股骨近端的骨骺尚未骨化,X 线片不显影,故在出生后 2~3 天股骨近端骨骺分离损伤不易诊断。

【诊断】

根据新生儿娩出情况、临床表现及 X 线检查,可以明确诊断。

【治疗】

1. **Pavlik 吊带** 固定双侧股骨,一般 3~4 周,至局部骨痂丰富、症状消失。

2. **悬垂牵引法** 将两下肢贴上胶布,外面用纱布包扎后向上牵引于架上,使臀部离床 2cm 左右,应特别注意绷带和胶布的缠绕,避免发生足部血运障碍。一般牵引 2~4 周,解除牵引后适当用小夹板保护即可。

3. **绷带固定法** 将患肢伸直紧贴于胸腹壁,中间放置软垫或纱布,以防局部刺激,用绷带将下肢固定于躯干约 3~4 周。采用此法固定,有时影响患儿呼吸,绷带固定不宜太紧。

四、颅骨骨折

新生儿颅骨骨折(fracture of skull)是出生时较常见的头颅外伤,是常见的分娩并发症。产钳、胎吸助产和紧急情况下剖宫产导致的新生儿颅脑外伤的发病率高于自然阴道分娩和择期剖宫产者。

【病因和发病机制】

1. **解剖因素** 新生儿颅骨弹性好,未完全钙化,且颅缝未闭,蛛网膜下腔较宽,颅骨薄易变形,易发生凹陷性骨折,但骨折错位罕见。

2. **机械因素** 引起损伤的原因可来自母体和胎儿,包括巨大儿、头盆不称、早产、过期产、异常先露以及需产科机械(如产钳、胎头吸引器)介入的分娩或牵引用力不当导致颅骨不均匀受压时可能发生颅骨骨折。

颅骨骨折以凹陷性骨折多见,常位于顶骨,主要是由于助产士的拇指、产钳和骨性产道压迫所致;线型骨折一般是产钳助产所致,以顶骨线性骨折常见,方向多与矢状缝垂直;粉碎性骨折较少见。引发颅骨骨折的机械力也可引起脑挫伤与颅内血管破裂。

【临床表现】

有难产史,伴头颅软组织损伤表现。无颅内出血或大量出血的线性骨折和较浅的凹陷性骨折常无症状。凹陷性骨折多呈乒乓样骨折,骨折后发生硬膜撕裂的概率低,局部可出现硬膜外、硬膜下血肿及脑挫伤。新生儿颅脑外伤颅内压增高时常表现惊厥、烦躁、体温升高、面色苍白、呼吸不规则等脑功能失调表现。如额部或顶部有较深的骨折,则局部凹陷且有骨摩擦感,可有前囟饱满、患侧瞳孔扩大或局部受压迫的神经症状。如前颅窝底骨折,可见眼眶周围青紫、肿胀瘀斑、球结膜下淤血,鼻腔、口腔流出血性脑脊液,并可造成额叶底部脑损伤。中颅窝底骨折时,则可有颞肌下出血及压痛,且常合并面神经及听神经损伤。后颅窝底骨折时,则可有枕部或乳突部及胸锁乳突肌部位的瘀斑,颈肌有强直压痛,偶有第9~12脑神经损伤,脑脊液外漏至胸锁乳突肌及乳突后皮下,并引起该部肿胀、淤血及压痛,可并发延脑损伤。

【辅助检查】

X线头颅平片及头颅CT可显示头颅凹陷性骨折,头颅CT还可显示颅内出血等病变(图16-2)。

【诊断】

根据患儿分娩史,如有头颅软组织损伤应注意排除颅骨骨折。如出现神经症状或怀疑存在凹陷性骨折,需及时摄头颅平片及头颅CT以排除颅内病变。

【治疗】

1. 一般治疗:①卧床休息,头高位15°~30°;②按颅内出血处理;③有脑脊液外流者勿堵塞耳道或鼻孔,一般不宜作腰椎穿刺;④选用适当抗生素治疗;⑤颅神经麻痹者,可用维生素 B_1、B_6、B_{12}等药物,早期针灸治疗。⑥轻度及中度无临床症状的凹陷性骨折无需手术治疗。

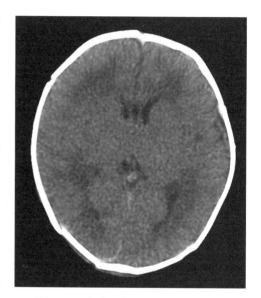

图16-2　新生儿颅骨骨折(枕骨骨折)

2. 颅骨骨折有下列情况之一者,需考虑手术治疗:①粉碎性骨折、X线片证实有碎骨在脑内者;②开放性颅脑损伤伴凹陷性骨折;③凹陷性骨折伴局部硬膜外、硬膜下血肿而导致颅内压增高,有脑功能失调、神经系统损伤症状者;④帽状腱膜下、鼻腔、口腔或中耳有脑脊液流出或胸锁乳突肌及乳突下有脑脊液漏出者;⑤保守治疗临床症状不稳定、病情加重者;⑥未能自行复位者。术后注意预防感染,8~12周后复查头颅CT观察骨折恢复情况及有无发生软脑膜囊肿。

五、骨骺分离

骨骺分离(epiphyseal separation)是比较少见的分娩合并症之一,可发生于股骨上端、股骨下端或肱骨下端,多发生于臀位产牵引或旋转肢体时。

【临床表现】

根据发生部位常见有以下3种情况:

1. **股骨远端骨骺分离**　较多见。股骨远端骨骺中心在出生时已出现,股骨远端骨骺分离诊断较易。常向后方移位,在股骨干的后方有骨膜下血肿。患肢不能活动膝部肿胀、触痛。

2. 股骨近端骨骺分离　较少见。出生后患肢活动受限,呈假性瘫痪,移动患肢时患儿啼哭,髋关节出现肿胀、触痛,处于屈曲、外展和外旋位。由于股骨近端向上外方移位使患肢缩短,甚至有髋内翻,有骨摩擦感和骨膜下血肿。因股骨头、颈和大粗隆均为软骨,故在出生后 2~3 天做 X 线检查不易诊断。临床上往往在骨痂形成、局部肿胀明显时才被发现。

3. 肱骨远端骨骺分离　在婴幼儿,尤其新生儿创伤性肘关节脱位极为罕见,而肱骨远端骨骺分离则相对多见,表现为出生后患肢不能活动,触动、移位时啼哭,肘部肿胀、瘀斑触痛、关节活动受限。

【辅助检查】

1. X 线检查　①股骨远端骨骺分离:可见股骨远端骨骺分离并有多量新生骨痂。②股骨近端骨骺分离:出生后 2~3 天 X 线检查髋臼发育正常,却有半脱位征象,但 1 周后则可见显著骨膜和骨骺反应,在骨骺周围有稠密的钙化阴影。③肱骨远端骨骺分离:骨骺中心多在出生后 6 个月才出现,故在出生时很难做出骨骺分离的诊断,早期可用肱骨中心轴线与前臂骨变化的关系作诊断。在正常时肱骨中心轴线沿着尺骨通过;骨骺分离时则沿桡骨通过,生后 2 周在肱骨远端有骨膜下骨化、尺桡骨距离较健侧变短,侧位片尺桡骨向肘后方移位。

2. MRI 检查　是诊断骺离骨折的最佳影像学检查方法,主要优势:具有超高软骨分辨能力,可精准判断骺离骨折的位置与软骨损伤细节;具有多方位成像能力,可在无需搬动患儿体位情况下准确评估骨折的位线关系变化;还具有无辐射及检查无不适等优势。

【诊断】

根据孕产史、临床表现和影像学检查可做出诊断。

【治疗】

股骨远端骨骺分离的并发症较多,宜及早采用双下肢悬垂牵引,先牵引使膝伸直,将骨骺推向前方予以整复,然后夹板固定 2~3 周,可自行愈合。

股骨近端骨骺分离的治疗采用 Bryant 牵引,髋外展位牵引 2~3 周,或用髋人字石膏将髋取外展、半屈曲和内旋位固定,固定时间不应少于 5 周。

肱骨远端骨骺分离多为尺偏型骨折,故肘内翻为常见的合并症,治疗则应轻柔地向下牵引前臂,逐渐屈曲肘关节至 60°,用腕颈吊带维持该姿势 2~3 周,一般预后良好,复位虽差,多可于 1 年内自行塑型恢复至正常状态。移位明显时,亦可肘外侧切开复位、细克氏针固定。

(霍开明)

第十七章 新生儿皮肤疾病

学习目标

1. **掌握** 新生儿常见的感染性皮肤病种类、临床表现、诊断和治疗原则。
2. **熟悉** 新生儿湿疹、血管瘤的临床表现、诊断和治疗。
3. **了解** 新生儿大疱性表皮松解症的分型、临床表现和预后。

新生儿的体表面积/体重比例是成人的4倍,新生儿皮肤的解剖结构和生理特性与儿童和成人明显不同,新生儿容易发生许多皮肤疾病,新生儿皮肤疾病的发生、发展、种类、临床表现、防治及预后等方面有其明显特点。

第一节 新生儿湿疹

新生儿湿疹(eczema)是由遗传和环境因素相互作用并通过免疫反应途径所致的炎症性皮肤病,表现为表皮红斑、渗出或水疱等,好发于头面部,可累及躯干四肢甚至全身,易复发,严重者可影响新生儿发育。国内外文献显示0~6月龄婴儿湿疹的累积发病率为43%~49%,随着年龄增长,湿疹可逐渐改善,但部分患儿可发生过敏性鼻炎、哮喘等过敏性疾病。

【病因和发病机制】

病因尚不明确,许多病理因素与湿疹相关,如免疫功能异常(如免疫失衡、免疫缺陷等)、系统性疾病(如内分泌疾病、营养障碍、感染等)及遗传性或获得性皮肤屏障功能障碍等。外在因素如环境或食品中的过敏原、刺激原、微生物、环境温度或湿度变化等均可以引发或加重湿疹。家族过敏史特别是母亲有过敏史、剖宫产是发生新生儿湿疹的高危因素。

【病理变化】

急性期表现为表皮内海绵形成,真皮浅层毛细血管扩张,血管周围有淋巴细胞浸润,少数为中性和嗜酸性粒细胞。慢性期表现为角化过度与角化不全,棘层肥厚明显,真皮浅层毛细血管壁增厚,胶原纤维变粗。

【临床表现】

根据病程和临床表现可分为急性、亚急性和慢性三期,为炎症动态演变过程中的不同时期。湿疹可从任何一个阶段发病,并向其他阶段演变。

1. **急性期**　好发于面、耳、手、足和前臂等外露部位,严重者可弥漫全身,多对称分布。皮损多形性,瘙痒明显,表现为红斑、水肿基础上粟粒大小丘疹、丘疱疹、水疱、糜烂及渗出,可融合成片,病变中心往往较重,而逐渐向周围蔓延,外围又有散在丘疹、丘疱疹,故境界不清(见文末彩图 17-1)。如继发感染可形成脓疱、脓痂、淋巴结肿大,出现发热等。

2. **亚急性期**　红肿和渗出减轻,糜烂面结痂、脱屑,仍有明显瘙痒。

3. **慢性期**　主要表现为粗糙肥厚、苔藓样变,可伴有色素改变,手足部湿疹可伴发甲改变。皮疹一般对称分布,常反复发作,延续数月或更久,自觉疼痒,甚至剧痒,常呈阵发性。

【辅助检查】

1. **血常规**　可有嗜酸性粒细胞增多。

2. **血清学检查**　嗜酸性阳离子蛋白增高,部分患者有 IgE 增高,其他免疫球蛋白检查可帮助鉴别具有湿疹皮炎皮损的先天性疾病。

3. **变应原检查**　寻找可能的致敏原。

4. **斑贴试验**　有助于诊断接触性皮炎。

5. **其他**　真菌检查可鉴别浅部真菌病;疥虫检查可协助排除疥疮;皮损细菌培养协助诊断继发细菌感染。

【诊断与鉴别诊断】

1. **诊断依据**　主要依据病史和皮疹特点,结合必要的实验室检查或组织病理学检查可做出诊断。

2. **鉴别诊断**　与类似湿疹表现的疾病相鉴别,如浅部真菌病、疥疮、多形性日光疹、嗜酸性粒细胞增多综合征、培拉格病和皮肤淋巴瘤等。与少见的具有湿疹样皮损的先天性疾病相鉴别,如 Wiskott-Aldrich 综合征、选择性 IgA 缺乏症、高 IgE 复发感染综合征等。

【治疗】

控制症状、减少复发。注意避免各种可疑致病因素,新生儿提倡母乳喂养,避免使用浴液或肥皂等碱性过大清洗剂。

1. **外用药物治疗**　是新生儿湿疹治疗的主要手段。急性期渗出多者可用 3% 硼酸溶液冷湿敷,渗出减少后用糖皮质激素霜剂,可和油剂交替使用。亚急性期可选用糖皮质激素乳剂、糊剂或氧化锌糊剂,为防治和控制继发性感染,可加用抗生素。慢性期可选用软膏、硬膏、涂膜剂。新生儿面部及皮肤皱褶部位皮损一般选用弱效或中效糖皮质激素制剂如氢化可的松乳膏、曲安奈德、糠酸莫米松等。

2. **系统药物治疗**　一般不宜全身使用糖皮质激素,急性期可用钙剂、维生素 C 等静脉注射。

(霍开明)

第二节　新生儿脓疱疹与脓疱疮

新生儿脓疱疮(impetigo neonatorum)又称新生儿脓疱病或新生儿天疱疮(pemphigus neonatorum),是一种以周围红晕不显著的薄壁水化脓疱为特点的急性传染性皮肤病。脓疱病并发症较多,随着病情进展,可出现发热、腹泻、肺炎甚至败血症等,但早发现、早治疗,预后良好。本病传染性强,容易发生自身接触感染和互相传播,在婴儿室、哺乳室中常可造成流行。

【病因和发病机制】

通常由凝固酶阳性金黄色葡萄球菌引起,80% 为噬菌体Ⅱ组,其中 60% 为 71 型。此外还可由 B 族链球菌(GBS)、表皮葡萄球菌、大肠埃希菌等感染引起。新生儿由于免疫功能低下,皮肤薄嫩、角质层发育不全,皮下血管丰富,局部屏障功能较差,而且皮肤中含水量较多、pH 较高利于病原菌的生长,因此细菌容易侵入而感染。早产儿皮肤的特点更易患脓疱疮。气候湿热及其他促使皮肤易发生浸渍等因素对发生本病也起一定作用。传染途径常通过有皮肤感染的或带菌的医护人员和监护人接触传播。

病理变化为表皮角质层下大疱,疱内含有许多细菌及中性粒细胞,疱底棘层有海绵形成和很多中性粒细胞渗入,真皮上部呈非特异性炎性改变。

【临床表现】

多于生后 4~10 天发病。一般好发在头面部、尿布包裹区和皮肤的皱褶处如颈部、腋下和腹股沟等处,也可波及全身。在炎热的夏天、包裹太多以及皮肤出汗多时更容易发生。患处皮肤突然发生小脓疱,大小不等,疱液初呈淡黄色而清澈,1~2 天后,部分疱液变混浊,疱底先有半月形积脓现象,以后脓疱逐渐增多,但整个疱不全化脓,而出现水脓疱的特征(见文末彩图 17-2)。疱周红晕不显著、壁薄并易于破裂,破后露出鲜红色湿润的糜烂面,上附薄的黄痂,痂皮脱落后遗留暂时性的棕色斑疹,消退后不留痕迹。病变发展迅速,数小时、1~2 天即波及大部分皮面,黏膜亦可受损。初期及轻症患儿没有全身症状,重症患儿常伴有发热和腹泻,严重者并发肺炎、败血症或脑膜炎。

【辅助检查】

1. 血常规和血清学检查　白细胞计数及中性粒细胞百分比可增高或正常。C 反应蛋白升高支持细菌感染。

2. 细菌学培养　从创面分泌物、鼻咽部、结膜、脐、血液等标本中培养到产表皮剥脱毒素(exfoliative toxins,ETs)的金黄色葡萄球菌等,尽管皮肤创面培养有体表正常菌群污染的可能性,但皮肤创面分泌物和鼻咽部标本仍可能是寻找葡萄球菌感染源的重要方法。

【诊断与鉴别诊断】

1. 诊断　根据周围红晕不显著的薄壁水脓疱即可确诊。

2. 鉴别诊断

(1)遗传性大疱性表皮松解症:非感染所致,可有家族史,无传染性,大疱内容清澈,皮肤损害常见于易受摩擦的部位,如手、足及关节伸侧皮肤。

(2)新生儿剥脱性皮炎:也为细菌感染所致,常在新生儿出生后 1~5 周发病,皮疹为弥漫性潮红、松弛性大疱,尼科利斯基征(Nikolsky sign)阳性(稍用力摩擦,表皮即大片脱落)。迅速扩展,表皮极易剥脱呈烫伤样,全身症状明显,病情进展快,病死率较高。

【治疗】

1. 局部治疗　轻症患儿,仅用局部治疗即可。具体为清洁皮肤,消毒毛巾擦干,用棉签蘸 75% 酒精消毒脓疱及周围皮肤,消毒针刺破脓疱,挤出脓液并拭净,再用 75% 酒精棉签彻底擦洗创面,不用包扎,自然干燥。禁止在面部三角区挤脓点,只用酒精棉签轻轻涂抹。对于病灶极小,无脓点形成的,可先行局部消毒,外用莫匹罗星软膏或夫西地酸软膏涂抹。

2. 抗感染 重症患儿应给予有效的抗生素。如青霉素 G 钠,耐药者可选用头孢菌素类或耐酶、广谱的半合成青霉素与 β- 内酰胺酶抑制剂组成的复合制剂如阿莫西林 / 棒酸、苯唑西林等。

并发结膜炎者,除以上治疗外,需进行眼部的局部护理。先用温生理盐水彻底清洗眼睛,拭净分泌物,眼药水点眼,每天 3~4 次,直至无分泌物流出,结膜充血消失。

【预防】

1. 严格执行相关的消毒隔离制度 隔离患儿,发生感染的母婴病房进行彻底消毒,凡患有化脓性皮肤病的医护人员或家属均不能与新生儿接触。

2. 严格落实相关的洗手与手消毒制度 这是预防感染的最简单易行、最廉价的措施。

3. 加强护理 注意患儿清洁卫生,尿布、衣服和包被应勤洗勤换。

(霍开明)

第三节 新生儿大疱性表皮松解症

新生儿先天性大疱性表皮松解症(epidermolysis bullosa,EB)是一组以皮肤脆性增加,轻微摩擦或外伤即可导致皮肤或黏膜水疱、糜烂、愈后瘢痕、粟丘疹和指 / 趾甲损害为共同特征的遗传性皮肤病。严重程度取决于所患 EB 的亚型及年龄。目前 EB 分为 3 型:单纯型 EB(simplex EB)、交界型 EB(junctional EB)、营养不良型 EB(dystrophic EB),各型又有多个亚型。本病发病率较低,出生后即发病更为少见。在美国,活产儿 EB 发生率约为 8.22/100 万,其他国家及我国尚无明确的文献统计。

【病因和发病机制】

EB 是一组遗传性疾病,由于编码表皮和基底膜带结构蛋白成分的基因突变,使这些蛋白合成障碍或结构异常,导致不同解剖部位水疱的产生。

单纯型 EB 多为常染色体显性遗传,由编码基底细胞角蛋白的角蛋白 5(KRT5,位于 12q13)和 / 或角蛋白 14(KRT14,位于 17q12-q21)编码基因突变有关(导致角蛋白丝或张力丝的发育异常)。营养不良型 EB 为常染色体显性或隐性遗传,均与编码基底膜下Ⅶ型胶原的 COL7A1 基因(位于 3p21.3)突变导致的锚纤维形成异常有关。交界型 EB 为常染色体隐性遗传,由 BP180(即 BPAG2,又称 XVII 型胶原)或板层素 5 编码基因突变所致,BP180 和板层素 5 均位于表真皮连接的透明层。

【病理变化】

根据靶蛋白和超微结构中皮肤裂隙位置的不同,3 型 EB 病理改变为:

1. 单纯型 EB 较常见,表皮内裂隙,水疱或裂隙发生在表皮的基底细胞层,基底膜结构正常。早期的单纯型 EB 仅有基底层细胞空泡变性,过碘酸雪夫染色(periodic acid-Schiff,PAS)阳性,基底层细胞内张力丝(角蛋白丝)减少、断裂、凝聚。张力丝的改变使原有细胞骨架的正常结构和功能丧失,细胞空泡变性、崩解直至水疱或裂隙形成。电镜检查示核周有水肿,线粒体变性,张力原纤维溶解,细胞器破坏,细胞质分解。

2. 营养不良型 EB 水疱或裂隙发生在真皮内,表皮和半桥粒结构基本正常,PAS 阳性,基底膜分界不清。电镜检查示水疱或裂隙位于致密板下层,致密板变薄,锚状纤维变短、数量减少或缺失,进而导致表皮真皮在致密板下分离。

3. **交界型 EB** 较少见,预后较差。表皮下水疱,偶见基底层坏死的角朊细胞,真皮内炎症细胞很少或无。电镜检查示水疱或裂隙位于表皮基底膜透明板,病变处半桥粒发育不良,数目减少甚至缺如。水疱或裂隙周围基底膜的透明板可见不同程度的增宽或空泡形成。

【临床表现】

各型 EB 的共同特点是发生于四肢末端和关节伸侧的皮肤、黏膜轻微摩擦或机械损伤后出现水疱、血疱、愈后瘢痕、粟丘疹和指/趾甲损害,严重者可累及任何部位(见文末彩图17-3)。疾病的严重程度取决于所患 EB 的类型及年龄。

1. **单纯型 EB** 较常见,多为常染色体显性遗传,是最轻型。包括多个亚型,最常见的 3 种亚型为:泛发性 EB(即 Koebner)、局限性 EB(即 Weber-Cockayne)和疱疹样 EB(即Dowling-Meara)。一般多在生后 24 小时内起病,发病部位多在易受摩擦处,主要为清澈紧张的大疱或血疱,Nikolsky 征阴性,疱破糜烂,痊愈快,不留瘢痕,一般至青春期症状可减轻。

2. **营养不良型 EB** 该型在水疱形成愈合后常伴有瘢痕和粟粒疹。临床表现因遗传方式不同而有差异:

(1)显性营养不良型 EB:往往有明确家族史,多在出生时发病,皮损为松弛大疱,多伴有血疱,Nikolsky 征阳性,愈后留有萎缩性瘢痕、白斑和棕色斑,常伴有粟粒疹。生长和智力发育正常。毛发、牙齿常不累及。少数患者黏膜受累。有时伴有鱼鳞病、毛囊周围角化、厚甲和指甲营养障碍。

(2)隐性营养不良型 EB:较其他类型更重,预后差。多在出生或婴儿早期发病。损害可在皮肤的任何部位,皮损除松弛大疱外,可有血疱,Nikolsky 征阳性,愈后留有萎缩性瘢痕、白斑和棕色斑,手指和足趾可被瘢痕组织的假性带捆在一起,形成棒状手、足。黏膜易受累并且程度重,随侵犯部位不同,可有频发口腔糜烂和溃疡、失音、吞咽困难、唇龈沟消失等表现。患儿生长发育不良、毛发稀少、甲和牙有畸形。早期患儿多死于严重的脓毒血症,皮肤瘢痕于 30 岁后常发生鳞状细胞癌。

(3)新生儿暂时性 EB:是少见的亚型,特点为出生时或摩擦后出现水疱、大疱性皮疹,表皮下水疱起于真皮乳头层,出生数月后可自行恢复,无瘢痕形成。

(4)Bart 综合征:常染色体显性遗传,主要特征为先天性表皮缺损、机械性水疱、甲畸形,预后较好。

3. **交界型 EB** 最常见的亚型为 Herlitz 型、Mitis 型和泛发性良性营养不良型。

(1)Herlitz 型又称致死型,40% 在生后第 1 年内死亡,是最严重的 EB,出生时即可发病,表现为泛发性水疱,伴严重的口腔肉芽组织形成,可累及多器官系统,包括上皮水疱,呼吸道、胃肠道和泌尿生殖道损害,常合并气道水疱、狭窄引起呼吸道梗阻。少见的临床表现包括幽门和十二指肠闭锁,患儿常死于败血症、多器官衰竭和营养不良。

(2)Mitis 型为轻型,又称非致死型,患儿出生时表现为中等程度的皮肤损害,部分可表现严重皮损,但可存活过婴儿期,并随年龄的增长而缓解。

(3)泛发性良性营养不良型为非致死型的亚型,出生时即可有临床表现,累及全身皮肤,主要在四肢出现大小不等的水疱,头面部和躯干也可受累,水疱萎缩性愈合是本型的特征,可出现严重营养不良,可有轻度口腔黏膜受累,水疱随年龄增长而缓解,但牙齿异常和皮肤萎缩性瘢痕可持续到成年,生长正常。

【辅助检查】

1. 透射电镜 可对 EB 患者水疱或裂隙发生部位作正确的定位,有助于分类诊断,并为进一步的基因突变检查提供重要的形态学依据。

2. 免疫荧光定位标记 取新鲜水疱部位皮损制成冷冻切片,然后通过抗原抗体反应对皮损部位进行荧光标记,根据荧光标记的部位、荧光强弱及是否缺失对 EB 进行分型判断。较透射电镜方便、简洁、可操作性强,判读结果相对容易,易推广。

3. 免疫组化定位标记 原理与免疫荧光相似,但其敏感性及特异性较透射电镜及免疫荧光稍差。

4. 致病基因检测 通过上述透射电镜、免疫荧光或免疫组化标记定位初步判断患者可能受累基因,从而有针对性地进行基因定位诊断,明确致病基因,确定分类。

【诊断与鉴别诊断】

根据病史、临床表现及体征进行临床诊断,借助免疫荧光和免疫组化定位,而后进行相应基因测序确定致病基因位点,必要时做透射电镜。

鉴别诊断包括葡萄球菌性烫伤样皮肤综合征、新生儿脓疱疮、先天性梅毒、新生儿单纯疱疹等。国外也有文献报道 EB 需与先天性大疱性鱼鳞病样红皮病、先天性趾甲肥厚、先天性外胚层发育不良、局灶性真皮发育不良及色素失禁症等疾病相鉴别。

【治疗】

无特效治疗,仅能对症及支持治疗。

1. 个体化护理 应注意保护皮肤,防治摩擦和压迫,无菌操作,及时清洁伤口,避免继发感染,用非粘连性合成敷料或广谱抗生素软膏外用防治感染。若病情累及其他系统,需多学科共同护理。

2. 手术治疗 对严重的皮肤糜烂、破溃,皮肤的挛缩性瘢痕导致关节挛缩、并指等畸形,EB 部分亚型引起的食管挛缩、幽门闭锁,发生鳞状细胞癌的风险显著增加的病变等需要及时进行外科手术治疗。

3. 对症支持治疗 重症患儿应加强支持治疗。必要时使用镇静剂以减少哭闹,避免皮肤与床面摩擦。必要时可全身应用抗生素预防感染。

4. 其他治疗 细胞治疗如骨髓造血干细胞或脐带血造血干细胞移植、蛋白替换治疗、基因治疗尚在研究中。

【预后】

有研究表明可通过胎儿镜进行胎儿皮肤组织活检(孕 17~20 周)做产前诊断,或从绒毛膜组织(孕 10~12 周)或羊水细胞(孕 12~15 周)中提取胎儿 DNA 进行产前基因诊断,如果产前诊断可明确胎儿在宫内患病,可对症处理,或及时终止妊娠,对有家族史的育龄夫妻进行优生优育指导。

EB 预后高度依赖于其疾病类型。大多数 EB 患者,特别是单纯型 EB 和显性营养不良型 EB 患儿,可存在正常的预期寿命。交界型 EB 患者,尤其是 Herlitz 亚型患者,可在出生后早期即死亡。隐性营养不良型 EB 患者,在成年早期发生鳞状细胞癌后死亡风险也较高。

(霍开明)

第四节　新生儿葡萄球菌烫伤样皮肤综合征

新生儿葡萄球菌烫伤样皮肤综合征(staphylococcal scalded skin syndrome,SSSS)是由于某些金黄色葡萄球菌产生的表皮剥脱毒素(exfoliative toxins,ETs)致患儿出现全身性表皮脱落性皮肤发疹性疾病,皮肤损伤很像烧伤后的表现,故命名为 SSSS,曾称新生儿剥脱样皮炎、金黄色葡萄球菌型中毒性表皮松解症,是新生儿期急性严重皮肤病,起病急,病情进展迅速,在全身泛发性红斑基础上,发生松弛性烫伤样大疱及大片表皮剥脱,若不及时治疗可引起败血症、肾功能衰竭、脓肿坏疽或感染性休克等并发症,病死率 3%~4%。SSSS 主要发生于新生儿及 6 岁以下儿童,偶见于患有慢性肾功能不全或免疫抑制的成人,男女比 2~4:1。

【病因和发病机制】

主要是由凝固酶阳性的金黄色葡萄球菌噬菌体 II 组(3A、3B、3C、55、71 型,以 71、55 型多见)感染所致,一般为耐甲氧西林菌株,该型葡萄球菌可产生 ETs,造成皮肤损害,现又发现 I 组或 III 组某些葡萄球菌也可产生 ETs。感染源主要来自:①患儿母亲的阴道;②患儿皮肤、鼻腔等部位,有人报道至少 3% 的新生儿携带有产生 ETs 的金黄色葡萄球菌菌株;③医院性交叉感染,国外报道 60% 以上出院的新生儿携带有金黄色葡萄球菌菌株。

ETs 可分为 A、B、C、D 四种类型,引起 SSSS 者主要以 A、B 两型为主,ETs 经血液循环到达全身,ETs 是一种丝氨酸蛋白酶,特异性地裂解桥粒芯糖蛋白 -1,其作用于表皮颗粒层,引起细胞间桥连接受损,导致角质形成细胞黏附的破坏。从而在颗粒层间形成松弛大疱、表皮剥脱。

研究证明 ETs 主要由肾脏排出,婴幼儿排泄很缓慢,该毒素在血清中含量增高;另外,新生儿因缺乏抗 ETs 抗体而容易被感染。发生于成年人的 SSSS 多见于患有肾炎、尿毒症、身体衰弱、免疫功能缺陷或有严重的葡萄球菌败血症者,可能与患者肾脏排泄功能和机体免疫功能低下有关。

【病理变化】

受损皮肤角化不全,角质层可呈网状,棘细胞层水肿,棘细胞发生空泡及核凝缩,角质层和棘层之间有空隙,真皮有水肿及充血现象,血管周围有中、高度炎性浸润,无表皮坏死。

【临床表现】

患儿常有前驱症状,包括乏力、发热、易激惹、咽痛和皮肤的明显触痛。红斑常初起于头部,并在 48 小时内蔓延,最终因在表皮浅层出现松弛的大疱而使皮肤呈现皱纹纸外观。在病变部位稍用力摩擦即出现大片脱落,露出鲜红的糜烂面即 Nikolsky 征阳性,1~2 天后大疱开始脱皮,遗留基底湿润面和薄的漆样痂皮(见文末彩图 17-4)。通常屈侧部位首先出现表皮剥脱。患者表现为悲伤面容、口周结痂、放射状裂纹和轻度面部水肿。3~5 天后皮损开始脱屑和结痂,10~14 天后上皮重新生成,皮损愈合后不留瘢痕。掌跖和黏膜不受累。

ETs 吸收进入血液,患儿常出现全身中毒症状。新生儿由于各器官生理功能不成熟,如并发基础性疾病或护理不当,可因继发败血症、水电解质紊乱及多器官衰竭等危及患儿的生命。

【辅助检查】

1. 血常规及血清学检测　白细胞计数可增高或正常。同时检查血尿素氮、血肌酐、电解质、心肌酶谱等。C反应蛋白和降钙素原升高支持细菌感染。

2. 细菌学培养　从创面分泌物、鼻咽部、结膜、脐、直肠、血液等标本中培养到产ETs的金黄色葡萄球菌等，尽管皮肤创面培养有体表正常菌群污染的可能性，但皮肤创面分泌物和鼻咽部标本仍可能是寻找葡萄球菌感染源的重要方法。

【诊断与鉴别诊断】

1. 诊断　根据起病急骤，皮肤广泛性红斑，松弛性大疱，表皮剥脱，Nikolsky征阳性，多发生于婴幼儿等特点，结合组织病理检查可以诊断。

2. 鉴别诊断

(1)新生儿脓疱病：是发生在新生儿中的以周围红晕不明显的薄壁水脓疱为特点的感染性皮疹，不形成全身红皮症，Nikolsky征阴性，无表皮松解，常于出生半月内发病。其病原菌通常为凝固酶阳性的金黄色葡萄球菌，亦有报道链球菌如B族溶血性链球菌可引起脓疱疮。

(2)中毒性表皮坏死松解症：多由药物过敏或上呼吸道感染诱发，皮损常始于躯干，表现为红斑上迅速出现水疱，水疱位置较深，无触痛，可见烫伤样表皮剥脱，其病理特征为表皮下水疱形成，表皮全层坏死，炎症细胞较多。

(3)遗传性大疱性表皮松解症：本病为非感染所致，可有家族史，无传染性，大疱内容清澈，皮肤损害常见于易受摩擦的部位。

(4)色素失禁症：本病为X连锁显性遗传病，在出生时即有皮肤改变，可见红斑、丘疹和水疱，有疣状皮损，水疱消退后有色素沉着。

【治疗】

1. 一般治疗及护理　注意保暖，注意口腔和眼部护理。加强皮肤护理，保持创面清洁干燥，严格对衣物、床单等物品进行消毒，床旁隔离护理。注意水、电解质平衡，加强营养支持治疗。

2. 抗感染治疗　早期使用足量有效的抗生素，以清除存在体内的金葡菌感染灶，终止细菌毒素产生。宜根据药物敏感试验，选用适宜抗生素。国内报道对新生儿SSSS耐药率低且治疗有效的抗菌药物宜首选头孢菌素类和耐酶、广谱的半合成青霉素与β-内酰胺酶抑制剂组成的复合制剂，如阿莫西林/棒酸、头孢菌素类和苯唑西林等，万古霉素为二线用药。

3. 局部治疗　皮损在暖箱内暴露，皮肤和眼部感染部位可外用四环素可的松眼膏、莫匹罗星软膏、0.5%~1%新霉素乳剂等无刺激性的杀菌剂。大疱疱膜最好移除，然后用1:5 000~1:10 000高锰酸钾溶液或1:2 000黄连素液湿敷等。局部外用抗生素治疗是减少细菌耐药，缩短病程的有效途径。

4. 静脉注射用丙种球蛋白(IVIG)　IVIG能结合抗原中和毒素，封闭Fc抗体，抑制炎症反应。重症患儿可考虑使用1~2g/(kg·d)静脉滴注。IVIG对SSSS疗效显著，在病程早期用药效果更好，能有效地缓解全身症状，缩短病程。

【预后】

由于SSSS的皮损发生在皮肤的表皮层，未伤及真皮层，大部分患儿经过1~2周适当治疗后皮损部位逐渐出现结痂、脱屑，无瘢痕及色素残留。

(霍开明)

第五节　新生儿皮下坏疽

新生儿皮下坏疽(neonatal infectious gangrene of subcutaneous tissue)是新生儿期特有的一种严重的皮下组织急性感染,以冬、春季及潮冷地区发病率较高。本病大多数由金黄色葡萄球菌引起,多发生在生后1周左右,发病后皮下组织广泛坏死,发展及蔓延非常迅速,短时间内病变范围可迅速扩大,易并发败血症,早期文献资料报告死亡率可达5%~8%,近年来发病率显著下降,与经济水平、居住条件及卫生状况的改善有很大关系。

【病因和发病机制】

由于新生儿的皮肤发育尚不完善,屏障功能较差,皮肤柔软娇嫩易受损,同时患儿经常仰卧受大、小便浸渍、被服和哭吵乱动时摩擦等,引起局部皮肤损伤而致细菌侵入。病原菌大多为金黄色葡萄球菌,少数为表皮葡萄球菌、产气杆菌、大肠埃希菌、铜绿假单胞菌等,细菌来源于产房、新生儿室的用具以及工作人员中带菌者。

【病理变化】

主要病理改变是皮下组织的广泛性炎症和坏死。坏死区有细菌存在,但仅少数有多核白细胞浸润,表明中性粒细胞趋化作用不良,对炎症缺乏局限能力,而坏死组织周围的组织结构完整。皮肤病变较轻,其中心部分可有坏死,周围皮肤的真皮层只有充血而无其他改变。少数病例的局限能力较强,可形成脓肿。

根据组织炎症、坏死及有无脓肿形成分为坏疽型、蜂窝组织炎型、坏死型和脓肿型,以坏疽型多见。

【临床表现】

好发于身体受压部位,多见于臀部和背部,也可发生在枕部、颈部、骶部和会阴等部位。其特征为起病急,病变发展快,数小时内明显扩散。局部典型表现为皮肤片状红肿,温度增高,触之稍硬,毛细血管反应明显,周围无明显界限(见文末彩图17-5)。病变迅速向四周扩散,中央部位的皮肤渐变为暗红、紫褐色,触之较软,有漂浮感,少数病例积脓稍多时有波动感。晚期病例皮肤呈紫黑色,甚至溃破有稀薄脓液流出。

患病后常首先表现哭吵、拒食、发热等症状。体温多数在38~39℃,高者可达40℃。亦可有腹泻、呕吐。合并败血症时表现嗜睡、体温不升、唇周青紫、腹胀、黄疸,晚期病例出现中毒性休克、弥散性血管内凝血、呼吸和肾衰竭而致死。

【辅助检查】

1. 血常规　白细胞总数和中性粒细胞百分比升高,核左移,细胞质中出现中毒颗粒。重症或衰弱者白细胞<5.0×10^9/L。红细胞以及血红蛋白常降低,重症者血小板减少。

2. 血清学检查　C反应蛋白升高提示细菌感染。

3. 病原学检查　可送血、局部病灶的脓液培养及涂片寻找病原菌。为提高病原菌检出率,尽量于早期、抗菌药物治疗之前多次于发热和寒战发作期间采血,连续两次或同时从不同部位取双份标本,以便能分清是污染还是致病菌。必要时应同时做厌氧菌、L型细菌和真菌培养。

【诊断与鉴别诊断】

凡是新生儿有发热、哭吵、拒乳时,应作全身皮肤检查,尤其是身体受压部位,发现上述局部典型表现时,不难做出诊断。对于病变范围的估计,可按小儿烧伤面积的计算方法来计算,面积在 10% 以上者属重型。

【治疗】

1. 一般治疗　加强护理,患儿衣物、尿布要勤洗、消毒、更换,患儿采用侧卧位或俯卧位,并常换体位;尽量让患儿进乳,进食差者应用静脉营养,注意水、电解质平衡及热量、维生素补充;保温、保暖。

支持疗法可多次输新鲜血浆、静脉用丙种球蛋白等。

2. 抗菌治疗　应尽早静脉给予足量抗生素,在未获得病原学结果之前一般多给予对金葡菌有效的 2 种抗生素,以后再根据病原菌种类和药物敏感试验结果调整给药方案。2~3 周病情稳定后改用肌内注射或口服。疗程需持续到症状改善,退热后 2~3 周,或血培养转阴后1~2 周或连续 2~3 次血培养阴性后方可停药。应防止长时间使用抗生素导致二重感染。

3. 局部处理　当皮肤出现暗红色及有漂浮感时,应早期切开引流,切口要小而多,遍及病灶区,每个切口长约 1.5cm,间距 2~3cm,可引流出混浊脓液或血性液体,边切边填塞引流纱条,每日换药 2~3 次,并观察患处,如有扩散随时加做切口,使引流通畅。对于坏死组织要早期清除,待病情稳定,宜采用点状植皮术,可促使创面早期愈合。

4. 并发症的防治　如感染性休克、高胆红素血症的防治等。感染中毒症状严重者可在足量应用有效抗生素的同时给予小剂量糖皮质激素治疗 5~7 天。

【预后】

预后与就诊早晚和治疗正确与否有关,一般创面愈合后不留严重瘢痕,如有大片皮肤坏死留有较大创面时,可行植皮术以缩短愈合时间。

（霍开明）

第六节　新生儿血管瘤

新生儿血管瘤(hemangioma)是最常见的先天性皮肤血管疾病,约占 80%。常在新生儿期出现,然后快速生长,至 1 岁左右生长停滞并逐渐退化,虽然大多数在 5~7 岁内完全消退,但严重的血管瘤在增殖期会迅速增大导致外观畸形、功能障碍甚至危及生命。发病率为2%~6%,女性高于男性,比率为(3~5):1。

【病因和发病机制】

发病原因目前尚不清楚。母亲年龄 ≥ 35 岁、女婴、早产儿为高危因素,另有研究显示妊娠初期 3 个月 SO_2 和 PM_{10} 暴露浓度与新生儿血管瘤发病有关。

【病理变化】

血管瘤是一种脉管的错构瘤样肿瘤,婴幼儿期为在真皮和皮下组织内毛细血管内皮细胞增生、增大,聚集成实体性索团,仅可见少数小的毛细血管腔。成熟皮损则表现为血管腔增大或显著扩张,而内皮细胞变平。

【临床表现】

先天性血管瘤又称草莓状血管瘤(strawberry hemangioma),可发生在身体任何部位,多见于颜面、头颈部或肩部。出生时或出生后数月内发生,皮损出现时为红色小点,数日内长至米粒大,以后继续扩大与附近新增的小红点融合成一圆形或椭圆形团块,增大迅速,大多在 1 年内生长到最大,呈高出皮面柔软分叶状鲜红色肿物,边界清楚,大小不等,多在 2~4cm之间,压之不易褪色(见文末彩图 17-6)。此后,开始逐渐退化,70%~90% 患者在 5~7 岁时可自行完全消退。皮损多数在皮肤表面,少数居于正常皮肤被覆之下,难以区分是血管瘤或者静脉畸形。伴有血小板减少性紫癜的毛细血管瘤者称为 Kasabach-Merritt 综合征。

【诊断与鉴别诊断】

1. 诊断　根据临床表现较易做出诊断。

2. 鉴别诊断　先天性血管畸形(congenital blood vessel malformation)约占先天性皮肤血管疾病的 20%,是指随患儿年龄增长而呈管道样生长,并具有内皮细胞生物特性的一种血管病变。临床上葡萄酒色斑、蔓状血管瘤、极少部分的"海绵状"血管瘤以及淋巴管瘤均属此类。多于出生时发现,以后随年龄增长而按比例生长,无突然生长的病史,不会自行消退。血管畸形可发生在任何器官系统,常显露于颈、颜面部位的皮肤,亦可发生于四肢、胸腹壁和腔内、实体器官、空腔脏器和脑部等多个部位。初期表现是美容问题。临床症状有出血、肿块效应和充血性心力衰竭。

【治疗】

本型皮损多数可完全消退,有导致外观畸形或并发症者应尽早及时治疗,普萘洛尔目前是治疗婴幼儿血管瘤一线药物,尤其用于治疗重症婴幼儿血管瘤。也可应用放射性核素 ^{32} 磷或 ^{90} 锶或 X 线照射治疗,或使用糖皮质激素,如口服泼尼松,还可用 585nm 脉冲染料激光治疗。

(霍开明)

第十八章　新生儿其他疾病

学习目标

1. **掌握**　新生儿硬肿症的预防措施和复温方法；早产儿视网膜病的预防措施和筛查对象及时间；新生儿听力筛查的方法和时间。
2. **熟悉**　新生儿硬肿症的临床表现；早产儿视网膜病的病因、高危因素、临床表现和治疗方法；正常新生儿和婴儿对声音的反应，听力筛查的目的及内容。
3. **了解**　新生儿硬肿症的病因和病理生理；早产儿视网膜病的发病机制；听力障碍的诊断。

第一节　新生儿硬肿症

新生儿硬肿症(scleredema)是由寒冷及感染等导致皮下脂肪的炎症性疾病，由低体温(腋温低于 36.5℃)所致者也称新生儿寒冷损伤综合征(cold injury syndrome)。新生儿硬肿症多发生在寒冷季节或继发于严重感染、出生窒息、缺氧、早产儿。硬肿症常继发肺出血及多脏器功能衰竭，病死率比较高。

【病因和发病机制】

1. **寒冷损伤**　宫内温度为 37.9℃，出生后由于羊水蒸发、寒冷及干燥环境，体温迅速降低，如不保温，足月儿体核温度降低 0.1℃/min，低体温影响各系统功能，与病死率有关。低体温危险因素为：早产、低体重、IUGR、出生窒息、中枢神经系统抑制、先天异常(腹裂或淋巴水肿)。

2. **感染**　严重感染性疾病如败血症、化脓性脑膜炎、肺炎、感染性腹泻等可伴发硬肿症。感染时机体消耗增加，摄入不足，产热减少。感染、体温改变(发热或低温)所致能量代谢紊乱；休克、缺氧、酸中毒等可能加重上述状态。因此硬肿常是严重感染的标志，与病死率相关。

3. **其他**　许多非感染性病理因素如窒息、出血、先天性心脏病、手术或某些畸形等均可引起硬肿。其发生机制除上述病理生理环节外，近来报道还涉及神经、内分泌系统调节紊乱、甲状腺功能减退等其他因素的参与。

【临床表现】

1. **低体温**　是本症主要表现之一,多见于早产儿。全身或肢端凉,体温常在35℃以下,严重者可在32℃以下。低体温硬肿症患儿中产热良好(腋温≥肛温,腋温-肛温差为正值,在0~0.9℃间)者占绝大多数,产热衰竭(腋温<肛温,腋温-肛温差为负值)者仅占少数。前者多为硬肿面积较小者,复温效果较好,预后良好,病死率低。后者多为硬肿面积大者,复温效果差,易伴有多脏器功能衰竭,预后不良,病死率高。

2. **皮肤硬肿**　包括皮脂硬化和水肿两种病变。皮脂硬化处皮肤变硬,皮肤紧贴皮下组织,不易提起,严重时肢体僵硬,不能活动,触之如硬橡皮样,皮肤呈紫红或苍黄色。以硬化为主者多为出生1周后或感染、病情危重者。以水肿为主者多为生后1~2日或早产儿。硬肿多为对称性,累及部位顺序依次为下肢、臀部、面颊、上肢、背、腹、胸部等。严重者心率及呼吸减慢,运动减少。硬肿面积与病情及预后密切相关,面积越大,各器官功能损害越大,病情越重,病死率越高。

按皮肤硬肿占全身面积的百分数,分为轻、中、重三度(表18-1):①评分:每项分别评1分,总分为0分者属轻度,1~3分为中度,4分以上为重度;②体温检测:肛温在直肠内距肛门约3cm,持续4分钟以上;腋温将上臂紧贴胸部测8~10分钟;③硬肿范围计算:头颈部20%,双上肢18%,前胸及腹部14%,背部及腰骶部14%,臀部8%,双下肢26%;④器官功能低下:包括不吃、不哭、反应低下、心率慢或心电图及血生化异常;器官功能衰竭指休克、心力衰竭、DIC、肺出血、肾功能衰竭等。⑤无条件测肛温时,腋温<35℃为1分,<30℃为4分。

表18-1　新生儿硬肿症分度及评分标准

评分	体温		硬肿范围(%)	器官功能改变
	肛温(℃)	腋-肛温差(℃)		
0	≥35		<20	无明显改变
1	<35	0或正值	20~50	明显改变
4	<30	负值	>50	功能衰竭

3. **器官功能损害**　本病早期常有拒乳、不哭等反应低下表现。随着体温降低,硬肿出现或加重,可伴有循环障碍(休克、心功能低下或心肌损害)、DIC、肺出血、急性肾功能衰竭以及酸碱、电解质平衡和内分泌调节等多系统功能损害表现。

(1)循环障碍:重度低体温患儿,特别是体温<30℃或硬肿加重时,常伴有明显的微循环障碍如面色苍白、发绀、四肢凉、皮肤花纹,毛细血管再充盈时间延长。早期心率一过性增快(>160次/min),随病情加重或体温降低逐渐减慢,严重时可低于100次/min,且心音低钝,节律不齐。早期血压常无改变,复温过程中部分病例有一过性下降趋势,尤其是舒张压和平均动脉压改变明显。如体温恢复,心率仍慢(<100次/min)可考虑存在心源性休克或心力衰竭,此时常有明显心肌损害。心肌酶谱主要表现血清肌酸激酶(CK)及其心型同工酶(CK-MB)、乳酸脱氢酶(LDH)、天门冬氨酸转氨酶(AST)及心肌特异性酶-α羟丁酸脱氢酶活性增强。

心电图主要表现：窦性心动过缓、低电压、QT 间期延长、ST-T 波改变和一度房室传导阻滞等。

(2)急性肾功能衰竭(ARF)：严重硬肿症可有尿少甚而无尿等急性肾功能损害表现。如诊断治疗不及时可迅速引起呼吸困难、发绀、肺部啰音、肺出血(出血性肺水肿)等急性左心衰竭表现，并在数小时或 1~2 日内死亡。中、重度硬肿症患儿多数合并有氮质血症，甚至发生 ARF。因此，早期发现治疗 ARF 是防治本病并发肺出血的主要措施之一。

(3)肺出血：多发生在重度低体温(<30℃)硬肿症患儿的极期。主要表现：①呼吸困难及发绀突然加重，给氧后症状不缓解；②肺内湿啰音迅速增加；③血气显示 PaO_2 迅速下降，$PaCO_2$ 增加；④气管插管内吸出血性液体或；⑤泡沫性鲜血自鼻、口涌出。如症状不典型，必要时可做床边胸部 X 摄片以协助诊断。肺出血是本病最危重临床征象和主要死因，如不及时抢救，可在数小时内死亡。

4. 其他表现　本病可引起全身多器官、系统损害，出现功能低下、代谢紊乱和脏器功能衰竭表现。DIC 可致出血倾向和血凝时间、血小板计数、纤维蛋白原定量、凝血酶原时间、纤维蛋白降解产物(FDP)及末梢血红细胞形态发生改变。约 2/3 病例合并酸碱平衡紊乱，其中主要为代谢性酸中毒。入院时动脉血气 pH<7.0 以下者病死率高。高钾血症、高磷血症、低钙血症和低血糖症的发生率也较高。

【诊断】

1. 病史　寒冷季节、环境温度过低或保温不当或有严重感染、窒息、产伤等所致的摄入不足或能量供给低下病史。

2. 临床表现　早期吮乳差，哭声低，反应低下。病情加重后，体温(肛温或腋温)<35℃，严重者 <30℃。周身对称性硬肿。多器官功能损害：早期心率减慢，微循环障碍，严重时休克、心力衰竭、DIC、肺出血、肾功能衰竭等。

3. 辅助检查　根据需要检测动脉血气、血糖、钠、钾、钙、磷、尿素氮或肌酐、心电图、胸部 X 线摄片。

4. 临床分度　本症分轻、中、重度，评分标准见表 18-1。

【治疗】

1. 复温

(1)复温时的监护：①生命体征：包括血压、心率、呼吸等；②判定体温调节状态：检测肛温、腋温、腹壁皮肤温度及环境温度(室温或暖箱温度)，以肛温为体温平衡指标，腋-肛温差为棕色脂肪代偿产热指标；③监测摄入或输入热量、液量及尿量。

(2)复温方法：轻中度硬肿症(直肠温 >30℃)：用暖箱复温，将患儿置预热至 30℃暖箱内，通过暖箱的自控调温装置或人工调节箱温于 30~34℃，使患儿 6~12 小时内恢复正常体温。乡村、基层医疗单位可用热水袋、热炕、电热毯包裹或母怀取暖等方法，如无效立即转上级医院。重度低体温(直肠温度 <30℃)者：先以高于患儿体温 1~2℃的暖箱(温度不超过 34℃)开始复温，每小时提高箱温 1℃，于 12~24 小时内恢复正常体温。或用远红外线抢救台(开放式暖箱)快速复温，床面温度从 30℃开始，每 15~30 分钟升高体温 1℃，随体温升高逐渐提高远红外线箱的温度(最高 33℃)，恢复正常体温后置于预热至适中环境温度的暖箱中(表 18-2)。

表 18-2 不同体重早产儿暖箱温度湿度参考数(裸体)

出生体重(g)	暖箱温度(℃)		相对湿度(%)
	初生者	日久者	
<1 000	36	34	
1 000~1 500	36	32	55~56
1 501~2 000	34	30	
>2 000	32	30	

2. 热量和液体供给 开始热量每天 200kJ(50kcal/(kg·d)),迅速增至 420~500kJ/(kg·d)(100~120kcal/(kg·d)),早产儿或产热衰竭患儿适当增加热量。尽早胃肠喂养,重症伴有尿少,无尿或明显心肾功能损害者,应严格限制输液速度和液量。定期监测血糖、血气分析、电解质等。

3. 纠正器官功能紊乱

(1)循环障碍:有微循环障碍或休克者及时扩容、纠正酸中毒。

1)扩充血容量:先用 2:1 液 15~20ml/kg(明显酸中毒者用 1.4% 碳酸氢钠等量代替),1 小时内静脉滴入,继用 1/3 或 1/4 张液,低于生理需要量每天 70~90ml/kg。

2)纠正酸中毒:根据血气分析结果计算,确无条件时 5% 碳酸氢钠每次 3~5ml/kg。先给 1/2 量,以 2.5 倍注射用水稀释成等渗液,快速静脉滴注(5% 碳酸氢钠 1.7ml =1mmol),余量 4~6 小时内给予。

3)血管活性药:心率降低者首选多巴胺 5~10μg/(kg·min)静脉滴入。

(2)防治 DIC:重度硬肿症及高凝状态者,早期用微剂量肝素,每次 20U/kg,皮下注射,8 小时一次,疗程 3 天。可酌情给予新鲜冰冻血浆。

(3)急性肾功能衰竭:尿少或无尿者用呋塞米,每次 1~2mg/kg,并严格限制液量,可加用多巴胺,5μg/(kg·min)静脉滴入。高钾血症者限制钾的摄入,严重时给予胰岛素加葡萄糖静脉输注(每 2~4g 葡萄糖＋ 1U 胰岛素)或静脉注射适量葡萄糖酸钙以抵消钾对心脏的毒性作用。

(4)肺出血:一经确立早期给予气管插管进行机械通气(高 PEEP),积极治疗引起肺出血的病因如 DIC、肺水肿、急性心、肾功能衰竭等。

4. 控制感染 对感染引起的硬肿症,早期使用抗生素。根据病原学检查结果必要时调整抗生素,慎用对新生儿肾脏有毒副作用的药物。

【预防】

预防新生儿低体温是降低新生儿硬肿症的关键。WHO 2010 指南建议分娩室温度应 ≥ 25℃,降低母亲分娩前低体温,用塑料袋、帽子及热的气体进行复苏;足月儿生后立即、早产儿稳定后开始母婴皮肤接触有利于新生儿体温控制、生理稳定、脑发育及增加母乳喂养率。延迟洗澡及称重;保证转运时的环境温度。所有低体温新生儿均应除外各种病原体感染。

(林振浪)

第二节 早产儿视网膜病

早产儿视网膜病(retinopathy of prematurity,ROP)于 1942 年首次报道,但直到 20 世纪 80 年代才引起重视,许多早产儿因发生 ROP 导致失明或严重视力障碍。目前 ROP 已成为世界范围内儿童致盲的重要原因,约占儿童致盲原因的 6%~18%。1991 年,美国多中心 ROP 冷凝研究小组(CRYO-ROP)对 4 099 例出生体重(BW)<1 251g 早产儿研究发现,ROP 发生率 65.8%(2 699 例),2 237 例 BW<1 000g 早产儿 ROP 发生率 81.6%(1 815 例),胎龄 <32 周早产儿 ROP 发生率 68.5%(2 617/3 821 例)。英国 Hameed 等经过 10 年研究,发现出生体重 <1 250g 早产儿,ROP 发生率上升。因此,尽管经过 20 年不懈努力,ROP 发生率仍然比较高,是早产儿的重要威胁。

【病因和发病机制】

1. **早产低出生体重** 早产低体重是发生 ROP 的根本原因。胎龄越小,体重越低,视网膜发育越不成熟,ROP 发生率越高,病情越严重。

2. **基因及种族** 研究显示,有些早产儿即使不吸氧也发生 ROP,而有些早产儿即使吸氧时间超过 1 个月甚至更长也没有发生 ROP,提示 ROP 发生有明显个体差异,可能与相关基因有关。

3. **氧疗** 氧疗与 ROP 存在一定关系,氧疗是否会导致 ROP 取决于多个因素:吸氧浓度、氧疗时间、氧疗方式、动脉氧分压的波动以及对氧的敏感性等。

4. **其他** 贫血及输血、代谢性酸中毒、反复呼吸暂停、念珠菌败血症、动脉血 $PaCO_2$ 过低与 ROP 发生有关。

早产儿视网膜血管发育未成熟,在血管进一步成熟过程中,由于代谢需求增加导致局部视网膜缺氧,在各种高危因素作用下,使发育未成熟的视网膜血管收缩、阻塞,视网膜血管发育停止,导致视网膜缺氧。视网膜缺氧导致继发性血管生长因子大量产生,从而刺激新生血管形成,最终导致 ROP。

因此,ROP 的发生可分为两个阶段:第一阶段,视网膜血管阻塞或发育受阻、停止;第二阶段,视网膜缺氧继发新生血管形成。新生血管均伴有纤维组织增殖,纤维血管膜沿玻璃体前面生长,在晶状体后方形成晶状体后纤维膜,膜收缩将周边部视网膜拉向眼球中心,引起牵引性视网膜脱离,使视网膜结构遭到破坏,最后导致眼球萎缩、失明。

【临床表现】

ROP 临床表现主要是眼底视网膜病变,根据 ROP 国际分类法(ICROP),将 ROP 眼底病变进行分区和分期:

1. **按区域定位** 将视网膜分为三区。1 区:以视盘为中心,以视盘到黄斑中心凹距离的 2 倍为半径的圆内区域。2 区:以视盘为中心,以视盘至鼻侧锯齿缘距离为半径,1 区以外的圆内区域。3 区:2 区以外的颞侧半月形区域,是 ROP 最高发的区域。

2. **按时钟钟点定位病变范围** 将视网膜按时钟钟点分为 12 个区域计算病变范围。

3. **按疾病严重程度分期** 1 期:视网膜后极部有血管区与周边无血管区之间出现一条白色平坦的细分界线。2 期:白色分界线进一步变宽且增高,形成高于视网膜表面的嵴形隆起。3 期:嵴形隆起愈加显著,呈粉红色,此期伴纤维增殖,进入玻璃体。4 期:部分视网膜脱离,根据是否累及黄斑分为 a、b 两级。4a 为周边视网膜脱离未累及黄斑,4b 为视网膜脱离累及黄斑。5 期:视网膜全脱离,常呈漏斗型,可分为宽、窄、前宽后窄、前窄后宽 4 种漏斗型。此期有广泛结缔组织增生和机化膜形成,导致晶状体后纤维膜。

4. 特殊病变

(1)附加病变(plus):后极部视网膜血管怒张、扭曲,或前部虹膜血管高度扩张。附加病变是 ROP 活动期特征,一旦出现提示预后不良。

(2)阈值病变(threshold ROP):指 3 期 ROP,位于 1 区或 2 区,新生血管连续占据 5 个时钟范围,或病变虽不连续,但累计达 8 个时钟范围,同时伴 plus。此期是早期治疗的关键时期。

(3)阈值前病变(prethreshold ROP):包括 2 种情况。若病变局限于 1 区,ROP 可为 1、2、3 期。若病变位于 2 区,则有 3 种可能:2 期 ROP 伴 plus;3 期 ROP 不伴 plus;3 期 ROP 伴 plus,但新生血管占据不到连续 5 个时钟范围或不连续累计 8 个时钟范围。

(4)Rush 病变:ROP 局限于 1 区,新生血管行径平直。Rush 病变发展迅速,一旦发现应提高警惕。

(5)退行期:大多数患儿随年龄增长 ROP 自然停止,并进入退行期。此期特征是嵴上血管向前面无血管区继续生长为正常视网膜毛细血管,嵴逐渐消退,周边视网膜逐渐透明。

【诊断和筛查】

1 期和 2 期 ROP 为疾病早期,一般不需要立即治疗,需严密观察。而 4 期和 5 期 ROP 为晚期病变,治愈率比较低,视力损害和致盲发生率均非常高。3 期为治疗的关键,如发现 3 期病变即开始治疗,疗效比较好,大部分可以避免致盲。因此,早期诊断非常重要。不同国家和地区的经济医疗水平不同,应根据当地实际情况制定不同的筛查标准。

1. 筛查对象和指征 一般将出生体重 <1 500g 或胎龄 <32 周所有早产儿,不管是否吸过氧都列为筛查对象。对出生体重在 1 500~2 000g 或胎龄在 32~34 周早产儿,如吸过氧或有严重合并症者,也列为筛查对象。

2004 年,我国卫生部制定了《早产儿治疗用氧和视网膜病变防治指南》,该指南明确我国 ROP 筛查对象是:①胎龄 <34 周或 BW<2 000g 早产儿;② BW>2 000g 早产儿,但病情危重曾经接受机械通气或 CPAP 辅助通气,吸氧时间较长者。

2. 筛查时间 初次筛查时间最好同时考虑生后日龄和矫正胎龄,尤其是矫正胎龄与严重 ROP 出现的时间更相关,即出生时胎龄越小发生 ROP 时间相对越晚。目前,大多数国家将首次筛查时间定在生后第 4 周或矫正胎龄 32 周。2006 年,美国儿科学会和眼科学会总结胎龄、日龄、矫正胎龄和 ROP 初次筛查关系(表 18-3)。2014 年,我国《早产儿视网膜病防治指南》规定,首次筛查时间为生后 4~6 周或矫正胎龄 31~32 周开始。

表 18-3 根据出生时的胎龄决定首次筛查时机

胎龄(周)	首次检查年龄(周)	
	矫正胎龄(周)	生后日龄(周)
22	31	9
23	31	8

续表

胎龄(周)	首次检查年龄(周)	
	矫正胎龄(周)	生后日龄(周)
24	31	7
25	31	6
26	31	5
27	31	4
28	32	4
29	33	4
30	34	4
31	35	4
32	36	4

3. 检查方法　一般用间接眼底镜或眼底数码相机检查。

(1)间接眼底镜:检查过程应在护理人员、新生儿科医生和眼科医生的共同协作下完成,为减少乳汁吸入,检查后 30 分钟至 2 小时方可进食,应监测血糖以防低血糖发生。间接眼底镜检查有一定的主观性,可能存在漏诊,需要检查者有较高的技术。

(2)眼底数码相机:按正中位、上、下、左、右共 5 个方向对视网膜摄像,成像储存于电脑中,眼底数码相机优点:①检查结果较客观,不同眼科医生对结果判断的准确性、一致性和可靠性比较好;②检查结果可保存,有利于随访和资料统计;③减少由检查本身造成的眼球损伤。

4. 随访方案　根据第一次检查结果而定。如双眼无病变,可隔周复查 1 次,直到纠正胎龄 44 周,视网膜血管长到锯齿缘为止。如有 1、2 期病变,应每周复查 1 次,随访过程中若ROP 程度下降,可每 2 周检查 1 次,直至病变完全退行。若出现 3 期病变,应考虑治疗,如达到阈值水平,应在诊断后 72 小时内进行激光或冷凝治疗。随访频度应根据上一次检查的结果,由眼科医生决定,直至矫正胎龄足月,视网膜完全血管化(表 18-4)。

表 18-4　早产儿 ROP 眼底随访方案及处理措施

眼底检查结果	应采取的处理措施
无 ROP 病变	隔周随访 1 次,直至矫正胎龄 44 周
1 期病变位于 2~3 区	隔周随访 1 次,直至病变退行消失
2 期病变	每周随访 1 次,直至病变退行消失
Rush 病变	每周随访 1 次,直至病变退行消失
阈值前病变	每周随访 1 次,考虑激光治疗
3 期阈值病变	应在 72 小时内行激光治疗
4 期病变	玻璃体切割术,巩膜环扎手术
5 期病变	玻璃体切割术

【治疗】

1. 激光治疗　对早期 ROP 效果良好,对阈值 ROP 首选光凝治疗。光凝在全麻下进行,通过间接检眼镜激光输出系统,在 25D 或 28D 透镜下进行。

2. 抗 VEGF 药物治疗　抗 VEGF 药物已用于临床治疗 ROP,其中雷珠单抗(ranibizumab)是比较常用的药物,治疗 2 期和 3 期 ROP 已取得比较好的疗效,每只眼每次 0.25~0.30mg,玻璃体内注射给药,可单用或与激光治疗合用。

3. 巩膜环扎术　如果阈值 ROP 没有得到控制,发展至 4 期或尚能看清眼底的 5 期 ROP,采用巩膜环扎术可能取得良好效果。

4. 玻璃体切除手术　巩膜环扎术失败及 V 期患者,只能做复杂的玻璃体切除手术。术后视网膜得到部分或完全解剖复位,但患儿最终视功能的恢复极其有限,很少能恢复至有用视力。

预防:ROP 致病因素众多,应采取综合预防措施:①积极防治早产儿各种合并症:早产儿合并症越多、病情越严重,ROP 发生率越高,应积极防治早产儿各种合并症,使早产儿尽可能平稳度过危险期,减少吸氧机会,以降低 ROP 发生率。②规范氧疗:早产儿由于呼吸系统发育不成熟,通气和换气功能障碍,生后常依靠氧疗才能维持生命,氧疗要注意以下问题:尽可能降低吸氧浓度,缩短吸氧时间,减少动脉血氧分压波动。③其他:积极防治呼吸暂停,治疗代谢性酸中毒,预防贫血及减少输血,防治感染,防治 $PaCO_2$ 过低。

(林振浪)

第三节　新生儿听力障碍与听力筛查

国内外研究报道,先天性的听力障碍(hearing loss)在正常新生儿中的发病率约为 0.1%~0.3%。在 NICU 中的发病率为 2%~4%。听力障碍可引起患儿言语 - 语言、智力发育迟缓及缺陷,造成社会适应能力低下。新生儿听力筛查有助于早期发现、早期诊断、早期干预、促进其言语 - 语言的发育。

新生儿听力筛查(neonatal hearing screening)就是用快速而简便精确的方法从某个特定的群体中间鉴别出可能存在听力障碍的个体的过程。新生儿听力筛查的方法必须满足三个条件:①敏感性:即能够鉴别听力障碍的个体,减少假阳性发生;②特异性:即能够剔除听力正常的个体,减少假阴性;③经济性:即能方便、快捷、大规模的筛选,易为公众所接受。

【听力筛查目的及内容】

1. 听力筛查目的　采用一种有效的听力筛查方法,尽早发现刚出生的新生儿是否有听力问题,明确听力损失的程度及听力损失的部位,尽早进行干预治疗,促进其听力和语言的正常发育。

2. 听力筛查项目　主要由三大部分组成:

(1)新生儿听力筛查:正常新生儿的听力筛查和 NICU 新生儿听力筛查。

(2)听力诊断:新生儿听力筛查阳性(未通过)、进行性听力下降以及后天获得性听力异常的患儿需进一步明确诊断,包括听力损失的程度和部位。

(3)干预与康复:根据患儿听力损失的程度和类型,采用不同的干预方法。包括手术、物理的声放大、人工耳蜗植入,以及听力矫正之后言语—语言康复训练。

【听力筛查方法】

1. 行为观察测听法 此方法是观察新生儿声音刺激后的行为反应、惊跳反射以及头部摆动。该法比较粗糙，有较高的假阳性率。

2. 耳声发射（otoacoustic emission，OAE） 1978 年，Kemp 首先在人耳记录到一种产生于耳蜗，经听骨链及鼓膜传导释放至人外耳道的能量。耳声发射仪客观、无创、快捷、灵敏，测量由耳蜗外毛细胞发射出的能量，可全面直接反映耳蜗毛细胞的功能。按有无声刺激可将耳声发射分为两大类：自发性耳声发射（SOAE）和诱发性耳声发射（EOAE）。诱发性耳声发射根据刺激类型不同又可分为三种：瞬间诱发性耳声发射（TEOAE）、刺激频率耳声发射（SFOAE）和畸变产物耳声发射（DPOAE）。在新生儿听力筛查中常用的是 TEOAE 和 DPOAE。

3. 自动听性脑干诱发反应（auto auditory brain-stem response，AABR） 主要采用短声（click），固定强度，进行刺激，诱发出微电信号，经放大记录到诱发电位，然后经计算机软件处理，显示出新生儿听力筛查通过或未通过的结果。AABR 能迅速检测新生儿听觉传导神经通路，筛查敏感性较高，受背景噪声影响较小。

4. 筛查时间 常规在新生儿出生 3~5 天进行筛查，因为刚出生第 1、2 天的新生儿，外耳道油性分泌物及中耳腔的羊水较多，易导致假阳性。

【听力障碍的诊断】

1. 听性脑干诱发电位（auditory brain-stem response，ABR） 可诊断患儿听力损失的程度以及听力损失部分。完全无创、记录方便、且可在受试者睡眠麻醉下进行客观听力测试，适用于对行为测听不合作者。ABR 结果判断，应考虑到听觉系统的发育过程。临床应用主要有：

（1）客观听阈测听：ABR 反应阈作为客观判断指标，通常以引出波 V 的最小短声刺激强度作为听性脑干反应阈。有些新生儿 ABR 波型往往波 V 振幅较低，波Ⅲ振幅常大于 V，这与新生儿听觉系统发育有关。此时，判断 ABR 阈值应根据引出波Ⅲ最小刺激强度。

（2）病变的定位诊断：病变定位诊断是根据波Ⅰ、Ⅲ、V 潜伏期，波间潜伏期，以及双耳波和波间潜伏期比较来判断耳蜗性听觉病变还是耳蜗后的听神经病变如听神经瘤、核黄疸听觉中枢异常，ABR 表现为 V 波潜伏期及Ⅰ- V 波间潜伏期延长。Ⅰ、Ⅲ、V 波潜伏期不稳定，随出生后年龄增长呈线性缩短。

2. 听觉多频稳态反应（auditory steady-state response，ASSR） ASSR 是由多个调幅音作为刺激声，在脑部记录到的一组稳态反应。这一反应波通过 FFT 转化，呈现出与对应调幅音的调幅频率相一致。调幅音的能量谱较窄，集中在载频处，此调幅音的载频是一持续性的纯音，刺激强度最高可达标 120dBHL，具有一定的频率特性，这些优点是听性脑干反应所欠缺的。因此，ASSR 可作为客观判断听力障碍患者的听力损失程度，具有频率特性，特别是应用在对行为测听不合作以及听性脑干反应阈异常。ASSR 可提供宽频率范围（200~8 000Hz）内多频率的听觉测试，它不受镇静药和睡眠的影响。

3. 40Hz 听性相关电位（auditory event-relate potential，AERP） AERP 是使用刺激率为 40 次 /s 或接近 40 次 /s 所产生的一种具有周期 50ms（40Hz）的类似正弦波的反应电位。40Hz AERP 可用短纯音或短音诱发，具有频率特性，可用以评估低频（0.5、1kHz）的反应阈。该电位均受年龄、睡眠深度以及镇静剂的影响。

4. 声导抗测试

(1)鼓室压图:反映中耳传音功能。可分为四型:①A 型:峰在 0daPa(-100~+50daPa),见于正常耳;②B 型:平坦型,无峰,见于中耳积液;③C 型:峰在 -100daPa 以外,见于中耳负压;④D 型:切迹型,见于鼓膜松弛。

(2)声反射测定:测试结果有:①有声反射;②无声反射;③声反射阈高;④声反射衰减[用声反射阈上 10dB 的 0.5、1kHz 纯音持续刺激 10 秒,正常人声反射保持在稳定水平,如在 5 秒内衰减其原有振幅的 50% 者,为声反射衰减(+)]。

声导抗测试临床应用主要了解听力筛查未通过婴儿的中耳功能状态。如鼓室有积液者,鼓室导抗图表现为 B 或 C 型,声反射常不能引出。先天性听骨链发育畸形,可导致传导性听力损失小孩,鼓室导抗图可为 A 型,峰值增高或降低,但声反射多不能引出。另外,先天性极度感音神经性听力损失患儿,鼓室导抗图可为 A 型,常诱发不出声反射。

通常所用的低频探查音(220~226Hz)不能可靠地鉴别新生儿的中耳有无积液。所以,对 4 个月以下婴儿及新生儿推荐用 ≥ 660Hz 的高频探查音来评估中耳功能。

5. 诊断性耳声发射测试　详见上述耳声发射测试技术概述。

6. 基因诊断　现研究认为 60% 的先天性感音神经性耳聋与遗传因素相关,这些遗传性耳聋中,综合征性耳聋占 30%,非综合征型耳聋占 70%,主要涉及四种遗传方式:常染色体显性(DFNA,15%~20%)、常染色体隐性(DFNB,80%)、性连锁(DFN X-linked,DFN Y-linked,1%)和线粒体遗传性耳聋(1%)。已有 150 多个耳聋基因被鉴定。但我国绝大部分遗传性耳聋与少数几个基因相关,包括导致先天性耳聋的 *GJB2*、与大前庭水管综合征相关的 *SLC26A4* 以及对氨基糖苷类药物敏感的线粒体基因,所占比例分别约为 21%、15% 和 4.4%。

【 听力障碍的早期干预 】

一般先天性耳聋都为感音神经性聋,干预最佳年龄为出生 6 个月。轻度听力丧失(26~40dB)的儿童,言语和语言能力能自发的发育,但有部分 3~4 岁儿童讲话口齿不清,需要给一个小功率放大的助听器,使患儿能听清楚,帮助矫正口齿不清;中度和中重度听力丧失(41~70dB)的儿童必须选配助听器,来帮助提高言语的辨别能力,从而改善交流能力。重度听力丧失(71~95dB)的儿童不能正常地听见交流声,影响他们的学习,通过助听器放大声音再加言语训练,这些儿童可以获得言语和语言的能力。

极重度听力丧失(96dB 以上),甚至完全听不到的儿童即使使用合适的助听器,也不能听清楚声音,对这种患儿,如果是内耳耳蜗损伤,应选择人工耳蜗植入。

【 听功障碍的康复训练 】

患儿经助听器选配和人工电子耳蜗植入听力矫正之后,需进行听功能训练和言语 - 语言康复训练,具体如下:

1. 听功能训练　具体内容包括:①听觉察觉;②听觉注意;③听觉定位;④听觉识别;⑤听觉记忆;⑥听觉选择;⑦听觉反馈。根据上述内容逐一进行训练,促进患儿的听觉功能正常发育。

2. 言语 - 语言康复训练　言语训练程序为:音素、音节、单词以及短句训练。对于语言康复应遵循以下几点:①有条件最好在康复中心进行系统训练;②激发聋儿的语言兴趣;③循序渐进,从音素到短句,重复攻关;④抓住言语行为环节,安排对话内容。言语 - 语言康复训练评估分为言语识别率和语言表达率。

(林振浪)

第十九章 新生儿出院评估与出院后随访

新生儿随访(neonatal follow up)是指患病或高危新生儿出院后定期来医院接受检查、评估、咨询和治疗。所有高危新生儿出院后都应该定期来医院随访,目前,新生儿随访以早产儿为主,早产儿出院后仍面临许多问题,如合理的生长追赶、防治神经系统后遗症,降低呼吸系统再患病率,甚至死亡等。早产儿的医疗照顾是一个长期的连续过程,住院治疗只是第一个阶段,随访是住院治疗的延续,需要更长时间的系统关注,两者结合才能真正地提高早产儿救治成功率,改善早产儿生存质量。因此,早产儿出院后随访格外重要。

正常新生儿从产科出院回家后也需要定期接受健康检查,同时向家长宣传科学育儿知识,指导做好新生儿喂养、护理和疾病预防,早期发现异常和疾病,及时处理和转诊,称为新生儿访视,目的是降低新生儿患病率和死亡率,促进新生儿健康成长。新生儿访视不在此章节讨论。

第一节 新生儿出院前评估

一、住院新生儿出院标准

1. **足月新生儿** 急性疾病治愈,慢性疾病功能稳定。

2. 早产儿

(1)纠正胎龄大于 35 周。

(2)体温稳定:出暖箱,在敞开的婴儿床上能维持体温 36.5~37℃ 24 小时以上。

(3)经口喂养:奶量 150~180ml/(kg·d),分 6~8 次完成,每次喂养时间不超过 30 分钟,喂养时氧饱和度(90%~95%)和心率(100~160 次/min)稳定。

(4)体重增长稳定:平均每天体重增加 15~20g/kg,出院时体重达到 2 000g,Fenton 早产儿生长曲线上呈追赶趋势。

(5)呼吸功能稳定:自主呼吸良好,停用咖啡因后,无呼吸暂停一周以上;不吸氧时,氧饱和度维持在 90%~95%,无呼吸困难,无气促,无三凹征;需要鼻导管吸氧的 BPD 患儿做氧撤离实验。

二、出院体格检查与评估

1. 出院体格检查

(1)一般情况:观察呼吸频率,是否有周期性呼吸,氧饱和度,体温,脉搏;肤色红润,注意黄疸,检查全身皮肤是否有皮疹和损伤;四肢温暖。

(2)生长发育:测量头围,身长,体重。

(3)头面:①头部:头皮有无缺损,有无头颅血肿,颅骨软化,颅缝早闭,囟门张力、大小;②外耳道有无分泌物,耳前的窦道、凹陷、皮赘。③眼部:有无巩膜出血、黄疸,结膜有无异常,虹膜颜色,瞳孔大小,对光反射。④颈部:有无颈项强直、有无甲状腺肿。

(4)胸部:肺:有无呻吟、三凹征、呼吸节律、啰音,呼吸音是否对称;心脏观察心前区(搏动)运动、频率、节律、心音的特征、有无杂音。

(5)腹部:脐部有无分泌物,脐带残端是否脱落,有无胃肠型,触诊肝脏或脾脏的边缘,肠鸣音。

(6)肛门外生殖器:肛门位置,大小,有无瘘口。男性:鞘膜积液、腹股沟疝、有无尿道下裂。女性:阴唇应该覆盖阴道口。

(7)四肢、脊柱、关节:多(少)指/趾、并指、位置异常,足内翻,髋关节脱位检查。

(8)神经系统检查:运动和体态的对称性,对干扰的反应(如:正常的哭和安静),肌张力,原始反射(觅食、吸吮、拥抱、握持)。

2. 出院小结

(1)详细介绍住院期间的诊断,治疗经过,用药情况,重要的阳性检查结果和有鉴别诊断意义的阴性检查结果,详细的查体记录。

(2)出院后需要继续用药的药物剂量,频次,用药持续时间。

(3)家庭护理的要点、喂养指导,如胃扭转患儿的体位,多晒太阳,母乳喂养等。

(4)随访的具体时间,需要复查和筛查的项目。

三、早产儿出院前准备和家庭宣教

1. 喂养 由新生儿科医生进行喂养和体格发育评估,结合出生体重、胎龄及并发症对营养风险程度进行分类,并给予出院后喂养的初步建议。指导家长母乳喂养,介绍出院后短期内喂养方案及注意事项。

2. **护理**　指导家庭护理方法与技巧,如何洗澡、换尿布、正确喂药等,紧急情况的处理,如呛奶、窒息、呼吸暂停等。

3. **观察**　指导家长观察精神状况、体温、喂养、大小便、体重增长、呼吸、黄疸、视听能力、肢体活动等,发现异常及时就诊。

4. **营养素补充**　一般生后数天内开始补充维生素 D 800~1 000IU/d,3 个月后改为 400IU/d,出生后 2~4 周开始补充铁元素 1~2mg/(kg·d),上述补充量包括配方奶及母乳强化剂中的含量。酌情补充钙、磷、维生素 A 等营养素。

5. **随访计划**　告知早产儿随访的重要性和相关内容,以及首次随访的时间及地点等。

(程　锐)

第二节　新生儿随访对象和目的

一、新生儿随访对象

高危儿是新生儿随访的主要对象,其在母孕期、分娩过程中或生后存在许多危险因素。

(一)高危产科新生儿

1. 母亲妊娠期疾病:感染、妊娠高血压综合征、糖尿病、严重胆汁淤积症、免疫疾病、长期用药、贫血等。

2. 妊娠早期有出血,或妊娠 3 个月以内病毒感染。

3. 前置胎盘、胎盘早剥。

4. 剖宫产、产钳助产、臀位、肩难产等。

(二)新生儿疾病

1. 所有早产儿,低出生体重儿,小于胎龄儿,巨大儿。

2. 各种感染疾病,如宫内感染、肺炎、败血症、化脓性脑膜炎等。

3. 各种原因导致的新生儿脑病,包括癫痫、缺血缺氧性脑病、胆红素脑病、颅内出血、低血糖、新生儿惊厥等,新生儿期即发现的神经行为异常。

4. 呼吸系统疾病,接受正压机械通气的新生儿。

5. 高胆红素血症(胆红素 > 342μmol/L)。

6. 出生缺陷及遗传代谢性疾病。

7. 新生儿听力筛查未通过。

8. 已经或需要进行手术治疗。

(三)家庭环境因素

1. 高社会风险,例如,家庭暴力、有虐待儿童史、严重贫困或无家可归。

2. 父母滥用药物。

3. 父母有精神病史。

4. 父母有发育障碍或家族史。

二、新生儿随访目的

1. 继续完成住院期间的治疗,并为家庭提供临床服务,指导家长更好地看护高危儿。

2. 预防和早期识别不良并发症和后遗症,早期给予积极有效的康复干预,最大程度减少伤残,提高高危儿生存质量。

3. 提供长期预后资料,有助于 NICU 识别高危因素并进行监测和早期干预,利于改善和提高医疗和护理的质量。

4. 为高危儿的重要的生活事件做出决策,例如学校选择、延迟入学;为发育障碍的筛查和评估提供信息,如孤独症、脑瘫等。

三、高危儿不良预后

1. 生长发育障碍 营养不良、体格发育迟缓、早产儿贫血、早产儿视网膜病变。

2. 精神运动发育障碍

(1) 智力低下:发生率约为 10%,包括认知、语言、运动和社交能力等多个方面功能障碍,IQ<70。

(2) 脑瘫:发生率约为 2.5%,主要表现为中枢性协调障碍和姿势异常。

(3) 学习困难:发生率约为 50%,表现为学龄期听、读、写、语言、推理或数学能力的获得和应用明显困难。

(4) 行为问题:发生率约为 20%~30%,包括注意力缺陷、适应障碍、社会交往障碍、情绪异常、品行异常等。

四、随访地点和管理

1. 随访场所 新生儿随访必须有一个单独的门诊区域,要有足够的空间,一般需要 5~6 间,属于新生儿专科门诊。

2. 随访医务人员 以新生儿科医生为主的多学科合作模式。住院救治和出院随访是一个连续过程,新生儿医生更了解病情变化;其他专业医生要参与,如儿童保健科、营养科、神经科、内分泌科、康复科、呼吸科等。

3. 随访门诊要严格管理 包括预约系统、病例档案和信息化管理,每天都安排随访医生专人负责,建立管理标准和制度。

(程 锐)

第三节 新生儿随访内容和方法

一、随访项目和方法

早产儿随访评价生长发育时建议使用矫正年龄至 24 月龄。小于 28 周出生的早产儿,可使用矫正年龄至 36 月龄。

(一) 询问既往信息

1. 首次随访时了解家庭基本信息、母亲孕产期情况、家族史、早产儿出生史、患病史及治疗经过、住院天数、出院时体重及出院时喂养情况等,必要时调取住院病历。

2. 每次随访时询问两次随访期间的喂养与饮食、体格生长和行为发育、睡眠、大小便、健康状况及日常生活安排等情况。如患疾病,应询问并记录诊治情况。

(二)体格检查

每次随访时对早产儿进行详细的体格检查。首次随访时重点观察早产儿哭声、反应、皮肤、呼吸、吸吮、吞咽、腹部、四肢活动及对称性等。

(三)体格生长监测评估

定期测量体重、身长(高)、头围,记录测量值并描记在生长曲线图上。矫正胎龄40周及以下的早产儿,使用Fenton胎儿宫内生长曲线图进行监测与评价;矫正胎龄40周以上的早产儿,使用儿童生长曲线图进行监测与评价。根据早产儿体重、身长(高)和头围生长速度与趋势,结合早产儿出生体重、胎龄及喂养情况等进行综合评价。如发现异常,及时查找原因,有针对性地指导及干预,并酌情增加随访次数。如果连续监测2次无明显改善或原因不清,及时转诊,并追踪早产儿诊治情况与转归。

(四)营养指导

在早产儿、危重新生儿出院后早期随访中,营养指导非常重要,在新生儿随访门诊开设营养专项指导,提倡母乳喂养,指导母乳添加剂的正确使用,协助无母乳者选择配方奶,合理添加辅食,监测营养指标,监测体格生长指标;同时监测血常规,了解骨代谢,指导家长正确补充维生素D、钙、铁,防治佝偻病和贫血,使患儿营养状况保持在正常范围。

1. 乳类喂养 ①强化营养:采用强化母乳、早产儿配方奶或早产儿出院后配方奶喂养的方法。按矫正年龄的体重未达到第25百分位的适于胎龄早产儿及未达到第10百分位的小于胎龄早产儿,出院后均需继续强化营养。达到上述体格生长标准时,应逐渐减低强化营养的能量密度,期间密切监测生长速度及血生化指标,直至停用。②非强化营养:不需强化营养的早产儿首选纯母乳喂养,注意补充多种维生素、铁、钙、磷等营养素及指导乳母均衡膳食。母乳不足时补充婴儿配方奶。

2. 添加辅食 在保证足量母乳和/或婴儿配方奶等乳类喂养的前提下,根据发育和生理成熟水平及追赶生长情况,一般在矫正4~6月龄开始逐渐引入泥糊状及固体食物。食物转换方法参照《儿童喂养与营养指导技术规范》进行。

3. 营养素补充 ①铁剂补充:继续补充铁剂2mg/(kg·d),酌情补充至矫正12月龄。使用母乳强化剂、强化铁的配方奶及其他富含铁的食物时,酌情减少铁剂的补充剂量。②维生素A、D和钙、磷补充:继续补充维生素D 800~1 000IU/d,3个月后改为400IU/d,直至2岁,酌情补充维生素A、钙和磷。

二、神经发育监测、筛查与评估

1. 神经发育监测 每次随访时询问儿童发育史,观察和检查早产儿运动、语言认知、社会/情绪/适应性行为等发展情况。

2. 神经发育筛查 发育监测提示可疑或异常者,应采用标准化的发育筛查量表进行检查。如标准化的发育筛查未提示异常,以家庭早期综合干预为主,并增加随访频率。发育监测未发现异常者,矫正胎龄40周时进行新生儿神经行为测定;矫正3、6、9、18月龄及实际年龄30月龄时,采用标准化的发育筛查量表测查。有条件的机构在早产儿矫正18月龄及实际年龄30月龄时,进行语言和社会、情绪、适应性行为的标准化筛查。如发现其他心理行为异常,可采用相应的量表进行筛查。

3. **神经发育评估**　发育筛查可疑或异常者,应采用诊断性的发育量表进行综合的发育评估和医学评估,明确诊断并进行干预。无条件机构或诊断不明、治疗无效或原因不清时,应及时转诊。发育筛查未发现异常者,建议在矫正12、24月龄及实际年龄36月龄时采用诊断性发育量表评估。

4. **常用的神经发育评估量表**

(1)新生儿期神经运动功能检查:神经运动功能障碍是新生儿脑损伤和早产儿主要后遗症之一,要早期发现,早期干预,可以减少和纠正运动功能障碍,以下是新生儿期主要的神经运动功能评估方法:

1)新生儿行为神经测定(neonatal behavioral neurological assessment,NBNA):这是吸取美国Brazelton新生儿行为评估和法国Amiel-Tison神经运动评估等方法的优点,结合国内的经验建立的我国新生儿20项行为神经测查方法,能较全面反映新生儿的大脑功能状态,有助于发现各种有害因素造成的轻微脑损伤。用于早产儿测查时,需在矫正胎龄满40周后再做。

2)全身运动(genaral movements,GMs)质量评估:这是奥地利发育神经学家Precht根据早产儿、足月儿和生后数月内的小婴儿的自发运动特点提出的一种提示脑功能障碍的评估方法,通过定期的GMs质量评估可帮助早期(生后3~4个月)预测痉挛性脑瘫的发生。

3)Amiel-Tison神经学评估(Amiel-Tison neurologic assessment):法国神经学家Amiel-Tison根据婴儿第一年中的肌张力变化建立的一种在矫正胎龄40周时及以后进行的简单的神经运动功能检查方法,有助于早期发现运动落后、反射、肌张力和姿势异常。

(2)婴儿智能发育评估:新生儿随访过程中定期评估智能发育状况,早期发现智能障碍。智能发育评估方法比较多,根据实际情况选择。

1)婴幼儿智力发育测验(Chinese children development center,CDCC):此测试方法是具有中国特色的0~3岁婴幼儿发育量表。检测结果以智力发育指数(MDI)和心理运动发育指数(PDI)来表示。

2)盖泽尔发育诊断方法(Gesell development diagnosis):为诊断量表,适用于4周至6岁的儿童。5个行为领域的发育水平用发育商表示,低于75为诊断为发育落后,76~85边缘状态,85以上为正常。2个以上领域存在发育落后可诊断为全面发育落后。

3)贝利婴儿发育量表(Bayley scale of infant development Ⅱ):为诊断量表,适用于1~42个月的婴幼儿,主要有两个分量表,即心理量表和精神运动分量表,结果以指数表示,分别为MDI和PDI。

(3)个别领域发育量表:Peabody运动发育量表,用于0~6岁儿童,包含粗大和精细运动两个分量表。Alberta婴儿运动量表(Alberta infant motor scale,AIMS):适用于0~18个月龄从出生到独立行走这段时期的婴儿,评估婴儿运动发育的工具。汉语沟通发展量表:采取家长访谈方式,对8~30个月的婴幼儿早期语言发展水平进行评估。

三、特殊检查

1. **听力筛查**　听力筛查应在出院前进行,如果没有通过应该定期复查,所有听力障碍的婴儿都应在 3 个月前被发现,6 个月前予以干预。听力筛查未通过的早产儿,应在出生后 3 个月内,转至儿童听力诊断中心进行听力综合评估。确诊为永久性听力障碍的早产儿,应在出生后 6 个月内进行相应的临床医学和听力学干预。宫内病毒感染的听力障碍常为进行性发展,即使新生儿期听力筛查通过的孩子也应在 12~24 个月时复查。具有听力损失高危因素的早产儿,如高胆红素血症、使用万古霉素等即使通过新生儿听力筛查,仍应在 3 年内每年至少进行 1 次听力筛查;在随访过程中怀疑有听力损失时,应及时转至儿童听力诊断中心进行听力综合评估。

2. 眼科随访

(1)早产儿视网膜病变(ROP)筛查:出生体重 <2 000 克的早产儿,要完成早产儿视网膜病(ROP)随访。ROP 阈值病变开始的高峰时间是矫正胎龄 38 周,90% 的急性 ROP 患儿的病变退化开始于矫正胎龄 44 周时。首次筛查时间是生后 4~6 周或矫正胎龄 32 周,直至急性 ROP 完全消退。

(2)儿童眼病筛查和视力检查:所有高危新生儿都应在 12~24 个月之间检查视力。近视是早产儿童常见的屈光不正,早产儿脑损伤患儿常表现为远视和散光。有 ROP 或伴有不可逆脑干或纹状体损伤的颅内出血患儿也增加斜视的危险。弱视是与视皮质发育不良有关的视觉丢失,通常是由于某些类型的视觉剥夺而没有器官的损伤,这种视觉丢失在某些患儿中可以通过早期治疗而恢复。

3. 甲状腺功能　极低出生体重儿容易发生暂时性甲状腺功能低下,影响生长发育、发生脑损伤。出院后需继续监测甲状腺功能,指导甲状腺素片的合理增减。

4. 贫血检测　矫正月龄 1~3 个月至少检测 1 次血常规,根据早产儿有无贫血、生长速度以及喂养情况等,酌情复查并进一步检查营养性贫血的其他相关指标,如铁蛋白。

5. 骨代谢检查　早产儿钙储备少,易患代谢性骨病和佝偻病,监测钙、磷、碱性磷酸酶、维生素 D 水平和长骨末端片。

6. 影像学和电生理学检查　胎龄小于等于 34 周早产儿或存在脑损伤高危因素的早产儿(窒息、休克、感染、辅助通气、低血糖等),一周内完成头颅超声除外颅内出血,3~4 周时除外脑室周围白质软化,出院后每月复查头颅超声。纠正胎龄 40 周行头颅核磁共振检查,了解脑发育或脑损伤后遗症如脑积水、脑软化等;系列振幅整合脑电图可以评估脑发育,除外癫痫。

四、护理与疾病预防指导

护理时间尽量集中,动作轻柔,避免频繁、过度刺激。

1. 保暖　根据早产儿的体重、发育成熟度及环境温湿度,采取不同的措施进行适度保暖,提倡"袋鼠式护理"。

2. 避免感染　接触早产儿前和换尿布后洗手,减少亲友探望,每次喂奶后清洁和消毒奶具,居室每日开窗通风。保持脐部干爽清洁,若发现脓性分泌物或脐轮红肿,及时就诊。

3. 提供适宜睡眠环境　保持室内空气流通、安静,光线明暗要有明显昼夜区别,帮助早产儿建立昼夜节律。注意早产儿体位,避免吸入或窒息。

4. 预防接种　按照《国家预防接种工作规范》相关要求进行预防接种。

五、家庭指导,早期识别发育异常

指导家长尽早识别发育异常,及时到医院就诊:①护理婴儿时,婴儿手脚经常用力伸直或屈曲,呈角弓反张;②满月后头后仰,扶坐时不能竖头;③3个月不能抬头,不会吃手;④4个月紧握拳,手不松开,拇指内收,听声音不会转头找;⑤5个月俯卧位时前臂不能支撑身体;⑥6个月扶立时尖足,不会伸手抓物;⑦7个月不能发ba、ma音;⑧8个月不能独坐,或前倾明显或后倒;⑨头和手频繁抖动;⑩整日哭闹,喂养困难。

六、早期干预

1. 定义　早期干预是指在发育关键的儿童早期,为相关儿童及其家庭提供一系列的综合性服务以帮助和促进儿童的健康成长和发展。具体的干预方法包括按摩抚触、主被动操、运动训练、丰富的语言感知刺激等。在NICU高危儿的临床治疗本身就是早期干预重要组成部分,开展发育支持性护理,降低新生儿病房的噪音和强光刺激、早产儿体位,减少疼痛,集中操作护理,采取适当的发育护理措施,如:新生儿抚触、视觉与听觉刺激等。生命体征稳定的早产儿推荐使用"袋鼠式护理"方法,即早产儿与妈妈进行皮肤接触,利于保暖,促进母乳喂养。在新生儿临床情况稳定后即可开始早期干预,持续至生后3岁,有条件者可继续。早期干预开始越早,持续时间越长,脑功能的恢复及代偿越全面。

2. 根据智能发育的不同领域,早期干预分四大方面进行训练

(1)大运动能力训练:竖头、抬头、抬胸、双臂支撑、拉坐、靠坐、独坐、翻身、爬行、行走等项目。

(2)智力能力训练,包括手的精细动作和认知能力;手的主动抓握,手眼脑协调能力,手指灵活性、准确性训练,视、听、触感知觉能力,理解、观察、记忆、思维等能力训练。

(3)语言能力训练:模仿发音,理解语言,表达语言等。

(4)个人与社会交往能力训练:孩子与孩子、孩子与大人、孩子与环境的适应,性格,思想品德,生活自理能力等。

3. 早产儿有别于足月新生儿,应该根据其发育水平,给予适度的视、听、触觉等感知觉刺激,提供丰富的语言环境和练习主动运动的机会,进行适合年龄特点的游戏活动,鼓励亲子间的情感交流及同伴关系的建立,避免违背发育规律的过度干预(表19-1)。

表19-1　早产儿不同年龄段早期发展促进内容

年龄	内容
矫正1月龄内	以发育支持性护理为主,护理时间要集中,动作要轻柔,及时安抚情绪并满足其需求
矫正1月龄~	鼓励适度抗重力体位控制,如竖头、俯卧位肘支撑下抬头;以面对面交流的方式,用鲜艳的物品或发声玩具进行视觉和听觉刺激
矫正3月龄~	诱导上肢在不同方向够取物品,双手抓握不同形状和质地的物品;练习翻身、支撑坐位;常与其说话、逗笑

续表

年龄	内容
矫正 6 月龄 ~	练习双手传递、敲打和扔安全的物品或玩具;练习坐位平衡、翻滚、爬行;模仿动作,如学习拍手;言语理解练习,如叫其名字等
矫正 9 月龄 ~	学习用拇、示指捏取小物品;通过环境设计练习独站、扶站、躯体平衡和扶物走;学习指认家人、物品,增加模仿性游戏;给予丰富的语言刺激,用清晰的发音与其多说话,通过模仿和鼓励促进语言发育
矫正 1 岁 ~	学习翻书、涂鸦、搭积木、自主进食、锻炼手眼协调能力;练习独自行走、跑和扶栏上下楼梯。玩亲子互动游戏,如认五官;引导其有意识的语言表达
实际 2~3 岁	模仿画画;练习双脚跳、单脚站立;培养自己洗手、脱穿衣和如厕等能力;多与其讲故事、念儿歌、叙述简单的事情;学认颜色、形状、大小;与小朋友做游戏,学会等待、顺序、分享、同情等社会规则

七、随访频次和主要内容

(一) 随访频次

1. **低危早产儿**　胎龄 ≥ 34 周且出生体重 ≥ 2 000 克,无早期严重合并症及并发症、生后早期体重增长良好的早产儿。建议出院后至矫正 6 月龄内每 1~2 个月随访 1 次,矫正 7~12 月龄内每 2~3 个月随访 1 次,矫正 12 月龄后至少每半年随访 1 次。根据随访结果酌情增减随访次数。

2. **高危早产儿**　胎龄 <34 周或出生体重 <2 000 克、存在早期严重合并症或并发症、生后早期喂养困难、体重增长缓慢的早产儿。建议出院后至矫正 1 月龄内每 2 周随访 1 次,矫正 1~6 月龄内每 1 个月随访 1 次,矫正 7~12 月龄内每 2 个月随访 1 次;矫正 13~24 月龄内,每 3 个月随访 1 次;矫正 24 月龄后每半年随访 1 次。根据随访结果酌情增减随访次数。矫正 12 月龄后,连续 2 次生长发育评估结果正常,可转为低危早产儿管理。

(二) 随访时长

1. **转诊**　对随访中发现的诊断不明、治疗无效、神经心理行为发育可疑或异常儿,及时转至相关专科或上级医疗机构就诊。

2. **结束随访**　体格生长及神经心理行为发育评价正常的早产儿,实际年龄满 24 月龄时可以结束随访,并转入儿童保健系统管理。

(三) 不同年龄段随访的主要内容

1. **小于 6 月龄**　监测运动模式、原始反射、肌张力、姿势控制等。

2. **6 个月 ~1 岁**　监测反射反应、姿势控制、肌张力、移动能力等。

3. **1~3 岁**　早期发展能力测评,包括粗大运动、精细运动、语音、社交能力、适应能力综合评估。

4. **3 岁 ~6 岁**　智力发育评估,早期发现轻微脑功能障碍如:注意力缺陷多动障碍、行为问题、入学困难等。

(程　锐)

第四节　新生儿远期随访

对一些从随访中转诊的高危儿,或在结案时仍然存在生长发育不足的高危儿,应该引起家庭、教育工作者和医护人员的长期关注;家庭生活不协调的高危儿应该引起社会的关注。随着年龄的增长,正常结案的高危儿会存在适应社会、认知学习困难,应及早发现,及早干预。有些新生儿则需要长期随访,如早产儿、脑损伤患儿、小于胎龄儿等,需要随访学龄前期、学龄期、青春期,甚至成年期,以帮助他们成功适应社会。随访内容包括:生长发育、心理健康、学习认知和生活质量。评估方法因条件的不同而异,从筛选问卷或临床评估,到专业服务。

一、生长发育

1. 一般健康　不论儿童年龄如何,任何当前或持续存在的健康问题都必须得到解决,其中一些健康问题可能是由新生儿期疾病的并发症引起的,如早产儿支气管肺发育不良引起的持续的呼吸困难和氧依赖。

2. 生长发育　身(长)高、体重和头围在所有年龄段都要监测,尤其是在生命早期,生长迅速,发育异常、发育迟缓发生率高。通过比对根据儿童年龄和性别不同而绘制的生长曲线图来检测生长,可以发现潜在的健康问题。最初的几年后(青春期除外),所有的生长数据增长都减慢了,发育迟缓不再是问题。

3. 喂养问题　一些早产儿和神经系统疾病患儿在出院前出现喂养困难,出院后需要继续管饲。这可能导致拒食或生长落后。支持哺乳期母亲,包括母乳喂养婴儿的母亲,应该为其提供有价值的建议,包括引荐给哺乳顾问或语音病理学家。

4. 视觉与听觉　早产儿特别是极低出生体重儿是视网膜病变的高危人群,定期眼底筛查必须严格执行;大多数新生儿出院回家之前要进行听力筛查。有视力或者听力功能异常的儿童,需要眼科或五官科医生进行专门的随访。在儿童期,高危儿童会出现更复杂的视力和听力问题,如弱视或视觉处理障碍;除了耳聋以外的听力障碍,如短期听觉记忆问题或图形 - 背景感知问题(在嘈杂的背景下听力困难),会干扰学习。

5. 神经系统　神经系统评估在早期尤为重要。严重的脑瘫通常在生后第一年,出现肌张力和肌腱反射紊乱,伴有运动发育异常。轻度的脑性瘫痪要等到孩子开始走路后才能确诊。

6. 运动技能　除了脑瘫,许多高危儿童在婴儿期的运动发育迟缓。监测运动的发育很重要。一些开始运动落后的儿童可以追赶上来,而有一些儿童会有持续的运动功能落后或不协调。在出现明显的运动延迟或精细运动(如手写)延迟时,需要物理治疗师进行标准化运动评估和干预。无脑性瘫痪的高危早产儿合并运动障碍的发生率为19%,其中中度障碍19%,轻度 - 中度障碍为40%。

7. 心血管健康　高血压是成人心血管疾病的重要前兆,高危人群中,儿童期的血压测量很重要;超早产儿或极低出生体重儿的血压高于对照组。在没有心血管疾病的临床症状或体征的情况下,心功能评估,如超声心动图或脉搏波速率检查是心血管健康的主要评估方法。

8. **呼吸系统健康**　一些婴儿出院时仍伴有呼吸问题,如重度早产儿支气管肺发育不良需要家庭氧疗者。有的孩子属于反复性呼吸系统疾病的高风险人群,可能需要重新入院治疗。呼吸系统疾病是早产儿和足月儿出院后最初几年再次入院的主要原因之一。一些高危儿童有较高的气道高反应性,有时表现为哮喘。监控哮喘患儿呼吸困难情况及气道高反应性对睡眠和能否上学非常重要。

9. **代谢和内分泌**　在没有疾病症状或体征的情况下,代谢或内分泌疾病的测试不作为正常评估的一部分。超早产儿和极低出生体重儿在新生儿期易发生代谢性骨病、暂时性甲状腺功能减退症,需要随访。部分儿童可能在成人后患代谢综合征(糖尿病、高脂血症和心血管疾病)的风险更高。

二、学习和认知

1. **认知发展**　是任何年龄段儿童的主要评估,认知发展差异很大,并不是所有的孩子都能以同样的速度发展特定的技能。不同年龄儿童的认知发展评估侧重点不同,在婴儿期和幼儿期评估工具倾向于关注发现发育落后的孩子,而在学龄前儿童,评估方法除了更具体详细,且侧重于确定不同认知领域优势和弱势。学龄前和学龄儿童,通常从全面评估转向更深入的认知功能评估,包括智商(IQ)、执行力、记忆力和注意力等指标。

2. **语言**　充分的语言发展是沟通和正常社会交往的基础。语言的发展是复杂的,从出生即迅速发展。在生命早期儿童语言技能分为表达能力和接受能力,通常孩子理解强于表达,随着年龄增长,语言能力变得多样化。

3. **早期认知技能**　孩子接近学龄时,需要评估他们是否准备好上学。对上学前准备情况的评估包括儿童的健康和身体发育、情绪健康和自我调节、社会能力、学习方法、沟通技巧和认知能力。可以早期发现学习困难高风险的孩子,给与更多的教育监管和支持帮助。

4. **学习技能**　在学龄期,应定期评估计算能力和读写能力,以确保这些领域的学习能力发展。对有严重认知或学习障碍的儿童来说,个性化的教育计划是至关重要的,实现"个人最佳",而不是持续与同龄人比较。

三、心理行为

1. **行为**　一些高风险的婴儿从出生开始就表现出行为的改变,如早产、医疗需求高或长期住院。提高对新生儿行为复杂性的认识、全面的神经行为评估有助于增加我们对婴儿行为的了解,便于看护者和家长教育进行相应调整;同时也有助于识别高危人群,以便进一步的评估和尽早干预。在出院后的头几个星期,婴儿的行为主要是睡觉和哭闹,自我调节能力异常的婴儿在睡眠、安置以及如何与家人互动出现问题,在婴儿期就表现出过度哭闹或执拗的性格。随着年龄增长,婴儿清醒的时间增加,会面临特定阶段的行为挑战,形成不同的行为模式,并持续存在,或发展为各种调节和行为障碍。

2. **社会技能**　在婴儿早期,婴儿即开始学习如何与环境互动,并开始变得更加警觉和敏感,通过微笑、眼神交流和发声进行早期社会交流。与同龄人相比,社交能力的差异可能在婴儿后期开始显现,是潜在发育障碍的标志。社交技能对于融入群体至关重要。在高危儿童中常见的个体特征异常,包括身体特征异常(如身材矮小)或心理特征异常(例如害羞、注意力不集中、认知能力较低),使这些儿童被同龄儿欺负、被社会排斥的风险增加。

3. 日常生活能力 日常生活能力的锻炼非常重要,在出生后的 1 到 2 岁,儿童要承担更多自己照顾自己的责任,例如他们可能想要自己吃饭、上厕所、穿衣服等;童年后期他们需要独立干一些其他的事情,如在邻里之间走动。

4. 其他行为障碍 在 1 岁末到 2 岁时,一些婴儿可能表现出社交退缩和语言发育迟缓的迹象,这可能是自闭症存在的早期迹象。其他的精神障碍,比如注意力缺失 - 多动障碍,以及其他外在行为发展障碍都会出现,伴随着情绪化、焦虑和其他的内化发展障碍。在青少年时期和青少年后,小部分人有患重大精神疾病的风险。

四、生活质量

1. 社会适应能力 除日常生活技能外,还包括沟通、运动、社交和情感调节。各个年龄段儿童的社会适应能力的发展都需要重点关注。

2. 自尊和幸福感 生活质量的要素包括孩子的幸福感或自尊感、生活满意度、社会功能、融入群体、以及建立和维持关系的能力。儿童对这些方面能够自我评定,并明确地设定目标并实现家庭、教育和社交成功。

五、家庭生活

1. 父母心理健康 要使孩子得到最佳的养育,父母的心理健康至关重要,要评估父母的心理状况,特别是孩子的主要看护者的心理健康。对于有特殊需要的儿童,父母的心理健康和幸福感可能会发生变化,需要动态评估。

2. 亲子互动 即使父母心理健康,父母提供养育环境的能力会有差异,这取决于既往的经验和家族史。帮助父母了解孩子的需求和行为,帮助孩子学习和培养孩子社会行为,改善有问题的亲子互动。

3. 社会支持 即使看护者没有精神健康问题,长期的社交孤立和生活压力会干扰孩子的生长发育。

4. 兄弟姐妹 兄弟姐妹对新到来的孩子成长的影响差异很大,兄弟姐妹之间的关系是相互支持的,但如果有问题,就会对心理健康产生非常不利的影响。

(程 锐)

第五节 新生儿家庭治疗和管理

新生儿家庭治疗是指部分新生儿疾病治愈后,仍需要在家里维持治疗,如甲状腺功能减退患儿,需要继续口服甲状腺素片,并复查和调整剂量;部分患儿罹患的是慢性疾病,需要配备一定的设备,在家中继续治疗,如支气管肺发育不良,肠造瘘术后等。家庭治疗的父母必须在医护人员指导下,熟练掌握家庭治疗设备的使用,患儿需要更频繁的随访。

一、一般物品准备

1. 儿童安全座椅 意外伤害是婴幼儿意外死亡的主要原因之一,合适的安全座椅可防止意外伤害。

2. 沐浴帮助设备　使用婴儿浴盆直到可以独立坐为止(6~8个月)。

3. 婴儿床　为婴儿提供安全的睡眠场所。

二、不同疾病家庭治疗内容

1. 支气管肺发育不良　重度支气管肺发育不良不能脱离氧气者是进行家庭治疗的主要人群,因为患者抵抗力差,对无菌环境要求高,目前国内不支持家庭有创/无创呼吸机治疗,家庭氧疗是主要方式,需购置以下家用设备。

(1)小型便携氧气罐或制氧仪:氧气在一定时间内(几周到几个月)内逐步减少,但没有共识,没有标准化处理方案。

(2)脉氧仪:有氧依赖的慢性肺部疾病患儿进行无创血氧饱和度测量。可连续使用,或预先确定时间间隔进行间歇性测量。报警低限应设置为90%,经常转换探测器位置,以防止皮肤水肿或破溃。

(3)雾化机:吸入给药,如小剂量的类固醇、支气管扩张剂。便携式电动压缩机将药物雾化成小液滴,直接吸入输送到肺部。治疗通常持续7~12分钟,或直至所有药物被吸入。

(4)吸痰设备:用于有大量难以清理的口腔、鼻腔及鼻气管分泌物的儿童。便携式吸痰罐、口腔吸痰器和气管吸痰管。吸痰时只能使用吸痰管。

2. 肠造瘘后造口护理　腹壁的手术开口,允许粪便绕过病变或功能失调的肠道,造瘘口无神经末梢,无疼痛,但刺激周围的皮肤会引起不适。

(1)适应证:肠管穿孔、肠梗阻或坏死性小肠结肠炎术后的造瘘者。

(2)注意事项:造瘘口黏膜通常是粉红湿润的,在婴儿哭闹时它会变色,一旦停止哭泣,造瘘口就会恢复正常的粉色;造瘘口易出血。根据造瘘袋的附着程度和儿童的活动水平,婴儿通常1~2天更换一次造瘘袋,幼儿最多3天更换造瘘袋。

3. 管饲　适应证:有吸吮吞咽困难、反复误吸、口腔厌恶以及其他原因不能口饲者。使用说明:胃管一般放置在左上腹,按照一定的速度输注婴儿食物。胃管可经造口直接置入胃、空肠,或通过胃进入空肠,24小时持续喂养只允许经空肠管喂养。有继发倾倒综合征、腹泻、肠道损伤、腹痛的风险。

(程　锐)

第二十章 新生儿常用诊疗操作技术

 学习目标

1. **掌握** 新生儿脐动静脉置管、经外周中心静脉置管(PICC)、气管插管、胸腔穿刺、腰椎穿刺、骨髓穿刺的适应证、操作方法与不良反应。
2. **熟悉** 新生儿桡动脉穿刺、胃置管、导尿和耻骨上膀胱穿刺、侧脑室穿刺的适应证和操作方法。
3. **了解** 新生儿常用诊疗操作技术的禁忌证和操作注意事项。

第一节 新生儿脐动静脉置管

脐动脉/静脉置管术(umbilical artery/vessel catheterization, UAC/UVC)是利用新生儿脐动脉/静脉及静脉导管尚未关闭,将一次性硅胶导管插入脐动脉/静脉,进行血压监测、药物注射、换血治疗或血标本采集的技术。目前脐静脉置管术已经成为国内外 NICU 的常规技术。

一、新生儿脐动脉置管

【适应证】
1. 危重新生儿需要持续血压监测。
2. 危重新生儿或早产儿需要反复留取动脉血标本。
3. 快速同步交换输血。
4. 血管造影。
5. 窒息复苏(应首选脐静脉)。

【禁忌证】
1. 脐炎或脐周皮肤病变、脐膨出。
2. 脐部周围相关疾病,如腹裂、腹膜炎、坏死性小肠结肠炎。
3. 存在出血倾向、凝血功能障碍。

【操作方法】

1. **物品准备**　脐动脉导管(体重 <1 500g 用 3.5Fr,≥ 1 500g 用 5.0Fr),钝头针(连接脐血管导管和三通开关),三通开关,5ml 注射器,眼科镊,弯头镊,有齿钳,脐带结扎线,剪刀,手术刀,无菌巾,缝合线,肝素生理盐水(1U/ml),输液泵。

2. 将患儿置于无菌辐射保暖台上,仰卧位,适当固定四肢。

3. 严格遵循无菌操作原则,规范洗手,穿一次性无菌手术衣,戴无菌手套、口罩、帽子。

4. **计算置管的长度**

(1)依据肩峰至脐部的距离(肩 - 脐距)以确定插管的长度:先测量从肩峰到脐部的垂直距离,为肩 - 脐距离,以此为横坐标,该点相应的纵坐标数字即为脐动脉导管插入的深度(图 20-1)。

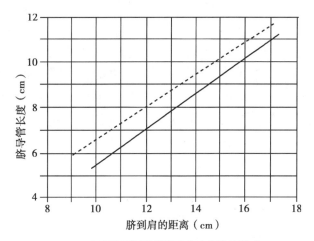

图 20-1　肩 - 脐距离与插管深度关系图

(引自:张玉侠 . 实用新生儿护理学 . 北京:人民卫生出版社,2015 :199)

(2)根据体重计算,计算公式为:高位插管长度(cm)=4× 体重(kg)+7cm(Wright 公式),或高位插管长度(cm)=3× 体重(kg)+9cm(Shukla 公式)。低位插管长度(cm)= 体重(kg)+7cm。实际插入长度还应加上脐带残端的长度。

5. **脐动脉置管位置**　分为高位和低位两种,如果用高位脐动脉置管(UAC),导管应置于膈肌上第 6 至第 9 胸椎之间,约在横膈膜上方(图 20-2);如为低位 UAC,导管应置于第3 与第 4 腰椎之间,以避开肾和肠系膜血管等腹主动脉分支(图 20-3)。注意在腹主动脉分支与膈肌之间为危险区。

6. 严格消毒脐部及其周围皮肤,用 0.5% 有效碘消毒,以脐带为中心,上至剑突水平,下至耻骨联合,左右至腋中线,消毒 3 遍(注意脐带消毒),覆盖无菌孔巾。

7. 在脐带根部系上一根丝线,以备必要时系紧止血,在距脐根部约 lcm 处用手术刀将脐带切断,暴露脐动脉和脐静脉,可见两条脐动脉位于切面的 4 点和 7 点处,动脉较静脉细,孔小壁厚,呈白色。脐静脉位于 12 点处,管壁通常塌陷(图 20-4)。

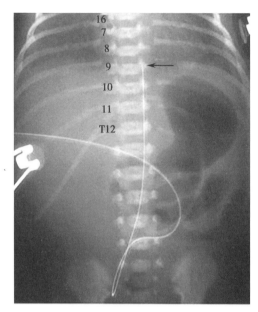

图 20-2　脐动脉高位置管位置
（引自：张玉侠. 实用新生儿护理学. 北京：人民
卫生出版社，2015：199）

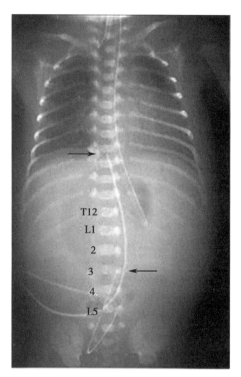

图 20-3　脐动脉低位置管位置
（引自：张玉侠. 实用新生儿护理学. 北京：
人民卫生出版社，2015：199）

8. 将插管接上钝头针和三通管，再连接上内有肝素生理盐水的注射器，将肝素生理盐水充满整个插管系统，排空气体。

9. 用两个有齿镊夹住脐带的上下缘，固定好脐带，术者用弯头细镊将插管轻柔地插入脐动脉后轻微扩张，将插管慢慢插入，进入腹壁后与水平面呈 45° 角旋转推进。在插入 1~2cm 后如遇到阻力，可由助手将脐带向头部牵拉，拉直脐动脉；如在插入 5~7cm 处遇到阻力，可将插管退出 1~2cm 后再旋转推进，直到预定深度，抽吸有回血以证实。

10. 将插管插到预定深度后，立即做床旁 X 线摄片定位，并调整插管深度。将脐残端做荷包缝合并将线绕导管数圈后系牢，胶带桥状固定导管。

11. 脐血管插管、钝头针、三通开关和注射器等可用胶布固定于压舌板上。并用输液泵将肝素生理盐水按 1ml/h 滴注以保持插管通畅，防止血栓形成。

12. 在三通开关处采血，先抽取 1~2ml 血后再用另外的注射器抽血送检。如病情需要，并且无并发症发生，可保持 1~2 周。

【不良反应及处理】

1. 感染　应严格无菌操作以减少感染，一旦缝合后不要将导管向内推进。如有问题，应重新置管。

2. 血管意外　可能发生血栓形成或梗死。置管太靠近肾动脉引起肾动脉狭窄后可导致高血压的发生。

3. 出血　如果导管通路发生断裂，可以发生出血。连接三通管的输液管必须牢固的固定好。如果发生出血,可能需要补充血容量。

4. **血管穿孔**　多由于操作太过用力引起。插管时不要强迫用力插入,如果推进有困难时,应尝试换用另一根血管。如果血管穿孔,需要手术治疗。

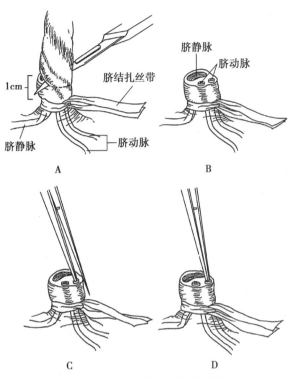

图 20-4　脐动脉置管操作步骤

A. 在距离脐轮 1cm 处切断脐带;B. 辨认脐带血管,静脉只一条,位于上方,管腔较大,管壁通常塌陷;动脉有 2 条,通常位于 4 点和 7 点的位置,较细;C.D. 用镊子轻轻扩张脐动脉

(引自:邵肖梅,叶鸿瑁,丘小汕.实用新生儿学.5 版.北京:人民卫生出版社,2019:1059)

【注意事项】

1. 如在插管过程中或插管后出现腹股沟或一侧下肢发白或发花,考虑为股动脉痉挛所致,应将导管退出一定长度,并对患侧下肢热敷以使动脉痉挛缓解,待肤色恢复正常后再行插管。如经上述处理 30 分钟后无好转,应拔管后改另一条脐动脉插管。

2. 如患儿日龄 >5 日,可作动脉切开术。在脐窝下方 1cm 处作弧形切口,切开皮下组织和腹直肌鞘,将腹直肌从中线推向两侧,暴露脐动脉并将其与脐尿管分离后,用两个结扎线圈将脐动脉结扎,在其间作一小切口,并将导管插入到预定的深度。将近端结扎线圈扎牢,远端线圈用于固定导管,再将皮肤切口缝合 1~2 针。

3. UAC 仅用于极危重儿使用,如果预测仅需数次动脉血气,则使用外周动脉及无创监护仪。

4. UAC 并发症发生率与留置时间直接相关,一般不超过 1 周,以减少感染、栓塞等并发症。

5. 病情改善,无需持续监测及频繁抽血;或出现导管相关并发症时应及时拔管。

二、新生儿脐静脉置管

【适应证】

1. 新生儿复苏时经脐静脉给药。

2. 中心静脉压力测定。

3. 危重抢救需要迅速静脉输液或给药。

4. 交换输血或部分交换输血。

5. 极低或超低出生体重儿的长时间中心静脉输液。

【禁忌证】

1. 脐炎或脐周皮肤病变、脐膨出。

2. 腹裂、腹膜炎、坏死性小肠结肠炎。

3. 血管损伤。

4. 有凝血功能障碍及出血倾向。

【操作方法】

1. 物品准备　脐静脉导管、脐静脉穿刺包(无菌孔巾、治疗巾、弯钳、直钳、剪刀、镊子、纱布、弯盘、治疗碗、丝线)、无菌手套、口罩、帽子、一次性无菌手术衣、10ml 注射器、肝素帽、肝素盐水(1~3U/ml 含肝素生理盐水)、0.5% 有效碘消毒液、胶布。

2. 脐静脉置管插入深度计算　①在体表测量新生儿肩部顶端至脐部的垂直距离,确定插管深度(图 20-1)。②根据体重进行计算,计算公式:插入深度(cm)=1.5 × 体重 +5.5cm。③不同体重患儿脐静脉导管插入深度推荐标准方案(表 20-1)。

表 20-1　不同体重新生儿脐导管插入深度推荐标准方案

体重(kg)	插入深度(cm)
<1.0	6
1.0~1.5	7
1.5~2.0	8
2.0~2.5	9
>2.5	10~12

注:实际插入深度应为计算出的长度 + 脐带根部长度

3. 识别脐静脉　脐静脉为一条大的薄壁血管,位于脐带切面 11~1 点钟位置。

4. 用弯钳向上稳定地钳住脐带的根部,用直钳打开并扩张脐静脉。

5. 提起脐带与下腹部呈 30°~45°,将充满肝素盐水的脐静脉导管朝向患儿左肩方向插入脐静脉。进入腹壁后,与水平面呈 60° 向头侧推进至预定深度。

6. 将导管插到预定深度后,用注射器回抽,回血通畅后连接管道。

7. 如果脐静脉插管在未达到预先计算的插入深度前遇到阻力,通常是插管进入了门脉系统或肝内静脉的分支内。将插管退至皮下,轻轻转动后再次插入。

8. 置管位置,如果是用作监测中心静脉压或长期给药,导管尖端应位于下腔静脉与右心房交界处,膈肌上 0.5~1.0cm 下腔静脉内。如果用于急救复苏给药或换血,脐静脉导管只需放在低位(通常 2~5cm)并可顺利回抽血即可。

9. 立即做床旁 X 线摄片定位,调整导管深度并记录(图 20-5)。如有条件,可行超声心动图检查。

10. 固定,脐残端作连续荷包缝合,桥状固定导管。

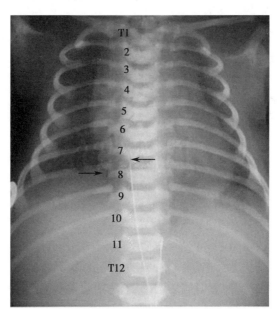

图 20-5 脐静脉置管定位

(引自:张玉侠. 实用新生儿护理学. 北京:人民卫生出版社,2015:201)

【不良反应及处理】

1. **感染** 严格无菌操作,固定后的导管不能向内推进。

2. **血栓或栓塞** 避免空气进入导管;不要试图冲洗导管末端的血凝块。

3. **肝脓肿、肝坏死、门脉静脉血栓和门脉高压** 与输注高渗液体对肝脏实质造成损伤和导管尖端引起肝脏机械性损伤有关。应避免导管长时间保留在门脉系统。

4. **心律失常** 心室纤颤或心跳停搏、心包积液、心包填塞,一般与插管过深进入心腔有关,应将插管拔出 1~2cm;严重时需要拔出导管。

5. **腹胀、坏死性小肠结肠炎(NEC)、腹腔积液、肠穿孔** 留置时间 >24 小时易发生,尽量缩短导管留置时间。

6. **急性肺水肿、肺梗死或脓肿、空气栓塞、乳糜胸** 突然出现呼吸困难加重、发绀、氧合下降,应及时完善胸部影像学检查,必要时拔出导管。

7. 双下肢浮肿 / 静脉炎。

【注意事项】

1. 脐静脉导管留置时间为 7~14 天,达到治疗目的后应尽早拔除导管,以减少感染机会,一旦出现血栓、气栓、感染等现象应立即拔管。

2. 严格遵循无菌原则,专人管理,严密监测病情,临床突然出现不易解释的病情变化时(氧合下降、肢体末端发绀、腹胀、肝脏增大、血压下降、心音低钝 / 遥远),应立即行血常规、血培养、胸片、腹部平片、胸腔积液、心脏及肝脏超声等辅助检查以诊断导管相关的并发症,并立即采取正确的措施。

3. 预防静脉血栓,每 6~8 小时用生理盐水冲管一次,不间断输液,速度不低于 3ml/h。输注脂肪乳时,每 6~8 小时冲管一次,防止脂肪乳沉积;输注不同药物之间用生理盐水冲管,防止药物配伍禁忌导致沉淀物堵塞导管。

4. 预防脐部感染,每日用 0.5% 有效碘消毒脐部,观察脐部及其周围组织有无红肿、渗血、渗液等感染迹象,及时更换敷料(或不用敷料),置管后每日更换。敷料被尿液、大便等污染时应随时更换。

(徐发林)

第二节　经外周静脉置入中心静脉导管

经外周静脉置入中心静脉导管(peripherally inserted central catheter,PICC)是利用导管从外周静脉(贵要静脉、肘正中静脉、头静脉)穿刺插管,使导管尖端位于上腔静脉或下腔静脉内的深静脉导管置入技术。1996年,首次应用于新生儿,作为中长期静脉通道用于早产儿、极低出生体重儿和危重新生儿。PICC 置管成功率高、操作简单、不需局麻。PICC 解决了新生儿外周静脉置管固定困难、留置时间短的问题,为治疗以及能量供应提供了一条理想的静脉通道。

【适应证】

1. 需长时间静脉输液或给药的患儿,如早产儿、低出生体重儿。

2. 需静脉给予高渗性液体、黏稠度较高的药物或刺激性药物,如静脉营养。

3. 缺乏外周静脉通路者,减少穿刺以减轻患儿痛苦。

【禁忌证】

1. 上腔静脉压迫综合征。

2. 穿刺部位有感染或破损。

3. 凝血功能障碍。

4. 有血栓病史。

【操作方法】

1. 物品准备　①PICC 穿刺套件:导入鞘、PICC 导管、输液接头。② PICC 穿刺包:治疗巾 3 块、孔巾、无齿镊 1 把、剪刀、纱布块 6 块、弯盘 2 个、止血带。③其他物品:无菌手套 2~3 副、10ml 注射器、20ml 注射器、生理盐水、透明敷贴、0.5% 有效碘消毒液。

2. 评估知情同意　评估患儿病情和血管,制订置管计划,与患儿家长沟通签署知情同意书。

3. **选择合适的静脉**　患儿置于平卧位,手臂外展与躯干呈 90°,在预期穿刺部位以上扎止血带,再次评估患儿的血管状况,首选贵要静脉为最佳穿刺血管,新生儿可选择下肢大隐静脉进行穿刺。

4. **测量定位**　测量时手臂外展 90°,由预穿刺点沿血管走向,至右胸锁关节,向下至第三肋间,同时测量双上臂臂围,以监测可能发生的并发症如渗漏和栓塞。

新生儿上肢穿刺测量:由预穿刺点沿血管走向,至右胸锁关节,加 1cm。

新生儿下肢穿刺测量:由预穿刺点沿血管走向,至腹股沟,向上过脐带,至剑突。

5. **穿刺肢体消毒**　打开 PICC 无菌包,戴无菌手套,建立无菌区,将一块治疗巾铺于穿刺肢体下,按照无菌原则消毒穿刺点肢体,上下肢 >20cm,左右至臂缘,新生儿建议整臂消毒,等待干燥。

6. **建立无菌区**　更换手套,铺治疗巾及孔巾,无菌屏障最大化。并将 PICC 穿刺套件及所需无菌用物置于无菌区域中。

7. **预冲导管**　生理盐水注射器冲洗、浸润导管。按预计置入长度修剪导管,在预计长度处,剪去多余部分。

8. **穿刺**　在穿刺点上方扎止血带,使静脉充盈,15°~30° 进行静脉穿刺,见回血,降低穿刺角度,再进入少许,使导管鞘进入血管(图 20-6)。

9. 松开止血带,从导入鞘中退出穿刺针,左手示指固定导入鞘以避免移位,中指轻压导入鞘尖端所处上端的血管,减少血液流出(图 20-7)。

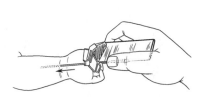

图 20-6　将导管鞘刺入静脉
(引自:邵肖梅,叶鸿瑁,丘小汕.实用新生儿学.5 版.北京:人民卫生出版社,2019:1057)

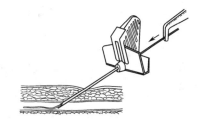

图 20-7　退出穿刺针
(引自:邵肖梅,叶鸿瑁,丘小汕.实用新生儿学.5 版.北京:人民卫生出版社,2019:1057)

10. **置入 PICC 导管**　用镊子轻轻夹住 PICC 导管送至"漏斗形"导入鞘末端,然后边缓注生理盐水边将 PICC 导管沿导入鞘逐渐送入静脉。

11. **确定导管通畅**　用生理盐水注射器抽吸回血,并注入生理盐水,确定是否通畅。

12. **退出导入鞘**　PICC 导管置入后,即可退出导入鞘。指压导入鞘上端静脉固定导管,从静脉内退出导入鞘,撕裂导入鞘并从置管上撤离(图 20-8)。

13. 连接分隔膜接头,生理盐水冲管,肝素盐水正压封管。

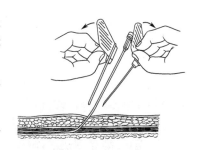

图 20-8　退出导入鞘
(引自:邵肖梅,叶鸿瑁,丘小汕.实用新生儿学.5 版.北京:人民卫生出版社,2019:1057)

14. **清洁穿刺点**　撕开孔巾上方充分暴露肘部。用生理盐水纱布清洁穿刺点周围皮肤，必要时涂以皮肤保护剂（注意不能触及穿刺点）。

15. **固定导管**　将体外导管放置呈"S"状弯曲，在圆盘上贴胶带；在穿刺点上方放置一小块纱布吸收渗血，并用第二条胶带固定；覆盖一透明贴膜在导管及穿刺部位，贴膜上缘要覆盖穿刺点上方纱布，下缘要完全覆盖圆盘，第三条胶带在圆盘远侧交叉固定导管。

16. **定位**　用X线证实导管尖端的位置。PICC定位时，患儿置管处的肢体姿势应为内收和屈曲的自然功能位。理想的导管尖端位置应在上腔静脉的中下1/3或下腔静脉中上1/3，上、下腔静脉与右心房交汇处上方，不能进入右心房或右心室（图20-9，图20-10）。

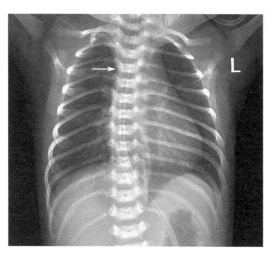

图 20-9　经上肢 PICC 定位

（引自：邵肖梅，叶鸿瑁，丘小汕.实用新生儿学.5版.
北京：人民卫生出版社，2019：1057）

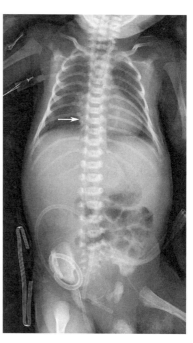

图 20-10　经下肢 PICC 定位

（引自：张玉侠.实用新生儿护理学.北京：
人民卫生出版社，2015：209）

【不良反应及处理】

1. **局部渗液、水肿**　置管术后1~3天最易出血，置管当日应严格观察患儿术侧肢体穿刺部位有无大量出血，出血多时应及时更换敷料，严重出血者拔出导管，观察肢体末端颜色及肿胀情况，24小时内限制置管侧肢体过度活动，避免卧于穿刺侧。

2. **静脉炎**　以机械性静脉炎为主，常出现在置管后3~5天，主要与穿刺、置管过程中穿刺鞘和导管对静脉内膜、静脉瓣的机械性摩擦以及外界刺激引发变态反应有关。静脉炎的发生与药物种类、患儿体重、导管因素、置管者技能、导管部位、置管时间等多种因素相关。预防措施：提高穿刺技术，避免反复穿刺对血管造成的损伤；导管固定稳固；置管过程严格无菌操作；低出生体重儿置管血管优先选择腋静脉等。

3. **导管堵塞**　导管堵塞是非计划性拔管的首要原因。除血栓形成因素外，主要与输入高营养液后导管冲洗不彻底，封管液种类、用量，封管方法不正确，患者凝血机制异常，血管痉挛,静脉血管瓣膜多以及导管挤压变形有关。另外导管留置时间是导管堵塞的独立危险因素,纤维蛋白在导管内、外表面沉积而形成纤维膜,当导管因输液速度过慢或体位改变时,导管内压力低于静脉压,血液发生反流,激活凝血过程,最终在导管内壁形成小的血栓。

预防措施:①保证输液的连续性;②正确的冲管、封管方法;③患者外出检查时用淡肝素液正压封管;④禁止使用小于 10ml 的注射器冲封管;⑤禁止从 PICC 导管抽血化验和输血。一旦发生堵塞,可用 1:5 000 尿激酶溶液溶栓,如无法再通,可采用原位置换导管术,较拔管后再重新置管成功率高。

4. **导管相关感染**　包括出口部位感染、隧道感染、皮下囊感染、导管相关性血流感染(catheter-related bloodstream infection,CRBSI)等,严重者可危及生命。怀疑导管相关感染时应立即做血液和导管内液细菌培养,并拔除导管,给予抗感染治疗。病原菌以表皮葡萄球菌为主,其次为真菌。

导管感染的预防:①严格无菌操作是预防感染的关键,置管及导管维护时使用最大无菌防护屏障。②置管超过 30 天,感染率明显增加。因此,每天要评估置管的必要性,可能的情况下尽早拔除置管。

5. **导管移位**　PICC 移位的定义目前尚无统一标准,临床发生导管向心脏方向移位的情况较少,较多的是置管后导管脱出移位,如移位至颈内静脉、腋静脉、锁骨下静脉等。

预防措施:掌握 PICC 置管长度的测量方法和置管技巧。PICC 尖端最佳位置应处于上腔静脉中下段 1/3,包括上腔静脉与右心房的交界处。X 线尖端定位标志:气管隆突可以作为 PICC 尖端定位的影像标志,隆突下 2~4cm 为尖端最适位置。此外,随着体重增加,移位率增加,应引起重视。

6. **空气栓塞**　避免空气进入导管,一旦出现立即将患儿置于左侧卧位并处于头低脚高位,争取抢救时机。

7. **胸腔积液**　是一种少见但严重的并发症,发生的可能原因:①导管未送入上腔静脉,输液过程中导管末端静脉压力逐渐增高,局部静脉通透性增高;②上腔静脉回流受阻,胸膜毛细血管内静水压增高,输注液体渗入;③胸导管栓塞。

防治:突然出现不能解释的呼吸困难、心率增快、呼吸暂停、氧合下降、喂养不耐受时,应立即行胸片、胸部超声以明确诊断,提示有胸腔积液时须考虑胸腔穿刺并停止导管的使用(图 20-11)。

8. **心包积液/填塞**　是一种少见但危及生命的并发症,病死率 30%~50%。积液通常在置管的 4 天内发生,可能与导管尖端直接的穿刺伤或是由高渗液体输注引起内皮损伤继之发生跨壁坏死有关。

防治:中心静脉置管患儿临床突然出现不能解释的氧合下降、血压下降、心音低钝或遥远时,应立即行胸片、心脏超声检查,提示有心包积液时须拔

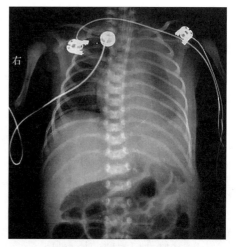

图 20-11　新生儿胸腔积液
(引自:张玉侠.实用新生儿护理学.北京:人民卫生出版社,2015:212)

除导管,必要时行心包穿刺术。正确的导管尖端位置不能避免渗液的发生。

9. 导管体内断裂　用手指按压导管远端的血管,或于上臂靠近腋部绑扎止血带,患者制动,影像学检查明确导管位置,首选介入手术取出,必要时静脉切开取出导管或开胸手术取出(导管位于心内)。

【注意事项】

1. 导管送入要轻柔,注意观察患儿反应。送管速度不宜过快,如有阻力,不能强行置入,可将导管退出少许再行置入。

2. 由于血管选择不当、血管细小或血管痉挛导致送管困难的处理方法:①首选右贵要静脉,少选头静脉,提高穿刺成功率;②穿刺前适当镇静(新生儿可口服蔗糖水镇痛);③送管过程中适当改变患儿手臂的角度(功能位);④边推注生理盐水边送管;⑤遇到血管痉挛,暂停送管,按摩穿刺侧肢体;⑥重新选择其他血管。

3. 置管后每班要密切观察穿刺局部有无红、肿、痛等症状,并测量双臂围或腿围,检查并记录导管外留长度,防止导管移位或脱出。

4. 防止堵管,每 6~8 小时用生理盐水脉冲式冲管一次,不间断输液,输注速度不低于 3ml/L。输注不同药物之间用生理盐水冲管,防止因药物配伍禁忌导致沉淀物堵塞导管。

5. 冲管时禁忌使用小于 10ml 的注射器,勿用暴力,以免压强过大导致导管破损。

6. 不要在穿刺的肢体抽血、测量血压,避免造成导管阻塞或破坏。

7. 输液时排尽空气,输液系统各接头连接严密,严防空气栓塞。一旦出现立即将患儿置于左侧卧位,头低足高,争取抢救时机。

8. 导管的留置时间应视患儿病情及导管并发症情况而定。拔管时,动作应轻柔平缓,不能过快过猛。导管拔出后,立即压迫止血。拔除导管后做导管末端培养。

(徐发林)

第三节　新生儿桡动脉穿刺

动脉穿刺(arterial puncture)适用于需要动态监测动脉血气及血压,判断危重患儿呼吸循环状态和酸碱失衡类型、指导治疗和判断预后。新生儿动脉穿刺可选择桡动脉、股动脉、头皮动脉和肱动脉,桡动脉穿刺更为安全、便捷、创伤小。

【适应证】

1. 血流动力学不稳定需要持续监测有创动脉血压。

2. 反复采集和留取动脉血标本。

3. 静脉或毛细血管采血失败。

【禁忌证】

1. 穿刺部位皮肤损伤或局部感染。

2. 穿刺部位末梢循环不良。

3. 桡动脉侧支循环差,Allen 试验阳性。

4. 有凝血功能障碍及出血倾向。

【操作方法】

1. 物品准备　5.5 号头皮针,1ml 或 5ml 注射器,动脉血气针,0.5% 有效碘消毒液,无菌纱布,1∶1 000 肝素。

2. 做 Allen 试验　检查侧支循环和尺动脉的通畅。抬高患儿手臂,向腕部挤压手掌使其皮肤发白,同时压迫腕部的桡动脉和尺动脉,然后放开尺动脉,手掌应在 10 秒钟内恢复正常颜色,提示尺动脉有足够的侧支循环;否则说明该侧的尺动脉侧支循环不良,不能在该侧穿刺,再换另一侧手进行桡动脉穿刺前同样要进行 Allen 试验。

3. 固定前臂和手掌,使腕部伸展。在腕部近端第二腕横纹桡侧用左手示指触摸桡动脉,或用冷光源透照法寻找桡动脉。用 0.5% 有效碘消毒穿刺部位。

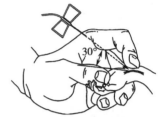

图 20-12　桡动脉穿刺术
(引自:邵肖梅,叶鸿瑁,丘小汕.实用新生儿学.5 版.北京:人民卫生出版社,2019∶1055)

4. 取静脉穿刺针与皮肤呈 30° 角,斜面向上缓慢进针直到见血,连接上已肝素化的注射器后轻轻抽吸即可采集到所需的血样(图 20-12)。采用动脉血气针采血时,需将血气针活塞拉至所需的血量刻度,血气针筒自动形成吸引等量血液的负压。

5. 拔出针头,用无菌棉球压迫穿刺部位至少 5 分钟,注意压力,保证止血充分但不能使血管闭塞。

6. 将血样中的气泡排出,扣紧针头帽,尽快送检。并在送检单上注明采血时间、患儿体温和血红蛋白水平。

【不良反应及处理】

1. 血肿　尽可能使用小针头,并在拔出针头时立即压迫 5 分钟,可减少血肿发生率。血肿一般可自行吸收。

2. 血管痉挛、血栓形成和栓塞　使用尽可能小的针头,血栓可在一段时间后再通,血管痉挛也能自然缓解。

3. 感染　严格执行无菌操作可减少感染的发生。

【注意事项】

1. 严格无菌操作,预防感染。

2. 选择桡动脉穿刺前需要做 Allen 试验,以检查手部的血液供应、桡动脉与尺动脉之间的吻合情况。

3. 操作前应注意观察患儿对疼痛的反应,可选择合适的镇痛措施如安慰奶嘴、口服蔗糖水、母乳喂养或采用药物镇痛。

4. 血气分析标本必须与空气隔绝,与肝素充分混匀,立即送检。

5. 避免在静脉滴注处、动脉留置导管处采血,如遇特殊情况必须从这些部位采血,第一管血(>5ml)不能用于检验,按上面要求采集第二管血送检。

6. 采集的标本不能出现气泡,一旦出现气泡,必须放弃并再次采集。

7. 抽血后立即测定,从采集标本到完成测定,期间最好不超过 30 分钟。如不能立即测定,留置 0~4℃冰箱保存,以减慢新陈代谢速度,保存时间不超过 2 小时。

(徐发林)

第四节 新生儿气管插管

气管插管（Endotracheal intubation）是将合适的气管导管通过口腔或鼻腔插入气管，是心肺复苏、机械通气和气管内麻醉的必要技术。

【适应证】

1. 新生儿复苏过程中，凡符合以下几个指征之一即行气管插管：重度窒息需较长时间复苏气囊加压给氧者；羊水胎粪污染，新生儿出生后无活力者；用气囊面罩复苏胸廓不扩张、效果不好或心率 <60 次 /min，经胸外心脏按压后心率不增快者；需要气管内给药；<1 500g 的极低出生体重儿重度窒息时；新生儿拟诊断膈疝时。

2. 任何原因引起的自主呼吸障碍，机械辅助通气，保证人工呼吸顺利进行。

3. 心跳、呼吸骤停心肺复苏时。

4. 危重急症如重度窒息或缺氧缺血性脑病需通气治疗或新生儿外科术后的维持治疗。

5. 上呼吸道梗阻包括胎粪、痰液、喉痉挛或奶汁吸入的紧急处理。

6. 非呼吸器治疗时行支气管肺冲洗。

7. 获取气管内分泌物做微生物培养。

【操作方法】

（一）插管前物品准备

1. 新生儿喉镜及镜片（体重 <1 000g 的早产儿用 00 号叶片；体重在 1 000~2 000g 用 0 号；体重 >2 000g 用 1 号，直叶片优于弯叶片）。

2. 带储氧袋的复苏气囊及面罩，输氧管。

3. 各种（2.0、2.5、3.0、3.5 及 4.0mm）上下内径相同的气管导管。

4. 经口插管可用可弯曲的钝头金属管芯，经鼻插管需用插管钳（可用麦粒钳）。

5. 剪刀、手套、棉签、蝶形胶布及消毒纱布。

6. 吸痰管，负压吸引器。

7. 消毒注射器、无菌生理盐水、5% 碳酸氢钠、10% 葡萄糖、1∶10 000 肾上腺素等。

8. 插管时监护心率、呼吸和血氧饱和度，在现场最好有 CPAP 装置或人工呼吸器。

（二）插管途径

1. **经口插管** 方法简单、迅速，适用于窒息复苏、胎粪吸引及短时间的人工通气治疗，常在手术室、产房及复苏现场使用。缺点是固定不好，口腔分泌物多。

2. **经鼻插管** 固定牢固，缺点是：①操作较复杂；②长时间使用可引起鼻中隔或鼻翼坏死；③分泌物不易引流而引起肺部感染；④插管后肺不张较经口插管多。

（三）经口气管插管

1. 气管导管应按照规格剪掉多余的无效腔（剪到 15cm）；一些新的导管有"口"或"鼻"的标记，可在适当的部位剪断。

2. 在开始操作前，确定喉镜的光源正常。把带有 100% 浓度氧气袋的面罩复苏气囊放在下边。将管芯（如果用的话）插入气管插管，管芯可不用，但用管芯可以更有效地导入插管。

注意要确定管芯尖端不要超过气管内插管末端。

3. 需要时小心地吸出口咽部分泌物,使口咽部标志清晰可见。

4. 具体操作

(1)患儿放置在辐射保温台或保温箱中,呈仰卧位,头置于正中位,略向后仰,吸尽咽部的黏液。

(2)监测新生儿的心率、呼吸和皮肤颜色,必要时用复苏囊面罩加压给氧1分钟(有吸入时除外)。

(3)术者立于患儿头侧,以左手拇指、示指、中指3指持喉镜(图20-13),余两指固定于患儿下颌部,喉镜从口腔右边插入并将舌推向左侧,进到会厌软骨处使镜片尖略向上翘,以暴露声门。如声门暴露不清,可用左手小指从外面轻压甲状软骨,更有助于暴露声门。如有黏液,可予以吸引。

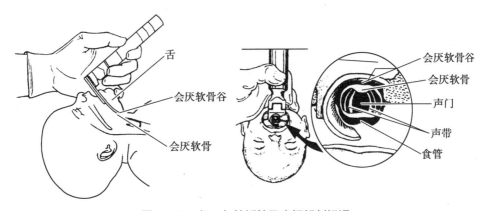

图 20-13 经口气管插管及声门解剖标记

(引自:邵肖梅,叶鸿瑁,丘小汕.实用新生儿学.5版.北京:人民卫生出版社,2019:401)

(4)右手持气管导管从喉镜右侧经声门插入气管,插入深度可按下述方法判断:①在气管导管的前端2cm左右有一圈黑线,示进入声门深度,可在喉镜直视下将导管插入声门至黑线处。②导管本身有刻度标记,患儿体重为1、2、3、4kg,插入深度距门齿分别为7、8、9、10cm(千克体重数加6cm)。③插管完成后行胸部X线检查,正确位置导管前端应位于第2~3胸椎水平(气管隆突上方约1cm处)(图20-14,表20-2)。

(5)确定导管的位置:抽出喉镜,用手固定导管,接上复苏囊,进行正压通气。助手用听诊器听诊两侧胸部及两腋下,如左右两侧肺呼吸音对称、胸廓起伏一致,心率回升,面色转红,示插管位置正确。可用"工"型胶布固定导管,"工"型胶布的一端包绕管壁固定,另一端贴于上唇。上唇事先用安息香酊涂抹,以防皮肤损伤。如在复苏囊通气时,不见胸廓正常起伏,听诊两肺呼吸音微弱,心率不见回升,面色不见转红,示可能插入过浅或误入食管,须做喉镜检查,调整深度或重新插管。如两侧呼吸不对称,右侧呼吸音强于左侧,示插入过深,进入了右侧支气管,应稍退出,直至两侧呼吸音对称为止。

(6)插管完毕,用胶布条固定,接上复苏囊、持续呼吸道正压装置或人工呼吸机,即可进行人工辅助通气。

(7)摄胸部X线片,确定导管的位置。

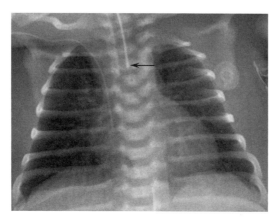

图 20-14 新生儿气管插管位置
(引自:张玉侠.实用新生儿护理学.北京:人民卫
生出版社,2015:296)

表 20-2 新生儿气管插管深度和导管内径型号

体重(kg)/ 年龄	插管深度(cm)	气管导管内径(mm)
<1.0	6	2.5
1.0~2.0	7~8	3
2.0~3.0	8~9	3.5
3.0~4.0	9~10	4.0

(四)经鼻气管插管

1. 保暖、体位同经口气管插管。

2. 选好插管,在管前端涂以 1% 利多卡因胶后,将其从鼻腔插入,如有阻力,可轻轻转动推进,将管前端插至咽部。

3. 插入喉镜,暴露声门,在喉镜直视下用插管钳夹住管前端送入声门,插入深度可按上述经口插管法的深度掌握,方法①或按方法②加 1cm。从插入喉镜到插管完毕要求在 25 秒内完成。

4. 抽出喉镜,将复苏囊接上气管插管,加压给氧 1~2 分钟。

5. 做床边 X 线摄片,确定气管导管位置,正确位置的尖端应在气管分叉以上 1~2cm。

6. 固定导管:用"工"字形胶布的一端包绕气管插管,另一端贴在患儿的鼻翼上固定。接上复苏囊、持续呼吸道正压装置或人工呼吸机,即可进行人工辅助通气。

【不良反应及处理】

1. 感染 严格执行无菌操作。

2. 喉头水肿 多见于长期插管,可能会引起呼吸性窘迫。拔管前,静脉内短程使用类固醇(如地塞米松)可以预防。另外避免反复插管,选择内径合适导管,避免导管过粗压迫声门引起水肿。

3. 出血 插管时动作要轻柔,避免损伤声门或气管。

4. 气管或食管穿孔　非常罕见,是由于插管创伤引起,发生气管穿孔,甚至食管穿孔。须谨慎使用喉镜和气管内插管便可预防,需要外科手术。

5. 上腭沟形成　通常见于长期气管插管,并可以随时间自愈。

6. 声门下狭窄　最常见于长期气管插管(大于3~4周)。需要外科矫治。若需要长期气管插管,应考虑气管切开,以预防狭窄。

7. 其他　插管位置错误(插入食管,右主支气管),管道阻塞和扭曲。

【注意事项】

1. 整个插管过程要求在20秒内完成(经鼻插管25秒)。如超过了20秒,或在操作过程中患儿出现发绀、心率减慢时应立即停止操作,用复苏囊面罩加压给氧,直至面色转红、心率回升后再重新插管。

2. 操作过程应动作轻柔,注意观察生命体征,避免心脏骤停或误吸。

3. 应注意患儿体位处于"鼻吸气"位,头部过度仰伸会造成插管困难。

4. 选择合适大小气管插管,避免喉头水肿和声带损伤。

5. 插管后可适当镇静,避免机械性损伤喉头及意外脱管。

(徐发林)

第五节　新生儿胃管置管和胃肠减压

胃管置管(gastric insertion)常用于吸吮及吞咽功能不全的早产儿及因自身疾病无法经母乳或奶瓶喂养患儿的管饲喂养。另外,对存在呕吐、腹胀等胃肠道异常情况,需洗胃、胃肠道检查及手术者均需放置胃管,必要时行胃肠减压。胃肠减压术(gastrointestinal decompression)是利用负压吸引的原理,将胃肠道积聚的气体和液体吸出,以降低胃肠道内压力,改善胃肠壁血液循环,利于炎症局限,促进伤口愈合和胃肠道功能恢复。

一、经鼻胃置管

【适应证】

1. 胃肠减压(如肠梗阻、肠淤胀)。

2. 抽空胃内容物(如吸入的胎粪、母血),洗胃(咽下综合征)。

3. 胃内容物检查。

4. 服用药物。

5. 鼻饲。早产儿,破伤风痉挛期,重度脑损伤等,常需鼻胃管喂养。

【操作方法】

1. 物品准备　小儿消毒胃管(体重 <1 000g 的用 5 号,体重 ≥ 1 000g 的用 8 号)、弯盘、镊子、10ml 注射器、生理盐水、无菌石蜡油、纱布、治疗巾、胶布、听诊器、手套和吸引装置。

2. 患儿呈仰卧位,抬高床的头部。

3. 测量从鼻尖到耳垂加上耳垂到剑突的距离以决定胃管插入的深度,并在胃管上做好标记。戴无菌手套,检查胃管是否通畅,用石蜡油湿润胃管的前端。

4. 胃管从鼻孔插入,也可从口插入。

(1)经鼻插入:清洁鼻孔,左手持纱布托住胃管,右手用镊子夹住胃管前段,沿一侧鼻孔缓慢插入,直至预期的深度。

(2)经口插入:用压舌板向下压舌,缓慢插入胃管通过咽部至预期的深度。

5. 确认胃管的位置 可用注射器从胃管内注入少量空气,同时用听诊器在胃部听诊,若插入胃内则可听到气过水声;或用注射器吸出胃内容物测定 pH 来确定;另外可将胃管末端置于盛水碗内,若插入胃内则无气体逸出,若有气泡连续逸出并和呼吸时相一致,则提示误入气管内。

6. 用胶布固定胃管于患儿面颊部。

【不良反应及处理】

1. 呼吸暂停和心动过缓 插管过程中刺激迷走神经可引起呼吸暂停和心动过缓,通常不必做特殊处理便能消失。

2. 食管、咽后壁、胃及十二指肠穿孔 插管时要动作轻柔缓慢。

3. 缺氧 常备 100% 氧气和面罩来处理低氧血症。

4. 误吸 胃管意外插入气管会发生误吸。应定期检查胃中的残余量预防胃过度扩张和吸入。

【注意事项】

1. 严防插入气管。

2. 鼻胃管每 24~48 小时更换 1 次。拔管时应捏紧管腔,严防乳汁滴入管腔。

二、经鼻幽门/十二指肠插管

【适应证】

1. 不能耐受胃内喂养的患儿。

2. 频繁的呕吐或反流。

3. 喂养后发生呼吸暂停。

【操作方法】

1. 物品准备 5Fr 鼻空肠管、5~10ml 注射器、无菌石蜡油、pH 试纸、胶布。

2. 患儿呈仰卧位,下肢伸展,测量鼻尖至踝部距离来估计进管长度并做好标记。

3. 用无菌石蜡油湿润插管前端,经鼻进管,插至胃内。

4. 将患儿转至右侧卧位,用手指轻柔腹部,促使导管随胃蠕动波进入十二指肠。同时缓慢送管,每 10 分钟推进 1cm 左右,直到标记处到达鼻孔处(表 20-3)。用胶布将管子固定在面颊部。

表 20-3 新生儿经鼻幽门插管深度

体重(g)	进管深度(cm)
<1 000	13~21
1 000~1 499	21~26
1 500~3 500	26~34

5. 验证方法 可从导管抽取消化液,用试纸测定 pH。若 pH>5,则证明导管已在十二指肠内。若导管内抽不出液体,可向导管内注入 1~2ml 温开水再回抽。也可通过腹部 X 线平片来确定插管是否成功。导管顶端的正确位置应在第 1 腰椎至第 3 腰椎之间,即过幽门 2cm 左右。

6. 插管成功后,可用持续输注法经幽门进行饲喂。

【不良反应及处理】

1. 乳汁反流至胃内 可能由于肠梗阻、奶量过多或导管移位引起。应减少奶量或停止喂养,并检查插管的位置。

2. 坏死性小肠结肠炎 应注意腹胀情况,并定时检查大便潜血。

【注意事项】

1. 每 4~6 小时回抽 1 次导管内的液体复查 pH。若回抽的残留液较多,或者液体 pH 变为 ≤ 5,说明导管已退入胃内,这时需要重新插管。

2. 导管应每周更换 1 次。

三、胃肠减压

【适应证】

1. 术前准备 腹部手术,特别是胃肠手术,术前、术中持续胃肠减压,术后应用有利于腹部手术切口及胃肠吻合口的愈合。

2. 急性胃扩张、坏死性小肠结肠炎、单纯性肠梗阻、麻痹性肠梗阻、急腹症等。

3. 给药 在许多急腹症的非手术治疗或观察过程中,可通过胃肠减压管向胃肠道灌注药物;同时在腹胀严重频繁呕吐时,胃肠减压可促进胃肠排空,有利于内服药物的输注吸收。

【操作方法】

1. 洗手、戴口罩,携用物至患儿床前,再次核对。

2. 备胶布,协助患儿仰卧位,铺一次性治疗巾于患儿颌下,置弯盘于口角旁,清洁鼻腔。

3. 戴无菌手套,打开胃管,检查胃管是否通畅,石蜡油纱布润滑胃管前端。

4. 一手持纱布托住胃管,一手持胃管前端自鼻腔轻轻插入至预定长度,初步固定。

5. 确认胃管在胃内后,撤去弯盘,胶布固定胃管。

6. 检查胃肠减压器,排出负压器内气体,连接胃管,固定于床边。

7. 去除手套,观察引流液颜色、性质、量。

【不良反应及处理】

1. 胃扩张 经常挤压胃管,防止管腔堵塞;胃管不通畅时,可用少量生理盐水低压冲洗并及时回抽。

2. 吻合瘘 保证负压器有负压,胃管通畅。

【注意事项】

1. 保持胃管的通畅和持续有效的负压。

2. 妥善固定胃肠减压管,避免受压、扭曲。

3. 负压引流器低于头部,防止引流物逆流。

4. 观察引流液的色泽、性质和引流量,并正确记录。

5. 当病情好转,无明显腹胀,肠鸣音恢复,有自主排便后应及时停止胃肠减压。

(徐发林)

第六节　新生儿导尿和耻骨联合上穿刺

新生儿导尿术(catheterization)是指在严格的无菌操作下将导尿管经尿道插入膀胱引出尿液的方法。目的是解除尿潴留,留取未污染的尿液标本做检查,测定残余尿,注入造影剂或药物帮助诊断或治疗等。对于导尿未成功或因体弱不宜导尿者可行耻骨联合上膀胱穿刺(suprapubic bladder puncture),以获取所需尿液标本送检。

一、导尿术

【适应证】

1. 各种下尿路梗阻所致尿潴留。

2. 监测尿量。抢救危重患儿时需正确记录每小时尿量等。

3. 进行尿道或膀胱造影。

4. 留取未受污染的尿标本做细菌培养。

5. 手术前的常规导尿。

【操作方法】

1. 物品准备　治疗盘、导尿包、水溶性润滑剂、导尿管、尿袋、5ml注射器、碘伏棉球、灭菌注射用水/生理盐水、无菌手套、清洁手套、弯盘、胶布。

2. 患儿取屈膝仰卧位,双腿略外展,暴露会阴。

3. 戴清洁手套,垫治疗巾于臀下,将弯盘置于两腿之间近会阴处。

4. 消毒　男患儿:左手用纱布包住阴茎将包皮向后推,暴露尿道口,右手持镊子夹取消毒棉球再依次消毒尿道口、龟头及冠状沟。女患儿:左手分开并固定小阴唇,右手持镊子夹取消毒棉球依次消毒尿道口、小阴唇(左、右各1次)。

5. 插导尿管　男患儿:左手用无菌纱布固定阴茎并提起,与腹壁呈60°角,右手用血管钳持润滑后的导尿管对准尿道口轻轻插入,见尿液流出再插入1~2cm。女患儿:左手分开并固定小阴唇,右手用血管钳夹取润滑后的导尿管对准尿道口插入尿道,见尿液流出再插入1cm左右。

6. 固定、留置导尿　根据导尿管型号向气囊中注入适量灭菌注射用水/生理盐水,轻拉导管证实固定稳妥后连接引流袋,用胶布将尿管固定于下腹部(男婴)或大腿内侧(女婴);一次性导尿:导尿完毕后拔出导尿管。

【不良反应及处理】

1. 感染　包括膀胱炎、尿道炎、附睾炎、肾盂肾炎、败血症等。导尿过程中因操作不当致膀胱、尿道黏膜损伤,使用的导尿物品被污染,操作过程中违反无菌操作等原因均可导致泌尿系统感染,导尿管留置时间越长感染风险越高。预防感染必须严格执行无菌操作,尽可能缩短导尿管留置时间。

2. 尿道或膀胱损伤　多见于男婴,充分润滑导尿管并伸展阴茎使尿道伸直可以预防。插入导尿管时要缓慢,感觉有阻力时不要强行插入,避免插入过深损伤膀胱后壁。

3. 血尿　通常是暂时性的,需要用生理盐水冲洗。

4. **尿道狭窄**　多见于男婴,通常由于导尿管太粗、放置时间过长或插管时损伤所致。用胶布将导尿管固定在腹壁的前面有助于减少对后尿道的压迫。

【注意事项】

1. 导尿过程中,需严格无菌操作;如尿管误插入阴道或接触尿道口以外区域,应重新更换尿管。

2. 为避免损伤和感染,必须了解男婴、女婴尿道的解剖特点。

3. 尿潴留患儿一次导出尿液不能超过 200ml。

4. 气囊中注入无菌溶液一般为 3~5ml。

5. 保持尿袋低于耻骨联合水平,以防逆行感染。

二、耻骨联合上膀胱穿刺

【适应证】

需要做尿培养,而非侵入性操作不能获得所需的尿液时。

【操作方法】

1. **物品准备**　无菌手套,0.5% 有效碘消毒液,5ml 注射器及针头,无菌容器,无菌孔巾,无菌纱布及胶布。

2. 确定患儿膀胱中有充足的尿液,并将患儿双下肢固定于"蛙式位"。

3. 取下腹部中线位置、耻骨联合上 1~2cm 处为穿刺点。

4. 常规消毒皮肤,戴无菌手套并铺孔巾。

5. 取 5ml 注射器在穿刺点垂直皮肤进针,边进针边抽吸,一旦见到注射器中有尿液出现,即停止进针。进针一般不要超过 2.5cm,以防止穿透膀胱后壁(图 20-15)。

6. 取得所需要的尿液标本后即拔出注射器,用无菌纱布压迫穿刺部位并用胶布固定。

7. 在注射器上放置无菌帽,或将标本放在无菌杯中,送检。

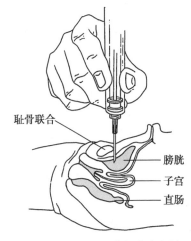

图 20-15　耻骨联合上膀胱穿刺(引自:邵肖梅,叶鸿瑁,丘小汕.实用新生儿学.5 版.北京:人民卫生出版社,2019 :1061)

标注:耻骨联合、膀胱、子宫、直肠

【不良反应及处理】

1. **出血**　在进行操作前应检查患儿有无凝血障碍性疾病。膀胱穿刺后可发生镜下血尿,一般为一过性,不需处理。如果发生大量出血要给予止血药物治疗。操作前应查血小板计数,如果血小板数低,禁忌膀胱穿刺。

2. **感染**　严格执行无菌操作。

3. **膀胱穿孔**　进针时要缓慢,避免进针过深损伤膀胱后壁。

4. **肠穿孔**　仔细辨认骨性标志,可以避免发生。如果发生肠穿孔,密切观察并要考虑静脉应用抗菌药物。

【注意事项】

1. 穿刺前,膀胱内必须有一定量的尿液;如果针头插入超过 3cm 仍无尿,应考虑为膀胱排空,需等待后再试。

2. 过分膨胀的膀胱,抽吸尿液宜缓慢,以免膀胱内压减低过速而出血,或诱发休克。

3. 如用套管针穿刺做耻骨上膀胱造口者,在上述穿刺点行局麻后先做一皮肤小切口,将套管针刺入膀胱,拔出针芯,再将导管经套管送入膀胱,观察引流通畅后,拔出套管,妥善固定引流导管。

4. 对曾经做过膀胱手术的患者需特别慎重,以防穿入腹腔伤及肠管。

(徐发林)

第七节　新生儿腰椎穿刺

腰椎穿刺(lumbar puncture)是新生儿临床进行最多的穿刺性检查,通过抽取脑脊液(cerebral spinal fluid)用于多种项目的检测,主要包括外观、压力、常规、生化和病原学检查等。对新生儿进行腰椎穿刺的主要目的是确诊中枢神经系统感染。早年曾用此方法诊断蛛网膜下腔出血,但随着影像学的发展和普遍应用,现已很少进行。

【适应证】

1. 怀疑中枢神经系统疾病如脑膜炎、脑炎或颅内出血的诊断性检查。

2. 脑室内出血合并交通性脑积水时脑脊液引流。

3. 鞘内注射药物。

4. 检查脑脊液以监测中枢神经系统感染的抗生素疗效。

【禁忌证】

1. 颅内压明显增高,高度怀疑颅内占位性病变者或出现脑疝前驱表现者(如瞳孔不等大不等圆)。

2. 患儿处于休克、衰竭或濒危状态。

3. 颅后窝有占位病变者。

4. 穿刺局部皮肤感染。

5. 严重出血性疾病者。

【操作方法】

1. 物品准备　新生儿腰椎穿刺包(无菌孔巾,4个无菌标本管,无菌纱布,5ml注射器,20~22G 的带针芯的腰穿针或新生儿腰椎穿刺针或 5 号头皮针),1% 利多卡因,测压管,无菌手套,0.5% 有效碘溶液,胶布等。

2. 助手束缚新生儿于侧卧位。有气管插管的危重新生儿必须选择侧卧位。侧卧位时头和下肢必须屈曲(膝胸卧位),颈部不必过度屈曲,确保呼吸道通畅。必要时患儿需要镇静。

3. 标记腰穿位置(图 20-16),触摸髂嵴,用手指向下滑动至第 4 腰椎椎体,以

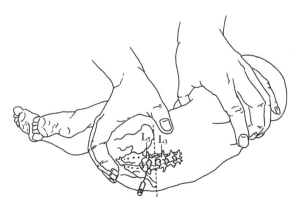

图 20-16　新生儿腰椎穿刺位置
(引自:邵肖梅,叶鸿瑁,丘小汕.实用新生儿学.5 版.北京:人民卫生出版社,2019:1066)

脊柱中线第 4~5 腰椎间隙为穿刺点。

4. 术者戴好口罩、帽子和手套,常规消毒穿刺部位,并铺好无菌孔巾。

5. 再次触摸找到选择的椎间隙,皮下注射 0.1~0.2ml 利多卡因局部麻醉(新生儿一般不做局部麻醉)。

6. 缓慢进针并向脐部缓慢推进。当穿透黄韧带和硬脊膜时,通常没有像年长儿童和成人一样的突破感。因此,必须经常撤出针芯查看有无脑脊液流出,以保证不会进针太深,造成出血。如用头皮针穿刺,可见到针管中有脑脊液流出。早产儿一般进针 0.5~0.7cm,足月儿进针 1cm 可达到蛛网膜下腔。先接测压管进行压力测定。

7. 测量脑脊液压力后用无菌标本管收集脑脊液标本。每管分别留取脑脊液 0.5~1ml(一般第 1 管送细菌培养和药敏,第 2 管送糖和蛋白质等生化检查,第 3 管送细胞记数和分类检查,第 4 管送其他检查,可送特殊病原的快速抗原检测,如 B 族链球菌)。

8. 如果第 1 管标本有血,要观察第 2 管和第 3 管的透明度。如果出血减少,系穿刺损伤所致。如果出血无减少而结成血凝块,很可能血管被刺破。因为没有采到脑脊液,需要重新穿刺。如果出血未减少,且未出现凝集,患儿可能有脑室内出血。

9. 插回针芯,拔出穿刺针,重新消毒穿刺点皮肤并用无菌纱布覆盖,用胶布固定。

10. 术后去枕平卧 6 小时,并观察患儿生命体征。

【不良反应及处理】

1. 感染 严格执行无菌操作可减少细菌进入脑脊液的机会;穿刺针接触污染物后再刺破血管可导致菌血症。

2. 出血 穿刺时易误穿入周围血管,需要重新定位穿刺。

3. 脊髓和神经损伤 在第 4 腰椎以下穿刺可避免。

4. 椎管内表皮样瘤 是由于使用没有针芯的腰椎穿刺针所致。上皮组织作为针管的填塞物被移植到硬脑膜。为防止针管内的上皮组织移植到硬脑膜,应尽量使用有针芯的腰椎穿刺针。

5. 呼吸暂停和心动过缓 由于患儿被束缚过紧所致。

6. 枕骨大孔疝 因为新生儿前囟未闭合,此并发症少见。

【注意事项】

1. 脊髓随年龄而增长,胎儿期脊髓下端在第 2 腰椎下缘,4 岁时上移至第 1 腰椎,因此新生儿腰椎穿刺位置低于成人及儿童,一般选择第 4~5 腰椎间隙。

2. 由于新生儿椎间隙窄,皮肤至脊膜下腔距离近,穿刺难度大于其他小儿。

3. 用 5 号头皮针穿刺具有便利、轻巧的优点,但难以准确测定脑脊液压力;由于针头斜面比较锐利,容易损伤出血,影响诊断;由于没有针芯,容易将上皮组织带入椎管,引起椎管内表皮样瘤发生。

4. 穿刺过程中患儿出现呼吸、脉搏、面色异常等症状时,立即停止操作,并作相应处理。

5. 操作过程中增加吸氧有助于预防暂时性低氧血症的发生。

6. 新生儿一般可不做局部麻醉,利多卡因等药物不能减少操作中可能出现的生命体征变化。

7. 鞘内给药时,应先放出等量脑脊液,然后再等量置换性药液注入。

(徐发林)

第八节　新生儿骨髓穿刺

骨髓穿刺术(bone marrow puncture)是采集骨髓液的一种常用诊断技术。临床上骨髓穿刺液常用于血细胞形态学检查,也可用于造血干细胞培养、细胞遗传学分析及病原生物学检查等,以协助临床诊断、观察疗效和判断预后等。成人骨髓穿刺部位常选择髂前上棘、髂后上棘、胸骨、腰椎棘突,新生儿常选择胫骨或胸骨。

【适应证】

1. 恶性疾病及贫血等血液系统疾病的诊断及鉴别诊断。

2. 骨髓细菌培养以用于感染性疾病的诊断。

【禁忌证】

1. 局部皮肤存在感染。

2. 血友病患儿。

【操作方法】

1. 物品准备　5ml 注射器,骨髓穿刺针(供胫骨穿刺用)或头皮输液针,0.5% 有效碘消毒液,无菌孔巾,无菌纱布、手套和胶布。

2. 新生儿应用胫骨穿刺法或胸骨穿刺法

(1)胫骨穿刺法:患儿仰卧于床上,取胫骨粗隆下 1cm 之前内侧为穿刺点,常规消毒皮肤,戴无菌手套,铺无菌孔巾后行局部麻醉。穿刺进入皮肤时与骨干长径呈 60° 角垂直骨面刺入,达骨膜后可轻轻旋转几次,待阻力消失、穿刺针固定(表示已达到骨髓腔),取出针芯,用 5ml 注射器轻轻抽取约 0.2~0.5ml 骨髓送检。操作完毕后将穿刺针连同注射器一同拔出,再次消毒后用无菌纱布加压包扎。

(2)胸骨穿刺法:患儿仰卧位,两臂置于身体两侧并固定,暴露胸骨。常规消毒皮肤,术者戴无菌手套,铺无菌孔巾。取胸骨中线、胸骨角下约 1cm 较平坦处为进针点,左手固定皮肤,右手持注射器沿中线进针,针头朝向头部,与胸骨呈 45°~60° 角,进针约 0.5cm 处可有落空感觉,即到达骨髓腔(新生儿落空感可不明显),抽取 0.2~0.5ml 骨髓液送检。操作完毕后将注射器拔出,再次消毒皮肤后用无菌纱布加压包扎。

3. 涂片　将抽出的骨髓液滴在玻片上。倾斜玻片使液体流下,取骨髓小粒部分制片。根据骨髓液的稀稠度及涂片要求的薄厚取不同角度,迅速、均匀、轻柔推制,不可复推。

4. 加压固定　骨髓液抽取完毕,重新插入针芯。左手取无菌纱布置于穿刺处,右手将穿刺针拔出,并将纱布敷于针孔上,按压 1~2min 后,再用胶布加压固定。

【不良反应及处理】

1. 出血　术后应加压包扎穿刺点可防止出血发生。

2. 感染　严格执行无菌操作可避免。

【注意事项】

1. 骨髓穿刺前应检查出血时间和凝血时间,有出血倾向者应特别注意,血友病患儿禁止骨髓穿刺检查。

2. 各种原因引起的血小板减少,如血小板低于 25×10^9/L 者,穿刺后一定要压迫止血 10 分钟。

3. 骨髓穿刺针和注射器必须干燥,以免发生溶血;操作前应检查穿刺针、玻片是否干燥,针头衔接处是否严密。

4. 穿刺针头进入骨质后要避免过大摆动,以免折断穿刺针。

5. 胸骨穿刺法创伤小,操作方便,但在新生儿有损伤纵隔血管、肺以及心脏的危险;穿刺过程中不可用力过猛、穿刺过深,以防穿透内侧骨板而发生意外。

6. 如做骨髓涂片,吸取骨髓液不宜过多,避免稀释;穿刺抽取骨髓液后应立即涂片以免发生凝固。

7. 行骨髓液细菌培养时,需要在骨髓涂片后,再抽取 1~2ml 骨髓液用于培养。

(徐发林)

第九节　新生儿胸腔穿刺和胸腔引流

胸腔穿刺术(thoracentesis)是一项重要的急救技术,常用于气胸或胸腔积液的引流,也用于检查胸腔积液的性质及通过穿刺给药等。由于气体通常聚集在胸腔的前方,而液体往往聚积在胸腔底部。通常用于引流气体的胸腔引流管管尖应该朝向胸腔的前方,而引流液体的胸腔引流管管尖应该朝向胸腔的后方。对于新生儿而言,引流气体和液体的胸腔引流管置入点差别不大。

【适应证】

1. 气胸或胸腔积液的诊断。

2. 气胸或胸腔积液的引流。

3. 脓胸治疗;抽脓、冲洗及向胸腔注入药物。

【禁忌证】

1. 穿刺部位感染。

2. 凝血功能异常。

3. 病情危重无法耐受。

【操作方法】

1. **穿刺定位**　可通过胸部查体或 X 线确定,必要时经 B 超定位。

2. **物品准备**　胸腔穿刺用弹簧套针导管(如无,可用连有透明塑料管的 8 号或 9 号针头代替),蚊式钳、三通开关、20ml 注射器。如需持续引流,需备切开缝包,带有针芯的透明导管或8Fr、10Fr导管(顶端侧面加开几个小孔),气胸引流装置,吸引器。常规消毒用品,无菌巾,纱布,胶布等。

3. 患儿置仰卧位,选取穿刺点,常规消毒皮肤,铺无菌孔巾。如为排出气体,导管穿刺点应放置在胸前第 2、3 肋间锁骨中线上或腋前线第 4 肋间下一肋的上缘(图 20-17);液体引流应以

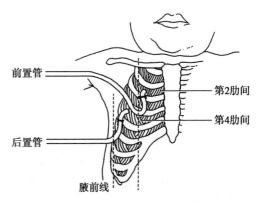

图 20-17　胸腔穿刺导管放置位置
(引自:邵肖梅,叶鸿瑁,丘小汕.实用新生学.5 版. 北京:人民卫生出版社,2019 :1064)

腋前线第 4、5、6 肋间为穿刺点。乳头是第 4 肋间的标记。切记肋间神经、动静脉位于肋骨的下缘。因此穿刺针应沿肋骨的上缘刺入。

4. 术者戴无菌口罩、手套,将盛有部分生理盐水的注射器、三通开关与针头连接后,在穿刺点沿着肋骨上缘向内侧与平面呈 45° 进针,进针时以蚊式钳夹住距针尖 1~1.5cm 处,以防止刺入过深损伤肺组织,进针至有落空感时即提示进入胸膜腔,抽吸时可见盛有生理盐水的注射器中不断有气泡或积液抽出。

5. 用注射器通过三通开关分次抽出气体或积液。拔针后重新消毒皮肤并覆盖以纱布块后,可贴上胶布固定。

6. 需要持续引流者,需在局麻(1% 利多卡因)后在穿刺点的上缘做一切口,切开皮肤和皮下组织,钝性分离肌肉,再以蚊式钳夹持带管芯的透明导管(或 8Fr、10Fr 导管)距离前端 1.5~2cm 处,按前述方法进针,待进入胸腔后,取出针芯(拔出一半时夹紧导管,再全部拔出,防止气体进入)。将导管紧贴胸前壁向胸骨方向或向气胸部位推进 2~3cm。

7. 切口处用 3 号或 4 号丝线做荷包缝合,确保包住引流管后再将丝线尾端系在管上,局部涂以抗生素软膏,覆以纱布块,贴上胶布后行 X 线检查导管位置。

8. 将导管与气胸引流装置连接,再与吸引器连接,吸引负压一般调到 –0.049~0.098kPa(–10~–5cmH$_2$O)。

9. 严重张力性气胸,尤其在应用持续气道正压通气(CPAP)给氧或人工呼吸机的情况下,有时需要在多个穿刺点插入导管引流,此时可将吸引负压调节到 –0.294kPa(–30cmH$_2$O)。

10. 当患儿呼吸窘迫消失,胸腔导管无气体吸出,X 线胸片示气胸消失 24~48 小时时,可停止负压吸引并夹住导管,如 6~12 小时后仍无气漏征象,可以拔管。拔管前用麻醉药止痛。

11. 为减少气体进入胸腔,拔管时用一小贴覆盖胸壁切口。在婴儿自主呼气时、机械通气吸气时拔管。拔管后收紧荷包缝合,局部重新消毒,用纱布块覆盖,贴上胶布条。

【不良反应及处理】

1. 感染 严格无菌操作有助于减少感染。常见的感染为蜂窝织炎,推荐在放置胸导管时预防性使用抗生素。

2. 出血 如在操作过程中遇到大血管被刺破或发生肺损伤,可以发生大出血。要求术前确认各标志以免损伤。如持续出血,可请外科会诊。

3. 神经损伤 导管从肋骨的上缘进针可避免肋间神经的损伤。

4. 肺损伤 避免过度用力强行进针,能减少肺损伤。

5. 膈肌损伤

6. 皮下气肿

【注意事项】

1. 大约 30% 的正常足月儿会发生小的自发性气胸,通常不用干预即可自愈。

2. 如果对充气良好的肺进行穿刺,可能造成气胸。

3. 在穿刺过程中穿刺针不要移动,最好由助手用止血钳紧贴胸壁夹住针头固定,避免损伤肺组织,如有出汗、面色苍白、剧烈咳嗽、咳泡沫痰、呼吸困难或抽出液变成血性液体时,必须停止操作。

4. 必须十分小心注射器抽出的气体是否又重新注入了胸膜腔。

5. 抽液不可过多过快,严防负压性肺水肿发生。

6. 胸腔闭式引流时,需保持引流管通畅,胸腔引流管任何时候都不能向大气开放。

7. 液气胸、张力性气胸有明显的压迫症状,均需紧急胸腔穿刺抽气。

8. 如果腹腔脏器移位到胸腔(如膈疝),穿刺可能导致肝脏或肠管的损伤。

张力性气胸时的紧急穿刺抽气

【适应证】

肺组织损伤或撕裂形成活瓣效应时,气体进入胸膜腔形成张力性气胸。滞留在胸膜腔内的气体使同侧的肺受压后不能扩张。张力性气胸可以使纵隔移位,影响静脉回流,影响对侧肺的功能。为了恢复正常的通气功能,必须紧急处理,进行暂时性减张。

【操作方法】

1. 物品准备　无菌手套和消毒液;1% 利多卡因(用以局部浸润麻醉);21 或 23 号蝴蝶针,或 18、20、22 号静脉留置针;三通;20ml 注射器;静脉延伸管;装无菌水的容器。

2. 将蝴蝶针与三通相连,三通再连上注射器,将延伸管与三通的另外一端相连。

3. 新生儿置仰卧位,使胸腔内的游离气体聚集在前方;在锁骨中线第 2 肋间定位,局部消毒。

4. 蝴蝶针沿第 2 肋间肋骨上缘垂直进针。

5. 一旦针头达到胸膜腔,接上注射器和延伸管,打开三通,使针头与注射器相通。

6. 用注射器抽气,当注射器抽满气体后,关闭三通,推出气体。

7. 重复以上步骤,直到新生儿临床情况改善或不再有气体抽出。

8. 放置胸腔引流管以前,可以将蝴蝶针固定在穿刺的位置,将延伸管放入装了无菌水的容器里进行暂时性的引流。

【不良反应及处理】

1. 穿刺时损伤肺组织。

2. 出血。

【注意事项】

1. 虽然穿刺抽气是张力性气胸非常有效的紧急处理措施,但它并不是长期的处理办法,并且必须十分注意操作过程中,针头有无进一步向胸腔内深入而导致肺或血管的损伤。

2. 用蝴蝶针穿刺抽气仅使患儿得到暂时的缓解和临床上的改善,每一个需要穿刺抽气的气胸患儿都应该考虑放置胸腔引流管。

(徐发林)

第十节　新生儿侧脑室穿刺

利用新生儿存在前囟及颅缝未闭的解剖特点,可经侧脑室穿刺(lateral ventricle puncture)抽取脑脊液,对某些神经系统疾病起到检查及治疗的目的。

【适应证】

1. 脑室内出血,穿刺引流血性脑脊液以减轻脑室反应及防止脑室系统阻塞。

2. 因脑积水引起严重颅内压增高,发生脑疝或昏迷时,先采用脑室穿刺和引流,作为紧急减压抢救措施,为进一步检查治疗创造条件。

3. 向脑室内注入阳性对比剂或气体做脑室造影。

4. 引流炎性脑脊液,或向脑室内注入抗生素治疗。

5. 向脑室内注入靛胭脂 1ml 或酚磺肽 1ml,鉴别是交通性抑或梗阻性脑积水。

6. 侧脑室穿刺引流监测颅内压。

7. 做脑脊液分流手术,放置各种分流管。

【禁忌证】

1. 穿刺部位感染。

2. 硬脑膜下积脓或脑脓肿。

3. 全身状况极差,出现循环衰竭、DIC 等。

4. 凝血障碍或血小板减少等疾病。

5. 导管通路处存在脑血管畸形。

6. 弥散性脑肿胀或脑水肿,脑室明显受压缩小。

7. 中线过度偏移;脑室外引流术会导致更严重的脑偏移。

【操作方法】

1. 操作前准备　经前囟、颞部常规超声波扫描,明确脑室扩大为单侧或双侧、扩大的程度、脑实质内有无异常回声区及有无硬膜下积液。冻结图像,在经前囟的矢状及冠状切面上用电子游标测出头皮拟定穿刺点到侧脑室和中线的距离,以确定进针的深度、具体位置及大体角度。

2. 患儿呈仰卧位,下颌保持水平位,由助手以双拇指置于眼外眦部,以其他手指将头部固定。

3. 以前囟侧角为穿刺点,将前囟及其附近的毛发剃去,用甲紫在头皮上标记出穿刺点;以穿刺点为中心,直径 10cm 范围内进行常规消毒。

4. 术者戴无菌手套,铺无菌孔巾;立于患儿的头侧,左手固定患儿头部,右手持腰椎穿刺针在穿刺点进针,针头进入皮下后稍微向前内指向对侧眼内角方向进针。

5. 进针时每前进 1cm,应取出针芯,观察有无脑脊液流出,可略调节深浅至有脑脊液流出。一般足月儿进针 4~5cm 即达到侧脑室。进针深度依体重而异(表 20-4)。

表 20-4　新生儿侧脑室穿刺深度

体重(g)	进针深度(cm)
<1 000	2~3
1 000~1 499	3~4
1 500~2 500	4~5

6. 将超声波探头移置于患儿颞部冠状缝附近或颅骨有缺损处,水平及冠状面扫描可见针尖和一段针体在脑内的移动,显示针尖刺入侧脑室后,抽出针芯。

7. 有脑脊液流出,可进行:①脑室内压力测定;②收集脑脊液做细菌培养及常规、生化检查;③脑室内注射 0.6% 的酚红 1ml,3~5 分钟后再行对侧脑室穿刺,20 分钟后行腰穿,以了解 CSF 循环是否阻塞。

8. 操作完毕后插上针芯,缓慢沿原路拔出穿刺针,局部消毒后用无菌纱布加压包扎,监护患儿生命体征。

【不良反应及处理】

1. 局部或颅内感染 严格执行无菌操作可减少细菌进入脑室的机会。

2. 脑脊液外渗 严重脑积水时,穿刺后脑脊液可从穿刺点外渗。在穿刺后可加压包扎。

3. 脑组织损伤 穿刺时要保持进针方向,不要摇摆或改变方向。

4. 脑室内、硬脑膜下或硬脑膜外出血 与过度引流致使脑室系统排空过快有关。

【注意事项】

1. 穿刺失败最主要的原因是穿刺点和穿刺方向不对;需改变穿刺方向时,应将脑室穿刺针或导管拔出后重新穿刺,不可在脑内转换方向,以免损伤脑组织。

2. 穿刺不应过急过深,以防损伤脑干或脉络丛而引起出血。

3. 严重颅内压增高患儿由于脑实质肿胀,脑室受压变小、移位,穿刺不易成功。

4. 若术后 1~2 天脑脊液中有大量鲜血或血性脑脊液的颜色逐渐加深,则提示有脑室内出血。若患者出现剧烈躁动、脑脊液浑浊、呈毛玻璃状或有絮状物,则提示有颅内感染,立即送检脑脊液,应用抗生素控制感染。

（徐发林）

参 考 文 献

1. 杜立中,薛辛东,陈超. 我国新生儿医学的发展历程. 中华儿科杂志,2015,53(5):321-323.

2. 朱丽,张蓉,张淑莲,等. 中国不同胎龄新生儿出生体重曲线研制. 中华儿科杂志,2015,53(2):97-103.

3. 中国医师协会新生儿科医师分会. 新生儿转运工作指南(2017版),中华实用儿科临床杂志,2017,32(20):1543-1546.

4. 中华医学会儿科学分会新生儿学组,新生儿肺动脉高压诊治专家共识. 中华儿科杂志,2017,55(3):163-168.

5. 中华医学会儿科学分会新生儿学组. 中国新生儿胆红素脑病的多中心流行病学调查研究. 中华儿科杂志,2012,50:331-335.

6. 中华医学会儿科分会新生儿学组,《中华儿科杂志》编辑委员会. 新生儿高胆红素血症诊断和治疗专家共识. 中华儿科杂志,2014,52(10):745-748.

7. 中国医师协会新生儿专业委员会. 早产儿脑损伤诊断与防治专家共识. 中国当代儿科杂志,2012,14(12):883-884.

8. 中国医师协会新生儿科医师分会神经专业委员会. 新生儿动脉缺血性脑卒中临床诊治专家共识. 中国当代儿科杂志,2017,19(6):611-613.

9. 黄红梅,余加林. 美国儿科学会最新先天性甲状腺功能低下新生儿筛查和治疗标准. 实用儿科临床杂志,2010,25(2):155-156.

10. 卫生部临床检验中心新生儿遗传代谢疾病筛查室间质量评价委员会. 新生儿疾病串联质谱筛查技术专家共识,2019.

11. 于灵,冯素英. 先天性大疱性表皮松解症诊断及治疗进展. 中华皮肤科杂志,2016,49(7):516-519.

12. 蔡小狄,陆国平.2014版美国重症医学会ACCM儿童和新生儿脓毒性休克血流动力学支持临床实践指南解读. 中国小儿急救医学,2018,25(3):109-115.

13. 新生儿细菌性脑膜炎多中心研究协作组. 华南部分地区新生儿细菌性脑膜炎多中心流行病学研究. 中华儿科杂志,2018,56(6):421-428.

14. 章锦曼,阮强,张宁,等.TORCH感染筛查、诊断与干预原则和工作流程专家共识. 中国实用妇科与产科杂志.2016,32(6):535-540.

15. 王卫平,孙锟,常立文,主编. 儿科学,9版,北京:人民卫生出版社,2018.

16. 江载芳,申昆玲,沈颖,主编. 诸福棠实用儿科学,8版. 北京:人民卫生出版社,2015.

17. 邵肖梅,叶鸿瑁,丘小汕,主编. 实用新生儿学.5版. 北京:人民卫生出版社,2019.

18. 杨杰,陈超,主编. 新生儿保健学. 北京:人民卫生出版社,2017.

19. 叶鸿瑁,虞人杰,朱小瑜. 中国新生儿复苏指南及临床实施教程. 北京:人民卫生出版社,2017.

20. Abman SH,Hansmann G,Archer SL,et al.Pediatric pulmonary hypertension:guidelines from the American Heart Association and American Thoracic Society.Circulation,2015,132(21):2037-2099.

21. Ardell S,Offringa M,Ovelman C,Soll R.Prophylactic vitamin K for the prevention of vitamin K deficiency bleeding in preterm neonates.Cochrane Database Syst Rev,2018,2:Cd008342.

22. Bentley JP,Schneuer FJ,Lain SJ,et al.Neonatal Morbidity at Term,Early Child Development,and School Performance:A Population Study.Pediatrics,2018,141(2):e20171726.

23. Bolisetty S,Osborn D,Schindler T,et al.Standardised neonatal parenteral nutrition formulations-Australasian

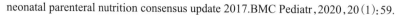

neonatal parenteral nutrition consensus update 2017.BMC Pediatr,2020,20(1):59.

24. de Boode WP,van der Lee R,Horsberg Eriksen B,et al.The role of neonatologist performed echocardiography in the assessment and management of neonatal shock.Pediatr Res,2018,84(Suppl 1): S57-S67.

25. Eichenwald EC and AAP Committee on Fetus and Newborn.Diagnosis and Management of Gastroesophageal Reflux in Preterm Infants.Pediatrics,2018,142(1):e20181061.

26. Fenton T R,Kim J H.A systematic review and meta-analysis to revise the Fenton growth chart for preterm infants.BMC Pediatrics,2013,13(1):59-71.

27. Finder M,Boylan GB,Twomey D,et al.Two-year neurodevelopmental outcomes after mild hypoxic ischemic encephalopathy in the era of therapeutic hypothermia.JAMA Pediatr,2020,174(1):48-55.

28. Girelli G,Antoncecchi S,Casadei AM,et al.Recommendations for transfusion therapy in neonatology.Blood Transfus,2015,13:484-497.

29. Gleason CA,Devaskar SU.Avery's Disease of the Newborn.9th ed.Philadelphia:ELSEVIER,2012.

30. Gupta M,Pursley DM,Smith VC.Preparing for Discharge From the Neonatal Intensive Care Unit.Pediatrics, 2019,143(6):e20182915

31. Hackam D,Caplan M.Necrotizing Enterocolitis:Pathophysiology from a historical context.Semin Pediatr Surg,2018,27(1):11-18.

32. Helenius K,Sjörs G,Shah PS,et al.Survival in very preterm infants:an international comparison of 10 National Neonatal Networks.Pediatrics,2017,140(6):e20171264

33. Higgins RD,Jobe AH,Koso-Thomas M,et al.Bronchopulmonary Dysplasia:Executive Summary of a Workshop.J Pediatr,2018,197:300-308

34. Hutton JS,Dudley J,Horowitz-Kraus T,et al.Associations between screen-based media use and brain white matter integrity in preschool-aged children.JAMA Pediatr,2020,174(1):e193869.

35. Ku LC,Boggess KA,Cohen-Wolkowiez M.Bacterial meningitis in infants.Clin Perinatol,2015,42(1):29-45.

36. Lee AC,Panchal P,Folger L,et al.Diagnostic Accuracy of Neonatal Assessment for Gestational Age Determination:A Systematic Review.Pediatrics,2017,140(4):e20171423.

37. Lodha A,Entz R,Synnes A,et al.Early caffeine administration and neurodevelopmental outcomes in preterm infants.Pediatrics,2019;143(1):e20181348.

38. New HV,Berryman J,Bolton-Maggs PH,et al.Guidelines on transfusion for fetuses,neonates and older children.British J Haematology,2016,175:784-828.

39. Neu N,Duchon J,Zachariah P.TORCH infections.Clin Perinatol,2015;42(1):77-103.

40. Ohlsson A,Walia R,Shah SS.Ibuprofen for the treatment of patent ductus arteriosus in preterm or low birth weight(or both)infants.Cochrane Database Syst Rev,2018,9:CD003481.

41. Ohlsson A,Aher SM.Early erythropoiesis-stimulating agents in preterm or low birth weight infants.Cochrane Database Syst Rev,2017,11:CD004863.

42. Romero HM,Ringer C,Leu MG,et al.Neonatal jaundice:improved quality and cost savings after implementation of a standard pathway.Pediatrics,2018,141(3):e20161472.

43. Selewski DT,Charlton JR,Jetton JG,et al.Neonatal Acute Kidney Injury.Pediatrics,2015,136(2):e463.

44. Shah J,Singhal N,da Silva O,et al.Intestinal perforation in very preterm neonates:risk factors and outcomes. J Perinatol,2015,35(8):595-600.

45. Sweet D,Carnielli V,Greisen G,et al.European consensus guidelines on the management of RDS-- 2019 Update.Neonatology,2019,115(4):432-450.

46. Puopolo KM,Benitz WE,Zaoutis TE,AAP Committee on Fetus and Newborn,AAP Committee on Infections Diseases.Management of Neonates Born at ≥ 35 0/7Weeks'Gestation With Suspected or Proven Early-Onset Bacterial Sepsis.Pediatrics,2018,142(6):e20182894.

47. Puopolo KM, Benitz WE, Zaoutis TE, AAP Committee on Fetus and Newborn, AAP Committee on Infections Diseases.Management of Neonates Born at ≤ 34 6/7Weeks' Gestation With Suspected or Proven Early-Onset Bacterial Sepsis.Pediatrics, 2018, 142 (6): e20182896.

48. Coon ER, Srivastava R, Stoddard G, et al.Short-ened IV Antibiotic Course for Uncomplicated, Late-Onset Group B Streptococcal Bacteremia.Pediatrics, 2018, 142 (5): e20180345

49. Weimer KED, Kelly MS, Permar SR, et al.Association of adverse hearing, growth, and discharge age outcomes with postnatal cytomegalovirus infection in infants with very low birth weight.JAMA Pediatr, 2020, 174 (2): 133-140.

50. Yee WH, Soraisham AS, Shah VS, et al.Incidence and timing of presentation of necrotizing enterocolitis in preterm infants.Pediatrics, 2012, 129 : e298.

中英文名词对照索引

28

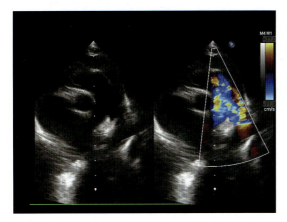

图 8-4 超声心动图中大动脉短轴切面显示动脉导
管未闭左向右分流

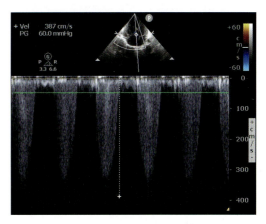

图 8-5 超声心动图中三尖瓣血流频谱
显示反流速度

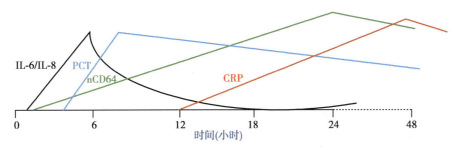

图 15-1 几种生物标记物在感染后血浆水平变化趋势图

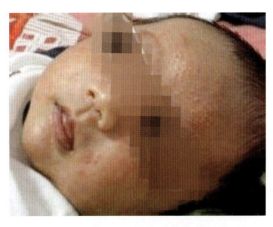

图 17-1 新生儿湿疹

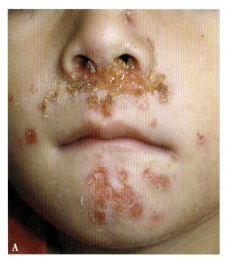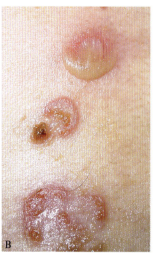

图 17-2　新生儿脓疱疮
A. 脓疱疮破溃糜烂;B. 皮肤脓疱疮发红,脓疱内积液

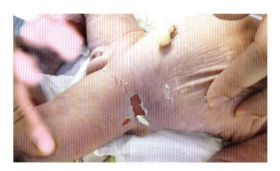

图 17-3　新生儿大疱性表皮松解症

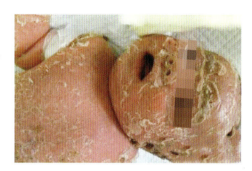

图 17-4　新生儿葡萄球菌烫伤样皮肤综合征

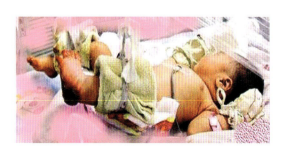

图 17-5　新生儿皮下坏疽

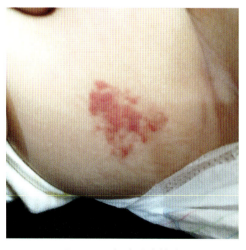

图 17-6　新生儿血管瘤